イラストでみる
疾病の成り立ちと薬物療法

小野寺憲治
【編集】

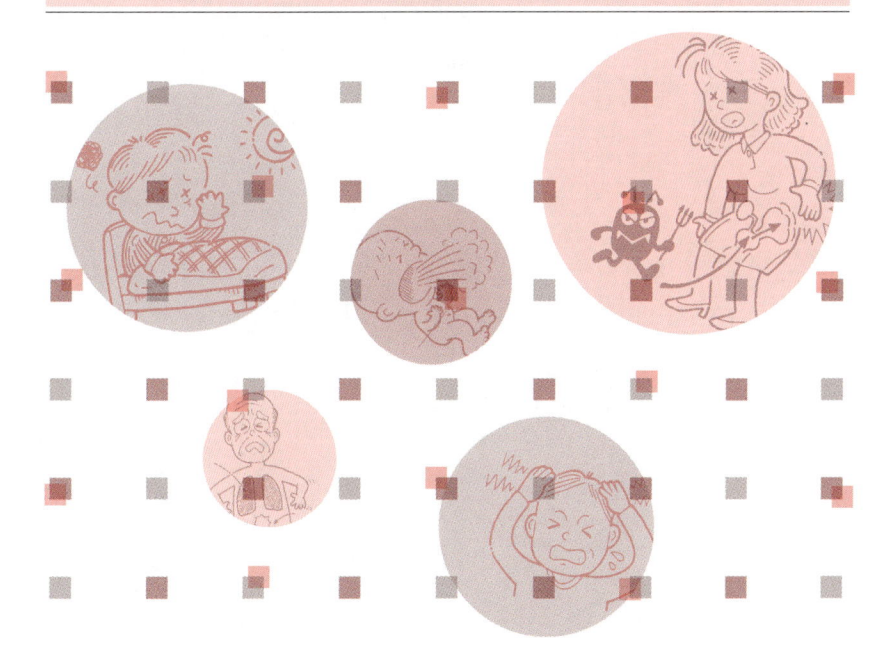

医学評論社

*正誤情報，発行後の法令改正，最新統計，ガイドラインの関連情報につきましては，弊社ウェブサイト（http://www.igakuhyoronsha.co.jp/）にてお知らせいたします．ご意見，ご質問につきましても上記にて受けつけております．

*本書の内容の一部あるいは全部を，無断で（複写機などいかなる方法によっても）複写・複製・転載すると，著作権および出版権侵害となることがありますのでご注意ください．

序　文

　旧来であれば，薬剤師は，医師の書いた処方箋に基づいて特定の患者に薬を調剤し，服薬の指導を与えることがその業務でした．しかしながら，現在では薬はすでに大部分が製剤化されており，薬剤師の調剤に関する技術的，職能的役割は大きく変化しています．最近の薬剤師の役割として要求されているものに，①医師の指示または処方の内容を見極め，適切な剤形による正確，安全な調剤，②投薬の実施と服薬条件の指導，③患者の安全確保のための医薬品などに関する適切なリスクマネジメント，④臨床データを利用した薬物治療における至適投与法の設計（TDM），⑤医薬品相互および医薬品と食品の相互作用の把握（防止），⑥医薬品情報に基づく処方監査や薬歴管理，⑦IVHの調整や院内特殊製剤の開発，などが挙げられます．このように，薬剤師は医薬品の適正使用や薬物治療に直接間接的に重要な役割を担っているといえます．加えて，平成22年には，「薬剤師は薬の安全性確保の責任者」と認められ，それに伴う医療行為，すなわち降圧薬の効果を確認するための血圧測定，ぜん息患者における薬物効果の判定に呼吸音を判定できるなどは適法であるというお墨付きが出ています．従来型の調剤の熟練者，技術者から，薬の専門家と臨床検査技師，看護師の能力が合体した医療チームの一員として進化しなければならない時代がやってきています．すなわち，処方箋をみたら，処方意図を察知して，患者の病態やバイタルサインなどと処方を構成している薬の組み合わせが，合理的，合目的であるか判断し，疑義紹介，副作用の予見に基づく有害作用の防止に役立てられる能力を身につける必要があります．本書はその能力を養成するために書かれた本であり，『イラストでみる疾病の成り立ちと薬物療法』と題しているように，薬剤師として働く病院で遭遇しやすい疾病について，イラストを多用してわかりやすく，臨床検査を含めて解説してあります．

　また，治療には，薬物治療と非薬物治療についてのすみわけを行い，薬物治療に関する説明を詳細に述べてあります．この執筆には，疾病部分は主に，医師により手がけられ，薬物療法に関しては，全国の薬科大学において，教鞭をとっておられるその分野の専門家の教授によって大部分は書かれております．もともとのこの本の原型は，看護師になろうとしている学生向けの本でありました．特に，疾病の成り立ちをわかりやすくイラストを多用して解説してありました．わたくしは，この看護師用の本を手にして，疾病部分は医療現場で重要なものが収載されていると感じました．そして，これを薬物治療学の面を強化して執筆したら，これから薬剤師になろうという学生にとって格好の教材になるのではと考え，医学評論社の編集部に相談して，今回の出版の運びとなりました．執筆者を代表してご協力に御礼申し上げます．

　加えて，この本のもう一つの特徴は，各章の最後に，確認テストと過去に出題された薬剤師国家試験問題を収載し，重要ポイントを理解できるようにまとめてある点です．このようなことから，医療変革の時代に主役となる薬剤師をめざす学生の病態生理学，薬物治療学の講義のテキストとして，大変有用な本になるであろうと自負いたしております．この本で勉強された学生さんが，将来薬剤師として，国内外の医療チームのメンバーとして，活躍し，他のコメディカルをリードされるのを楽しみにペンを置きます．

編者　小野寺憲治

もくじ

第1章 呼吸器疾患　　新倉雄一／岡野善郎

1. 気管支ぜん息 …………………………… 2
2. 慢性閉塞性肺疾患（COPD） …… 7
3. 間質性肺炎（肺線維症） ………… 12
4. 気管支拡張症 ……………………… 16
5. かぜ症候群 ………………………… 20
6. 肺炎 ………………………………… 25
7. 肺結核 ……………………………… 30
8. 肺血栓塞栓症 ……………………… 34
9. 気胸 ………………………………… 38
10. 肺がん ……………………………… 42

1-1～4, 6～10　新倉／1-5　岡野

第2章 循環器疾患　　原　明義

1. 高血圧症 …………………………… 50
2. 狭心症 ……………………………… 57
3. 心筋梗塞 …………………………… 62
4. 不整脈 ……………………………… 67
5. 心不全 ……………………………… 73
6. 心タンポナーデ …………………… 79
7. 大動脈解離 ………………………… 82

2-1～7　原

第3章 消化器疾患

岡野善郎／森山峰博／松田佳和／徳山尚吾／土肥弘久

1. 便秘 ………………………………… 86
2. 下痢 ………………………………… 91
3. 食道がん …………………………… 96
4. 食道静脈瘤 ………………………… 100
5. 逆流性食道炎 ……………………… 104
6. 胃潰瘍 ……………………………… 108
7. 胃がん ……………………………… 112
8. 十二指腸潰瘍 ……………………… 119
9. 肥厚性幽門狭窄症 ………………… 123
10. 急性腸炎 …………………………… 127
11. 過敏性腸症候群 …………………… 132
12. 潰瘍性大腸炎 ……………………… 137
13. クローン病 ………………………… 141
14. 虫垂炎 ……………………………… 145
15. 大腸がん …………………………… 149
16. 腸閉塞 ……………………………… 159
17. ヒルシュスプルング病 …………… 163
18. 腸重積症 …………………………… 166
19. 痔核 ………………………………… 169
20. 肝炎 ………………………………… 173
21. 肝硬変 ……………………………… 178
22. 肝がん ……………………………… 184
23. 胆石症 ……………………………… 189
24. 急性膵炎 …………………………… 194
25. 膵がん ……………………………… 199

3-1, 2, 5, 10, 11　岡野／3-3, 7, 15, 21, 24
森山／3-4, 9, 14, 16, 17　松田／3-6, 8, 12, 13,
20　徳山／3-18, 19, 22, 23, 25　土肥

第4章 血液疾患　　篠塚達雄

1. 鉄欠乏性貧血 ……………………… 206
2. 再生不良性貧血 …………………… 210
3. 自己免疫性溶血性貧血 …………… 214
4. 巨赤芽球性（悪性貧血）貧血 …… 218
5. 白血病 ……………………………… 222
6. 悪性リンパ腫 ……………………… 230
7. 多発性骨髄腫 ……………………… 234
8. 血友病 ……………………………… 239
9. 播種性血管内凝固（DIC） ……… 243

4-1～9　篠塚

第5章 神経・精神疾患

小野寺憲治／小野信文／松村人志／島添隆雄

1. アテローム血栓症 ………………… 248
2. 脳梗塞 ……………………………… 254
3. 脳血管障害 ………………………… 257
4. くも膜下出血 ……………………… 263
5. 脳出血 ……………………………… 268
6. てんかん …………………………… 272
7. 統合失調症 ………………………… 277
8. 気分障害 …………………………… 284

9　アルツハイマー型認知症………… 291
10　脳血管性認知症………………… 296
11　パーキンソン病（症候群）……… 300
12　ダウン症候群…………………… 305
13　重症筋無力症…………………… 308
14　進行性筋ジストロフィー………… 312
15　筋萎縮性側索硬化症…………… 316
16　髄膜炎…………………………… 320
17　脳腫瘍…………………………… 323
5-1　小野寺/5-2〜5, 11, 17　小野/5-6〜10　松村/5-12〜16　島添

第6章　内分泌代謝疾患　小野寺敏/市川　勤

1　メタボリックシンドローム……… 330
2　糖尿病…………………………… 334
3　高尿酸血症・痛風……………… 344
4　脂質異常症（高脂血症）………… 349
5　甲状腺機能亢進症（バセドウ病）… 355
6　甲状腺機能低下症……………… 361
7　亜急性甲状腺炎………………… 367
8　クッシング症候群………………… 370
9　アジソン病……………………… 375
10　原発性アルドステロン症………… 379
6-1, 2, 4　小野寺/6-3, 5〜10　市川

第7章　アレルギー・膠原病
平野俊彦/清水俊一/小野寺憲治

1　アレルギー……………………… 384
2　じん麻疹………………………… 389
3　アレルギー性鼻炎……………… 393
4　アトピー性皮膚炎……………… 397
5　接触皮膚炎……………………… 402
6　関節リウマチ（RA）……………… 406
7　シェーグレン症候群……………… 412
8　全身性エリテマトーデス（SLE）… 416
9　全身性硬化症（強皮症）………… 420
10　多発性筋炎・皮膚筋炎………… 424
11　ベーチェット病………………… 427
12　アナフィラキシーショック……… 431

7-1〜5　平野/7-6, 8〜12　清水/7-7　小野寺

第8章　腎・泌尿器疾患　谷口良彦

1　急性腎不全……………………… 436
2　慢性腎不全……………………… 442
3　ネフローゼ症候群……………… 447
4　尿路感染症……………………… 452
5　腎細胞がん……………………… 456
6　急性糸球体腎炎………………… 459
7　膀胱がん………………………… 464
8　前立腺がん……………………… 468
9　尿路結石………………………… 473
8-1〜9　谷口

第9章　感覚器疾患　小野寺憲治

1　緑内障…………………………… 480
2　白内障…………………………… 484
3　流行性角結膜炎………………… 488
4　めまい…………………………… 490
5　メニエール病…………………… 493
6　副鼻腔炎………………………… 495
9-1〜6　小野寺

第10章　運動器疾患　若林広行/神田循吉

1　骨粗しょう症…………………… 500
2　変形性股関節症………………… 505
3　椎間板ヘルニア………………… 509
4　骨　折…………………………… 513
10-1〜4　若林, 神田

第11章　婦人科疾患　小野寺憲治/重山昌人

1　子宮がん………………………… 522
2　乳がん…………………………… 530
3　腟　炎…………………………… 538
11-1〜3　小野寺, 重山

索　引……………………………… 542

編集者・執筆者一覧

編集者
小野寺憲治　てんかん専門病院　ベーテル　薬剤科長
　　　　　　元横浜薬科大学薬学部　教授

執筆者（五十音順）
市川　勤　　徳島文理大学薬学部　医療薬学研究室
岡野　善郎　第一薬科大学薬学部　実務実習教育センター
　　　　　　徳島文理大学薬学部　名誉教授
小野　信文　福岡大学薬学部　医薬品情報学研究室
小野寺憲治　てんかん専門病院　ベーテル　薬剤科長
　　　　　　元横浜薬科大学薬学部　薬物治療学研究室
小野寺　敏　昭和薬科大学薬学部　病態科学研究室
神田　循吉　新潟薬科大学薬学部　臨床薬物治療学研究室
重山　昌人　横浜薬科大学薬学部　臨床薬剤学研究室
篠塚　達雄　横浜薬科大学薬学部　病態生理学研究室
島添　隆雄　九州大学大学院薬学研究院　臨床薬学教育センター
清水　俊一　昭和大学薬学部　生理・病態学教室
谷口　良彦　広島国際大学薬学部　病態薬物治療学研究室
土肥　弘久　昭和薬科大学薬学部　医療薬学教育研究センター
徳山　尚吾　神戸学院大学薬学部　臨床薬学研究室
新倉　雄一　武蔵野大学薬学部　薬物療法学研究室
原　　明義　国際医療福祉大学薬学部　臨床薬理学研究室
平野　俊彦　東京薬科大学薬学部　臨床薬理学研究室
松田　佳和　日本薬科大学薬学部　臨床薬学教育センター
松村　人志　大阪薬科大学薬学部　薬物治療学研究室
森山　峰博　第一薬科大学薬学部　薬物治療学研究室
若林　広行　新潟薬科大学薬学部　臨床薬物治療学研究室

(2013年9月現在)

第1章　呼吸器疾患

1. 気管支ぜん息 2
2. 慢性閉塞性肺疾患（COPD） 7
3. 間質性肺炎（肺線維症） 12
4. 気管支拡張症 16
5. かぜ症候群 20
6. 肺　炎 25
7. 肺結核 30
8. 肺血栓塞栓症 34
9. 気　胸 38
10. 肺がん 42

1 気管支ぜん息 bronchial asthma

疾患概念

- 気道の炎症および種々の刺激に対する気管，気管支の反応性の亢進により，気管，気管支が狭窄し，喘鳴を伴う発作性の呼気性呼吸困難をきたす慢性炎症性疾患
- 外因型（アトピー型）：Ⅰ型アレルギー（抗原⇒IgE＋肥満細胞⇒ヒスタミン遊離⇒アレルギー反応）が関与している。小児や若年者に多い。
- 内因型（感染型）：気道内の感染が原因と考えられている。中高年に多い。
- 発作は明け方に起こりやすい。
- 非発作時には胸部X線所見は正常あるいは気腫状に過膨張（浸潤影はない）。

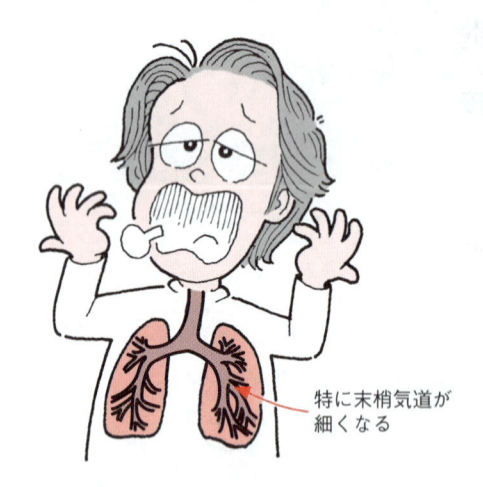

特に末梢気道が細くなる

症状

- 喘鳴：気管，気管支の狭窄⇒呼気時に細いところを空気が通る⇒ヒューヒューと音が鳴る(喘鳴)
- 呼吸困難（呼気性）：気管，気管支の狭窄⇒空気を吐き出しにくい⇒呼吸困難（呼気性）
- 湿性咳嗽：気管，気管支の反応性の亢進⇒気道からの粘液分泌亢進⇒湿性咳嗽

検査

- 呼吸機能検査：1秒量，1秒率の低下。肺活量は正常
  - 気道可逆性試験：β_2刺激薬の吸入により1秒率の低下が改善
  - 気道過敏性試験：メサコリン，アセチルコリンあるいはヒスタミンの吸入後の気道収縮反応性の亢進

- 喀痰検査：好酸球の増加
- アトピー素因：アレルゲンに対する特異的IgE抗体高値

治療

【薬物療法】
- 発作時の治療と非発作時の治療に分けられる。
- 発作治療薬（リリーバー）および長期管理薬（コントローラー）を重症度に合わせて使用する。
- 吸入ステロイド：抗炎症作用，長期管理薬の第1選択薬
   1) フルチカゾンプロピオン酸エステル
   2) ベクロメタゾンプロピオン酸エステル
   3) シクレソニド

   糖尿病，高血圧というステロイド薬の全身副作用は少ない。口腔内カンジダ症の副作用に注意が必要。予防にうがいを指導
- β_2刺激薬：β_2作用⇒気管支拡張，短時間作用性は発作治療薬（1) プロカテロール，2) サルブタモール）

   長時間作用性は長期管理薬（1) サルメテロール，2) ホクナリン貼付薬）

   吸入ステロイド薬＋長時間作用性β_2刺激薬の合剤が用いられる。
   1) ブデソニド・ホルモテロールフマル酸塩水和物　タービュヘイラー
   2) サルメテロールキシナホ酸塩・フルチカゾンプロピオン酸エステル配合ディスカスなど
- キサンチン誘導体（テオフィリン，アミノフィリン）：ホスホジエステラーゼ阻害⇒cAMP上昇⇒気管支拡張，点滴静注で，発作治療薬として，徐放経口薬は長期管理薬として使用される。有効血中濃度域が狭い（悪心などの消化器症状，けいれんなどの神経症状に注意）。クリアランスに影響を与える因子が多い。CYP1A2で代謝され，薬物相互作用に注意が必要
- ロイコトリエン受容体拮抗薬：長期管理薬として使用（1) モンテルカスト，2) プランルカスト）
- 抗アレルギー薬：長期管理薬として使用する。

   メディエーター遊離抑制薬（クロモグリク酸ナトリウム），トロンボキサンA_2合成阻害薬（オザグレル塩酸塩水和物），Th2サイトカイン阻害薬（スプラタストトシル酸塩）
- オマリズマブ（抗IgE抗体）：ヒト化抗IgEモノクローナル抗体，長期管理薬，注射薬

   IgEのマスト細胞への結合を阻害およびIgEと免疫複合体を形成に除去する。重症ぜん息患者に適応。血中IgE値および体重により投与量を決定する。

【非薬物療法】
- 原因アレルゲンの除去
- 増悪因子の回避（感冒など）

- 環境整備（ほこりを少なくするなど）

治療のポイント

- 発作時
  - 起坐位（あるいはファウラー位）をとらせる。
  - タッピングをして排痰させる。
  - 腹式呼吸をするよう指導し，吸気時間を延長させる。
  - 低濃度の酸素吸入（CO_2ナルコーシス防止のため）
  - 重積発作時の精神的配慮と輸液
- 長期管理
  - ぜん息発作誘因の除去
  - 規則的な生活習慣の確立
  - ストレスのコントロール
  - 自立心の育成
  - 感染予防，体力の保持
  - 家族指導

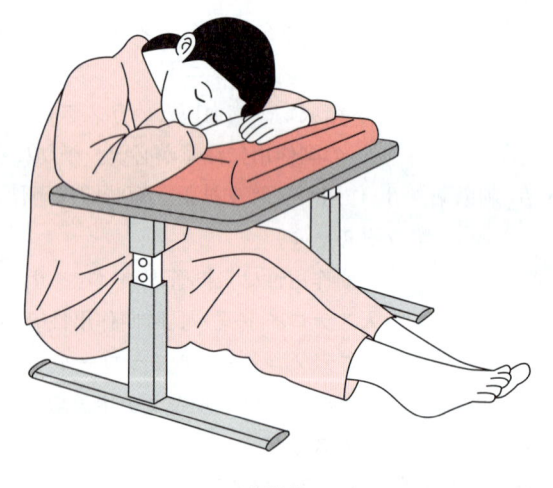

起坐位

Pick UP コラム 【重積発作】

　　ぜん息の重積発作とは，種々の治療にもかかわらず，日常生活に支障をきたすような呼吸困難が24時間以上持続する状態をいう。薬物療法とともに，O_2投与や補液を行う。ぜん息死の原因の1つとなる。近年，長期管理薬の普及により，ぜん息死は減少している。

症例 Check test　気管支ぜん息

問 気管支ぜん息について，正しいものに○，誤っているものに×をつけよ。

1. 睡眠中の生理現象は副交感神経の働きが弱まっているので，ぜん息発作は夜間に多い。
2. 免疫グロブリンの一種であるIgGは，気管支ぜん息，じん麻疹，アレルギー性鼻炎などの原因となる抗体である。
3. 小児の気管支ぜん息のアレルゲンとしてはスギ花粉が多い。
4. 気管支ぜん息は吸気性ぜん息を特徴とする。
5. 胸部の聴診で断続性ラ音が聴かれる。
6. β受容体抑制薬の適応症である。
7. ぜん息患者の日常生活指導として，症状とピークフロー値とを毎日記録する。

解答・解説

1. ×　副交感神経の働きが強まっているとき。
2. ×　IgEである。
3. ×　ハウスダストが1位である。
4. ×　呼気性喘鳴が特徴。吸気時は胸腔内が陰圧となり気道の狭窄を緩和する方向に働く。
5. ×　呼気性乾性ラ音を聴取する。
6. ×　β刺激薬の適応
7. ○　症状とピークフローの関係を把握するために，症状とピークフロー値を毎日記録するように指導することは病状管理上大切である。

国試問題 select： （第 95 回国家試験問題：問 136 一部改変）

気管支ぜん息に用いる薬物に関する記述のうち，正しいのはどれか。2 つ選べ。

1 サルブタモールは，アドレナリン β_2 受容体を刺激し，気管支平滑筋を弛緩させる。
2 アミノフィリンは，アデニル酸シクラーゼの活性化によりサイクリック AMP（cAMP）を増加させ，気管支平滑筋を弛緩させる。
3 モンテルカストは，リポキシゲナーゼを阻害し，気管支ぜん息発作を寛解する。
4 オザグレルは，トロンボキサン合成酵素を阻害し，気道過敏性を抑制する。

解説

1 ○
2 × アミノフィリンは，ホスホジエステラーゼ阻害作用により細胞内 cAMP を増加させ，気管支平滑筋を弛緩させる。
3 × モンテルカストは，ロイコトリエン受容体を遮断し，気管支平滑筋を弛緩させるため気管支ぜん息に用いられるが，遅効性であるため発作予防薬として用いられる。
4 ○

解答 1, 4

2 慢性閉塞性肺疾患（COPD） chronic obstructive pulmonary disease（COPD）

疾患概念

- 気道が狭窄し，不可逆性の閉塞性換気障害をきたす疾患：肺気腫（肺胞の破壊により肺が過膨張）と慢性気管支炎（慢性的に咳・痰が2年以上続く）
- 中年以降の男性に多く，喫煙など刺激物の吸入に関係がある。
- $α_1$アンチトリプシン欠損症：$α_1$アンチトリプシン欠損のため，トリプシンによる肺胞破壊が起こり肺気腫に至る（日本人には少くない）。
- 併存症：虚血性心疾患，肺がんなどの合併率が高い。

症　状

- **労作性呼吸困難**：肺胞の破壊⇒気道の狭窄（気管支は肺胞に引っ張られて開いている）⇒ガス交換不全⇒低酸素血症⇒労作性呼吸困難
- 急性増悪：気道感染をきっかけに急激な呼吸状態の悪化をみること
- 肺性心：低酸素血症⇒右心負荷⇒右心不全。浮腫，肝うっ血の所見を示す。
- チアノーゼ：低酸素血症により口唇などの粘膜皮膚が紫色になること。毛細血管の還元ヘモグロビン濃度が5 g/dL以上になると出現
- **ばち状指**：爪と骨の間の結合組織の増殖，持続性の低酸素血症の所見

呼吸困難の程度〈ヒュー・ジョーンズの分類〉

Ⅰ度	同年齢の健常者と同じように歩くことができ，階段の昇り降りもできる。
Ⅱ度	同年齢の健常者と同じように歩けるが，階段の昇り降りはつらい。
Ⅲ度	同年齢の健常者と同じようには歩けない。しかし，自分のペースなら1.6 km（1マイル）以上歩ける。
Ⅳ度	休みながらでないと50 m以上歩けない。
Ⅴ度	話すだけでも息切れする。息切れのために外にも行けない。

検査・診断

- 呼吸機能検査：1秒量，1秒率の低下。$β_2$刺激薬吸入で改善不良。残気量増加
- 胸部X線所見：残気量増加の所見として，胸郭はふくらんで**ビール樽状**になり，**横隔膜は低位**になる。その結果，肋間腔が広がり肺野の透過性が亢進する。また膨張した左右の肺に挟まれて心臓は細長い**滴状心**となる。
- 胸部CT所見：肺胞壁破壊に伴う低吸収域を認める。

呼吸器疾患

肺気腫
口すぼめ呼吸
ばち状指
ビール樽状
肺胞隔壁がこわれて大きくなる

治　療

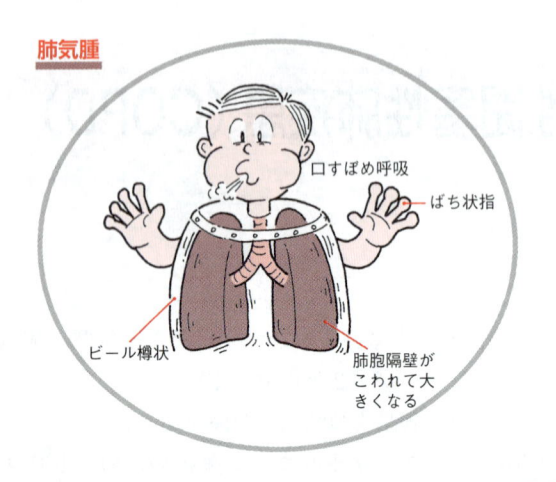

【薬物療法】

・COPD および関連の治療で用いられる薬を以下の表に示した。

（略称）	薬品名	商品名	使い方（成人）		注意点
短時間作用性β₂刺激薬（SABA）	サルブタモール	サルタノールインヘラー®	1回（200 µg）2吸入	労作時の息切れ回避・改善に 1-2吸入頓用	過量投与にならないように注意
		アイロミールエアゾール®			
	プロカテロール	メプチンエアー®（MDI）	1回（20 µg）2吸入		
		メプチンクリックヘラー®（DPI）			
短時間作用性抗コリン薬（SAMA）	オキシトロピウム	テルシガンエロゾル®	1回（100-200 µg）1-2 吸入 × 3回/日		副作用：口渇，前立腺肥大で排尿困難
	イプラトロピウム	アトロベントエロゾル®	1回（20-40 µg）1-2 吸入 × 3-4回/日		
長時間作用性抗コリン薬（LAMA）	チオトロピウム	スピリーバハンディヘラー®	1回（18 µg）1吸入×1回/日		LAMA が第1選択薬
		スピリーバレスピマット®	1回（5 µg）2吸入×1回/日		副作用：口渇，前立腺肥大で排尿困難
長時間作用性β₂刺激薬（LABA）	サルメテロール	セレベント®ロタディスク®	1回（50 µg）1吸入×2回		LAMA 同様の効果が期待
		セレベント®ディスカス®			
	インダカテロールマレイン酸塩	オンブレス®	1回1吸入　1回/日		
	ホルモテロール	オーキシス®	1回1吸入　2回/日		貼付剤は高齢者で吸入が困難なときに用いる
	ツロブテロール塩酸塩貼付剤	ホクナリンテープ®	1日（1-2 mg）1枚貼付		
長時間作用性β₂刺激薬（LABA）/吸入ステロイド（ICS）配合剤	サルメテロール/フルチカゾン配合剤	アドエアディスカス®250（DPI）	1回1吸入×2回/日		急性増悪をくり返す例で適応。ぜん息合併例
		アドエアエアゾール®125（MDI）	1回2吸入×2回/日		配合剤は吸入コンプライアンスを向上させる
テオフィリン徐放薬	テオフィリン	テオドール®錠	1回 100-200 mg × 2回/日		血中濃度をモニタリングする
		テオロング®錠，顆粒	1回 100-200 mg × 2回/日		
		ユニフィル®LA 錠	1回 200-400 mg × 1回/日		
喀痰調整薬	ブロムヘキシン	ビソルボン®シロップ，吸入液，細粒，錠	1回 4 mg × 3回/日		痰の喀出が困難なときに用いる
	カルボシステイン	ムコダイン®DS，錠，細粒	1回 500 mg × 3回/日		
	フドステイン	クリアナール®錠，内用液	1回 400 mg × 3回/日		気管支拡張薬との併用が原則
	アンブロキソール	ムコソルバン®DS，内用液，錠	1回 15 mg × 3回/日		
		ムコソルバン®L カプセル	1回 45 mg × 1回/日		

8　慢性閉塞性肺疾患（COPD）

【非薬物療法】
- 呼吸リハビリテーション：呼吸法訓練，排痰訓練，呼吸筋ストレッチ，呼吸筋のトレーニングなどを包括的に施行
- 口すぼめ呼吸：肺気腫の呼吸障害は気道内圧低下による呼気時の早期気管支虚脱による呼気障害である。呼気時に口をすぼめる⇒口腔内圧上昇⇒気道内圧上昇⇒気道の狭窄解除⇒呼吸困難改善

治療のポイント

- 気管支拡張薬
    - 抗コリン薬の吸入
    - 長時間作用性 β_2 刺激薬の吸入
    - キサンチン誘導体
- 吸入ステロイド薬：重症以上で増悪を繰り返す場合の増悪予防に有効
- 禁煙：疾患の進行を阻止することができる。
    禁煙補助薬としてバレニクリン酒石酸塩（経口ニコチン受容体部分作動薬）を処方可能。
    増悪予防に留意
- 感染予防：インフルエンザの予防接種，肺炎球菌ワクチン接種
- 在宅酸素療法：動脈血酸素分圧 55 Torr 以下の場合適応となる。

Pick UP コラム 【CO_2 ナルコーシス】

肺気腫では肺胞低換気があるため，低酸素血症だけでなく，高炭酸ガス血症が存在する。そのため，呼吸困難に対し高濃度の酸素を吸入させると，高炭酸ガス血症が悪化して中枢神経抑制が起こり，意識障害をきたすため，酸素吸入をさせる場合は低濃度の酸素を吸入させなくてはならない。また，鎮静剤の投与も呼吸を抑制し高炭酸ガス血症を悪化させるため禁忌である。

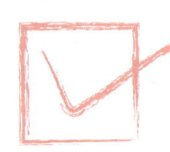

症例 Check test　慢性閉塞性肺疾患（COPD）

問

慢性閉塞性肺疾患（COPD）について，正しいものに○，誤っているものに×をつけよ。

① COPDでは1秒率が低下する。
② COPDの原因としては，老化以外に喫煙，化学物質など環境因子も重要である。
③ 肺気腫は非喫煙者にはみられない。
④ 急性増悪時には低酸素血症，高炭酸ガス血症，右心不全などの症状がみられる。
⑤ 口すぼめ呼吸は呼気時の気道虚脱を軽減する。
⑥ 換気障害により慢性的な酸素不足状態になるので常に5〜7L/分の酸素療法が必要である。
⑦ 去痰のためネブライザーでエアロゾル吸入を行う。

解答・解説

① ○　末梢気道病変なので，残気量が増え1秒率は著明に低下する。
② ○　慢性的炎症によって白血球から肺胞組織へタンパク分解酵素が放出される。
③ ×　加齢に伴う変化でも認められ，もちろん非喫煙者でも生じうる。
④ ○　呼吸器感染が誘因となることが多い。
⑤ ○　気道内圧が上がり，気道が拡大する。
⑥ ×　CO_2ナルコーシス防止のためO_2は0.5L/分程度の少量にとどめておく。
⑦ ○　去痰はまめに行う。

国試問題 select： （第 95 回国家試験問題：問 201 一部改変）

慢性閉塞性肺疾患とその治療に関する記述のうち，正しいのはどれか。2 つ選べ。
1 薬物療法として，気管支拡張薬が用いられる。
2 慢性の咳嗽・喀痰はあるが，労作時の息切れはない。
3 イプラトロピウム臭化物水和物は，緑内障や前立腺肥大症を合併している患者にも安全に投与することができる。
4 外的要因として，喫煙があげられる。

解説
1 ○
2 × 慢性の咳嗽や喀痰のほか，労作性の呼吸困難も症状として現れる。
3 × イプラトロピウム臭化物水和物は，吸入で用いられる抗コリン薬であり，気管支拡張作用を示すため COPD 患者の治療に用いられる。しかし，眼内圧の上昇や排尿障害などの副作用を有するため，緑内障や前立腺肥大症の患者には投与禁忌である。
4 ○

解答 1，4

3 間質性肺炎（肺線維症） interstitial pneumonia (pulmonary fibrosis)

> 疾患概念

- 肺の間質の炎症，線維化により，肺の拡張障害（拘束性の換気障害）と酸素の拡散障害（二酸化炭素の拡散は正常）を起こし，低酸素血症（過換気のため血中二酸化炭素濃度は正常ないし減少）をきたす疾患
- 線維化が高度になると蜂窩肺を認める。

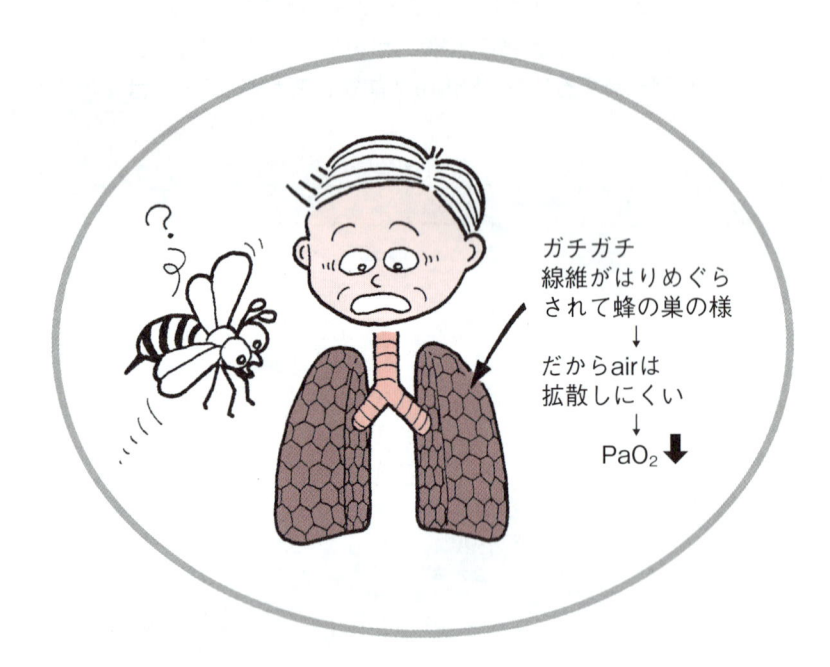

ガチガチ
線維がはりめぐらされて蜂の巣の様
↓
だからairは拡散しにくい
↓
PaO_2 ↓

> 症　状

- 乾性咳嗽（痰が出ない）：間質の炎症⇒乾性咳嗽（痰が出ない）
- ばち状指：間質の炎症⇒酸素の拡散障害⇒低酸素血症⇒チアノーゼ⇒ばち状指
- 間質性肺炎を合併症状とする主な疾患として全身性硬化症，関節リウマチ，多発性筋炎がある。

> 検　査

- 胸部レントゲン写真：スリガラス状陰影（間質性陰影）
- 呼吸機能：肺活量低下，1秒量正常，拘束性換気障害，拡散障害

- 動脈血血液ガス：酸素分圧の低下
- バイオマーカー：KL-6上昇

治療

【薬物療法】
- ステロイド薬
- 免疫抑制薬（シクロホスファミド，アザチオプリン，シクロスポリン）
- 多発性筋炎合併の間質性肺炎はシクロスポリンの有効性が高い。
- ピルフェニドン：抗線維化作用
- N-アセチルシステイン：抗酸化作用
- 酸素療法

治療のポイント

- 定期的に受診させる
- 感染予防
- 患者のメンタルケア

症例 Check test　間質性肺炎（肺線維症）

問

間質性肺炎（肺線維症）について，正しいものに〇，誤っているものに×をつけよ。

1. 特発性間質性肺炎（肺線維症）の患者は拘束性肺機能障害を起こす。
2. 特発性間質性肺炎では肺性心になりやすい。
3. 間質性肺炎では，炎症が気管を中心にして起こり，細胞に及んでいる。
4. 間質性肺炎は全身性強皮症に合併することが多い。
5. 抗がん剤のダウノルビシンの副作用に間質性肺炎がある。
6. 間質性肺炎は乾性の咳，労作時呼吸困難，肺野の捻髪音を特徴とする。
7. 間質性肺炎は呼吸機能検査で拘束性障害を示し拡散障害もある。
8. 特発性間質性肺炎（肺線維症）では呼吸不全に気をつける。

解答・解説

1. 〇　肺の広がりが悪い。
2. 〇　間質性肺炎により肺血管抵抗が上昇し，右心室に負荷がかかるため。
3. ×　間質に炎症が生じ，その後線維化する。
4. 〇　強皮症といえば肺線維症。RA や PM/DM にも合併する。
5. ×　間質性肺炎はブレオマイシンの副作用として有名。ダウノルビシンは心筋症など心毒性がある。
6. 〇　捻髪音（マジックテープをはがすような音）をベルクロ（Velcro）ラ音という。
7. 〇　肺が硬い。間質が厚い。
8. 〇　肺胞-血管間のガス交換不良により，呼吸不全が生じる。特に急性の場合は要注意。二酸化炭素は拡散しやすいので間質が厚くても大丈夫。O_2 は拡散しにくい。

国試問題 select： （第 95 回国家試験問題：問 208 一部改変）

間質性肺炎に関する記述のうち，正しいのはどれか。2 つ選べ。

1. 胸部 X 線写真で，すりガラス状や斑状陰影を認める。
2. 動脈血酸素分圧（PaO_2）が低下する。
3. 気管支肺胞洗浄液の好酸球比率が 25% 以上である。
4. 血清中の KL-6 が低値である。

解説

1. ○
2. ○
3. × 気管支肺胞洗浄では，通常は洗浄液中の細胞成分として肺胞マクロファージが中心であるが，本疾患の際には，洗浄液中にリンパ球が増加し，その比率が 20% 以上となる。
4. × 本疾患において，Ⅱ型肺胞上皮細胞で産生される KL-6 は，活動期のほぼ 100% の症例で血清中に増加する。

解答 1, 2

4 気管支拡張症 bronchiectasis

> 疾患概念

- 気管支拡張症は，気管支拡張をきたす病態を示すものであり，疾患名ではない。
- びまん性汎細気管支炎や慢性気管支炎などの終末像としてとらえられる。

> 症　状

- 咳・痰：肺感染を起こしやすい⇒咳・痰
  大量の喀痰を排出する。
- 血痰・喀血：肺感染巣の増大⇒血痰⇒喀血
- 慢性副鼻腔炎：重要な合併症。慢性副鼻腔炎⇒細菌の肺への流れ込み⇒肺感染
- ばち状指：肺胞の破壊⇒肺胞低換気⇒低酸素血症⇒ばち状指

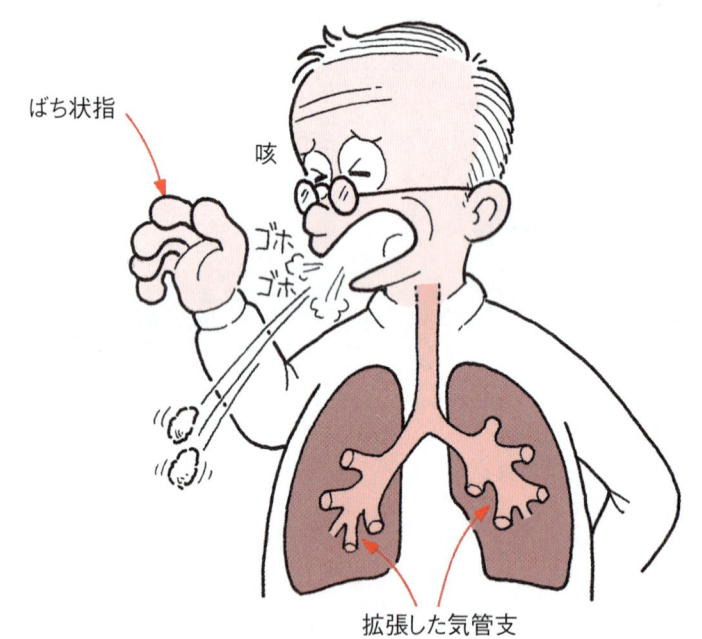

寝ているあいだに痰がたまるので，咳・痰は起床時に顕著となる。

検査・診断

胸部 X 線 —— 気管支壁の肥厚
気管支造影 —— 気管支の拡張

治療

【薬物療法】
- エリスロマイシン少量投与
- 感染合併時，原因菌に対する抗菌薬投与

【非薬物療法】
- 体位ドレナージによる去痰
- 大量喀血に対して気管支動脈塞栓術

治療のポイント

- 体位ドレナージや呼吸リハビリなどを勧める。適宜吸入を。
- 感染の悪化がないかどうか観察する。膿性痰の増量は要注意

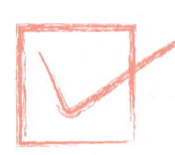

症例 Check test　気管支拡張症

呼吸器疾患

問 気管支拡張症について，正しいものに〇，誤っているものに×をつけよ．
1. 気管支拡張症は気管支の閉塞に続発する．
2. 気管支拡張症は膿性痰を伴う咳が多い．
3. 気管支拡張症の症状の1つに血痰がある．
4. 気管支拡張症に外科的治療は禁忌である．

解答・解説

1. 〇　びまん性汎細気管支炎や慢性気管支炎など，末梢気道に病変を有する疾患の終末像としてみられることがある．
2. 〇　細菌感染を伴っていることが多いので，膿性痰がよくみられる．
3. 〇　血痰および喀血は，特徴的症状で重要！
4. ×　喀血など出血が著しいときには，外科的治療が必要

国試問題 select： （予想問題）

次の抗菌薬のうち，気管支拡張症において，経口投与されるものはどれか。1つ選べ。
1. アンピシリン水和物
2. フラジオマイシン硫酸塩
3. セファロリジン
4. リファンピシン
5. バンコマイシン塩酸塩

解説

1. ○
2. ×　経口投与ではほとんど吸収されず，大部分が糞便中に排泄される。よって経口投与はされるが全身作用はなく，腸溶錠製剤として細菌性腸疾患に用いる。
3. ×　セファロスポリン系抗生物質。経口投与ではほとんど吸収されず，製剤は注射剤のみである。なおセファロリジンは，現在発売中止である。
4. ×　結核，ハンセン病治療薬で経口投与後，速やかに吸収され全身作用を示す。経口製剤としてカプセル剤がある。
5. ×　経口投与ではほとんど吸収されず，骨髄移植時の消化管内殺菌，クロストリジウム・ディフィシレによる偽膜性大腸炎，メチシリン・セフェム耐性の黄色ブドウ球菌による腸炎などに用いられる。

解答　1

5 かぜ症候群 common cold, upper respiratory infection

疾患概念

　かぜ症候群（かぜ，風邪あるいは急性気道感染症）とは，上気道から下気道に至る呼吸器で急性炎症症状を起こす普通感冒である。多くの場合，ウイルス性の上気道感染症として発症する。空気は鼻・口・のどなどの上気道から下気道を通って肺へ至り，そのため上気道は常にかつ最初に病原微生物（ウイルス，細菌など）と接触しやすい部位である。かぜ症候群を誘発する原因ウイルスは，アデノウイルス，コロナウイルス，ライノウイルスなどが大半を占め，成人ではライノウイルス，小児ではRSウイルスによる発症頻度が高い。かぜの主な感染経路は，感染した患者の鼻水・痰・唾液などが付着した手や鼻，くしゃみを介して粘膜から体内に病原微生物が侵入し感染する。約1週間程度で治癒に向かい，ウイルス感染後も発病に至らない人も多い。

症　状

　かぜ症候群の臨床症状としては，上気道症状（上気道炎…鼻症状：鼻汁・鼻閉・くしゃみ，咽頭症状：のどの痛みや腫れなど）がみられ，下気道への進展に伴い，下気道症状（下気道炎…咳・痰）が発現する。これらと並行して，全身症状である発熱，頭痛，倦怠感，消化器症状（食欲不振，悪心・嘔吐，下痢）などを伴うことが一般的である。かぜをこじらせると，症状は鼻，のど⇒喉頭部・扁桃部・咽頭部⇒気管支⇒肺へと炎症が拡大する。高齢者では，病原微生物が口腔内・上気道から下気道・肺へと落ち込みやすく，二次感染症（気管支炎や肺炎など）を発症することも多い。

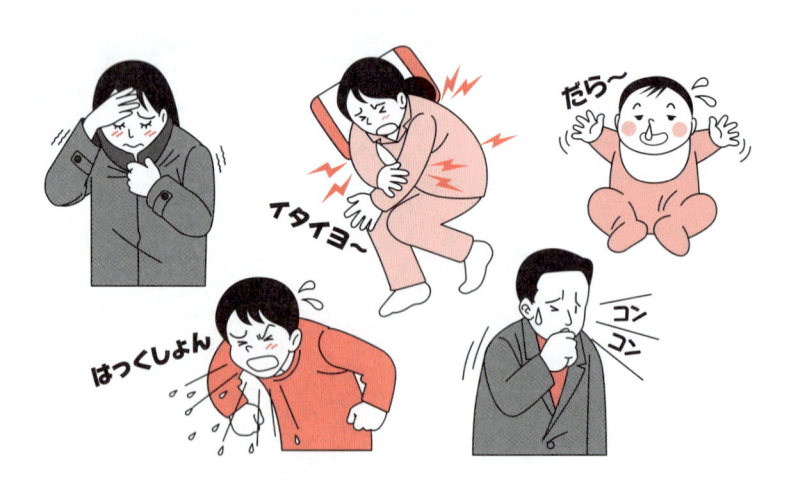

検査・診断

症状から患者自身が自己判断することもある程度可能である。医師の診察（上気道症状，下気道症状，全身症状，検温による体温測定）や問診などによる診断が一般的である。

治療

かぜ症候群に有効な抗ウイルス薬はなく，抗生物質（抗菌薬）は無効である。そのため，薬物療法は症状を緩和する対症療法が一般的である。また，自宅療養（安静）で自然治癒することも多い。高齢者，乳幼児，合併症をもつ患者では，薬物療法と同時に生活療法（非薬物療法）も重要となる。

予防策：感染症予防とほとんど同じである。①手洗い・うがい，②口腔ケア：就寝前の歯磨き，禁煙，③誤嚥性肺炎の防止：少量をゆっくり摂食，④原因菌の同定と治療：抗菌薬投与，⑤肺炎球菌ワクチンの予防接種

非薬物療法（保存療法）：症状が発現したら，十分な睡眠，安静，食事（栄養），水分補給，保温・保湿，適度な清潔などを維持することが重要で，入浴は発熱の程度による。

【薬物療法】

①くしゃみ・鼻汁：「抗ヒスタミン薬」d-クロルフェニラミン，シプロヘプタジンなど（副作用：眠気・ふらつき，口腔内乾燥，排尿困難）

②鼻閉：「点鼻用血管収縮薬」ナファゾリン（副作用：眠気，鼻粘膜の刺激）

③咽頭炎・扁桃腺炎：「消炎酵素薬」リゾチーム（副作用：発疹など）

④発熱・頭痛・咽頭痛：「非ステロイド性抗炎症薬（NSAIDs），解熱鎮痛薬（消炎鎮痛薬）」アセトアミノフェン，メフェナム酸，ジクロフェナクなど（副作用：胃腸障害，めまい），発熱は感染症に対する生体防御反応であり，ウイルス増殖を抑制するため，非ステロイド性抗炎症薬（NSAIDs）の使用は最小限に留める。症状が軽度の場合は，頓服（頓用：症状発現時のみ服用）とする。この際，ぜん息，消化管出血，アスピリン過敏症や肝・腎機能低下がないことを確認する。

⑤咳そう：「鎮咳薬」チペピジン，桜皮エキス，デキストロメトルファンなど（副作用：眠気，発疹）

⑥喀痰：「去痰薬」ブロムヘキシン，アンブロキソール，カルボシステインなど（副作用：発疹，めまい）

⑦全身症状：「抗生物質（抗菌薬）」症状の重症化防止や肺炎予防のために，数日間適用することもある。抗生物質（抗菌薬）の不適切な投与は，耐性菌の出現や日和見感染症を誘発することもあるため，安易な投与は回避すべきである。上気道炎や下気道炎を伴った全身症状を訴える65歳以下の健常な人で，肺炎や溶連菌性咽頭扁桃炎が否定できれば，抗生物質（抗菌薬）は必要ない。

⑧初期症状：薬局やドラッグストアで市販されている「総合感冒薬」（一般用医薬品，OTC薬）で対応することも多い。総合感冒薬は，手軽に多くの症状を改善する目的のために多く

の薬が少量配合されている．鼻水を止める「鼻炎薬」，咳やくしゃみを鎮める「鎮咳薬」，痰を喀出する「去痰薬」，のどや関節の痛みを和らげる「消炎鎮痛薬」，熱を下げる「解熱薬」，頭痛をとる「頭痛薬」が配合されている．また，「漢方薬」（麻黄湯，葛根湯，麻黄附子細辛湯，桂枝湯）が配合されている総合感冒薬もある．

⑨かぜ薬を使用するうえでの注意点：長期間服用や多量の服用は避け，他剤との併用は慎む．いったん改善した症状（発熱，倦怠感など）が再発・増悪したときは，薬の副作用，合併症の発症（細菌感染症），基礎疾患の増悪を考える．

治療のポイント

- かぜ症候群の薬物療法は症状を緩和する対症療法である．
- 高齢者では，薬物療法と同時に十分な睡眠，安静，栄養，水分補給，保温・保湿を維持する．
- かぜ発症時，特に高齢者では病原菌が口腔内・上気道から下気道・肺へ落ち込みやすく二次感染症（肺炎など）を発症することがあるため要注意
- 発熱は感染症に対する重要な生体防御反応であり，ウイルスの増殖に抑制的に作用するため，解熱薬は，最小限の使用とする．

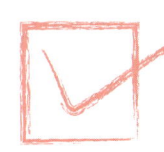

症例 Check test　かぜ症候群

> **問** かぜ症候群について，正しいものに〇，誤っているものに×をつけよ。
>
> ① かぜ症候群の治療に際して，総合感冒薬と医療用医薬品との併用により相互作用が発現することもある。
> ② かぜ症候群の治療は，非薬物療法（保存療法）でも有効な場合がある。
> ③ かぜ症候群と肺炎は，原因が異なる疾患であるため，かぜ症候群から肺炎へ進行することはない。
> ④ 感染症の1つであるかぜ症候群は，自然治癒することはない。
> ⑤ かぜ症候群の初期症状が発現したら，できるだけ早い時期から抗生物質（抗菌薬）による治療が望ましい。

解答・解説

① 〇　一般用医薬品（OTC薬）と医療用医薬品との併用で相互作用が発現することがある。例えば，一般用医薬品（OTC薬）・総合感冒薬と医療用医薬品・非ステロイド性抗炎症薬（NSAIDs）との併用による副作用の発現などがあげられる。
② 〇　多くの人で認められる。
③ ×　原因や発症部位は異なるが，高齢者，合併症をもった患者，免疫力低下者では症状の増悪によりかぜ症候群から肺炎へ進行することもある。
④ ×　かぜ症候群の大部分は自然治癒することが多い。
⑤ ×　早い時期からの抗生物質（抗菌薬）投与は回避する。非薬物療法（保存療法）や対症療法薬で改善する患者も多い。

国試問題 select： （第 92 回国家試験問題：問 209 一部改変）

耳鼻咽喉疾患とその治療に関する記述のうち，誤っているのはどれか。2 つ選べ。

① 副鼻腔洞内の細菌感染による急性炎症が急性副鼻腔炎であり，いわゆる蓄膿症と呼ばれる。
② 急性副鼻腔炎の主な起炎菌は，インフルエンザ菌およびブドウ球菌である。
③ 急性副鼻腔炎が，かぜ症候群に続発することはまれである。
④ 副鼻腔炎の局所治療では，抗生物質と副腎皮質ステロイド性薬とを混合したネブライザーを使用する。
⑤ 扁桃炎とは，ワルダイエル咽頭輪に属するリンパ組織の炎症である。

解説

① × 急性副鼻腔炎は，かぜ症候群などの急性鼻炎に引き続いて，細菌の二次感染を起こし，粘膜の炎症が鼻腔から副鼻腔に波及して生じる。蓄膿症とは慢性副鼻腔炎のことである。
② ○
③ × ①の解説参照。かぜ症候群に続発することが多い。
④ ○
⑤ ○

解答 ①，③

6 肺炎 pneumonia

> 疾患概念

- 感染症は，宿主の状態（特に免疫力）と病原微生物の力関係で感染が成立するかどうかが決まる。

好発年齢	起炎菌
新生児	大腸菌，ブドウ球菌，クレブシエラ
乳幼児	ブドウ球菌，肺炎球菌，A群レンサ球菌
学童期〜大人（健常者）	マイコプラズマ
高齢者／免疫力低下	レジオネラ，肺炎球菌，グラム陰性桿菌

> 症　状

- 黄色ブドウ球菌性肺炎：肺膿瘍を合併しやすく，その後，囊胞を形成する。
- A群レンサ球菌性肺炎：扁桃の腫脹が特徴的＋疼痛，小児に多い。
- 肺炎球菌性肺炎：大葉性肺炎となる。
- マイコプラズマ肺炎：喀痰は少なく，乾性の咳嗽が特徴
- レジオネラ肺炎：日和見感染であることが多い。高熱および消化器症状を認める。ヒト-ヒト感染はない。エアコンや加湿器から菌が検出されることがある。

> 検査・診断

- ブドウ球菌性肺炎：胸部単純X線⇒肺膿瘍でニボーや空洞像。喀痰培養
- A群レンサ球菌性肺炎：咽頭培養，血中ASO ↑
- 肺炎球菌性肺炎：胸部単純X線⇒大葉性肺炎像（1つの葉の浸潤影）
- マイコプラズマ肺炎：胸部単純X線⇒下肺野に間質性陰影。寒冷凝集素反応陽性
- レジオネラ肺炎：尿中レジオネラ抗原 BCYE培地での培養，血中抗レジオネラ抗体の検出
  　　　　　　　 胸部単純X線⇒スリガラス様陰影

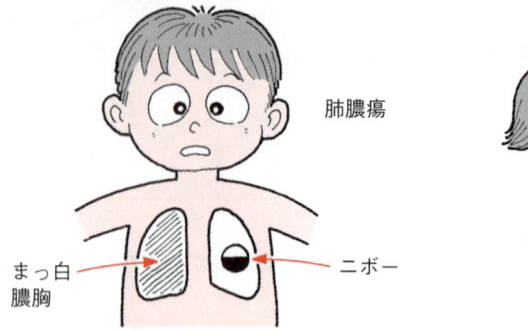

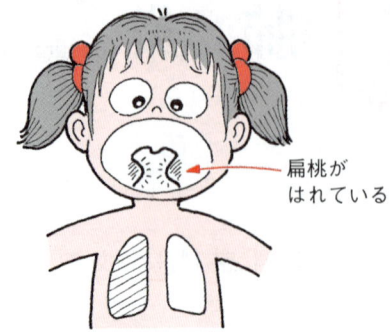

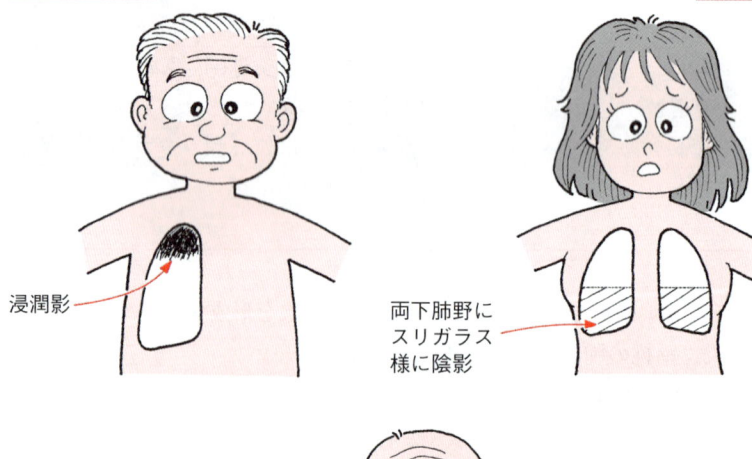

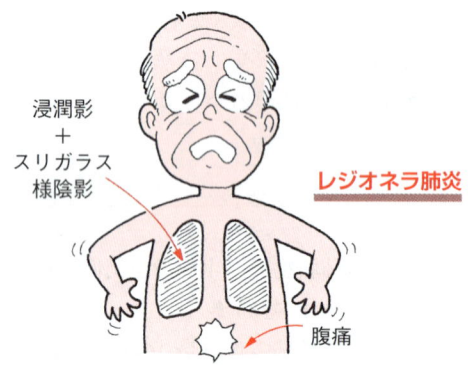

ブドウ球菌性肺炎
- 肺膿瘍
- まっ白 膿胸
- ニボー

A群レンサ球菌性肺炎
- 扁桃がはれている

肺炎球菌性肺炎
- 浸潤影

マイコプラズマ肺炎
- 両下肺野にスリガラス様に陰影

レジオネラ肺炎
- 浸潤影＋スリガラス様陰影
- 腹痛

治療

【薬物治療】
- 原因菌のあった<u>抗生物質</u>を使用する。軽症の場合は<u>経口薬</u>，重症の場合は<u>点滴</u>にて投与。抗菌薬に対する耐性菌に注意
- 肺炎球菌性肺炎：β-ラクタマーゼ阻害薬配合ペニシリン系薬，セフェム系抗菌薬
- マイコプラズマ肺炎，クラミドフィラ肺炎：マクロライド系抗菌薬，テトラサイクリン系抗菌薬（クラリスロマイシン，ミノマイシンなど）

- ブドウ球菌性肺炎：セフェム系抗菌薬
- レジオネラ肺炎：ニューキノロン系抗菌薬（レボフロキサシン水和物など），マクロライド系抗菌薬，リファンピシン
- A群レンサ球菌性肺炎：ペニシリン系抗菌薬
- 緑膿菌：ニューキノロン系抗菌薬，第3, 4世代セフェム系抗菌薬，カルバペネム系抗菌薬
- 嫌気性菌：β-ラクタマーゼ阻害薬配合ペニシリン系薬，クリンダマイシン
- メチシリン耐性黄色ブドウ球菌：バンコマイシン

治療のポイント

- 予防にワクチン接種が推奨
  - 肺炎球菌ワクチン：予防のため
        2ヶ月以上9歳以下
        65歳以上で推奨されている
  - インフルエンザ桿菌ワクチン：2ヶ月以上5歳未満で推奨

Pick UP コラム

【市中肺炎と院内肺炎】

市中肺炎（病院外で通常の生活を送っている人がかかる）と院内肺炎（病院内でかかる）場合と原因菌が大きく異なり，抗菌薬の選択が異なる。

	起炎菌
市中肺炎	肺炎球菌，インフルエンザ桿菌，マイコプラズマ，クラミドフィラ
院内肺炎	グラム陰性桿菌（緑膿菌を含む），黄色ブドウ球菌，クレブシエラ属

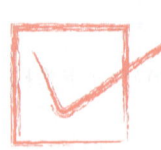

症例 Check test　肺　炎

問 肺炎について，正しいものに〇，誤っているものに×をつけよ。
1. AIDS 患者はニューモシスチス肺炎に罹患しやすい。
2. マイコプラズマ肺炎は高齢者が罹患することが多い。
3. マイコプラズマ肺炎は乳児から思春期までみられウイルス性の肺炎である。
4. マイコプラズマ肺炎はマクロライド系抗菌薬が有効である。
5. レジオネラ肺炎にはセフェム系抗菌薬が有効である。

解答・解説

1. 〇　細胞性免疫が低下しているので，ニューモシスチス肺炎になりやすい。
2. ×　高齢者や乳児にはまれである。学童期から青年期（20歳代）に好発する。
3. ×　マイコプラズマは細菌でもウイルスでもない自己増殖を有する最小の微生物である。
4. 〇　赤血球寒冷凝集反応陽性となり，マクロライド系抗菌薬（エリスロマイシン）が有効
5. ×　細胞壁がなく，ペニシリン系およびセフェム系は無効，ニューキノロンを使用

国試問題 select： （第91回国家試験問題：問194 一部改変）

肺炎とその治療薬に関する記述のうち，正しいのはどれか。2つ選べ。

1. スルファメトキサゾール・トリメトプリム（ST）注射剤は，ニューモシスチス肺炎の治療に適応となる。
2. ザナミビル水和物はA型インフルエンザウイルスのみに有効だが，アマンタジン塩酸塩はA型およびB型の両方に有効である。
3. マイコプラズマ肺炎には，β-ラクタム系抗菌薬が有効である。
4. 臓器移植患者におけるサイトメガロウイルス肺炎の治療には，ガンシクロビルやホスカルネットナトリウム水和物が有効である。

解説

1. ○
2. ×　ザナミビル水和物は，インフルエンザウイルスが有するノイラミニダーゼを阻害することにより抗インフルエンザウイルス作用を発揮する。A型およびB型インフルエンザウイルスに有効である。一方，アマンタジン塩酸塩は，インフルエンザウイルスの宿主細胞への侵入・脱殻を阻害することで抗インフルエンザウイルス作用を発揮する。A型インフルエンザウイルスのみに有効である。
3. ×　マイコプラズマは，細胞壁を持たない病原体であるため，細胞壁合成を阻害することで抗病原作用を示すβ-ラクタム系は無効である。マイコプラズマ肺炎には，マクロライド系抗菌薬やミノサイクリンが有効である。
4. ○

解答　1，4

呼吸器疾患

肺炎　29

7 肺結核 pulmonary tuberculosis

> 疾患概念

- 抗酸菌である結核菌（Mycobacterium tuberculosis）の**飛沫感染**によるもの
- 全結核の新規登録者（平成 24 年）は 21,283 人，死亡者は 2,110 人
- 病巣形成形式

結核菌が肺へ
- リンパ節のマクロファージ内で増殖 ── 瘢痕・石灰化（菌は生存）
- 血行性に他臓器へ ── 副腎結核・骨髄結核・脊椎カリエス・髄膜炎（乳幼児）
- 喀痰嚥下 ── 腸結核（回盲部に好発）
- 全身へ ── **粟粒結核**

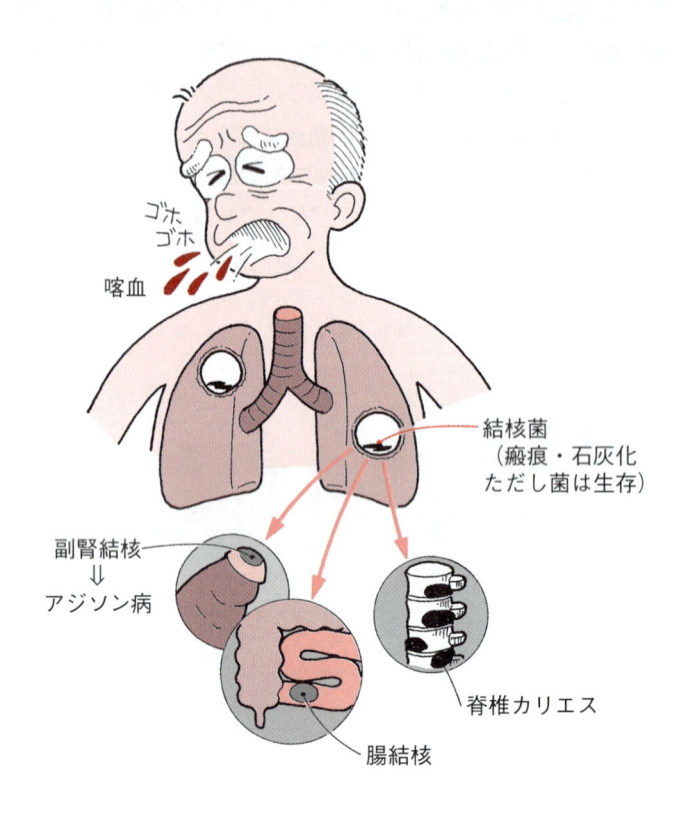

> 症　状

- 発熱：感染症⇒発熱（37℃ 前後の微熱が持続することがある）
- 全身倦怠：感染症⇒炎症反応高値⇒全身倦怠感
- 咳，痰，**血痰⇒喀血**

検　査

- 結核検査：**クオンティフェロン**…結核菌によるインターフェロンγ産生を検出
  - 染色法：チール・ニールセン法
  - 培地：小川培地
  - 喀痰検査：5段階表示（−，±，1＋，2＋，3＋）ガフキー号数を表示
- **ツベルクリン反応陰転化をきたす疾患**（ツベルクリン・アネルギー）
  - 麻疹
  - 白血病
  - 免疫抑制状態（ステロイド・免疫抑制薬投与）
  - 粟粒結核
  - 高齢者
  - サルコイドーシス

治　療

【薬物療法】

- **三剤併用**：イソニアジド，リファンピシン，エタンブトール　6ヶ月。最初の2ヶ月は**ピラジナミド**併用が一般的。近年，AIDS患者を中心に耐性菌が出現している。
- その他：ストレプトマイシン（注射薬，エタンブトールの代わりに選択）

治療のポイント

- 服薬を確実にすることが，治療効果を上げ，耐性菌出現を防ぐために必要
- **直接監視下短期化学療法**（Direct observed treatment short course：DOTS）を行う。
- 薬剤の副作用の出現に注意する。イソニアジド（末梢神経炎，肝障害），リファンピシン（肝障害），エタンブトール（視力障害，視野欠損），ピラジナミド（肝障害），ストレプトマイシン（第8神経障害：聴力障害，平行障害）

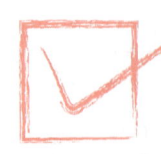

症例 Check test　肺結核

問 肺結核について，正しいものに〇，誤っているものに×をつけよ。
① 老年期の肺結核の罹患率は青年期の罹患率より低い。
② 結核菌は胃液で死滅する。
③ 結核は感染数年後に粟粒結核に進行する。
④ 粟粒結核では肺内リンパ節が粟粒大に腫脹する。
⑤ 形成される炎症性肉芽組織の形態が特徴的で，診断が推定できる場合がある。
⑥ Ⅳ型アレルギーの1つにツベルクリン反応がある。

解答・解説

① ×　肺結核の罹患率は高齢者に高い。
② ×　結核菌の細胞壁には厚い脂質が存在し，酸や種々の酵素，乾燥にも強い。
③ ×　粟粒結核とは，免疫力の低下している患者などにおいて，結核菌が全身諸臓器に散布された状態のことであり，慢性感染状態のことではない。
④ ×　全身の諸臓器に粟粒大の感染巣が散布されているために，粟粒結核と呼ばれている。
⑤ 〇　中心乾酪性壊死性肉芽腫
⑥ 〇　マクロファージとT細胞によるⅣ型アレルギーが結核菌に作用する。

国試問題select： （第90回国家試験問題：問203 一部改変）

肺結核症とその治療に関する記述のうち，正しいのはどれか。2つ選べ。
① ツベルクリン反応陽性は，必ずしも発症を意味するものではない。
② ストレプトマイシン硫酸塩は，経口投与で用いられる。
③ リファンピシンは，薬物代謝酵素を誘導して薬物相互作用の原因となることがある。
④ エタンブトール塩酸塩を服用中の患者では，聴力検査を定期的に行うべきである。

解説
① ○　ツベルクリン反応は，結核菌に対する免疫能の有無を確認する方法であり，必ずしも発症を意味するものではない。
② ×　ストレプトマイシン硫酸塩は，消化管から吸収されにくいため，結核菌に対して投与する際には筋肉注射で用いられる。
③ ○
④ ×　エタンブトール塩酸塩は副作用として視力障害を起こすことがあるため，定期的な視力検査を行うべきである。

解答　①，③

8 肺血栓塞栓症 pulmonary thrombembolism

疾患概念

- 静脈系にできた血栓，空気，脂肪，腫瘍細胞などが肺動脈系につまることによって起こる疾患
- 誘因
  ①血栓：術後，妊娠，下肢深部静脈血栓の存在，経口避妊薬服用，凝固系亢進など
  ②空気，脂肪：外傷，骨折など
  ③腫瘍細胞：消化器系，泌尿器系のがんなど
- 肺塞栓により二次的に肺機能が壊死した状態を肺梗塞という。

症状

- 胸痛（突然）：血栓，空気，脂肪，腫瘍細胞などが肺動脈系につまる⇒胸痛（突然）
- 呼吸困難（突然）：血栓，空気，脂肪，腫瘍細胞などが肺動脈系につまる⇒ガス交換不全⇒呼吸困難（突然）
- 血痰，頻呼吸，頻脈

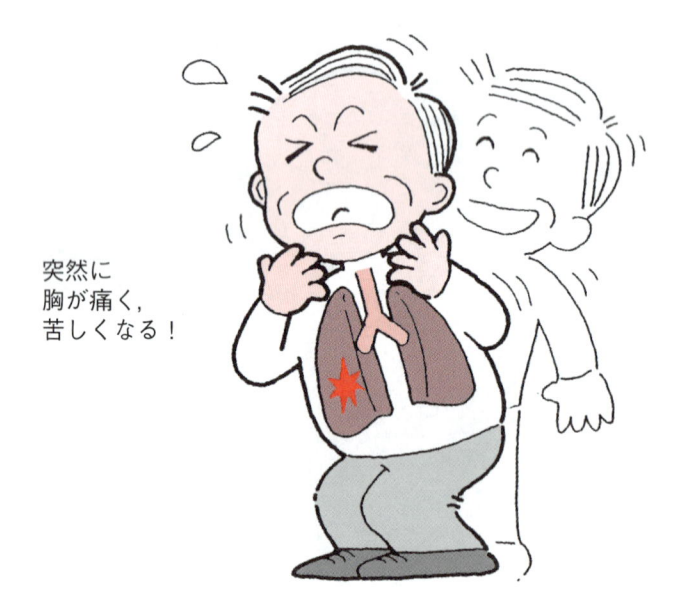

突然に胸が痛く，苦しくなる！

検査

- 肺血流シンチ⇒欠損あり ｝血流と換気のミスマッチを証明
- 肺ガスシンチ⇒欠損なし

治療

【薬物療法】
- 急性期の治療：血栓溶解薬（遺伝子組み換え組織型プラスミノゲン・アクチベーター　モンテプラーゼ），抗凝固療法（ヘパリン）投与
- 慢性期の治療：抗凝固薬　ワルファリンカリウム（ビタミンK依存性血液凝固因子の生合成阻害），フォンダパリヌクスナトリウム（合成Xa阻害薬）

【非薬物療法】
- 予防：下肢静脈フィルター挿入，手術後早期の離床

治療のポイント

- 酸素投与
- 抗凝固薬による出血傾向の出現に注意
- 胸痛の緩和と再発予防に注意

Pick UP コラム 【エコノミー症候群】

　下肢の深部静脈血栓が原因として最も多く，安静が誘因となる。動かない状態に長時間いることにより，健常人に突然の胸痛を伴って起こる。飛行機のエコノミークラスは特に狭く起こしやすいので，この名称で俗に呼ばれる。エコノミークラスの搭乗でなくとも，長時間の飛行機搭乗が誘発因子となり，プロのサッカー選手が罹患したことでこの疾患は有名になった。また，中越沖地震のおり，車中泊をした被災者に多数の本疾患の発生をみたことも報告されている。

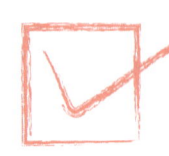

症例 Check test 肺血栓塞栓症

問 肺血栓塞栓症について，正しいものに○，誤っているものに×をつけよ。
1. 左房内血栓の剥離は肺塞栓症をもたらす。
2. 塞栓には血栓，腫瘍組織，空気，脂肪滴などがある。
3. 手術後血栓症から急激な体動などによって，肺塞栓症を起こすことがある。
4. 肺塞栓は動脈性塞栓である。
5. 突発性呼吸困難症で，胸痛とともに血痰やショック状態が存在するときは肺塞栓症が考えられる。

解答・解説

1. × 左房内血栓は動脈血栓の原因となるが，肺塞栓は起こさない。
2. ○ 肺塞栓はこれらのものが肺動脈系につまる。血栓が塞栓の中では最多
3. ○ 術後の臥床中に血栓が生じやすく，そのため肺塞栓症となる。
4. × 静脈系にできた血栓などが肺動脈系につまって肺塞栓が生じる。肺動脈には静脈血が流れていることに注意
5. ○ 診断がつけば9割方治癒する。

国試問題select： （第92回国家試験問題：問205一部改変）

薬物とその禁忌となる疾患との対応のうち，**誤っている**のはどれか。2つ選べ。

1. シルデナフィルクエン酸塩 ──── 気管支ぜん息
2. エルゴタミン酒石酸塩 ───── 狭心症
3. メトプロロール酒石酸塩 ──── 頻脈性不整脈
4. ベザフィブラート ─────── 腎不全
5. エストラジオール ─────── 肺塞栓症

解説

1. × シルデナフィルクエン酸塩の禁忌症は，心血管系障害，肝障害，低血圧または治療による管理がなされていない高血圧症患者，6ヶ月以内に脳梗塞・脳出血・心筋梗塞を発症した場合である。
2. ○
3. × β遮断薬は心機能に抑制的に働くため，頻脈の治療に用いることも多い。このため高度の頻脈時は禁忌である。
4. ○
5. ○

解答 1, 3

9 気　胸 pneumothorax

疾患概念

- 肺が破れて胸腔と肺が交通するため，肺がふくらまなくなった状態を気胸という．
- 分　類
  ①特発性自然気胸：基礎疾患がなく，若いやせた男性に突然起こる．
  ②続発性自然気胸：基礎疾患（肺気腫，肺がん，肺囊胞症など）に続発して起こる．
  ③緊張性気胸：外傷などにより，破れた組織が弁状になり，吸気時には空気が胸腔内に流入するが，呼気時には空気が胸腔外に出ていかない．つまり，息を吸えば吸うほど胸腔内に空気がたまっていってしまう．

症　状

- 突然の胸痛（一側性）：肺胞が破れる⇒突然の胸痛（一側性）
- 呼吸困難：肺胞が破れる⇒胸腔内に空気が貯留⇒肺が圧迫され，縮まる⇒呼吸困難

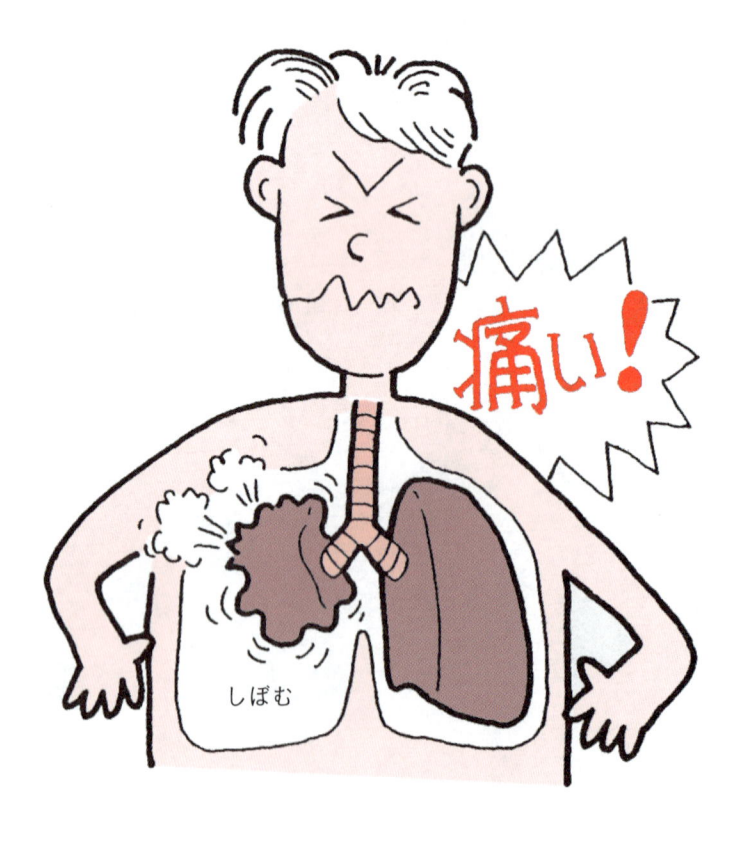

治　療

- 特発性自然気胸：安静，胸腔穿刺や胸腔ドレーンで脱気
- 続発性自然気胸：胸腔ドレーンで脱気
- 緊張性気胸：胸腔穿刺や胸腔ドレーンによる脱気（救急処置）

治療のポイント

- 緊張性気胸になっていないかどうか，まずチェックする。
- 胸腔ドレーンによる排気の確認，およびドレーンよりの感染に注意する。

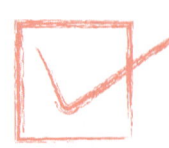

症例 Check test　気　胸

> **問**　気胸について，正しいものに○，誤っているものに×をつけよ。
>
> ① 腕神経叢ブロックの際に肺尖部を穿刺して気胸を起こすことがある。
> ② 気胸では呼吸困難を起こす。
> ③ 自然気胸は若い女性に多く，突発性の胸痛と呼吸困難が主症状である。
> ④ 聴診時，呼吸音が消失しているときに考えられる病態として気胸がある。
> ⑤ 緊張性気胸では，心臓は健側に偏位する。
> ⑥ 呼吸困難を訴える患者で呼吸音に左右差を認める場合，自然気胸が考えられる。

解答・解説

① ○　IVH（中心静脈栄養法）挿入時も注意

② ○　胸腔内に空気が貯留し肺が虚脱する。

③ ×　特にやせた若い男性に，一側性の強い胸痛で発症する。男女比は4～5：1

④ ○　気管支および肺胞に空気が入ってこないので呼吸音はしない。

⑤ ○　患側胸腔に空気が入って心臓は健側に押される。緊張性気胸は気胸の中で最も危険で緊急を要する。

⑥ ○　気胸は胸膜腔内に空気が存在し，そのために肺が部分的ないし完全に虚脱した状態をいう。特に内因性気胸を自然気胸といい，特発性気胸と続発性気胸があるが，自然気胸の多くは一側性である。

国試問題select： （予想問題）

気胸について，誤っているのはどれか。1つ選べ。
① 高カロリー輸液療法時に注意すべき合併症として気胸がある。
② 緊張性気胸の患側の横隔膜は下降する。
③ 緊張性気胸では，気管内挿管前に患側胸腔にドレーンを挿入する。
④ 気胸時の胸腔ドレナージは予防的ドレナージである。

解説
① ○
② ○
③ ○
④ ×　治療的ドレナージである。

解答　④

10 肺がん lung cancer

> 疾患概念

- 原発性の肺がんの多くは気管支上皮由来である。
- 組織型とその特徴
  ①扁平上皮がん（35％）
    ・男性に多く，喫煙と関係あり
    ・肺門部に好発し，空洞形成する。
    ・肺尖部に腫瘍ができるとパンコースト症候群（ホルネル症候群＋上肢の疼痛）を生じやすい。
    ・予後は比較的良好
  ②小細胞がん〈未分化がん〉（10％）
    ・喫煙との関係あり
    ・肺門部に好発し，早期に転移する。極めて予後不良
    ・手術の適応はほとんどなく，化学療法，放射線療法が主体となる。
    ・ホルモン分泌（ACTH，ADH）をするものもある。
    ・イートン・ランバート症候群，上大静脈症候群を呈するものもある。
  ③腺がん（50％）
    ・女性の肺がんで最も多い組織型
    ・肺末梢（肺野）に好発
    ・粘液産生する。
  ④大細胞がん〈未分化がん〉（5％）
    ・肺末梢（肺野）に好発
    ・転移はしにくい。

> 症　状

- 咳，痰，血痰
- 胸痛，発熱
- 進行性肺がんになると嗄声（反回神経麻痺の症状）が生じる。

呼吸器疾患

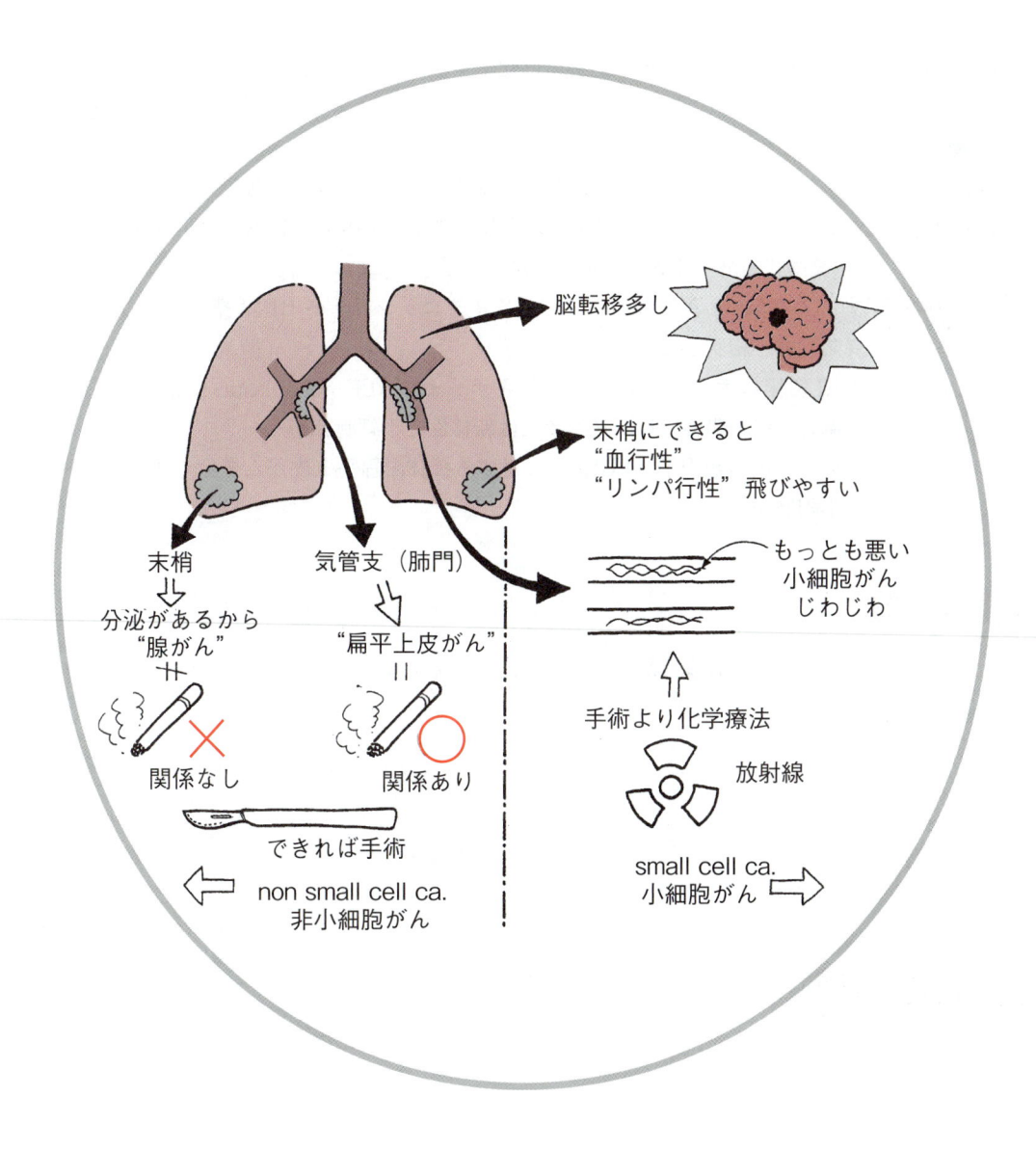

脳転移多し

末梢にできると
"血行性"
"リンパ行性"飛びやすい

末梢
⇩
分泌があるから
"腺がん"
関係なし

気管支（肺門）
⇩
"扁平上皮がん"
＝
関係あり

もっとも悪い
小細胞がん
じわじわ

手術より化学療法

放射線

できれば手術
← non small cell ca.
非小細胞がん

small cell ca.
小細胞がん →

検　査

- 画像：胸部レントゲン写真，CT
- 喀痰検査：細胞診
- 腫瘍マーカー：CEA　腺がん，SCC　扁平上皮がん，NSE　小細胞がん
- 遠隔転移：脳，肝，骨，副腎が多い。画像検査する。

治　療

- 小細胞がんと非小細胞がんで治療法が全然違う！
- 小細胞がん：化学療法，放射線療法。原則として手術しない（転移していることが多いから）。

肺がん　43

- 非小細胞がん：基本的に手術。手術不能例には化学療法，放射線療法を行う。

【化学療法】
- 小細胞がん：シスプラチン＋エトポシド，シスプラチン＋イリノテカン塩酸塩
- 非小細胞がん：シスプラチン/カルボプラチン（白金製剤）＋ペメトレキセドナトリウム水和物（葉酸代謝酵素阻害薬）併用療法
- 分子標的薬：ゲフィチニブ，エルロチニブ（EGFR チロシンキナーゼ阻害薬），EGFR 遺伝子変異陽性非小細胞がん
- クリゾチニブ：ALK 阻害薬，未分化リンパ腫キナーゼ（ALK；anaplastic lymphoma kinase）融合遺伝子陽性の局所進行または転移性非小細胞肺がん
- ベバシズマブ：血管内皮増殖因子（VGEF）に対する抗体，扁平上皮がんを除く進行性・再発非小細胞がん

治療のポイント

- **化学療法の副作用に注意**（骨髄抑制，腎障害，間質性肺炎など）
- 疼痛対策

Pick UP コラム 【肺がん】

- 肺門部に発生する扁平上皮がんは咳，血痰などの症状が出やすいので早期発見され予後は比較的よい。
- 身体所見として，ばち状指（原発性肺がんで顕著）や皮膚の色素沈着がみられる。
- 転移先は脳，肝，骨，副腎が多い。

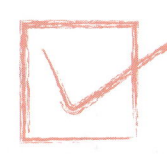

症例 Check test 肺がん

問 肺がんについて，正しいものに〇，誤っているものに×をつけよ。
① 肺がんによる死亡率は減少してきている。
② 肺野型肺がんには腺がんが多い。
③ 扁平上皮がんは主として肺門部に発生する。
④ 肺は他臓器の悪性腫瘍からの転移が最も起こりにくい臓器の1つである。
⑤ 肺の未分化がんではホルモンや酵素の分泌異常をきたすことがある。
⑥ ときに嗄声を伴うことがあるがこれは予後とは特に関係がない。

解答・解説

① ×　肺がんは増加し胃がんは減少傾向にある。
② 〇　大細胞がんも肺野型
③ 〇　気管支を閉塞することがある。小細胞がんも肺門型
④ ×　乳がん，胃がん，肺がん，直腸がんなどから転移が起こりやすい。大循環系静脈→右心房→右心室→肺というように，腫瘍細胞が最初につまりやすいのが肺
⑤ 〇　小細胞がん（燕麦細胞がん）のACTH，ADH産生は有名
⑥ ×　反回神経を腫瘍がまきこむ。腫瘍の進展を意味する。

国試問題 select： （第 93 回国家試験問題：問 194 一部改変）

肺がんとその治療に関する記述のうち，正しいのはどれか。2 つ選べ。
1 我が国では，肺がんによる死亡率は男性では増加傾向にあるが，女性では減少傾向にある。
2 小細胞がんは，予後良好な症例が多い。
3 非小細胞がんは，放射線感受性が高いので，放射線療法が治療の主体となる。
4 小細胞がんの一般的な化学療法として，シスプラチンとエトポシドの併用療法がある。
5 イリノテカン塩酸塩水和物の重大な副作用に，骨髄抑制と高度な下痢がある。

解説
1 × 肺がんによる死亡率は男女ともに増加傾向にある。
2 × 小細胞がんは，早期より遠隔臓器に転移している症例が多く，予後は不良である。
3 × 非小細胞がんは，放射線感受性が比較的低いため，末期の非小細胞がんおよび手術不能進行例を除き，外科手術が基本である。
4 ○
5 ○

解答 4，5

国試問題 select： （第 96 回国家試験問題：問 204 一部改変）

肺がんとその治療に関する記述のうち，誤っているのはどれか。2 つ選べ。
1 我が国では，肺がんによる死亡数は，成人男性における悪性腫瘍死の第 1 位である。
2 非小細胞肺がんの非進行症例の治療において，化学療法は外科手術よりも優先される。
3 小細胞肺がん治療には，シスプラチンとエトポシドの併用療法が適応となる。
4 ゲフィチニブの重篤な副作用として，急性肺障害や間質性肺炎がある。
5 イリノテカン塩酸塩水和物は，がん細胞の増殖にかかわるチロシンキナーゼを阻害する作用を持つ。

解説
1 ○
2 × 非小細胞肺がんでは，stage Ⅲ期までは化学療法よりも手術療法が検討される。stage Ⅳ以上の臨床病期では手術の適応となることは乏しく，化学療法，放射線療法が治療の主体となる。
3 ○
4 ○
5 × イリノテカンは主に肺がんや転移性大腸がんなどに使用される。作用機序はトポイソメラーゼⅠ阻害作用である。トポイソメラーゼは大きく 2 つに分類され，DNA2 本鎖の一方だけを切断するものをⅠ型トポイソメラーゼ，2 本とも切断するものをⅡ型トポイソメラーゼという。

解答 2，5

> **国試問題select：** （第89回国家試験問題：問195 一部改変）
>
> **肺がんとその治療薬に関する記述のうち，誤っているのはどれか。1つ選べ。**
> 1 イリノテカン塩酸塩の作用発現には，代謝活性化を必要としない。
> 2 小細胞がんと非小細胞がんでは，抗がん剤に対する感受性が異なる。
> 3 シスプラチンは，小細胞がんの治療に用いられる。
> 4 がん化学療法時の副作用として生じる嘔吐には，セロトニン5-HT$_3$受容体遮断薬が用いられる。
> 5 喫煙は，扁平上皮がんと小細胞がんの危険因子である。
>
> **解説**
> 1 ×　イリノテカンはカンプトテシン誘導体であり，生体内でエステラーゼにより加水分解を受け，活性代謝物となる。いわゆるプロドラッグの一種である。
> 2 ○
> 3 ○
> 4 ○
> 5 ○
>
> **解答**　1

> **国試問題select：** （第91回国家試験問題：問196 一部改変）
>
> **呼吸器系の悪性腫瘍とその治療薬に関する記述のうち，誤っているのはどれか。2つ選べ。**
> 1 日本では，気管，気管支および肺に発生するがんによる死亡数は，成人男性腫瘍死の第1位となっている。
> 2 非小細胞肺がんの非進行症例の治療において，化学療法は外科手術よりも優先される。
> 3 ゲフィチニブの重篤な副作用として，急性肺障害や間質性肺炎がある。
> 4 小細胞肺がん治療には，シスプラチンとエトポシドの併用療法が適応となる。
> 5 イリノテカン塩酸塩は，がん細胞の増殖にかかわるチロシンキナーゼを阻害する作用を持つ。
>
> **解説**
> 1 ○
> 2 ×　一般に非小細胞肺がんは化学療法に応答しにくい。したがって，非進行症例で手術が可能な場合は，外科的切除が優先される。
> 3 ○
> 4 ○
> 5 ×　ゲフィチニブの作用について述べられている。イリノテカン塩酸塩はトポイソメラーゼⅠ阻害薬である。
>
> **解答**　2，5

第 2 章　循環器疾患

- **1** 高血圧症 ……………………………… 50
- **2** 狭心症 ………………………………… 57
- **3** 心筋梗塞 ……………………………… 62
- **4** 不整脈 ………………………………… 67
- **5** 心不全 ………………………………… 73
- **6** 心タンポナーデ ……………………… 79
- **7** 大動脈解離 …………………………… 82

1 高血圧症 hypertension

疾患概念

- 高血圧の基準を下の表で覚えておく。140/90 mmHg を超える場合を高血圧とし，130/85 mmHg 未満を正常血圧とする。また，高血圧と正常血圧の間に正常高値血圧を設けている。

(mmHg)

分類		収縮期血圧		拡張期血圧
正常域血圧	至適血圧	< 120	かつ	< 80
	正常血圧	120-129	かつ/または	80-84
	正常高値血圧	130-139	かつ/または	85-89
高血圧	Ⅰ度高血圧	140-159	かつ/または	90-99
	Ⅱ度高血圧	160-179	かつ/または	100-109
	Ⅲ度高血圧	≧ 180	かつ/または	≧ 110
	(孤立性) 収縮期高血圧	≧ 140	かつ	< 90

成人における血圧分類（高血圧治療ガイドライン　2014 年版）

- 本態性高血圧：原因不明の高血圧。高血圧全体の 90% 以上を占める。
　　　　　　　遺伝と環境が関与
- 二次性高血圧：腎血管性，内分泌性，血管性などがある。

症　状

- 全身のいろいろな臓器に高血圧による障害をもたらすので，病状は急激に進行するのではなく，ゆっくりと進む。しかし症状は急激に出るものもある。
- 脳卒中：脳出血・脳梗塞
- 疾患：心不全・心筋梗塞
- 腎疾患：腎硬化症・腎不全⇒悪性高血圧
- 眼症状：網膜に出血性白斑
- 高血圧を伴う主な疾患
  ・クッシング症候群
  ・原発性アルドステロン症

・妊娠高血圧症候群

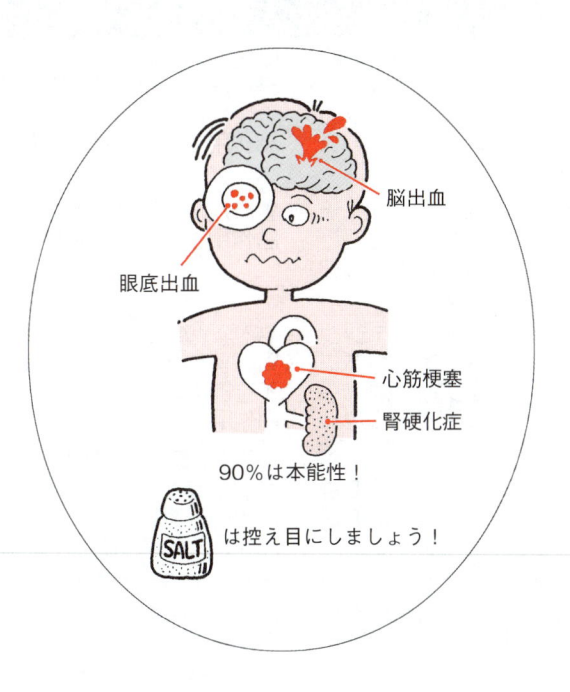

脳出血
眼底出血
心筋梗塞
腎硬化症
90％は本能性！
SALT は控え目にしましょう！

治　療

①本態性高血圧症に対しては，生活習慣の改善（減塩，減量，運動，飲酒制限，禁煙など）を行い，降圧効果が不十分であれば薬物療法を行う。
②薬物療法では，各降圧薬の特徴や副作用（下表）とともに，患者の病態やリスク因子の有無を考慮して降圧薬を選択する。とくに，Ca^{2+}チャネル遮断薬，アンジオテンシン変換酵素（ACE）阻害薬，アンジオテンシンⅡ受容体遮断薬（AT_1受容体遮断薬），利尿薬，β受容体遮断薬は第1選択薬とされている。
③原則として，降圧薬は単剤を低用量から使用開始する。ただし，Ⅱ度以上の高血圧，または糖尿病や慢性腎臓病などを合併する例では，単剤の通常用量を使用するか2剤以上の併用療法を行う。
④降圧目標として，高齢者（65歳以上）は140/90 mmHg 未満，若年・中年者は130/85 mmHg 未満，糖尿病患者，慢性腎臓病患者および心筋梗塞後患者では130/80 mmHg 未満を目指す。
⑤二次性高血圧症では原因疾患の治療を優先し，必要に応じて降圧薬を使用する。

降圧薬の特徴および副作用

降圧薬		降圧機序	特徴・注意点
Ca^{2+}チャネル遮断薬	ジヒドロピリジン系 　ニフェジピン 　アムロジピン 　フェロジピン 　シルニジピン	血管平滑筋細胞内へのCa^{2+}流入抑制により血管拡張	・降圧効果が高い。 ・糖・脂質代謝に悪影響を及ぼさないので，高齢者にも使用可能 ・副作用：反射性頻脈，妊婦に禁忌
	ベンゾチアゼピン系 　ジルチアゼム	細胞内Ca^{2+}流入抑制により，血管拡張と心拍出量低下	・狭心症，頻脈性不整脈にも応用 ・副作用：心不全，徐脈，妊婦に禁忌
ACE阻害薬 　カプトプリル 　エナラプリル 　リシノプリル		アンジオテンシンⅡ産生抑制により，血管を拡張し体液量を減少	・心不全や糖尿病を合併した高血圧患者に適している。 ・腎保護作用（タンパク尿改善作用）があり，腎不全時の降圧に適している。 ・副作用：高K$^+$血症，空咳，血管浮腫，妊婦に禁忌
AT$_1$受容体遮断薬 　ロサルタン 　カンデサルタンシレキセチル 　バルサルタン		アンジオテンシンⅡによる血管収縮と体液貯留を抑制	・心不全や糖尿病を合併した高血圧患者に適している。 ・腎保護作用（タンパク尿改善作用）があり，腎不全時の降圧に適している。 ・副作用：高K$^+$血症，妊婦に禁忌
利尿薬	チアジド系利尿薬 　ヒドロクロロチアジド 　トリクロルメチアジド	遠位尿細管でのNa$^+$再吸収を抑制し体液量減少	・カリウム保持性利尿薬との併用により，カリウムに対する互いの副作用を防止 ・副作用：低K$^+$血症，高血糖，高尿酸症，脂質代謝異常，急性腎不全に禁忌
	ループ利尿薬 　フロセミド	ヘンレ係蹄上行脚でのNa$^+$再吸収を抑制し体液量減少	・利尿作用が強力で，腎障害時の降圧や浮腫の改善に用いる。 ・副作用：低K$^+$血症，高血糖，高尿酸症，脂質代謝異常
	カリウム保持性利尿薬 　スピロノラクトン 　トリアムテレン	遠位尿細管・集合管でのNa$^+$再吸収を抑制し体液量減少	・スピロノラクトンは，原発性アルドステロン症の診断や症状の改善に応用 ・副作用：高K$^+$血症，急性腎不全に禁忌
β受容体遮断薬	非選択的 　プロプラノロール 　カルテオロール	心臓のβ$_1$受容体遮断による心拍出量低下と，腎のβ$_1$受容体遮断によるレニン分泌抑制	・褐色細胞腫に対しα遮断薬で頻脈が生じた場合に追加投与する。ただし，β遮断薬の単独投与は禁忌（急激に血圧が上昇することがある） ・労作性狭心症，頻脈性不整脈にも応用 ・副作用：心不全，徐脈，非選択的β受容体遮断薬は気管支ぜん息や末梢循環障害を悪化
	β$_1$選択的 　アテノロール 　メトプロロール 　ビソプロロール		
α$_1$受容体遮断薬 　プラゾシン 　ブナゾシン 　ドキサゾシン		α$_1$受容体遮断により，血管を拡張し末梢血管抵抗を低下	・本態性高血圧症のほか，褐色細胞腫に応用 ・前立腺肥大症や脂質異常症を合併した高血圧患者に適している。 ・初回投与時には起立性低血圧を起こしやすいので，低用量から投与開始する。
α$_1$, β受容体遮断薬 　ラベタロール 　アモスラロール 　アロチノロール 　カルベジロール		α$_1$受容体とβ受容体の遮断により，血管拡張と心拍出量低下	・ラベタロールとアモスラロールは，本態性高血圧症と褐色細胞腫に応用 ・カルベジロールは慢性心不全にも応用 ・副作用：心不全，徐脈，気管支ぜん息
血管拡張薬 　ヒドララジン		細動脈を直接拡張	・妊娠高血圧症候群による高血圧や高血圧性緊急症にも応用 ・副作用：反射性頻脈，SLE様症状

治療のポイント

- 患者には食事，運動などの生活習慣の改善の必要性を説明する．また，自覚症状がなくても薬物コントロール例に対しては服薬を続けるよう指導する．
- 薬物療法では，一般に比較的副作用の少ない Ca^{2+} チャネル遮断薬，ACE 阻害薬または AT_1 受容体遮断薬から投与を開始する．その際，長時間作用型（1日1回服用）の薬剤が望ましい．
- 単剤で降圧が不十分な場合は，種類の異なる 2-3 剤の降圧薬を併用して投与する．とくに，3 剤の降圧薬を併用する場合，そのうちの 1 剤を少量の利尿薬にすることで効果が高まる．
- グレープフルーツジュースは，ジヒドロピリジン系 Ca^{2+} チャネル遮断薬の降圧作用を増強し，過度の降圧を起こすことがある．
- ACE 阻害薬は，空咳，血管浮腫などの副作用に注意する．利尿薬は，電解質代謝，糖・脂質代謝，尿酸代謝に悪影響をきたしやすい．
- 降圧目標値は，患者の年齢や合併症（糖尿病，慢性腎臓病など）の有無によって異なる．とくに，合併症や危険因子を有する場合，より厳格な血圧コントロールが求められる．

Pick UP コラム

【降圧薬】

高血圧には，（平均血圧）＝（全末梢血管抵抗）×（心拍出量）の関係があるので，血管を拡張して全末梢血管抵抗を低下させるか，心機能や循環血液量を落として，心拍出量を低下させる．

- 利尿薬（循環血液量↓）：チアジド系，フロセミド，スピロノラクトン
- β 遮断薬（心収縮力↓）：プロプラノロール
- Ca^{2+} チャネル遮断薬（血管拡張）：ニフェジピン
- ACE 阻害薬（アンジオテンシン↓）：カプトプリル
- その他：ヒドララジン，レセルピン

最近は Ca^{2+} チャネル遮断薬，ACE 阻害薬がよく用いられている．

【高血圧を伴う疾患】

血圧はさまざまなホルモンの働きでバランスが保たれている．したがって，それらのホルモンの異常は結果として高血圧をきたすことになる．褐色細胞腫はアドレナリン，甲状腺機能亢進症は甲状腺ホルモン，クッシング症候群はグルココルチコイド，原発性アルドステロン症はアルドステロンの分泌過剰により，腎血管性高血圧はレニンひいてはアンジオテンシンの分泌を促し，高血圧をきたす．

症例 Check test 高血圧症

問 高血圧症の病態と治療について，正しいものに○，誤っているものに×をつけよ。

1. 本態性高血圧症の発症や進展には，ストレス，肥満，塩分，アルコールなどの環境因子が関与する。
2. 本態性高血圧症と二次性高血圧症の発症頻度はほぼ同じである。
3. 糖尿病を合併している高血圧患者の降圧目標は，130/80 mmHg 未満である。
4. Ca^{2+} チャネル遮断薬は，降圧効果が確実なうえ妊婦にも使用可能である。
5. ACE 阻害薬は，心不全を伴った高血圧患者に投与禁忌である。
6. ACE 阻害薬と AT_1 受容体遮断薬は，副作用として低カリウム血症をきたす。
7. 高尿酸血症を合併している高血圧患者には，尿酸排泄を促進させるためにチアジド系利尿薬を使用する。
8. 褐色細胞腫における降圧には，β受容体遮断薬の単独投与が効果的である。
9. プロプラノロールは，気管支ぜん息や末梢循環障害を悪化させることがある。
10. $α_1$ 受容体遮断薬は，初回投与時には起立性低血圧を起こしやすいので，低用量から投与開始する。

解答・解説

1. ○
2. × 本態性高血圧症が，高血圧症全体の 90～95％ を占める。
3. ○
4. × 妊婦への Ca^{2+} チャネル遮断薬の投与は禁忌である。
5. × ACE 阻害薬と AT_1 受容体遮断薬は，心不全を伴った高血圧患者に適した降圧薬である。
6. × 高カリウム血症をきたす。
7. × チアジド系利尿薬とループ利尿薬は，高尿酸血症を悪化させる。
8. × 褐色細胞腫に対するβ受容体遮断薬の単独投与は，急激な血圧上昇を招くおそれがあるため禁忌である。
9. ○
10. ○

国試問題 select： （第 90 回国家試験問題：問 208，209 一部改変）

下記の症例の臨床経過を読んで，問に答えよ。

現 病 歴 50 歳の男性．15 年前に検診で尿タンパクを指摘され，精査により慢性糸球体腎炎と診断された。5 年ほど前から高血圧も指摘されるようになった。最近，排尿時にいきまないと尿が出にくく，夜間に尿意で何度も目が覚めるようになったため来院した。現在，薬物治療は受けていない。

既 往 歴 気管支ぜん息

家 族 歴 母　高血圧症，脳血管障害にて死亡（70 歳）

嗜 好 品 喫煙　1 日 20 本，アルコール　1 日ビール 350 mL

身体所見 身長 160 cm，体重 56 kg，血圧 165/95 mmHg，眼底所見正常，胸腹部異常なし，直腸指診にて前立腺肥大あり，心電図正常，胸部 X 線：心胸郭比（CTR）45％，肺野正常

臨床検査値（括弧内の値は基準値）

白血球数 6,000/μL（4,500〜9,000），血色素量 15 g/dL（13〜18），血小板数 25×10^4/μL（$13 \sim 40 \times 10^4$），尿素窒素（BUN）30 mg/dL（8〜20），血清クレアチニン 1.4 mg/dL（0.7〜1.5），総コレステロール 300 mg/dL，HDL コレステロール 30 mg/dL，トリグリセリド 310 mg/dL，アラニンアミノトランスフェラーゼ（ALT）20 IU/L（6〜43），アスパラギン酸アミノトランスフェラーゼ（AST）25 IU/L（11〜40），γ-グルタミルトランスペプチダーゼ（γ-GTP または γ-GT）40 IU/L（50 以下），空腹時血糖 100 mg/dL，グリコヘモグロビン（HbA1c）5.0％，前立腺特異抗原 1.0 ng/mL（4.0 以下），尿タンパク陽性

この患者の臨床背景と病態に関する記述のうち，正しいのはどれか。2 つ選べ。

1. 尿タンパク陽性は，糖尿病性腎症による可能性が高い。
2. この患者の体格指数〔body mass index：体重（kg）/ 身長（m）^{2}〕は約 22 である。
3. 病歴と検査値から，アルコール性肝障害が疑われる。
4. 検査値から，脂質異常症が存在するといえる。

解説

1. ×　空腹時血糖および HbA1c の値はいずれも基準範囲内であり，糖尿病を疑う所見は見当たらない。そのため，尿タンパク陽性は，糖尿病性腎症によるものとは考えにくく，慢性糸球体腎炎と診断されていることから，糸球体基底膜の透過性亢進によるものと考えられる。
2. ○　この患者の BMI は，56 kg/1.6m^2 ≒ 22 と算出される。
3. ×　アルコール性肝障害では，ALT，AST，γ-GTP が増加しやすいが，患者の検査値がいずれも基準値を下回っているため，アルコール性肝障害とは考えにくい。
4. ○

解答　2，4

この患者の高血圧治療に関する記述のうち，正しいのはどれか。2つ選べ。
1. 腎障害があるので，降圧目標値は腎機能正常患者よりも高く設定するべきである。
2. アンジオテンシン変換酵素阻害薬は，治療薬の候補の1つとして推奨される。
3. 患者の病歴と血清脂質値から考えて，アドレナリンβ受容体遮断薬は最良の降圧薬である。
4. 前立腺肥大症を合併しているので，Ca^{2+}チャネル遮断薬を用いるべきではない。
5. アドレナリン$α_1$受容体遮断薬が治療薬の候補の1つとして推奨される。

解説
1. × 高血圧は腎障害をさらに悪化させる要因であるため，降圧目標値は腎機能正常患者より低く設定する必要がある。
2. ○ アンジオテンシン変換酵素阻害薬は，腎保護作用を有するため本症例の治療薬として推奨される。
3. × アドレナリンβ受容体遮断薬は脂質代謝に悪影響を与え，また患者の既往歴に気管支ぜん息があるため，本症例において最良の降圧薬とはいえない。
4. × Ca^{2+}チャネル遮断薬は抗コリン作用がなく尿排泄を抑制しないため，前立腺肥大症を合併している高血圧患者の降圧薬として用いる事ができる。
5. ○ 前立腺肥大を伴う脂質異常症の患者の降圧薬として，脂質代謝を改善し，血圧を下げるプラゾシンなどのアドレナリン$α_1$受容体遮断薬は治療薬の候補の1つとして推奨される。

解答 2, 5

2 狭心症 angina pectoris

疾患概念

- 一過性に可逆性の心筋虚血をきたす疾患
- 分類
  ①労作性狭心症：冠状動脈硬化により，労作時に心筋の酸素需要量が増加しても十分な酸素が供給できないために発作が起こる。
  ②安静時狭心症：安静時でも心筋の酸素需要量に見合う酸素が供給されないために発作が起こる。多くは冠動脈にれん縮が生じる冠れん縮性狭心症である。
  さらに，夜中から早朝の安静時に起こり，心電図で ST が上昇するものを異型狭心症という。

症状

- 前胸部絞扼感（持続数分〜15分）：一過性・可逆性の心筋虚血⇒前胸部絞扼感

検査

- 心電図上，非発作時は正常であるが，発作時には ST，T の変化が現れることがある。

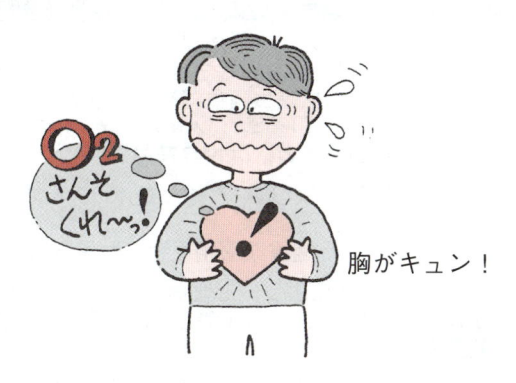

治療

狭心症発作時には，硝酸薬（ニトログリセリン，硝酸イソソルビド）の舌下投与または静注を行う。安静時（異型）狭心症の予防には，ジヒドロピリジン系 Ca^{2+} チャネル遮断薬を第1選択薬とし，硝酸薬（持続型製剤）やニコランジルを使用する。これらの薬物は，いずれも強力な血管拡張

作用を有し冠れん縮を予防する。労作性狭心症の予防には、心筋酸素需要を減少させるβ受容体遮断薬、Ca^{2+}チャネル遮断薬（ジルチアゼム、ベラパミル）、硝酸薬およびニコランジルが有効である。また、脂質異常症治療薬（プラバスタチンなど）を冠動脈硬化予防のために、抗血小板薬（アスピリンなど）を冠動脈血栓予防のために使用する。

	安静時（異型）狭心症	労作性狭心症
発作の治療	硝酸薬（ニトログリセリン、硝酸イソソルビド）の舌下投与または静注	
発作の予防	①Ca^{2+}チャネル遮断薬：ジヒドロピリジン系（ニフェジピン、アムロジピンなど）、ジルチアゼム ②硝酸薬：ニトログリセリンの経皮投与、硝酸イソソルビドの経口投与 ③ニコランジル	1) 薬物療法 ①β受容体遮断薬：非選択的β受容体遮断薬（プロプラノロール、カルテオロールなど）、選択的$β_1$受容体遮断薬（アテノロール、メトプロロールなど） ②Ca^{2+}チャネル遮断薬：ジルチアゼム、ベラパミル ③硝酸薬：ニトログリセリンの経皮投与、硝酸イソソルビドの経口投与 ④ニコランジル ⑤脂質異常症治療薬：プラバスタチン、シンバスタチンなど ⑥抗血小板薬：アスピリン、クロピドグレル 2) 非薬物療法 ①経皮的冠動脈インターベンション：冠動脈ステント術（冠動脈にステントを挿入し、狭窄部を拡張させる） ②手術療法：冠動脈バイパス術（冠動脈狭窄部の遠位側に別の血管をつなぎ、虚血部の血流を回復させる）

抗狭心症薬の作用機序・注意点

薬物	作用機序・注意点
硝酸薬	・分子中から遊離したNOが、可溶型グアニル酸シクラーゼを活性化させ、cGMP増加を介して冠動脈を拡張させるとともに、末梢動脈を拡張させ後負荷を軽減し、末梢静脈を拡張し前負荷を軽減する。 ・ホスホジエステラーゼ-5阻害薬（シルデナフィルなど）服用患者や高度貧血、頭部外傷、脳出血のある患者には投与禁忌
ニコランジル	・分子中からのNO遊離およびATP感受性K^+チャネル開口作用により、冠動脈と末梢動脈を拡張する。 ・ホスホジエステラーゼ-5阻害薬服用患者には投与禁忌
Ca^{2+}チャネル遮断薬	・L型Ca^{2+}チャネル遮断により、冠動脈を拡張させ冠れん縮を抑制する。 ・ジルチアゼムとベラパミルは、心機能（心収縮力・心拍数）を低下させ心筋酸素需要を減少させる。
β受容体遮断薬	・$β_1$受容体遮断により心機能を低下させ、心筋酸素需要を減少させる。 ・非選択的β受容体遮断薬は、$β_2$受容体遮断により冠動脈を収縮させ、冠れん縮性狭心症を悪化させる。

治療のポイント

- 狭心痛をきたしたとき，患者の安静を保ち疼痛により生じる不安を取り除く。
- 患者には，食事，禁煙，運動，ダイエットなど，リスクファクターを取り除くように指導する。また，治療の目的などを説明し手術が必要な場合は，その必要性を納得してもらう。
- 狭心症発作の寛解には，ニトログリセリンの舌下投与などを行う。発作予防薬には，硝酸薬（経口剤，貼付剤），β受容体遮断薬，Ca^{2+}チャネル遮断薬などがあり，狭心症の原因（種類）に応じて適切な薬物を選択する。
- ニトログリセリン舌下投与により，症状が改善しない場合は心筋梗塞が疑われる。また，狭心症発作が新たに出現したり増悪した場合（不安定狭心症）は，心筋梗塞へ移行する可能性が高いので，速やかに受診するよう指導する。
- 薬物療法で効果が得られない場合は，非薬物療法（経皮的冠動脈インターベンション，冠動脈バイパス術）を行う。

循環器疾患

Pick UP コラム

【βブロッカー（β遮断薬）】

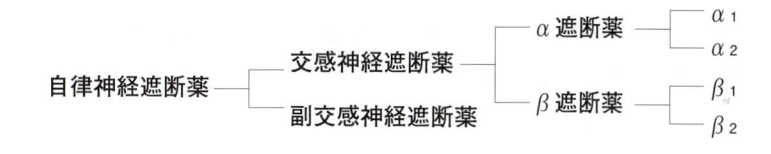

自律神経遮断薬 ─┬─ 交感神経遮断薬 ─┬─ α遮断薬 ─┬─ $α_1$
　　　　　　　　│　　　　　　　　　│　　　　　　└─ $α_2$
　　　　　　　　│　　　　　　　　　└─ β遮断薬 ─┬─ $β_1$
　　　　　　　　│　　　　　　　　　　　　　　　　└─ $β_2$
　　　　　　　　└─ 副交感神経遮断薬

　β遮断薬は交感神経（アドレナリン作動性神経）の効果器官に存在するβ受容体を特異的に遮断する薬物。$β_1$遮断薬は心筋などに作用しやすく，心拍数と心収縮力の低下で酸素需要を落とす。高血圧，不整脈，狭心症の治療に用いられる（心収縮力⬇）。$β_2$遮断薬は気管支筋などに作用しやすい（気管支収縮）。

【ニトログリセリンの保管方法】

　外出時にも必ず携帯するため，ニトログリセリンを財布の中にしまう場合が多い。それで問題はないが，高温多湿は避ける必要があるため財布はズボンのポケットには入れないでほしい。また，どの保管方法にせよ，薬の劣化は避けられない。目安は3〜6ヶ月。舌下時に舌に刺激感がない場合は失活している可能性が高いので，薬を新しく代えよう。

症例 Check test 狭心症

> **問** 狭心症の病態と治療について，正しいものに○，誤っているものに×をつけよ。
>
> ① 労作性狭心症では，心電図上 ST 上昇と血清クレアチンキナーゼ上昇を認める。
> ② 冠動脈のれん縮を伴う異型狭心症に対しては，プロプラノロールなどの β 受容体遮断薬が有効である。
> ③ 不安定狭心症は心筋梗塞に移行しやすく，これらの疾患を総称して急性冠症候群という。
> ④ ジヒドロピリジン系 Ca^{2+} チャネル遮断薬は，安静時狭心症に禁忌である。
> ⑤ シルデナフィル服用患者へのニトログリセリン投与は禁忌である。

解答・解説

① ×　労作性狭心症では，ST 下降が認められる。また，狭心症では心筋壊死を起こさないため，血清クレアチンキナーゼなどの逸脱酵素は上昇しない。

② ×　プロプラノロールは，$β_2$ 受容体遮断作用により，冠動脈のれん縮を悪化させる。

③ ○

④ ×　ジヒドロピリジン系 Ca^{2+} チャネル遮断薬は，強力な血管拡張作用により安静時狭心症における冠動脈れん縮を抑制する。

⑤ ○

国試問題 select： （第 93 回国家試験問題：問 207 一部改変）

狭心症とその治療に関する記述のうち，正しいのはどれか。2 つ選べ。

1. 中高年で好発し，男性よりも女性に発症率が高い。
2. ニトログリセリンの血管拡張作用は，血管平滑筋細胞内でのサイクリック AMP（cAMP）の産生による。
3. 安定狭心症の大部分は，冠動脈れん縮（冠スパスム）による機能的狭窄により生じる。
4. 不安定狭心症は，急性冠症候群の一種である。
5. 冠れん縮性狭心症には，ジヒドロピリジン系 Ca^{2+} チャネル遮断薬が有効である。

解説

1. ×　狭心症のリスクファクターとして，加齢，高血圧，耐糖能異常，喫煙，肥満などが挙げられ発症率は，男性の方が女性よりも高い。
2. ×　ニトログリセリンの血管拡張作用は，NO によるグアニル酸シクラーゼ活性化を介する cGMP 産生による。
3. ×　安定狭心症とは，胸痛発作などが 3 週間以上安定しているもので，一般的には労作性狭心症に多い。そのため，安定狭心症の大部分は，冠動脈硬化による器質的狭窄により生じる。
4. ○　急性冠症候群とは，独立した疾患名ではなく，虚血性心疾患の中で，迅速な診断と治療が必要とされる重篤な病態をいい，不安定狭心症，急性心筋梗塞などが含まれる。
5. ○

解答　4, 5

3 心筋梗塞 myocardial infarction

疾患概念

- 冠状動脈の障害（冠状動脈硬化，血栓・塞栓）によって，**心筋が壊死に陥る疾患**
- 障害される部位によって**心破裂**や**心室中隔穿孔**を起こす。
- リスクファクターとして脂質異常症，肥満，過度の飲酒，喫煙などがある。

症　状

- 胸痛（持続 30 分以上）：心筋壊死⇒胸痛（持続 30 分以上）
  ただし，高齢者や重症糖尿病患者などでは例外的に無痛性の場合がある。
- 不整脈（心室性期外収縮，心室細動など）：心筋壊死⇒興奮伝導系異常⇒不整脈（心室性期外収縮，心室細動など）
- 心不全（心原性ショック）：心筋壊死⇒心筋収縮不全⇒心拍出量低下⇒心不全

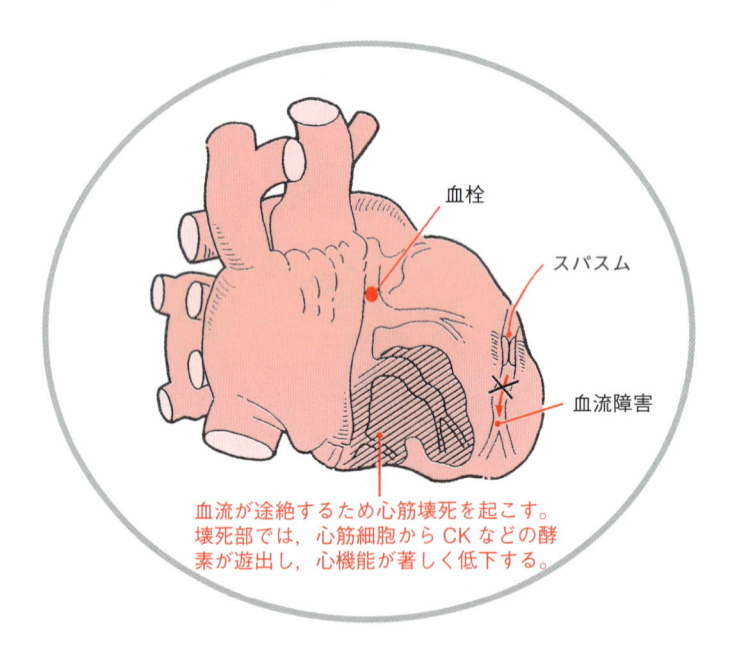

血流が途絶するため心筋壊死を起こす。壊死部では，心筋細胞から CK などの酵素が遊出し，心機能が著しく低下する。

検　査

- 心電図：**異常 Q 波**の出現
  　　　　ST，T の変化

- 鑑別診断を兼ねてニトログリセリンを使う．心筋梗塞の胸痛寛解には無効である．
- 血清生化学検査：血清 CK（クレアチンキナーゼ），AST（アスパラギン酸アミノトランスフェラーゼ），トロポニン T 値の上昇

治療

[1] 再灌流療法
① 血栓溶解療法：アルテプラーゼ，モンテプラーゼなどの血栓溶解薬（血栓中のプラスミノーゲンからプラスミンの変換を促進する）を，発症後 6 時間以内に静脈内投与する．
② 経皮的冠動脈インターベンション（PCI）：冠動脈にバルーンカテーテルまたはステントを挿入し，閉塞部位を拡張させる．
③ 冠動脈バイパス術：血栓溶解療法や PCI が困難な場合に行う．

[2] 急性期の治療
① 再閉塞の防止：アスピリン（血小板のシクロオキシゲナーゼを阻害し，トロンボキサン A_2 産生を抑制する抗血小板薬）の咀嚼服用やヘパリン（アンチトロンビンⅢの作用を増強し，トロンビンと Xa 因子の活性を抑制する抗凝固薬）の静注を行う．
② 梗塞の拡大防止：経皮冠動脈インターベンション CPCI やプラスミンアクチベータ（t-pA）による再灌流療法がある．
③ 胸痛・不安の軽減：モルヒネ（オピオイド μ 受容体を介して強力な鎮痛効果を現す）の静注を行う．
④ 不整脈の治療：心室性不整脈（期外収縮・頻拍）に対してリドカインを静注し，心室細動に対しては電気的除細動を行う．徐脈に対してはアトロピンを静注する．[これらの薬物の作用については，不整脈の頁（p.69）を参照]
⑤ 虚血状態の改善：酸素吸入を行う．

[3] 慢性期の治療
① 血栓形成の予防：アスピリン，クロピドグレル（血小板の ADP 受容体を遮断する）などの抗血小板薬を経口投与する．
② その他：心不全の予後改善を目的に，ACE 阻害薬（または AT_1 受容体遮断薬）を投与する．また，抗不整脈薬，脂質異常症治療薬など患者の病態に対応した薬物療法を行う．

治療のポイント

- 心筋梗塞に対する治療は，再灌流療法，急性期の治療および慢性期の治療からなる．
- 再灌流療法には，血栓溶解療法（アルテプラーゼなどを静注する），経皮的冠動脈インターベンションおよび冠動脈バイパス術がある．
- 急性期には，酸素（虚血状態の改善），アスピリン（再閉塞の防止），ニトログリセリン（梗塞の拡大防止），モルヒネ（疼痛・不安の軽減）などの投与を行う．また，不整脈や心不全などの合

併症を生じやすいので，必要に応じてリドカインなどの抗不整脈薬やドブタミンなどの強心薬を使用する。心室細動に備えて，除細動器などを用意しておく。
- 心筋梗塞後（慢性期）の運動療法・食事療法の重要性を患者に理解させる。また，慢性期の薬物療法として，抗血小板薬，ACE阻害薬，抗不整脈薬，脂質異常症治療薬などを患者の病態に応じて使用する。

Pick UP コラム

【心電図】

心筋梗塞では心電図上，T波増高⇒ST上昇⇒異常Q波⇒冠性T波の順に変化が出る。

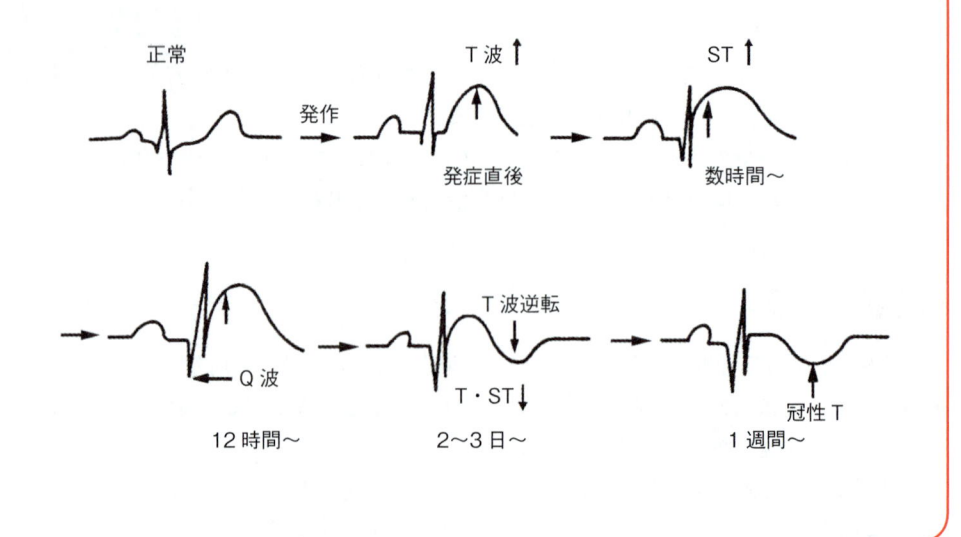

正常 → 発作 → T波↑（発症直後）→ ST↑（数時間～）→ Q波（12時間～）→ T波逆転 T・ST↓（2～3日～）→ 冠性T（1週間～）

症例 Check test　心筋梗塞

問 心筋梗塞の病態と治療について，正しいものに○，誤っているものに×をつけよ。
① 胸痛は高齢者や糖尿病患者では生じないことがある。
② 異型狭心症と心筋梗塞は，ともに心電図上ST下降を認める。
③ アルテプラーゼは，発症後6時間以内に静脈内投与する。
④ ニトログリセリンは，心筋梗塞時の胸痛発作を速やかに寛解する。
⑤ 心筋梗塞による心室性不整脈（期外収縮・頻拍）の治療に，ジゴキシン静注が有効である。

循環器疾患

解答・解説

① ○
② ×　異型狭心症と心筋梗塞は，STの上昇を認める。
③ ○
④ ×　ニトログリセリンは狭心症の胸痛発作を寛解するが，心筋梗塞による発作を寛解しない。
⑤ ×　心室性不整脈（期外収縮・頻拍）に対しては，リドカインを静注する。

国試問題 select： （第 94 回国家試験問題：問 203 一部改変）

急性心筋梗塞に関する記述のうち，正しいのはどれか。2 つ選べ。
① 高齢者や糖尿病患者では胸痛が生じないことがある。
② 発症後にクレアチンキナーゼ（CK）やアラニンアミノトランスフェラーゼ（ALT）が上昇する。
③ 不安定狭心症とは異なり，その発症に動脈硬化は関与しない。
④ 急性期には心室性の不整脈が生じやすく，適切な対処が必要である。
⑤ 血中の心筋トロポニンの上昇はみられない。

解説
① ○
② × 心筋梗塞発症後，心筋壊死マーカーとして，CK やアスパラギン酸アミノトランスフェラーゼ（AST）の上昇を認める。その他，トロポニン T や乳酸脱水素酵素（LDH）の上昇も認められる。
③ × 近年，急性心筋梗塞は，動脈硬化を基盤として冠血管の狭窄部位における粥腫の破裂により血栓形成が亢進し，冠血管の血栓性閉塞が生じることで発症するものと考えられている。この経過により発症する疾患群を急性冠症候群といい，本症と不安定狭心症などがこれに含まれる。
④ ○
⑤ × 解説②参照

解答 ①，④

4 不整脈 arrhythmia

疾患概念

- 心臓の刺激生成系，刺激伝導系の異常による脈の異常
- 頻脈型不整脈と徐脈型不整脈がある。

	頻脈型不整脈	徐脈型不整脈
刺激生成異常	心房細動 心室細動 期外収縮	洞不全症候群
刺激伝導異常	WPW症候群	房室ブロック 脚ブロック

① 心房細動
- 心房に負荷のある疾患（僧帽弁疾患など）などでみられる。
- 症状：動悸，胸痛，血栓塞栓（脳塞栓など）
- 治療：基本的にはジギタリス投与であるが，基礎疾患によっては禁忌の場合があるので注意が必要

② 心室細動
- 心筋が無秩序に収縮するため，心臓から血液が拍出されず，心停止と同じ状態になる。
- 治療：したがって除細動と心肺蘇生術の適応となる。

③ 期外収縮
- 上室性期外収縮と心室性期外収縮がある。
- 特に心室性期外収縮は心室細動などの致死的不整脈の原因となることがあるので，厳重注意が必要

④ WPW症候群
- 正常伝導路以外の異常伝導路（副伝導路）を興奮が伝わるため，心房細動などを生じることがある。
- 治療：ジギタリスは禁忌

⑤ 洞不全症候群
- 洞結節の機能障害により，徐脈性あるいは頻脈性不整脈を起こす。
  - Ⅰ群：原因不明の心拍数50/分以下の洞性徐脈をきたす。
  - Ⅱ群：洞停止あるいは洞房ブロックをきたす。
  - Ⅲ群：徐脈と頻脈が交互に現れる。
- 無症状のこともあるが，徐脈により結果的に1分間の心拍出量が低下し，めまい，失神などの

・意識障害を起こすことがある。その場合はペースメーカーの適応となる。
⑥房室ブロック
・心房から心室への伝導が障害される。
⑦脚ブロック
・脚枝への伝導が障害される。

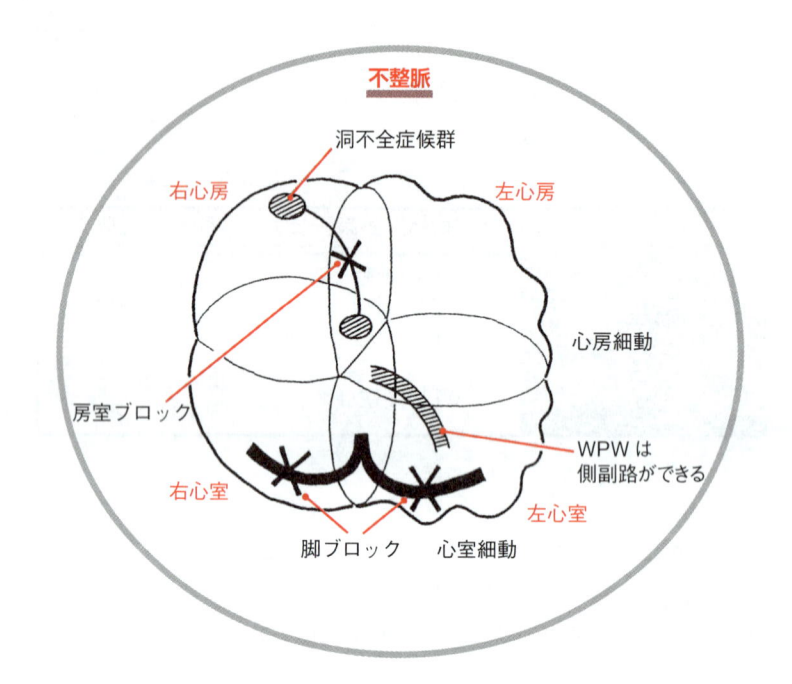

不整脈

洞不全症候群
右心房　左心房
房室ブロック
心房細動
WPWは側副路ができる
右心室　左心室
脚ブロック　心室細動

検査

・心電図検査（12誘導心電図，ホルター心電図，運動負荷心電図など）

治療

[1] 頻脈性不整脈の治療

　抗不整脈薬は作用機序に基づいて，Ⅰ群（Na^+チャネル遮断薬），Ⅱ群（β受容体遮断薬），Ⅲ群（K^+チャネル遮断薬）およびⅣ群（Ca^{2+}チャネル遮断薬）に分類される（ヴォーン・ウィリアムズ Vaughan Williams 分類）。このほか，ジギタリス製剤が頻脈性上室性不整脈に適用される。心房細動に対しては，抗不整脈薬のほか，脳塞栓症を予防するために抗血栓薬（ワルファリン，ヘパリン，アスピリン）が用いられる。

　一方，非薬物療法には，電気的除細動（心臓に通電することによって，主に心室細動を洞調律リズムに戻す）やカテーテルアブレーション（カテーテルを用いて，不整脈発生部位を電気的に焼灼する）がある。

抗不整脈薬の作用，特徴および副作用

分類		主な薬物	適応不整脈	作用・副作用など
（Ⅰ群） Na^+チャネル遮断薬	Ⅰa	キニジン プロカインアミド ジソピラミド シベンゾリン ピルメノール	上室期外収縮 上室頻拍 心房細動・粗動 心室期外収縮 心室頻拍	・Na^+チャネル遮断により，自動能と興奮伝導速度を低下させる。 ・K^+チャネル遮断により，活動電位持続時間と不応期を延長させる。 ・副作用としてQT間隔を延長させる。 ・ジソピラミドは抗コリン作用に注意
	Ⅰb	リドカイン メキシレチン アプリンジン	心室期外収縮 心室頻拍	・自動能と興奮伝導速度を低下させる。 ・活動電位持続時間を短縮させる。 ・上室性不整脈には無効
	Ⅰc	プロパフェノン フレカイニド	Ⅰaと同じ	・自動能と興奮伝導速度を低下させる。 ・活動電位持続時間には影響しない。
（Ⅱ群） β受容体遮断薬		プロプラノロール カルテオロール アテノロール メトプロロール ビソプロロール	洞性頻脈 上室期外収縮 上室頻拍 心房細動 心室期外収縮 心室頻拍	・$β_1$受容体遮断により，洞結節などの自動能と興奮伝導速度を低下させる。 ・$β_2$受容体遮断作用を有する薬物は，気管支ぜん息や末梢循環障害の悪化に注意
（Ⅲ群） K^+チャネル遮断薬		アミオダロン ソタロール ニフェカラント	心室頻拍 心室細動 （他剤無効の心室性不整脈）	・活動電位持続時間と不応期を延長させる。 ・ソタロールはβ受容体遮断作用がある。 ・副作用としてQT間隔を延長させる。 ・アミオダロンは重篤な副作用（間質性肺炎，肝障害）に注意
（Ⅳ群） Ca^{2+}チャネル遮断薬		ベラパミル ジルチアゼム ベプリジル	上室頻拍 心房細動・粗動	・自動能と興奮伝導速度を低下させ，不応期を延長させる。 ・ベプリジルはNa^+チャネル遮断作用とK^+チャネル遮断作用があり，心室期外収縮 ・頻拍にも有効
ジギタリス製剤		ジゴキシン メチルジゴキシン	上室頻拍 心房細動・粗動	・迷走神経活動を高め心拍数を減少させる。 ・房室結節の自動能と興奮伝導速度を低下させ，不応期を延長させる。 ・心不全を合併した心房細動の第1選択薬 ・副作用として消化器障害（悪心・嘔吐，下痢），伝導障害（房室ブロック），徐脈，心室性不整脈

[2] 徐脈性不整脈の治療

　徐脈による症状（めまい，失神など）がない場合は経過観察のことが多いが，症状がある場合はペースメーカー植込みが治療の基本である。薬物治療として，アトロピン（抗コリン薬）やイソプレナリン（β受容体刺激薬）を使用することがあるが，一定した効果を得にくく，細かな心拍数の調節が困難であるうえ，副作用の問題がある。

治療のポイント

- 心電図モニター中は，致死的不整脈の発生に気をつける。
- 治療の対象となる不整脈は，一般に自覚症状の強いもの，血行動態に障害をきたすもの，重篤な

合併症をきたすもの，致死的不整脈に移行しやすいものである。
- 抗不整脈薬は新たな不整脈を誘発することがある（催不整脈作用）。とくに，Ⅰa群薬とⅢ群薬については，多形性心室頻拍の発生に十分注意する。
- 服薬指導を徹底する。とくにジギタリス製剤服用患者にはジギタリス中毒（食欲不振，悪心，嘔吐など）の説明をする。
- 不整脈の種類・病態によっては，非薬物療法（カテーテルアブレーション，電気的除細動，ペースメーカー植込み）が薬物療法よりも効果的である。
- ペースメーカー装着患者に対しては，磁気や電磁波による影響を説明する。

Pick UP コラム 【人工ペースメーカーと外界からの影響】

　携帯電話の送受信時に生じる電磁波が，ペースメーカーなどの医療機器の誤作動を招くという報告が各地でされているが，実際にどれくらいの距離で影響がでるかという点についてはあまり明らかにされていない。ある報告では半径 30 cm 以内で，医療機器へアンテナを向けた場合に誤作動を生じるとされている。現実味がなさそうだが，もしそうだとすれば，例えば満員電車のように人と人が密着しているような場所で，携帯電話をかけている人の隣にペースメーカーを装着している人がいたら狂いが生じることになる。

症例 Check test 不整脈

問 不整脈の病態と治療について，正しいものに〇，誤っているものに×をつけよ。

① リドカインとメキシレチンは，上室性頻脈性不整脈の治療に有効である。
② ジソピラミドとソタロールは，QT間隔を短縮させ心室頻拍を起こすことがある。
③ アミオダロンの重篤な副作用に，間質性肺炎や肝障害がある。
④ ベラパミルとアテノロールは，Ⅰ度以上の房室ブロックに禁忌である。
⑤ 心房細動に対しては，抗不整脈薬のほか，脳塞栓症を予防するためにワルファリンなどの抗血栓薬が用いられる。

解答・解説

① ×　上室性不整脈に無効であり，心室性頻脈性不整脈（期外収縮・頻拍）の治療に使用される。
② ×　Ⅰa群薬とⅢ群薬は，QT間隔を延長させ心室頻拍を起こすことがある。
③ ○
④ ×　Ⅱ度以上の房室ブロックに禁忌である。
⑤ ○

国試問題select： （第93回国家試験問題：問133 一部改変）

抗不整脈薬に関する記述のうち，正しいのはどれか。2つ選べ。
① プロプラノロールは，交感神経緊張による不整脈に無効である。
② ベラパミルは，房室伝導を抑制し，上室性頻拍を抑制する。
③ ジソピラミドは，Ca^{2+}チャネルを遮断し，心筋の興奮性を低下させる。
④ メキシレチンは，Na^+チャネルとK^+チャネルを遮断し，活動電位持続時間を延長する。
⑤ アミオダロンは，K^+チャネルを遮断し，QT延長を引き起こす。

解説
① × プロプラノロールのようなアドレナリンβ受容体遮断薬は，交感神経緊張による不整脈（甲状腺機能亢進症などカテコールアミン感受性亢進による不整脈）に有効である。
② ○ ベラパミルはⅣ群抗不整脈薬で，心臓の電位依存型L型Ca^{2+}チャネルを遮断して房室伝導を抑制し，上室性頻拍を抑制する。
③ × ジソピラミドは，Ⅰa群抗不整脈薬で，Na^+チャネルを遮断し，心筋の興奮性を低下させる。
④ × メキシレチンは，Ⅰb群抗不整脈薬で，Na^+チャネルを遮断し，活動電位持続時間を短縮させる。
⑤ ○

解答 ②，⑤

5 心不全 heart failure

> 疾患概念

- 心臓のポンプ機能の低下により，末梢臓器組織の需要に応じた十分の血液を拍出できない状態

> 症　状

- 臨床経過による分類
  ①急性心不全：呼吸困難，ショック症状
  ②慢性心不全：代償が間に合い，比較的安定した状態。急性心不全からの移行あり
- 不全部位による分類
  ①左心不全：左房圧上昇⇒肺静脈圧上昇⇒肺うっ血症状（呼吸困難，咳，痰）
  　　　　　　全身の血流量低下（易疲労感，尿量低下）
  　　　　　　急性左心不全では肺水腫がみられる（湿性ラ音を聴取）
  ②右心不全：全身からの静脈血還流が滞留する（中心静脈圧上昇；基準値は 5〜10 cmH$_2$O，頸静脈の怒張）
  　　　　　　⇒全身のうっ血（下肢の浮腫，肝腫大，腹水）
  ③両心不全：左心不全＋右心不全症状
  ※左心不全でも右心不全でも，循環系は閉鎖系であるので結局は両心不全に至る。

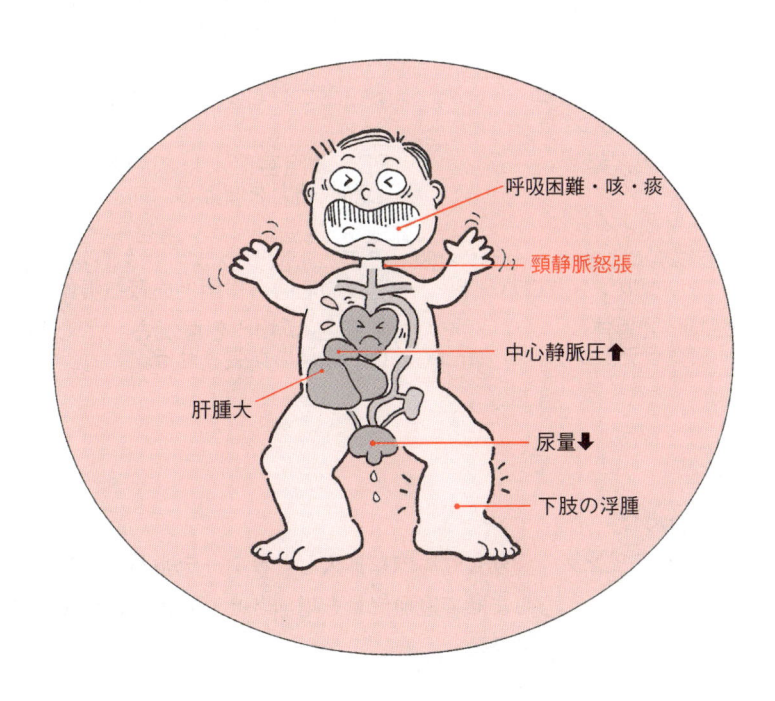

循環器疾患

心不全 73

検　査

- 血液検査：脳性ナトリウム利尿ペプチド（BNP）上昇
- 胸部X線検査：心拡大（心胸郭比50％以上），肺うっ血，胸水などの所見
- 心エコー検査：超音波により心臓の収縮・拡張機能などを評価する。

治　療

[1] 急性心不全の治療

【薬物療法】

　前負荷を軽減し肺うっ血を除去する目的で，利尿薬や硝酸薬などを使用する。また，心拍出量を増加させる目的で$β_1$受容体刺激薬（ドパミンなど），ホスホジエステラーゼⅢ（PDEⅢ）阻害薬（ミルリノンなど）などの強心薬を使用する。急性心不全に対しては，速効性を期待して強力な薬物を静脈内投与で用いることが多い。

効　果	薬　物	作用機序
前負荷，肺うっ血および浮腫の軽減	ループ利尿薬 　フロセミド	ヘンレ係蹄上行脚のNa^+-K^+-$2Cl^-$共輸送系を抑制し利尿作用を現す。
	硝酸薬 　ニトログリセリン 　硝酸イソソルビド	可溶型グアニル酸シクラーゼを活性化し，cGMP増加を介して主に末梢静脈させる。
	心房性ナトリウム利尿ペプチド（ANP）製剤 　カルペリチド	ANP受容体に結合して膜結合型グアニル酸シクラーゼを活性化し，cGMPを高めて血管拡張作用と利尿作用を現す。
心筋収縮力の増強	$β_1$受容体刺激薬 　ドブタミン 　ドパミン	心筋の$β_1$受容体を刺激し，細胞内cAMPを増加させ心筋収縮力を高める。
	Ca^{2+}感受性増強薬 　ピモベンダン	トロポニンCのCa^{2+}感受性を増強する。
心筋収縮力増強と後負荷軽減	PDEⅢ阻害薬 　ミルリノン 　オルプリノン	PDEⅢ阻害により細胞内cAMPを増加させ，心筋収縮力を増強し，血管を拡張する。
	アデニル酸シクラーゼ活性化薬 　コルホルシンダロパート	アデニル酸シクラーゼを直接活性化し，cAMPを高めて強心作用と血管拡張作用を現す。
	cAMP誘導体 　ブクラデシン	細胞内cAMPを増加させ，心筋収縮力を増強し，血管を拡張させる。

【非薬物療法】

1）安静，酸素投与
2）薬物療法が無効な場合
- 大動脈内バルーンパンピング：胸部大動脈内に挿入したカテーテルバルーンを，心拡張期に膨らませて冠血流量を増加させ，収縮期に縮ませて後負荷を減少させる。

・経皮的心肺補助法：遠心ポンプと膜型人工肺を用いた人工心肺装置を駆動して呼吸・循環補助を行う。

[2] 慢性心不全の治療
【薬物療法】
　何らかの原因で心臓のポンプ機能が低下すると，交感神経系やレニン-アンジオテンシン-アルドステロン系が代償的に活性化される。それにより，一時的に心拍出量は増加するが，その状態が持続すると心臓に過度の負荷をかけることになり，かえって心不全が悪化する。これらの悪循環を断ち切るアンジオテンシン変換酵素（ACE）阻害薬，アンジオテンシンⅡ受容体遮断薬（AT_1受容体遮断薬），アルドステロン受容体遮断薬（スピロノラクトン）およびβ受容体遮断薬は，慢性心不全患者の予後を改善する。また，利尿薬やジギタリス製剤なども治療に使用される。慢性心不全に対しては，一般に経口投与で使用する。

効　果	薬　物	作用機序
前負荷，肺うっ血および浮腫の軽減	チアジド系利尿薬 　ヒドロクロロチアジド 　トリクロルメチアジド	遠位尿細管におけるNa^+，Cl^-の再吸収を抑制し利尿作用を現す。
	ループ利尿薬 　フロセミド	ヘンレ係蹄上行脚のNa^+-K^+-$2Cl^-$共輸送系を抑制し利尿作用を現す。
	抗アルドステロン薬 　スピロノラクトン	アルドステロン受容体を遮断し，利尿作用と心筋リモデリング抑制作用を現す。
心筋収縮力の増強	ジギタリス製剤 　ジゴキシン 　メチルジゴキシン	心筋細胞膜のNa^+，K^+-ATPase阻害により細胞内Na^+が増加した結果，Na^+-Ca^{2+}交換機構を介して細胞内Ca^{2+}が増加する。
	$β_1$受容体刺激薬 　デノパミン	心筋の$β_1$受容体を刺激し，細胞内cAMPを増加させる。
	Ca^{2+}感受性増強薬 　ピモベンダン	トロポニンCのCa^{2+}感受性を増強する。
前負荷と後負荷の軽減	ACE阻害薬 　エナラプリル 　リシノプリル	ACE阻害によりアンジオテンシンⅡ産生を抑制する。それにより，血管収縮と水分貯留が抑制され，心筋リモデリングが改善される。
	AT_1受容体遮断薬 　ロサルタン 　カンデサルタンシレキセチル 　バルサルタン	AT_1受容体遮断により，アンジオテンシンⅡによる血管収縮と水分貯留を抑制し，心筋リモデリングを改善する。
心筋酸素消費量の減少	β受容体遮断薬 　カルベジロール	心機能低下による心筋酸素消費量の減少などが関与する。（αβ遮断作用をカルベジロールは持つが$β_1$に対しては非選択的である）

【非薬物療法】
　生活習慣の改善：塩分・水分制限，適度な運動，禁煙，禁酒

> 治療のポイント

- 急性心不全に対しては，安静，酸素投与，薬物療法を中心とした治療を行う。薬物療法では，症状に応じて強心薬（β_1受容体刺激薬，PDE Ⅲ阻害薬），利尿薬，硝酸薬などを投与する。改善がみられない場合は，大動脈内バルーンパンピングや経皮的心肺補助法を試みる。
- 慢性心不全の治療は，生活習慣の改善（塩分・水分制限，適度な運動など）と薬物療法からなる。薬物療法では，前・後負荷を軽減しうっ血を改善するために，ACE阻害薬，AT_1受容体遮断薬，β受容体遮断薬（カルベジロール），利尿薬が中心となる。これらの薬物は生命予後を改善する。
- ジギタリス製剤を使用する場合は，本剤の有効性を維持しかつ中毒を防止するため，定期的に血中濃度モニタリングを行う。

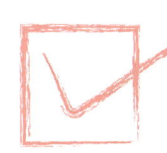

症例 Check test　心不全

問 心不全の病態と治療について，正しいものに〇，誤っているものに×をつけよ。
① 心不全の原因疾患には，虚血性心疾患，高血圧症や弁膜症などがある。
② 頸静脈怒張と下肢浮腫は，左心不全でみられる症状である。
③ β受容体遮断薬は心筋収縮力を低下させるので，心不全治療には用いられない。
④ エナラプリルとスピロノラクトンは，慢性心不全患者の予後を改善する。
⑤ メチルジゴキシンは，急性心不全の治療に使用されるが，慢性心不全には使用されない。

解答・解説

① 〇
② ×　頸静脈怒張と下肢浮腫は右心不全でみられる症状であり，左心不全では肺うっ血に伴う呼吸器症状（労作時呼吸困難，起坐呼吸，咳，痰）などがみられる。
③ ×　カルベジロールは，心筋の酸素消費量を軽減し，慢性心不全患者の予後を改善することが認められている。
④ 〇
⑤ ×　慢性（うっ血性）心不全における心筋収縮力増強を目的に使用される。

国試問題 select： （第 92 回国家試験問題：問 193 一部改変）

心不全の薬物治療に関する記述のうち，正しいのはどれか。2 つ選べ。
1. 短時間作用型の Ca^{2+} チャネル遮断薬は，慢性心不全の予後を著明に改善する。
2. 利尿薬は，過大な前負荷，肺うっ血，全身浮腫のある場合に効果的である。
3. アドレナリンβ受容体遮断薬は，慢性心不全患者の予後を悪化させるため，用いられない。
4. アンジオテンシン変換酵素阻害薬は，左室収縮機能障害に基づく心不全治療に用いられる。
5. 糖尿病を合併した心不全患者には，ピオグリタゾン塩酸塩を用いる。

解説

1. ×　Ca^{2+} チャネル遮断薬は，短時間型でも心筋収縮力を低下させる。また，反射性頻脈を起こすので，慢性心不全患者の予後を悪化させる。
2. ○　利尿薬はナトリウム排泄量を増加させ，尿量が増大する。心不全の病態である肺うっ血，浮腫，呼吸困難などの症状を軽減させる。
3. ×　アドレナリンβ受容体遮断薬は，心機能が低下した心不全には禁忌とされていたが，大規模臨床試験により生命予後改善効果が明らかにされている。心不全治療に応用されるβ受容体遮断薬にはカルベジロール，メトプロロール，ビソプロロールがある。
4. ○　アンジオテンシン変換酵素阻害薬は，左心機能不全（左室収縮機能障害）に基づく心不全患者の改善効果が大規模臨床試験により確認されている。
5. ×　ピオグリタゾン塩酸塩は，循環血漿量の増加による浮腫，胸水などの心不全症状を誘発するので，心不全およびその既往歴のある患者には禁忌である。

解答　2，4

6 心タンポナーデ cardiac tamponade

> 疾患概念

- 心筋とそのまわりを覆っている心膜（心嚢）との間に，血液などの液体が貯留し，心臓を圧迫している状態をさす。速やかな圧迫の解除がなければ，死に至る。急性心筋梗塞による心破裂，解離性大動脈瘤破裂，心膜炎などが原因としてある。

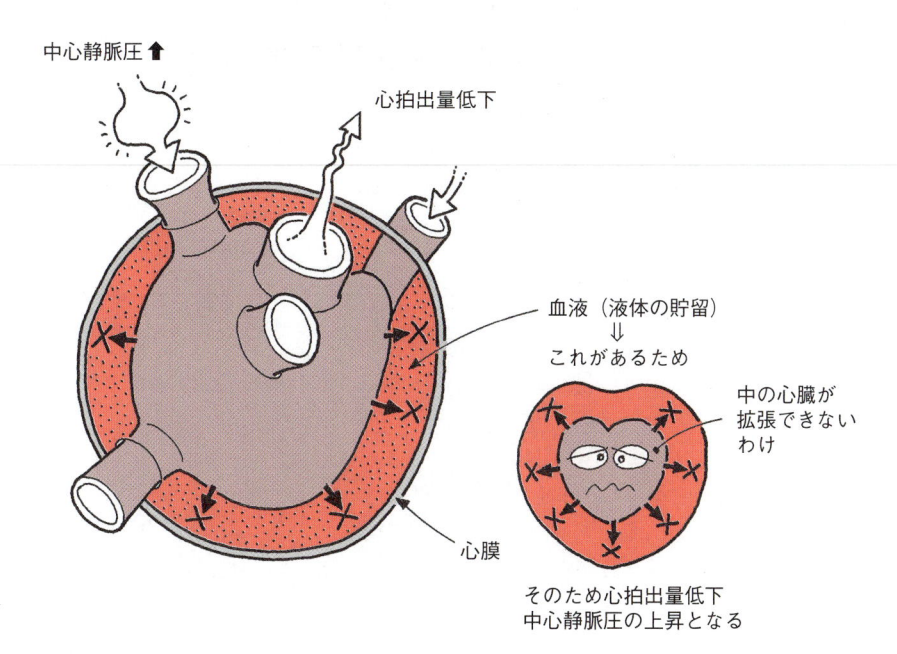

> 症　状

- 両心不全をきたす。
- 中心静脈圧上昇：心拡張障害⇒静脈還流障害⇒中心静脈圧上昇
- 動脈圧低下：心拡張障害⇒心拍出量低下⇒動脈圧低下
- 心音減弱：心膜腔内の液体貯留⇒心音伝達障害⇒心音減弱

> 検　査

- 胸部X線：心陰影の拡大
- 心エコー：心膜腔内の液体貯留（エコーフリースペース）

治療

[1] 心膜穿刺
　心膜腔内の血液などの液体を除去（ドレナージ）し，心膜腔内圧を下げる。

[2] 外科的心膜切開術
　心膜穿刺が困難な場合や大量出血がある場合に行う。

治療のポイント

- 臥位は心不全を助長するので，ファウラー位を心がける。
- 心膜穿刺によるドレナージを第一に行い，併せて原因疾患の治療を行う。

症例 Check test　心タンポナーデ

問 心タンポナーデの病態と治療について，正しいものに〇，誤っているものに×をつけよ。
1 心筋の収縮障害を起こすが，拡張障害を起こさない。
2 原因には，解離性大動脈瘤破裂や急性心筋梗塞による心破裂がある。
3 血圧が急激に上昇するため，降圧薬の静脈内投与を行う。
4 治療では，心膜腔内圧を下げるために，心膜穿刺などにより排液を行う。

解答・解説

1 ×　心嚢液が貯留するために，心筋の拡張障害を起こす。
2 〇
3 ×　心筋拡張障害により心拍出量が低下するために，血圧低下をきたす。
4 〇

国試問題 select：　（予想問題）

心タンポナーデについて，誤っているのはどれか。1つ選べ。
1 頸静脈怒張の観察を行う。
2 奇脈の観察を行う。
3 心嚢穿刺を行う。
4 右側臥位による安静を行う。

解説
1 〇
2 〇
3 〇
4 ×　横になると心臓に返る血液が増えて心不全を助長する。ファウラー位が正しい。
解答　4

7 大動脈解離 aortic dissection

疾患概念

- 大動脈の中膜が内外2層に解離する疾患
- 基礎疾患として高血圧，動脈硬化などがあることが多い．
- 解離性大動脈瘤という呼び方もあるが，必ずしも動脈瘤を形成するとは限らないため，最近は大動脈解離と呼ばれることが多い．

症　状

- 胸痛，背部痛：大動脈の解離⇒胸痛，背部痛
- 心タンポナーデ：大動脈壁が心膜腔（心嚢）に向かって破裂⇒心膜腔内に出血⇒心タンポナーデ

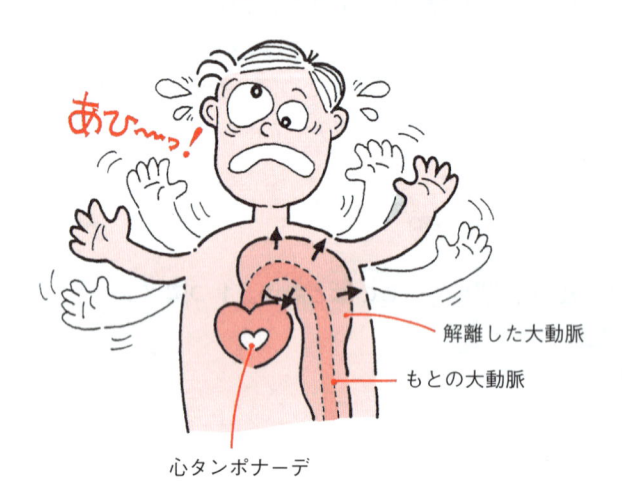

治　療

[1] 血圧と疼痛のコントロールのために，降圧薬（Ca^{2+}チャネル遮断薬，硝酸薬）と鎮痛薬（モルヒネ，ペンタゾシン）を投与する．
[2] 人工血管置換術を行う．

治療のポイント

- 激痛を伴い，患者の不安も極限に達することに留意する．
- 疼痛，不安は血圧上昇の原因となるため，麻薬性鎮痛薬や抗不安薬を積極的に投与する．
- 発症から手術までは絶対的安静が必要となる．

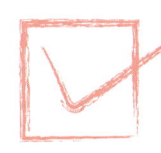

症例 Check test　大動脈解離

問 大動脈解離の病態と治療について，正しいものに〇，誤っているものに×をつけよ．
① 大動脈壁の内膜に亀裂が入り，内膜と中膜との間に解離が生じる．
② 突然の激しい胸部痛，背部痛を起こし，また心タンポナーデを生じることがある．
③ 基礎疾患には，高血圧症や動脈硬化がある．
④ 発症時には，血中クレアチンキナーゼが著明に上昇する．
⑤ 血圧と疼痛のコントロールのために，降圧薬および鎮痛薬を投与する．

解答・解説

① ×　亀裂の入った内膜から血液が侵入し，内膜が内外2層に解離する．
② 〇
③ 〇
④ ×　激しい胸痛を起こすが，心筋梗塞とは異なりクレアチンキナーゼの上昇はみられない．
⑤ 〇

国試問題select：（予想問題）

大動脈解離で人工血管置換術を受けた患者が，順調に回復し退院に向けワルファリンと降圧薬（βブロッカー）の服薬指導を受けた．正しいのはどれか．1つ選べ．
① ワルファリンは再解離予防のためである．
② 降圧薬は決められた時間に飲む．
③ 納豆はワルファリンの作用を増強する．
④ 柑橘類の摂取はさける．

解説
① ×　人口血管内に血栓が形成されるのを防ぐためである．
② 〇
③ ×　納豆に含まれるビタミンKはワルファリンの作用を減弱させる．
④ ×　柑橘類摂取を避ける必要があるのは，Ca^{2+}チャネル遮断薬である（グレープフルーツなどにより効果が増強する）．

解答　②

循環器疾患

第3章　消化器疾患

1	便　秘	86
2	下　痢	91
3	食道がん	96
4	食道静脈瘤	100
5	逆流性食道炎	104
6	胃潰瘍	108
7	胃がん	112
8	十二指腸潰瘍	119
9	肥厚性幽門狭窄症	123
10	急性腸炎	127
11	過敏性腸症候群	132
12	潰瘍性大腸炎	137
13	クローン病	141
14	虫垂炎	145
15	大腸がん	149
16	腸閉塞	159
17	ヒルシュスプルング病	163
18	腸重積症	166
19	痔　核	169
20	肝　炎	173
21	肝硬変	178
22	肝がん	184
23	胆石症	189
24	急性膵炎	194
25	膵がん	199

1 便 秘 constipation

疾患概念

　便通の間隔が3日以上で，便が硬く，排便間隔が不規則，増悪すると下剤が必要な状態である。また，3日間に1回しか排便がなくても本人に苦痛がなければ便秘とはいわず，逆に毎日排便があっても，硬い便が少ししか出ない状態は便秘である。個人差もあるなど，明確な定義はない。さらに，下剤を飲まないと排便のコントロールができない状態がひと月以上続く状態は慢性便秘症である。高齢になるほど，便秘になる人は多くなる。便秘が続くと硬い便で腸管粘膜が刺激され，逆に下痢をきたし，便秘と下痢が交互に発現することもある。なお，末期がん性疼痛の治療薬（アヘンアルカロイド類・麻薬性鎮痛薬：モルヒネ，コデインなど）の副作用として発現することも多い。

症　状

- **習慣性便秘**：若い女性に多いタイプで，便意をがまんして排便をしないと直腸の感覚が鈍り，便意を感じにくい。ダイエットなどのために食事量を減らしていると排便量も当然減少し，便秘に至る悪循環を引き起こすこともある。
- **弛緩性便秘**：高齢者に多いタイプの便秘である。加齢により直腸が鈍感になり，便意をあまり感じなくなる。腸管運動も鈍るため便が貯まってしまう。高齢者では排便に必要な腹圧・腹部の筋力も低下しているため，排便が困難になる。
- **けいれん性便秘**：精神的なストレスなどで大腸が過敏に反応するため，排便がスムースにいかない状態である。年齢に関係なく，神経質な人に多いタイプの便秘である。

弛緩性便秘：高齢者に多い。直腸の働きがにぶくなる

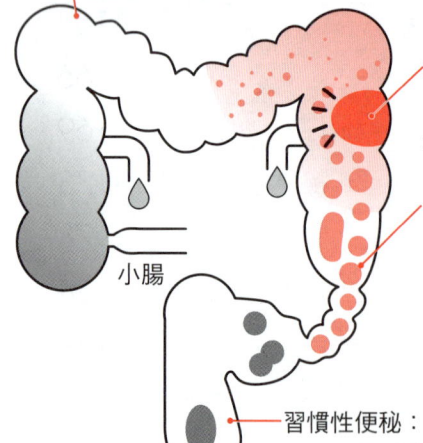

大腸がん，大腸ポリープなど：イボやコブのようなものができて通りにくくなる

けいれん性便秘：けいれんなどの原因で腸が細くなる

小腸

習慣性便秘：若い女性に多い，がまんすることによって便が直腸にたまる

検査・診断

症状から患者自身が自己判断できることもある。医師の診察（腹部膨満の程度，腹壁の硬さ，直腸内糞便の有無などの確認），さらに重症度が高いときのX線検査が一般的である。

治　療

便秘の治療は，タイプによって治療法や薬の種類も異なってくる。

【非薬物療法】（生活療法，食事療法）

食事内容の改善や水分の摂取，生活習慣の見直しを行う。特に，朝食後には胃大腸反射が亢進するので，この時間帯は改善に重要である。また，高齢者，乳幼児，合併症をもつ患者では，薬物療法と同時に生活療法，食事療法の併用も重要となる。症状が発現したら，十分な食事（栄養），水分補給，睡眠，安静，保温・保湿，適度な運動などを維持する。それでも，便秘が続くようであれば，便秘の治療薬（下剤，緩下剤，瀉下薬など）を使い始める。

【薬物療法】

1. 緩下剤
    ① 塩類下剤（腸内の水分吸収の阻害，腸内容物が多くなり排便を促す）：酸化マグネシウム，硫酸マグネシウム…制酸剤，緩下剤として使用。習慣性が少なく長期使用される。
    ② 膨張性下剤（腸内の水分を吸収して膨張し，腸を刺激して排便を促す）：カルメロースナトリウム…副作用：悪心・嘔吐，腹部膨満。禁忌：急性腹症，重症硬結便
2. 刺激性下剤
    ① 大腸刺激性下剤（大腸粘膜や腸内の神経系を刺激して大腸の運動を亢進させ，排便を促す）：センナおよび関連する生薬薬剤…緩下剤。副作用：腹痛，悪心・嘔吐，腹鳴。センナエキスの糖衣錠…繁用薬。センノシド…繁用薬。ピコスルファートナトリウム…大腸粘膜刺激作用による下剤作用を示す。液剤は用量調節に適しており，よく使用されている。ダイオウ…漢方の生薬成分の1つ，酸化マグネシウムと併用することが多い。
    ② 小腸刺激性下剤：小腸粘膜を刺激して排便を促す（小腸・盲腸内で刺激成分を生成し，腸管の収縮を起こし，瀉下作用を示す）。ヒマシ油…副作用：悪心・嘔吐，腹痛
3. その他の下剤
    ① 漢方薬：潤腸湯，大黄甘草湯（大腸刺激成分であるダイオウを含有する）
    ② 坐薬：ビサコジル…大腸の粘膜に選択的に作用し，腸管運動を促す。炭酸水素ナトリウム・無水リン酸二水素ナトリウム…腸内で炭酸ガスを発生させて，腸管を刺激し，腸管運動を促進し，排便を促す。副作用：軽度の刺激感・下腹部痛，不快感，下痢，残便
    ③ 浣腸：グリセリン…直腸への直接注入により，腸内の水分を吸収して大腸を刺激し，また浸透作用により便を軟化し排便を促す。副作用：発疹，腹痛
4. 数十年ぶりの新薬・ルビプロストンは，慢性便秘症の治療薬として最近上市されている。クロルイオンチャネル開口薬として腸液の分泌を促進し，排便を促す。高マグネシウム血症の副作用

がみられないことも特徴である。

5．便秘の治療薬の注意点

① 一般に急性腹症，腸閉塞などに伴う便秘などでは下剤は禁忌となる。また，便秘治療薬の多くは体内に吸収されないという特徴がある。そのため，副作用は薬による水分量の増減，腸管への負荷の増大によるものが多い。

② 酸化マグネシウムなどのマグネシウム製剤と抗菌薬との併用による相互作用（抗菌薬の効果を減弱）がみられるため，患者ごとに服用時間の間隔を考慮する必要がある。また，連用により高マグネシウム血症をきたすことがあり，腎障害をもつ患者では注意が必要である。

③ 大腸刺激性下剤は骨盤内充血をきたすので痔疾患患者，月経・妊娠時には禁忌である。全身衰弱者，貧血患者，高齢者には，強力な下剤の連用は避ける。

④ 便秘と下痢を繰り返す場合には，下剤・マグネシウム製剤がよく適用されるが，腸管（上行結腸以降）が活発に運動していない場合は効果が発現しにくい。この場合は，整腸剤・モサプリドの適用で改善できることもある。

治療のポイント

- 急性腹症，腸閉塞などに伴う便秘では下剤は禁忌である。
- 生活習慣の見直しで対応する。食事内容の改善や水分の摂取を試みる。
- それでも便秘が続くようであれば，便秘の薬を使い始める。
- 高齢者，全身衰弱者，貧血患者には，強力な下剤の連用は避ける。
- 便秘の薬の多くは体内で吸収されないため，副作用は薬による水分量の増減，腸管への負荷の増大によるものである。

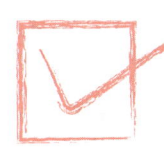

症例 Check test　便　秘

問　便秘の症状や治療について，正しいものに〇，誤っているものに×をつけよ。

① 下剤を飲まないと排便コントロールができない状態が1週間程度続く状態は慢性便秘症である。
② 新薬ルビプロストンは腸液分泌を促進する慢性便秘症の治療薬である。
③ 習慣性便秘は主に高齢者に多く認められる。
④ がん性疼痛治療薬・モルヒネで便秘が発現することがある。
⑤ 便秘の症状が発現したら，できるだけ早い時期から便秘治療薬による治療が望ましい。

解答・解説

① ×　慢性便秘症とは下剤を飲まないと排便コントロールができない期間がひと月以上続く状態である。
② 〇　クロルチャネルオープナー（クロルイオンチャネル開口薬）は腸液分泌量を増大し，便の水分含有量を増やし，排便を促す。
③ ×　習慣性便秘は，高齢者ではなく，主にダイエットを行っている若い女性に多い。
④ 〇　がん性疼痛への対処のために，アヘンアルカロイド類・モルヒネ投与による除痛開始と共に便秘治療薬の投与も並行して行う。
⑤ ×　早い時期からの便秘治療薬投与は回避する。非薬物療法（生活療法，食事療法）で改善する患者も多い。

| 国試問題 select： | （第 93 回国家試験問題：問 212 一部改変） |

モルヒネ塩酸塩錠の内服による疼痛緩和治療において，注意すべき副作用と対策に関する記述のうち，正しいのはどれか。2 つ選べ。

1. 便秘の予防対策として，緩下剤を投与する。
2. 悪心や嘔吐に対しては，オメプラゾールを投与する。
3. 呼吸抑制の出現頻度は，計画的にモルヒネ塩酸塩の投与量を調節している限り低い。
4. ふらつき感やめまいが現れた場合は，パロキセチン塩酸塩水和物を投与する。
5. 除痛効果が得られている状態で強い眠気が出現した場合には，投与を直ちに中止する。

解説

1. ○
2. ×　モルヒネによる嘔吐は，主に脊髄の化学受容器引金帯（CTZ）のドパミン D_2 受容体を刺激することに起因している。モルヒネによる悪心・嘔吐に対してはハロペリドールやプロクロルペラジン，メトクロプラミド，ジフェンヒドラミンなどを使用する。
3. ○
4. ×　ふらつきやめまいは投与初期や増量時に発現することがある。高度ならば減量することもあるが，通常は追加の薬物療法を必要としない。
5. ×　除痛効果が良好で，眠気だけが問題の場合には，オピオイドローテーションを行ってみる。眠気が著しい場合は，モルヒネの減量をすることもある。投与を直ちに中止することはない。

解答　1，3

2 下痢 diarrhea

疾患概念

下痢状態とは，消化管（胃，小腸）や膵臓からの分泌液と摂取した水分量が，小腸や大腸での水分吸収を上回り，便中の水分量（80％以上）が増加し，泥状・液状の排便状態である．排便回数は問題ではなく，便に水分を多く含んだ状態で排泄されることが問題となる．下痢症状の持続時間により急性下痢（48～72時間以内）と慢性下痢（72時間以上）に分類される．急性下痢の原因としては食中毒，大腸炎毒素関連下痢，大腸がん，薬剤の副作用による．一方，慢性下痢は大腸炎や薬剤の副作用などで発現する．なお，下痢の原因となる薬剤には，抗菌薬・抗生物質，非ステロイド性抗炎症薬，抗がん剤，抗潰瘍薬（プロトンポンプ阻害薬，PPI），ジギタリス，下剤（マグネシウム製剤など），利尿薬（フロセミド，スピロノラクトン）などがある．

症状

下痢症状に伴い腹痛・嘔吐・発熱を併発することもあり，重症化すると血便となることもある．急性下痢では頻脈，慢性下痢では体重減少，夜間の下痢，大腸炎を伴うこともある．水分や電解質が必要以上に排出されるので，その程度に応じて脱水状態を示す．

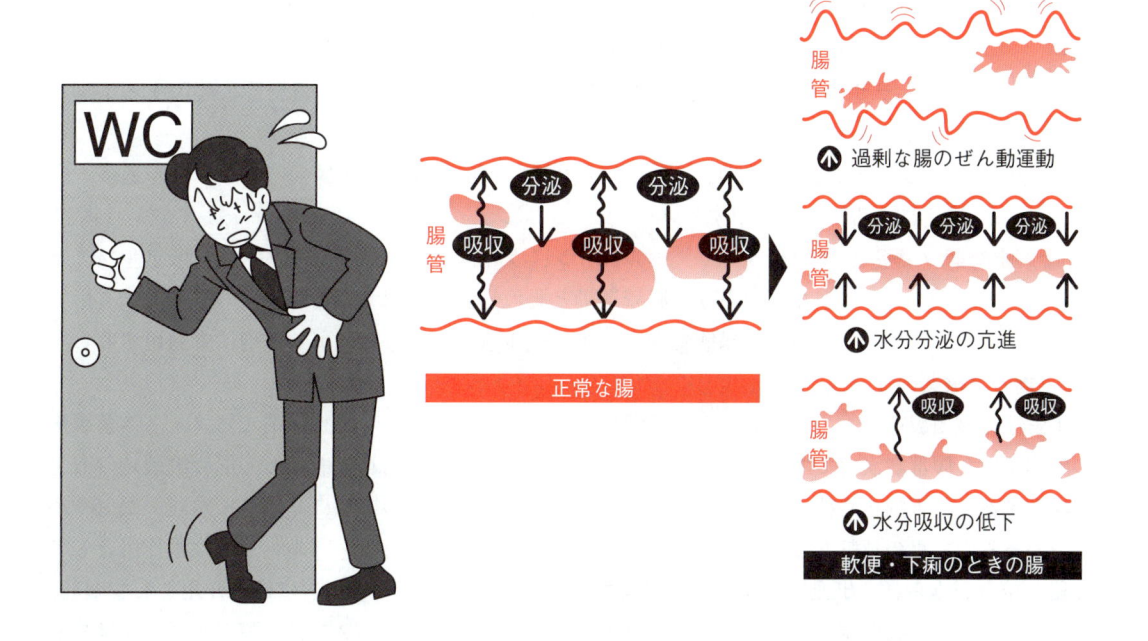

検査・診断

症状から患者自身が自己判断することもある程度可能である。医師の診察（腹部の圧痛・抵抗），全身所見（発熱，発疹），排便状態の観察や問診などによる診断が一般的である。なお，症例によっては X 線検査，内視鏡検査が必要な症例もある。

治　療

下痢症状に伴う重大な合併症は，下痢による脱水症状と電解質異常である。感染性下痢や薬剤の副作用による下痢を除いては，一般的な対症療法（生活療法，食事療法）を試みて経過観察する。下痢がひどいときや持続する場合は薬物療法を行う。なお，感染性に伴う下痢（感染性腸炎）は別項目（急性腸炎）で解説する。

【非薬物療法】（生活療法，食事療法）

下痢の程度に応じて水や電解質を補給する。食事は低脂肪食，下痢・腹痛がひどいとき，血便を伴うときは絶食が必要である。

【薬物療法】

下痢の治療薬に関する一般的な薬剤として，生菌整腸薬，整腸剤，下痢止めが適用され，病態に応じてこれらを組み合わせて使用する。

1. 生菌整腸薬：①耐性乳酸菌製剤，②ラクトミン製剤，③ビフィズス菌製剤，④酪酸菌製剤などがあり，下痢や腹部膨満感などの症状の改善に有用である。耐性乳酸菌製剤は抗菌薬存在下においても，耐性乳酸菌は増殖するため抗菌薬と併用が可能である。ペニシリン系，セファロスポリン系，アミノグリコシド系，マクロライド系，テトラサイクリン系抗菌薬による副作用・腸内細菌に対する影響に起因する下痢症状にも有効である。
2. 整腸剤：①ラクトミン製剤，②ビフィズス菌製剤などがある。暴飲暴食，アルコール過多，寝冷えによる下痢に適用する。
3. 下痢止め薬（瀉下薬）：ロペラミド，ベルベリン，ケイ酸アルミニウム，タンニン酸アルブミンなどがあり，腸管運動と腸液分泌を抑制するため各種の下痢症に有用である。暴飲暴食，アルコール過多，寝冷えによる下痢にも適用する。
4. 下痢の治療薬の注意点

①耐性乳酸菌製剤は，牛乳アレルギー患者には禁忌となっている。②整腸剤・ビフィズス菌製剤の副作用は，腹部膨満感である。なお，ラクトミン散剤とネオフィリン散剤との混合調製時の着色に注意する。③下痢止め薬・ロペラミドは発疹，腹部膨満感などのほかに，悪心・嘔吐，眠気やめまいがあるので車の運転などに従事させないなどの注意が必要である。ベルベリンは副作用として便秘，発疹がみられ，出血性大腸炎には禁忌である。ケイ酸アルミニウムには副作用として嘔吐，胃部膨満があり，腸閉塞，透析患者，出血性大腸炎には禁忌である。タンニン酸アルブミンは長期大量投与で肝障害，便秘，食欲不振などがあり，出血性大腸炎，細菌性下痢，牛乳アレルギーには

禁忌である。
5. 下痢の治療薬で下痢が止まったら，便秘などの副作用を起こす可能性があることから，即座に服用を中止する。また，下痢止め薬は抗菌薬に起因する偽膜性大腸炎による下痢には禁忌であり，原則として細菌性腸炎による下痢にも適用しない。

治療のポイント

- まず，生活習慣の改善を行う。
- 水分の摂取を忘れずに，しかも多めにとる。
- 下痢がひどいときや持続する場合は薬物療法を行う。
- 下剤使用時には腸閉塞を併発していないことを確認する。

症例 Check test　下　痢

問　下痢の症状や治療について，正しいものに〇，誤っているものに×をつけよ。

① 下痢発症時には腹痛・嘔吐・発熱を併発することもある。
② 下痢の状態では，できるだけ水分の摂取は控えることが重要である。
③ 下痢の治療薬投与で下痢が止まったら，即座に投与を中止する。
④ 下痢状態は排便回数で判断できる。
⑤ 下痢が発現したら，できるだけ早い時期から下痢の治療薬による治療が望ましい。

解答・解説

① 〇　下痢状態では，腹痛・嘔吐・発熱，ひどいときは血便を併発することが多い。
② ×　下痢の程度に応じて，脱水状態を回避するために水分や電解質を十分に補給する。
③ 〇　下痢の治療薬の長期投与で激しい便秘を起こす可能性があることから，症状の改善がみられたら，即座に投与を中止する。
④ ×　排便回数は問題ではなく，便に水分が多く含まれた状態である。
⑤ ×　早い時期からの下痢の治療薬投与は回避する。非薬物療法（生活療法，食事療法）で改善する患者も多い。

国試問題 select： （第 93 回国家試験問題：問 239 一部改変）

男性患者（68 歳，身長 165 m，体重 50 kg）が下記の処方にてがん化学療法を受けることになった。

（処方）
(1) グラニセトロン塩酸塩注射液（3 mg/3 mL）　　　　　　　3 mg
　　デキサメタゾンナトリウムリン酸塩注射液（8 mg/2 mL）　8 mg
　　生理食塩液　　　　　　　　　　　　　　　　　　　　　100 mL
　　　主管より点滴静注（15 分で注入）
(2) レボホリナートカルシウム注射液（25 mg/バイアル）　　225 mg
　　5％ ブドウ糖注射液　　　　　　　　　　　　　　　　　250 mL
　　　主管より点滴静注（2 時間で注入）
(3) オキサリプラチン注射液（100 mg/バイアル）　　　　　　95 mg
　　5％ ブドウ糖注射液　　　　　　　　　　　　　　　　　250 mL
　　　側管より（2 時間で注入）
(4) フルオロウラシル注射液（250 mg/5 mL）　　　　　　　 450 mg
　　生理食塩液　　　　　　　　　　　　　　　　　　　　　 50 mL
　　　主管より点滴静注（30 分以内で注入）
(5) フルオロウラシル注射液（250 mg/5 mL）　　　　　　　2,700 mg
　　生理食塩液　　　　　　　　　　　　　　　　　　　　　176 mL
　　　静脈内持続注入（46 時間）

これらの抗がん剤の使用に関する記述のうち，誤っているのはどれか。2 つ選べ。
1. テガフール・ギメラシル・オテラシルカリウム配合剤が 7 日以内に投与されていないか薬剤使用歴を調べた。
2. オキサリプラチンは塩化物含有溶液により分解するため，希釈液にブドウ糖注射液が処方されている。
3. 処方 (2) と処方 (3) は同一容器に混合調整した方がよいので処方医に疑義照会する。
4. この化学療法は隔日に行うことを患者に伝えた。
5. レボホリナート・フルオロウラシル併用療法の投与規制因子には下痢がある。

解説
1. ○
2. ○
3. ×　レボホリナート・フルオロウラシルにオキサリプラチンを併用した流れから，オキサリプラチンは側管から投与することとなった。ただし糖尿病患者などで 5％ ブドウ糖液を使用したくない場合，生理食塩液を使用することになり，その場合オキサリプラチンとの配合変化が問題となることから，側管投与となっているのも理由の 1 つである。
4. ×　このレジメン（がん薬物療法の治療計画書）は 1 回の治療が 2 日間（約 48 時間）で，これを基本的には 2 週間に 1 回行っていく。しかし，副作用等患者の状態によっては，治療を延期することもあることを伝えておく必要がある。
5. ○

解答　3，4

3 食道がん cancer of the esophagus

疾患概念

- 食道上皮（重層扁平上皮）から発生
- 原因：決定的な危険因子はみつかっていないが，タバコ，アルコールが食道がん発生に関与しているという報告がある。男性に多く発症する。
- 好発部位：中部食道および下部食道
- 食道は外側に漿膜を欠くため外への浸潤が多く，予後不良の一因である。

症　状

- 飲みこむときのしみる感じ，嚥下困難，通過障害
- がんによる食道壁の硬化⇒食道の狭窄⇒しみる感じ，嚥下困難，通過障害
- 反回神経麻痺⇒嗄声

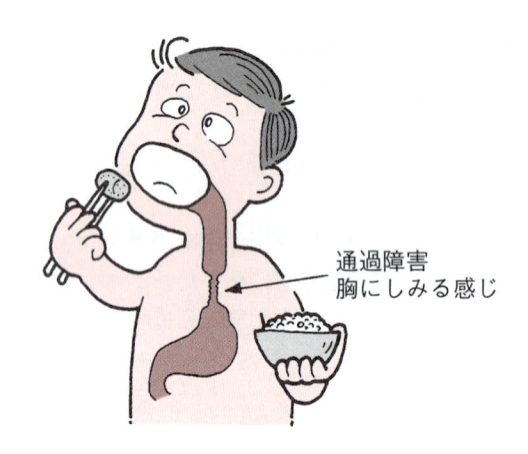

通過障害
胸にしみる感じ

検査・診断

① 食道造影：壁の変化と粘膜面の変化を観察する。この検査で発見できるがんの大半は，粘膜下以深に浸潤がんで，早期がんを発見することは困難である。
② 内視鏡検査：軽微な病変の発見が可能で，病巣の深達度診断を行うことができる。
③ 超音波内視鏡検査（EUS）：病巣の深達度とリンパ節転移の有無を検索することが可能である。

治療

食道がんの治療は，stage Ⅰ～Ⅲでは外科的治療が基本であるが，stage Ⅱ～Ⅲでは術前の化学療法を行うことが一般的である．切除不能な進行・再発がんの症例に対しては，化学療法や化学放射線療法が行われる．

【薬物療法】

化学療法の適応は，遠隔転移のある症例や術後の再発例であり，多剤併用療法が主流である．シスプラチン（CDDP）を中心に多くのレジメンが用いられる．現在，標準的治療として行われているのは以下の療法である．

1. **FP療法：フルオロウラシル（5-FU）＋シスプラチン**

    食道がんに対する化学療法の第1選択とされているレジメンである．

    （処方例）

5-FU 注	800 mg/m^3	持続点滴 1～5日目	4週ごと
シスプラチン（CDDP）注	80 mg/m^3	点滴 1日目	4週ごと

2. **FAP療法：5-FU＋シスプラチン＋アドリアマイシン（ドキソルビシン）**

    FP療法とならび用いられている療法であるが，有害事象が強くなる．

    （処方例）

5-FU 注	700 mg/m^3	持続点滴 1～5日目	4週ごと
シスプラチン（CDDP）注	80 mg/m^3	点滴 1～5日目	4週ごと
アドリアマイシン注	30 mg/m^3	点滴 1日目	4週ごと

薬物の作用機序・副作用

化学療法薬	作用機序	副作用
フルオロウラシル（5-FU）	生体内で活性代謝物 5-FdUMP に変換後，deoxyUMP と拮抗して，チミジル酸合成酵素を不可逆的に阻害し，DNA 合成を阻害する．	・脱水症状（激しい下痢） ・重篤な腸炎 ・骨髄抑制
シスプラチン	①水和生成物が DNA と結合し，DNA 二本鎖間に架橋を形成（非可逆的）することにより DNA 合成を阻害する（S$_2$期）． ②がん細胞の細胞分裂阻害作用（M期）	・腎障害（急性腎不全） ・聴力障害（高音域の聴力低下・難聴・耳鳴） ・悪心・嘔吐
ドキソルビシン（アドリアマイシン）	①DNA と結合，複合体を形成後，DNA および RNA ポリメラーゼを阻害することにより DNA および RNA の合成を阻害する．（S期） ②トポイソメラーゼⅡ阻害作用	・心筋障害（心不全） ・骨髄抑制

薬物の禁忌・注意点

化学療法薬	禁忌	注意点
フルオロウラシル（5-FU）	・TS-1投与中および投与中止後7日以内	・定期的に臨床検査（血液検査，肝機能検査，腎機能検査等）を行う。 ・静脈内投与により，血管痛，静脈炎を起こす恐れがある。
シスプラチン水和物	・重篤な腎障害 ・妊婦または妊娠の可能性	・定期的に臨床検査（血液検査，肝機能検査，腎機能検査等）を行う。 ・吐気・嘔吐の発現頻度が高いため，制吐薬を前投与する。
ドキソルビシン塩酸塩（アドリアマイシン）	・心機能異常またはその既往歴 ・重篤な過敏症の既往歴	・総投与量が 500 mg/m^2 を超えると，重篤な心毒性を起こしやすくなる。 ・組織障害があるので，血管外露出により潰瘍を形成する可能性がある。 ・骨髄抑制による感染症，出血傾向に注意。好中球減少時には感染のリスクが高くなるので，手洗いやうがいを励行する。

【非薬物療法】

1. 外科的治療

リンパ節転移のない症例では，内視鏡治療単独あるいは内視鏡治療と放射線・化学療法の併用療法を選択する。また，粘膜下層の中層以下の浸潤のある症例では，一般的に外科切除治療が行われる。最近では，術前化学療法で癌腫を縮小させた後に手術を行う併用療法も多く行われている。

2. 放射線治療

遠隔転移のない症例が放射線治療の適応となるが，手術後に放射線治療が行われる場合もある。化学放射線療法では，FP療法（5-FU＋シスプラチン）に併用される。

治療のポイント

- 薬物療法では副作用の発現に留意する。
- 患者への服薬指導を的確に実施する。
- 侵襲の大きい手術のため，術後はバイタルサインのチェックなどしっかり状態をモニターする。
- 術前・術後を通して呼吸の練習をさせる。
- 十分に水分と栄養の補正と維持を行う。
- 肉体的，精神的なつらさを患者が克服できるよう最大限にサポートする。

Pick UP コラム 【重層扁平上皮】

上皮細胞が重なってできる上皮のうち，最表層の細胞が扁平なもの。上皮細胞は深層に向かうにつれて多角形となり，最下層では立方状，円柱状となる。皮膚，口腔，食道，腟など機械的刺激を受けやすい所にみられる。

（単層扁平上皮：腎臓の糸球体囊や中耳の鼓室の上皮，血管の内皮，漿膜（腹膜，胸膜，心膜）の上皮（中皮という））

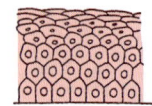

症例 Check test　食道がん

問

食道がんおよびその治療について，正しいものに〇，誤っているものに×をつけよ。
① 我が国では，食道がんは病理組織的に扁平上皮がんが多く，男性よりも女性に好発する。
② 食道がんの危険因子には，タバコやアルコールなどがある。
③ 食道がんの好発部位は，腹部食道である。
④ 食道がんは放射線感受性が低いので，放射線治療はほとんど行われない。
⑤ 食道がんの化学療法として，フルオロウラシルとシスプラチンが併用で用いられる。

解答・解説

① ×　60歳以上の男性に多い。
② 〇
③ ×　約50〜60％が胸部中部食道である。
④ 〇　扁平上皮がんであるため，比較的放射線感受性が高く，早期がんや切除不能な症例に用いる。
⑤ 〇

国試問題 select：（第93回国家試験問題：問195 一部改変）

上部消化器がんとその治療に関する記述のうち，正しいのはどれか。2つ選べ。
① 我が国では，食道がんのほとんどが腺がんであり，胃がんでは扁平上皮がんが多い。
② 食道がんの好発部位は，胸部中部食道である。
③ 食道がんは放射線感受性が低いので，放射線治療はほとんど行われない。
④ 胃がんの化学療法として，フルオロウラシルとシスプラチンが用いられる。

解説

① ×　食道がんの90％以上は扁平上皮がんであり，胃がんの95％が腺がんである。
② 〇
③ ×　食道がんは化学療法や放射線療法に比較的感受性が高いため，外科的切除法とあわせてこれらの治療が頻繁に行われる。
④ 〇

解答　②，④

4 食道静脈瘤 esophageal varix

疾患概念

- 肝硬変などのために門脈圧が亢進し，肝臓へいくべき大量の血液が食道の静脈へ流れ込むため，食道の静脈が怒張，蛇行した状態を指す。
- あまりの血流量の多さに血管が耐えかねて破裂すると大吐血をきたし，死に至ることもしばしばみうけられる。いわゆる食道静脈瘤破裂である。

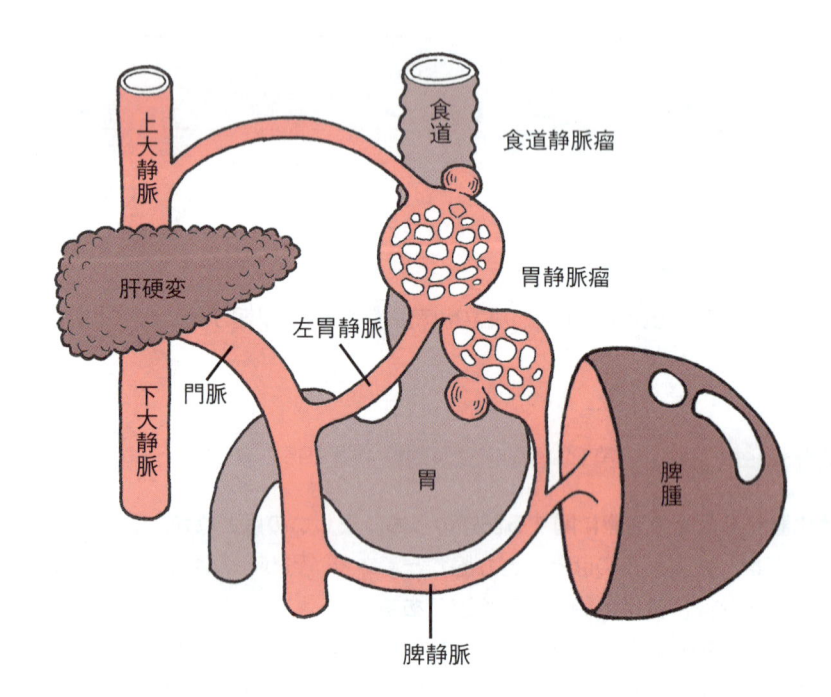

症　状

- 吐血：門脈圧亢進⇒食道静脈瘤形成⇒破裂⇒吐血
- 胸のつかえ感：門脈圧亢進⇒食道静脈怒張⇒食道狭窄⇒胸のつかえ感

検査・診断

- 胃内視鏡で食道静脈瘤の有無とR-Cサイン（red color sign）の有無を確認

治　療

- 胃内視鏡下食道静脈瘤結紮術（EVL）：静脈瘤の一部（red color sign，出血部位あるいは出血部位の肛側）をゴムバンドで縛る。
- 胃内視鏡下食道静脈瘤硬化療法（EIS）：静脈瘤内に直接針を刺し，硬化剤（オルダミンなど）を注入し，静脈瘤を固める。また静脈瘤の周囲に針を刺し，硬化剤（エタノール，エトキシスクレロールなど）を注入し，静脈瘤を固める。
- 食道離断術：食道もろとも静脈瘤を外科的に切除してしまう方法。最近は胃内視鏡下の治療技術の発達により，ほとんど施行されなくなった。

【薬物療法】

緊急出血：バソプレシン・ソマトスタチン：門脈の流入血流を減少させ，門脈圧を減少させる。ただし肝機能悪化リスクがある。

予防：プロプラノロール・ナドロール等の非選択的βブロッカーを使うことで，β_2受容体を介した血管拡張がblockされα_1受容体を介した血管収縮が優位となり，腸管の細動脈の収縮により門脈の血流が減少，門脈圧が低下する。さらに多く用いれば，β_1受容体を介した心拍出量の低下により脾動脈血流量が減少し，門脈圧がより低下する。食道静脈瘤出血の二次予防としては，β遮断薬と内視鏡による結紮療法の併用が最も有効であるとされている（注：二次予防とは，一度静脈瘤から出血した後の再出血の予防）。

治療のポイント

【一般的事項】

- ショックに陥ることが多いため，全身モニタリングをする。
- 再吐血は致死的となるので，注意深く観察するとともに，S-Bチューブ*はベッドサイドに用意しておく。
- 患者は血まみれになることが多く，付き添いの家族のショックははかりしれない。
- S-Bチューブは食道粘膜の挫滅を防ぐために，3〜4時間ごとに10分間位減圧をする。
- 肝硬変の患者は出血を契機に肝不全に陥ることが多く，その症状の出現に留意

＊ゼングスターケン・ブレイクモア・チューブ（S-Bチューブ）：食道静脈瘤破裂時は大出血を起こすため，止血が最優先される。根本的な治療として上記の治療が最終的に行われるが，医師がいない，胃内視鏡がない，出血量が多くて胃内視鏡では視野がとれないなどといったときに，S-Bチューブが威力を発揮する。胃管のチューブに沿って細長い風船がついている構造で，胃管の要領で挿入し，風船を膨らませて圧迫止血を行う。

【薬物療法】

- 血管収縮薬として，バソプレシン，ソマトスタチン，プロプラノロール，ナドロール等を用いる。

消化器疾患

> **Pick UP コラム**
>
> 【R-C サイン (red color sign)】
> 　食道静脈瘤は門脈圧亢進のために食道粘膜下の静脈が怒張して形成される。したがって，初期には隆起がみられるものの，表面は食道の重層扁平上皮に覆われているため，白色にみえる。しかし，静脈瘤が育つにつれて，食道上皮から血管が透けてみえはじめ，血管の青色ひいては血管内の血液の赤色に変化する。この赤色がすなわち R-C サイン (red color sign) といわれ，破裂の前兆を意味する。

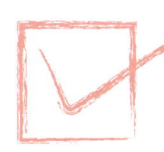

症例 Check test 食道静脈瘤

問 食道静脈瘤について，正しいものに〇，誤っているものに×をつけよ。
1 門脈圧亢進症に起因する。
2 原因疾患としては肝硬変が最も多い。
3 食道狭窄が主症状である。
4 再出血予防には硬化療法を行う。
5 二次予防としては，β遮断薬と内視鏡による結紮療法の併用が最も有効である。

解答・解説

1 〇 肝硬変があると肝臓へ血液が流れ込みにくくなる。
2 〇 肝硬変の合併症としても食道静脈瘤は重要である。
3 × 症状としては破裂をした際の吐血以外はあまりない。
4 〇 最近は静脈瘤を内視鏡下にゴムバンドで結紮する方法もある。
5 〇 腸管の細動脈の収縮により門脈の血流が減少，門脈圧が低下する。

国試問題select： （予想問題）

食道静脈瘤の患者に用いられる可能性の高い治療薬として，<u>誤っている</u>のはどれか。1つ選べ。
1 バソプレシン
2 ソマトスタチン
3 プロプラノロール
4 ナドロール
5 乾燥濃縮人アンチトロンビンⅢ

解説
1 〇
2 〇
3 〇
4 〇
5 × 播種性血管内凝固症候群（DIC）の治療薬。種々の血液凝固因子と結合することによりその活性を阻害し，血液凝固を阻止する。

解答 5

5 逆流性食道炎 reflux esophagitis

疾患概念

　胃液が食道に逆流し，食道の粘膜が炎症を起こす病気である．なお，「逆流性食道炎」が内視鏡検査で確認できる食道炎やびらん・潰瘍を示す場合に使用されるのに対して，より広い概念を表す疾患名として「胃食道逆流症（GERD；gastro-esophageal reflux disease）」も，最近繁用されている．これは酸性の内容物が食道内へ逆流して起こると考えられる病態の総称である．なお，「胃食道逆流症」は，「逆流性食道炎」と「非びらん性胃食道逆流症」を包括する．また，「非びらん性胃食道逆流症」は若い女性に多く，酸に対して食道が過敏になった病態と考えられている．高齢者では，食道や胃の運動機能低下が認められ，さらに胃と食道の境目の筋肉が老化のため弱くなり，加えて腰が曲がって胃が圧迫されることにより，胃液が食道側へ逆流しやすいために逆流性食道炎を発症しやすいようである．中年以降に多く発症し，高齢の女性では重症化しやすい．また，薬剤の影響として，下部の食道括約筋を弛緩させる薬剤（降圧薬・カルシウム拮抗薬，抗コリン薬，狭心症治療薬・亜硝酸薬など）が処方されている場合にも発症しやすい．

症状

　逆流性食道炎の特徴的な症状は，胸やけ，胸の痛み，呑酸（げっぷ，胃液や酸っぱいものが食道や口腔内に逆流する病態，胃酸過多症の患者で多発する）などである．これらは，食後・夜間，脂っこいものを食べた後，食べ過ぎたときに起こりやすく，食後の横臥や前屈みで増悪する．また，長期間にわたり，これらの症状が持続する症例が多いようである．なお，狭心症や胸痛などの心臓病と勘違いされることがあるが，狭心症の特効薬・ニトログリセリンが効かないこと，水を飲むと胃液が流されて症状が軽減することから鑑別できる．食道外症状として，のどの違和感，かすれ声，慢性的な咳などがみられることもある．精神症状として不眠，不安感，抑うつ感などを併発する場合もある．

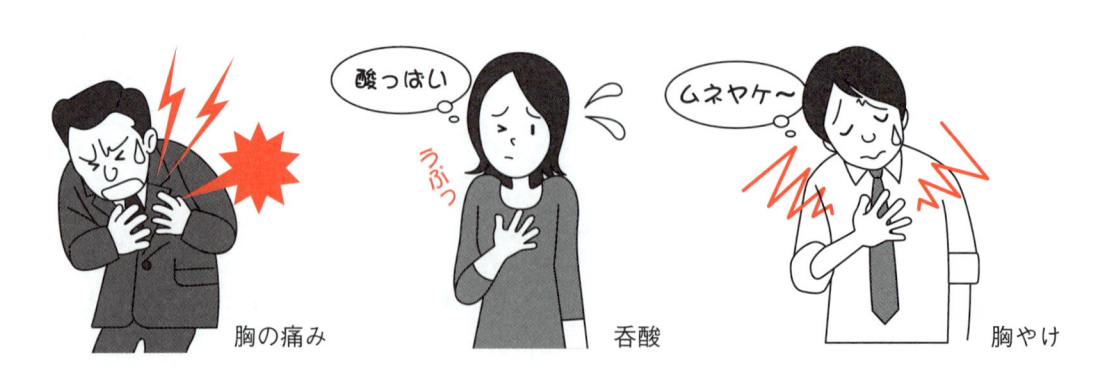

検査・診断

　胃食道逆流症は通常，症状で診断される。典型的症状である胸やけや呑酸があれば，胃食道逆流症と診断される。内視鏡検査で，食道粘膜の発赤。びらん，潰瘍が認められる。内視鏡検査で異常所見がない場合には，非びらん性胃食道逆流症を考え，食道内24時間pHモニタリング検査を行う。

治　　療

【非薬物療法】（生活療法）

　生活習慣の改善が治療の基本である。胸やけを起こしやすい食事習慣を回避する（暴飲暴食，早食い，就寝前の食事の改善）。胸やけを起こしやすい食事を回避する（高脂肪食：天ぷら，フライなど，甘い物，酸味の強い食物・炭酸飲料，難消化性炭水化物・豆類など）。胸やけを起こしやすい生活習慣を改善する（食後の横臥など）。胸やけを起こしにくくする就寝姿勢を維持する（上半身を高くする：布団の下に座布団を入れるなど）。腹部を強く圧迫する着衣を修正する。

【薬物療法】

1. 胃酸の分泌を阻害する作用を示す胃酸分泌抑制薬，プロトンポンプ阻害薬（PPI），オメプラゾール，ランソプラゾール，ラベプラゾール，エソメプラゾールが適用される。
2. 消化管運動亢進薬（胃腸機能調整薬）として，アクラトニウム，メトクロプラミド，ドンペリドン，トリメブチン，モサプリド，ブチルスコポラミン，ブトロピウムが併用されることもある。
3. さらに制酸剤として，酸化マグネシウムが併用されることもある。
4. 胃粘膜保護薬として，スクラルファート，エカベト，テプレノン，レバミピド，ゲファルナート，アルジオキサ，セトラキサート，ソファルコンが併用されることもある。
5. 胃食道逆流症治療薬の注意点
   ① 消化性潰瘍治療薬である胃酸分泌抑制薬・プロトンポンプ阻害薬（PPI）が第1選択薬である。長期間投与においても有効性と安全性が確立している。注意：注射液中での配合変化が多く，さらに内服薬との併用による相互作用も発現しやすいので注意する。副作用：下痢・軟便，じん麻疹など
   ② 併用薬として適用される胃腸機能調整薬の副作用：アクラトニウム：気管支ぜん息/メトクロプラミド，ドンペリドン：めまい，パーキンソン症候群/トリメブチン：便秘，口渇/モサプリド：下痢，浮腫/ブチルスコポラミン，ブトロピウム：口渇，排尿困難，眼調節障害など/制酸剤…酸化マグネシウム：下痢，高マグネシウム血症/胃粘膜保護薬…スクラルファート，エカベト，テプレノン，レバミピド，ゲファルナート，アルジオキサ，セトラキサート，ソファルコン：便秘，下痢，口渇など
6. 重症度が高い症例

　内視鏡による逆流防止法や外科的治療を考慮する。

治療のポイント

- 食習慣の改善（高脂肪食・難消化性食物の過剰摂取，暴飲暴食，早食いなど），胸やけを起こしやすい生活習慣の改善（食後の横臥，腹部を強く圧迫する着衣など）を行う。
- 消化性潰瘍治療薬であるプロトンポンプ阻害薬が第1選択薬。長期投与においても有効性と安全性が確立している。

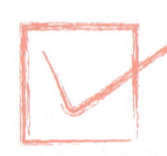

症例 Check test 逆流性食道炎

問 逆流性食道炎の症状や治療について，正しいものに○，誤っているものに×をつけよ．

1. 逆流性食道炎の治療時における生活療法の有用性は認められていない．
2. 胃酸分泌抑制薬であるプロトンポンプ阻害薬は消化性潰瘍治療薬であるため，逆流性食道炎の治療には不適である．
3. 特徴的な症状としてげっぷや胃酸過多症が認められる．
4. げっぷや胃酸過多症がみられるが，内視鏡検査で異常がない場合は，非びらん性胃食道逆流症の可能性がある．
5. 逆流性食道炎は，高齢の女性に多くみられ，食道や胃の運動機能低下や胃と食道の境目の筋力の低下が原因とされている．

解答・解説

1. × 胸やけを起こしやすい食事や食事習慣，生活習慣の是正は治療を進めるうえで大事である．
2. × 逆流性食道炎の薬物療法の第1選択薬である．
3. ○ 胸やけ，胸痛，呑酸，胃酸過多症が特徴的な症状である．
4. ○ 胃食道逆流症は逆流性食道炎と非びらん性胃食道逆流症に分類され，非びらん性胃食道逆流症は酸に過敏になった病態である．
5. ○ 中年以降に多発し，高齢の女性で重症化しやすく．なお，非びらん性胃食道逆流症は若い女性に多くみられる．

> **国試問題 select：** （第 86 回国家試験問題：問 198 一部改変）
>
> **食道炎と食道潰瘍に関する記述のうち，誤っているのはどれか。2 つ選べ。**
> 1 薬物起因性食道潰瘍は，錠剤を就寝前などに水なしで服用した後に生じることが多い。
> 2 逆流性食道炎の治療に，プロトンポンプ阻害薬を用いる。
> 3 食道下部括約部の逆流防止機構の破綻には，肥満による腹圧上昇，食道裂孔ヘルニアなどが関係する。
> 4 免疫不全状態にある患者で生じる感染性食道炎の起因病原体としては，クリプトコッカスが最も多い。
> 5 逆流性食道炎の主症状は，空腹時の吐き気である。
>
> **解説**
> 1 ○
> 2 ○
> 3 ○
> 4 ×　感染性食道炎の中ではカンジダ（candida albicans）によるものが大部分を占める。
> 5 ×　逆流性食道炎の主症状は胸やけ，胸骨下部の疼痛であり，空腹時の吐き気ではない。胸やけの多くは胃酸の胃内から食道への逆流による食道粘膜の刺激症状である。
>
> **解答**　4, 5

6 胃潰瘍 gastric ulcer

疾患概念

- 粘膜下層以下に及ぶ胃粘膜の欠損を胃潰瘍と定義している。
- 攻撃因子である胃酸と防御因子である粘膜，粘液のアンバランスが原因となる。
- 近年，胃内の細菌（ヘリコバクター・ピロリ）感染も重要な原因とされている。
- 好発部位は胃前庭部〜胃角と胃体上部後壁。胃体上部後壁は高齢者に多いとされている。
- 一般的に胃潰瘍は防御因子の低下が原因であることが多く，症状として食後の上腹部痛が典型的な症状（摂食により胃酸分泌が亢進し，防御能の低下した胃粘膜に負担をかける）とされているが，そうでない例もしばしば認められる。

症　状

- 上腹部痛：摂食⇒胃酸分泌亢進⇒胃粘膜障害⇒食後上腹部痛

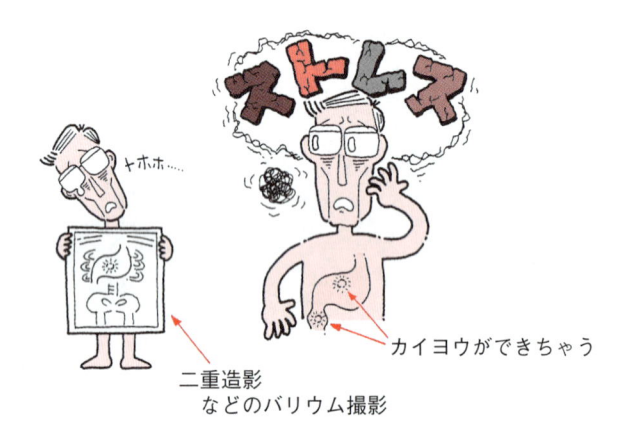

検査・診断

- 上部消化管造影：潰瘍部にバリウム斑（ニッシェ）あるいは胃粘膜ひだ（フォールド）の集中像を認める。
- 胃内視鏡：潰瘍および潰瘍への胃粘膜ひだの集中像を認める。活動期，治癒期，瘢痕期に分類される。
  ※胃内視鏡上，潰瘍部に露出血管（血まめのようにみえる）からの出血および露出血管を認めた場合は，止血と再出血予防のために，内視鏡下にクリッピング術，エタノール局注，ヒートプローブ法などの止血術が施行される。このような場合，内服薬のみでは止血できない。

治療

【一般療法】

潰瘍患者では，生活環境と潰瘍の発生・再発に因果関係を認めることが少なくないため，因果関係の推測できるストレス因子があればその除去を考える．食事においては，できるだけ刺激物を控えるようにする．薬物が原因の場合は，胃粘膜障害の少ない薬剤への変更，酸分泌抑制薬の増量または制酸薬，粘膜被覆薬との併用を行う．

【薬物療法】

制酸薬は胃酸の分泌を抑える目的で投与される．古くは抗コリン薬（ブチルスコポラミン，ピレンゼピンなど）に始まり，H_2受容体拮抗薬〈H_2ブロッカー〉（シメチジン，ラニチジン，ファモチジンなど），最近ではプロトンポンプ阻害薬（オメプラゾール，ランソプラゾールなど）といった強力な制酸薬がある．粘膜保護薬は粘膜表面を保護あるいは粘膜自体を強化する目的で投与する．近年，ヘリコバクター・ピロリの3剤併用除菌療法（プロトンポンプ阻害薬と抗菌薬〈アモキシシリン＋クラリスロマイシン〉の1週間投与）が治療の主流となっている．なお，クラリスロマイシンの耐性菌が増加して除菌率が低下し，最近では約3割が除菌に失敗することが問題になっている．初回の除菌に失敗した場合クラリスロマイシンの代わりにメトロニダゾールを使う場合がある．

【手術療法】

内服薬の飛躍的な進歩で，胃潰瘍で手術を施行することはほとんどなくなった．潰瘍からの出血を内視鏡下に止血できない，あるいは血管造影による塞栓術でも出血をコントロールできない場合，潰瘍の穿孔をきたした場合，潰瘍治癒後の幽門輪の瘢痕狭窄で通過障害を起こした場合以外は外科的治療の適応にはならない．

治療のポイント

- 痛みと食事の関係が初期診断では重要なのでアナムネーゼはしっかり取る．
- 胃内視鏡検査の前日の午後9時以降は禁食，当日の朝からは禁飲食となる．
- 胃内視鏡検査前の咽頭麻酔は薬を口に最低1分間含ませる．1分後，咽頭麻酔薬は無理に嚥下させる必要はなく，吐き出させてもよい．
- 胃内視鏡挿入時は無理に内視鏡を嚥下させず，患者をリラックスさせることに集中する．
- 胃内視鏡終了後は咽頭麻酔の効果がなくなるまで（最低1時間）禁飲食とし，少量の飲水でむせなければ禁飲食を解除する．
- 再出血は48時間以内に起こることが多く，バイタルサインはまめにチェック．
- 再発防止のための薬の継続内服の必要性，タバコ，アルコール，コーヒー，香辛料などの嗜好品の中止とストレス軽減を指導し，家族へも協力をお願いする．

症例 Check test　胃潰瘍

問 胃潰瘍について，正しいものに○，誤っているものに×をつけよ．

① 好発部位は胃前庭部〜胃角と胃体上部後壁である．胃体上部後壁の痛みは高齢者に多いとされている．
② 統計学的には，女性は男性に比べて約3倍ほど罹患率が高いとされる．
③ 腹部，特ににみぞおち（心窩部）のあたりがズキズキと痛み，食直後，食後の痛みが少ない．
④ 高齢者では，無症状で検診などで初めて発見される場合もある．
⑤ ヘリコバクター・ピロリの除菌には，H_2ブロッカー，アモキシシリン，クラリスロマイシンの1週間投与が行われる．

解答・解説

① ○
② ×　男性は女性に比べて罹患率が高いとされる．
③ ×　食直後，食後1〜3時間と様々な時間に痛みがみられる．
④ ○
⑤ ×　プロトンポンプ阻害薬，アモキシシリン，クラリスロマイシンの1週間投与が行われる．

国試問題 select： （第94回国家試験問題：問186 一部改変）

38歳女性。食欲不振を訴え，8ヶ月前から消化性潰瘍治療薬が投与され，3ヶ月前から乳汁漏出がみられるようになった。身長160 cm，体重45 kg。血液生化学検査値：甲状腺刺激ホルモン1.0 μU/mL（基準値0.34-3.5 μU/mL），遊離サイロキシン1.2 ng/dL（基準値0.7-1.7 ng/dL），黄体形成ホルモン4.0 mIU/mL（基準値1-50 mIU/mL），卵胞刺激ホルモン10.5 mIU/mL（基準値4-23 mIU/mL），プロラクチン85.5 ng/mL（基準値1.5-15 ng/mL）であった。尿妊娠反応陰性。薬剤性の副作用が疑われ，投与を中止したところ症状が改善した。

消化性潰瘍治療に用いられた薬はどれか。1つ選べ。

1. オメプラゾール
2. プログルミド
3. スルピリド
4. ピレンゼピン塩酸塩水和物
5. スクラルファート水和物

解説

この患者は，尿妊娠反応が陰性であるにもかかわらず，乳汁漏出がみられる点や臨床検査から消化性潰瘍治療薬の副作用と考えられる高プロラクチン血症を呈していることがわかる。プロラクチンは，ドパミンD_2受容体の刺激により分泌抑制作用を示す。逆にドパミンD_2受容体が遮断されると，プロラクチン分泌抑制作用が抑制されるため，高プロラクチン血症，それに伴う乳汁分泌促進が起こることがある。したがって，ドパミンD_2受容体遮断作用を有する薬物が用いられたと考えられる。

1. × PPI製剤であるが，ドパミンD_2受容体遮断作用はない。
2. × 抗ガストリン薬であるが，ドパミンD_2受容体遮断作用はない。
3. ○ ドパミンD_2受容体遮断作用により消化管運動を促進し，消化管粘膜と攻撃因子との接触時間を短縮させるため，消化性潰瘍治療薬として用いられる。
4. × 抗コリン薬であり，ドパミンD_2受容体遮断作用はない。
5. × 抗ペプシン作用を有する防御因子強化薬であり，ドパミンD_2受容体遮断作用はない。

解答 3

7 胃がん gastric cancer

疾患概念

- 胃の上皮性悪性腫瘍で，大部分が腺がん
- 我が国の悪性新生物による死因でみると，男性2位，女性3位で全体では2位（平成24年）であるが，最近は減少傾向にある。
- 好発部位：前庭部小弯側
- 分 類
  ① 早期胃がん：リンパ節転移の有無にかかわらず，がんの浸潤が粘膜下層までのもの
  ② 進行胃がん：がんの浸潤が粘膜下層を越えるもの

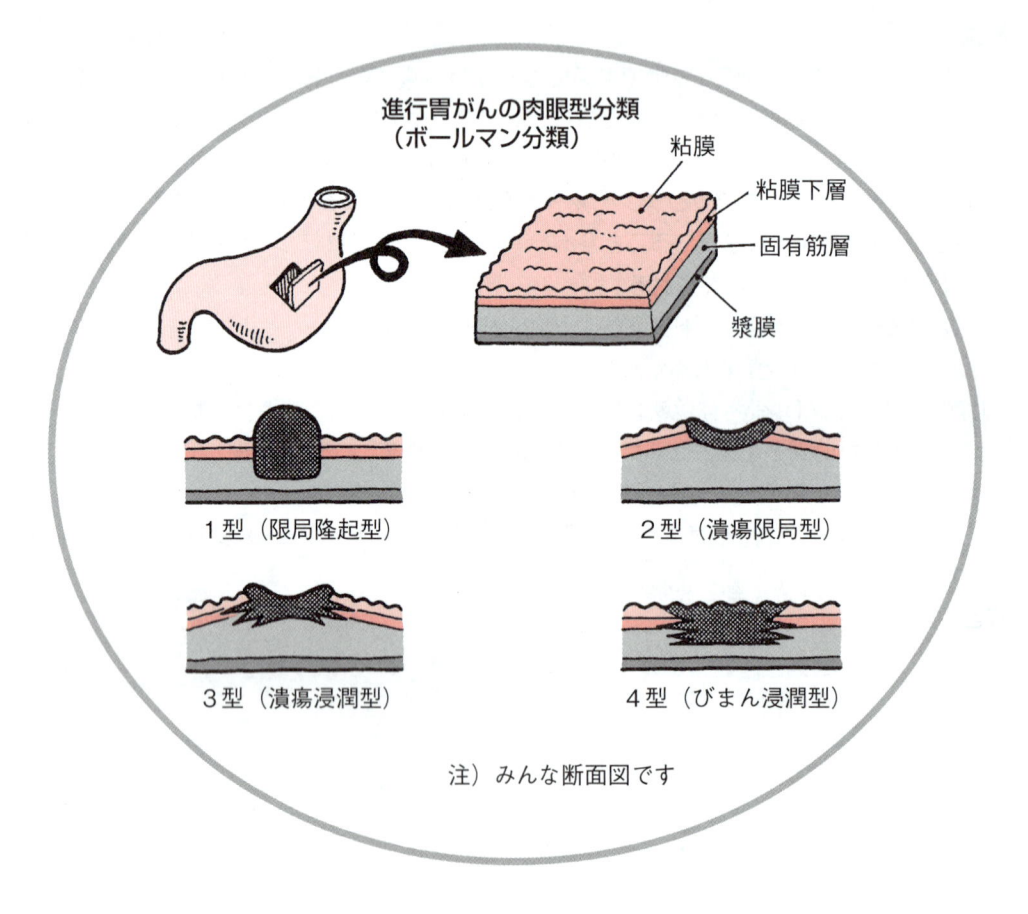

進行胃がんの肉眼型分類
（ボールマン分類）

粘膜
粘膜下層
固有筋層
漿膜

1型（限局隆起型）
2型（潰瘍限局型）
3型（潰瘍浸潤型）
4型（びまん浸潤型）

注）みんな断面図です

- 転 移
  ① 血行性転移

・門脈⇒肝臓
②リンパ行性転移
　　・リンパ管⇒所属リンパ節
　　・胸管⇒左鎖骨上窩リンパ節（ウィルヒョウ転移：Virchow 転移）
　　・卵巣（クルッケンベルグ腫瘍：Kruckenberg 腫瘍）
③腹膜播種
　　・ダグラス窩（シュニッツラー転移：Schnitzler 転移）

症　状

- 特有の症状はなく，心窩部痛，嘔気，吐血，下血などを示すこともある。

検査・診断

①胃のバリウム検査・内視鏡検査
②超音波内視鏡検査：深達度の診断が可能である。
③CT 検査・MRI 検査：全身転移の検索に有用である。
④腫瘍マーカー：確定診断としては用いられないが，診断の補助として有効である。
　・CEA（common malignant tumors；がん胎児性抗原）：一般的な腫瘍マーカーで，消化器系でのがんに陽性率が高い。
　・CA19-9（carbohydrate antigen 19-9）：胃がん・大腸がん・膵臓がんなどの消化器がんに陽性率が高い。

治　療

　胃がんの治療は，外科的切除が基本である。薬物療法は術後の補助化学療法あるいは切除不能な進行・再発がんの症例に対して用いられる。

【薬物療法】
①術後補助化学療法
　　Stage Ⅱ，Ⅲ症例において外科手術後に行われる化学療法で，テガフール・ギメラシル・オテラシルカリウム配合剤（TS-1）単独で1年間の内服が標準的に用いられる。
②化学療法
　　遠隔転移症例（切除不能進行例），再発症例には，基本的に化学療法（抗がん剤治療）が適応となる。
　　胃がんの薬物治療薬として，フルオロウラシル，シスプラチン（CDDP），TS-1，イリノテカン，ドセタキセル，パクリタキセルなどを組み合せた多剤併用療法が行われる。現在，切除不能・再発がんに対する初回化学療法では，TS-1 ＋ CDDP の併用療法が標準的化学療法である。

【処方例】

（処方 1）

```
1) TS-1   80 mg/m²  1日量 分2 1～21日
2) CDDP  60 mg/m²  1日量 分2 8日目    5週毎
```

TS-1　80 mg/m² 3週間投与，2週間休薬，CDDP 60 mg/m² を8日目に投与する。

（処方 2）

```
TS-1  80 mg/m²  1日量 分2 1～28日 5週毎（2週間休薬）
```

薬物の作用機序・副作用

化学療法薬	作用機序	副作用
テガフール・ギメラシル・オテラシルK配合剤（TS-1）	テガフールは腸管より吸収され，生体内で徐々に5-FUに変換後，作用を発現する。 CDHPは，主として肝臓に多く分布する5-FUの異化代謝酵素DPDを選択的に拮抗阻害することにより，血中5-FU濃度を上昇させる。 Oxoは，主として消化管組織に分布するorotatephosphoribosy転移酵素を選択的に拮抗阻害し，5-FUから5-フルオロヌクレオチドへの生成を抑制して消化管毒性が軽減する。	・骨髄機能抑制 ・肝障害（劇症肝炎） ・DIC ・脱水症状 ・重篤な腸炎 ・急性腎不全 ・嗅覚脱失
イリノテカン塩酸塩水和物	生体内でカルボキシエステラーゼにより活性代謝物（SN-38）に変換，トポイソメラーゼⅠを阻害してDNA合成を阻害する（S～G_2期）。	・骨髄機能抑制（重症感染症・DIC） ・高度の下痢・腸炎 ・間質性肺炎

薬物の禁忌・注意点

化学療法薬	禁　忌	注意点
テガフール・ギメラシル・オテラシルK配合剤（TS-1）	・重篤な骨髄障害 ・重篤な腎障害 ・重篤な肝障害 ・フルシトシン投与中 ・妊婦または妊娠の可能性	・休薬期間を短縮する場合は，本剤投与による臨床検査値異常がないことを確認したうえで実施すること。ただし，少なくとも7日間は休薬期間を設ける。 ・他のフッ化ピリミジン系抗悪性腫瘍薬の投与を行う場合は少なくとも7日以上の間隔をあけること。 ・骨髄抑制による感染症には注意すること。 ・間質性肺炎発現または増悪により死亡に至ることもあるので，投与中は呼吸状態，咳，発熱等の臨床症状を観察，胸部X線検査などを行う。
イリノテカン塩酸塩水和物	・骨髄機能抑制 ・感染症の合併 ・下痢（水様便） ・腸管麻痺 ・腸閉塞 ・間質性肺炎 ・肺線維症 ・アタザナビル投与中	・重篤な過敏症（呼吸困難・血圧低下等）を起こすことがある。 ・白血球の変動に留意し，投与予定日の白血球数が3,000/mm³ 未満または血小板数が1,000/mm³ 未満であれば，投与を中止または延期する。白血球数の減少を求めた場合，適切な感染症対策を行う。 ・下痢が発現した場合には，脱水・電解質異常等に注意する。 ・高頻度に悪心・嘔吐，食欲不振等の消化器症状が出現するので，十分観察し処置すること。 ・細胞毒性を有するため，調製時には手袋を着用する。

【非薬物療法】

①外科的治療：早期胃がんでは，腹腔鏡手術により胃切除＋リンパ節郭清などが行われている。また粘膜内にとどまるがんで，高分化型腺がんで潰瘍のないものは内視鏡治療の適応である。胃切除後の10～20％の患者に，ダンピング症候群が起こる。

②放射線療法：切除不能あるいは進行がんに化学療法と併用される。

治療のポイント

- 告知された患者には精神的サポートをし，家族などにも積極的に患者を支えるように指導する。
- 術後は水分（微温湯）摂取から開始し，流動食に移行する。
- 胃切除後の食事の取り方（少量を頻回に）を指導する。

Pick UP コラム

【ダンピング症候群】

胃切除術を受けた後に，食後に起こる症候群で，摂取した食物が小腸内へ急速に移動することによって発症する。食後15～20分くらいの早期に腹痛，悪心，嘔吐，腹部膨満などの腹部症状と冷感，動悸，失神などの血管運動失調症状が生じ，食後2～3時間後には脱力感，めまい，空腹感，冷感などの食後低血糖症状が生じる。治療は，食事の量および回数を減らし，糖を制限するとともに高タンパクおよび高脂質を摂取する。

症例 Check test　胃がん

問 胃がんおよびその治療について，正しいものに○，誤っているものに×をつけよ。
1 早期胃がんとは，がんの浸潤が粘膜，粘膜下層にとどまるものをいう。
2 ヘリコバクター・ピロリ菌による慢性胃炎から胃がんに進展することはない。
3 胃がんでは，扁平上皮がんが多い。
4 進行性胃がんの肉眼的分類にボールマン（Borrmann）分類がある。
5 早期胃がんの初期治療には，原則的に薬物療法が行われる。

解答・解説

1 ○
2 ×　ヘリコバクター・ピロリ菌による慢性胃炎は，胃がんの危険因子の１つである。
3 ×　胃がんはほとんどが腺がんである。
4 ○
5 ×　早期胃がんには，内視鏡的治療を含めた外科的治療が行われる。

問 58歳男性。最近，体重が３ヶ月で３kg減少した。仕事中も倦怠感があり，体調が気になり受診した。上部消化管透視と内視鏡検査を受けた結果，幽門側胃がん３型と診断された。外科的手術を受けた後，次の薬剤が処方された。

（処方）
　テガフール・ギメラシル・オテラシルK配合剤
　１回40 mg/m^2（１日80 mg/m^2）
　１日２回　朝夕食後　１〜28日　５週毎

この処方に関する記述のうち，正しいのはどれか。２つ選べ。
1 通常，本剤は28日間の服用が終了したら，７日間の休薬期間を設ける。
2 この患者に，フルシトシンが処方されていないか確認する。
3 ギメラシルは，テガフールの消化管障害を軽減する目的で配合されている。
4 劇症肝炎等の重篤な肝障害を起こすことがあるので，定期的な胸部Ｘ線検査を行う必要がある。
5 オテラシルカリウムは，腎毒性を軽減する目的で配合されている。

解答・解説

1. × 休薬期間は，通常14日間である。
2. ○ フルシトシン投与中は禁忌である。フルシトシンの投与を行うのは，少なくとも7日以上の間隔をあけること。
3. × ギメラシルは，テガフールの作用を増強する目的で配合されている。
4. ○ 重篤な副作用として，劇症肝炎等の肝障害がある。
5. × オテラシルカリウムは，消化管毒性を軽減する目的で配合されている。

国試問題 select： （予想問題）

胃がんの記述として，誤っているのはどれか。2つ選べ。

1. 進行・再発胃がんの，化学療法であるS-1 + CDDP療法は，S-1（80 mg/m²）をday1〜21まで服用し，CDDP（60 mg/m²）をday8に投与する方法である。
2. 高分化型胃がんでは，萎縮性胃炎との関連が強く示唆されていることから，胃がんの予防策として，萎縮性胃炎の大きな要因とされる *Helicobacter pylori* の除菌が考えられる。
3. 早期胃がんとは，がんの浸潤が粘膜下層までにとどまるものをいい，リンパ節転移は問わない。
4. 進行胃がんとは，がんの浸潤が粘膜下層を越えて，漿膜以下に達したものをいう。
5. 我が国におけるリンパ節郭清はD0/1が標準である。

解説

1. ○
2. ○
3. ○
4. × 漿膜ではなく固有筋層以下に達したものをいう。
5. × 我が国におけるリンパ郭清はD2が標準である。

解答 4, 5

国試問題 select： （予想問題）

胃がんおよびその治療の記述のうち，**誤っているのはどれか。2つ選べ。**

1. テガフールを含む配合剤にUFTとS-1がある。UFTとS-1には5-FUの分解酵素DPDを阻害するウラシルとギメラシルがそれぞれ配合されており，5-FUの効果を増強する。
2. 胃がんの切除不能・進行再発症例に対する化学療法は，S-1＋CDDP療法が推奨されている。
3. 胃がんは，我が国において悪性腫瘍による死亡の第1位であるが，死亡・罹患率は減少傾向である。
4. 胃がんの代表的な腫瘍マーカーは，CEA，CA15-3である。
5. *Biochemical modulation* とは，抗がん剤にある薬剤を併用し，抗がん剤の薬理学的動態を変化させることによって，抗腫瘍効果の増強あるいは毒性の軽減を図り治療成績の向上を目指すことである。

解説

1. ○
2. ○
3. ×　悪性腫瘍による死亡の第1位は肺がんで，胃がんは第2位である（平成24年厚生労働省人口動態統計より）。
4. ×　胃がんの代表的な腫瘍マーカーは，CEA，CA19-9である。
5. ○

解答　3，4

8 十二指腸潰瘍 duodenal ulcer

疾患概念

- 胃潰瘍と同様に，粘膜下層より深いところまで及んだ十二指腸粘膜の欠損を十二指腸潰瘍と定義している．
- 胃潰瘍と同様に，胃内の細菌（ヘリコバクター・ピロリ）感染も重要な原因とされている．
- 好発部位は球部で，前壁は穿孔，後壁は穿通をきたすことがある．
- 一般的に胃酸の分泌過多が原因であることが多いため，症状として，空腹時（特に明け方）の上腹部痛と食事による症状の軽快が典型的な症状（摂食により胃酸が中和されて，症状が緩和される）とされているが，胃潰瘍同様そうでないこともしばしばある．

症状

痛みの出現の仕方以外は胃潰瘍・十二指腸潰瘍に差はない．
- 上腹部痛：胃酸分泌過多⇒粘膜障害⇒上腹部痛
- 胸やけ：胃酸分泌過多⇒粘膜障害⇒胸やけ
- 吐血・下血：潰瘍からの出血⇒吐血（コーヒー残渣様），下血（タール便）

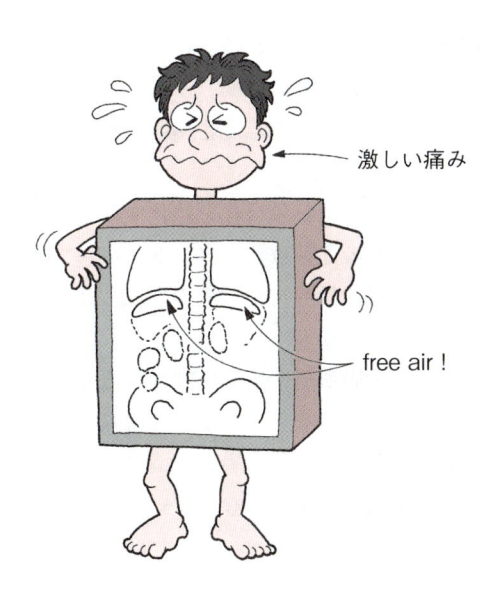

激しい痛み

free air !

検査・診断

上部消化管造影，胃内視鏡ともに胃潰瘍と同様の所見が十二指腸潰瘍でもみられる。
- 十二指腸はなぜかがんができにくいので，十二指腸潰瘍の場合は良性疾患と考えて間違いないが，胃潰瘍の場合は良性，悪性の鑑別を病理組織で確認する必要がある。
- 胃潰瘍，十二指腸潰瘍ともに穿孔をきたした場合は，腹部レントゲン（立位）で横隔膜下の三日月型の空気のたまり（free air）が確認できる。この場合は緊急開腹手術となり，胃内視鏡は禁忌である。
- ヘリコバクター・ピロリの診断法としては，胃内視鏡時の胃粘膜生検組織を用いた迅速ウレアーゼ試験，鏡検法，培養法や外来でも簡便に施行できる尿素呼気試験，血清抗体測定，便中抗原測定がある。

治療

胃潰瘍の場合とほぼ同様である。

【一般療法】
- 潰瘍患者では，生活環境と潰瘍の発生・再発に因果関係を認めることが少なくないため，因果関係の推測できるストレス因子があればその除去を考える。
- 食事においては，できるだけ刺激物を控えるようにする。
- 薬物が原因の場合は，十二指腸粘膜障害の少ない薬剤への変更，酸分泌抑制薬の増量または制酸薬，粘膜被覆薬との併用を行う。

【薬物療法】
- 制酸剤は胃酸の分泌を抑える目的で投与される。古くは抗コリン薬（ブチルスコポラミン，ピレンゼピンなど）に始まり，H_2受容体拮抗薬〈H_2ブロッカー〉（シメチジン，ラニチジン，ファモチジンなど），最近ではプロトンポンプ阻害薬（オメプラゾール，ランソプラゾールなど）といった強力な制酸剤がある。
- 粘膜保護薬は粘膜表面を保護あるいは粘膜自体を強化する目的で投与する。しかしながら，近年では，ヘリコバクター・ピロリの除菌療法（プロトンポンプ阻害薬と抗菌薬〈アモキシシリン＋クラリスロマイシン〉の1週間投与）が治療の主流となっている。

【手術療法】
- 内服薬の飛躍的な進歩で，十二指腸潰瘍で手術を施行することはほとんどなくなった。
- 潰瘍からの出血を内視鏡下に止血できない，あるいは血管造影による塞栓術でも出血をコントロールできない場合，潰瘍の穿孔をきたした場合，潰瘍治癒後の幽門輪の瘢痕狭窄で通過障害を起こした場合以外は外科的治療の適応にはならない。

治療のポイント

- 胃潰瘍の治療に準じる（p.109 参照）。

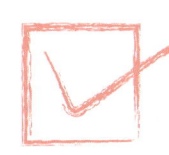

症例 Check test 十二指腸潰瘍

問 十二指腸潰瘍について，正しいものに〇，誤っているものに×をつけよ。

① 自覚症状で最も多くみられるのは上腹部痛である。ただし，痛みが発現しない場合もある。
② 十二指腸潰瘍では，空腹時，食直後，食後1〜3時間と様々な時間に痛みがみられる。
③ 潰瘍からの持続的な出血があると，吐血または下血として症状が現れる。
④ 内視鏡検査は直接腸粘膜の変化をみられるので，診断には欠かせない検査であるが，悪性疾患との鑑別診断には適さない。
⑤ ピロリ菌以外の成因として重要なのは，喫煙・飲酒である。

解答・解説

① 〇
② × 空腹時痛がよくみられ，とくに夜間にしばしば起こる。
③ 〇
④ × 悪性疾患との鑑別のために組織の採取も可能である。
⑤ × 薬剤，とくに非ステロイド性抗炎症薬（NSAIDs）である。

国試問題 select： （第 90 回国家試験問題：問 193 一部改変）

消化性潰瘍とその治療薬に関する記述のうち，誤っているのはどれか。2 つ選べ。

① 非ステロイド性抗炎症薬（NSAIDs）の長期投与時に見られる潰瘍に対して，ミソプロストールは用いられない。
② 十二指腸潰瘍患者では，胃潰瘍患者よりも胃酸分泌が亢進していることが多い。
③ 血液透析中の患者では，アルミニウムを含む制酸剤を投与すべきではない。
④ オメプラゾールの標準的用法は，1 日 1 回投与である。
⑤ シメチジンは，腎不全患者でも減量の必要はない。

解説

① ×　ミソプロストールは合成 PEG1 誘導体で，攻撃因子抑制作用と防御因子強化作用の両作用をもつ。非ステロイド性抗炎症薬（NSAIDs）の長期投与にみられる胃潰瘍および十二指腸潰瘍に適応される。
② ○
③ ○
④ ○
⑤ ×　シメチジンは胃粘膜壁細胞のヒスタミン H_2 受容体に対しヒスタミンと拮抗して胃酸分泌を抑制する。腎障害がある患者に対しては減量，または投与間隔をあける。本薬は血液透析では除去されるが，腹膜透析では除去されない。

解答　①，⑤

9 肥厚性幽門狭窄症 hypertrophic pyloric stenosis（HPS）

疾患概念

- **胃の幽門輪状筋の肥大**により通過障害をきたす疾患
- 男：女＝4：1で男児に多い。
- 症状は生後2〜4週間より出現する（生まれてすぐではないところがポイントである）。
- 本疾患は障害者総合支援法によって自立支援医療（育成医療）の給付対象疾患に指定されている。

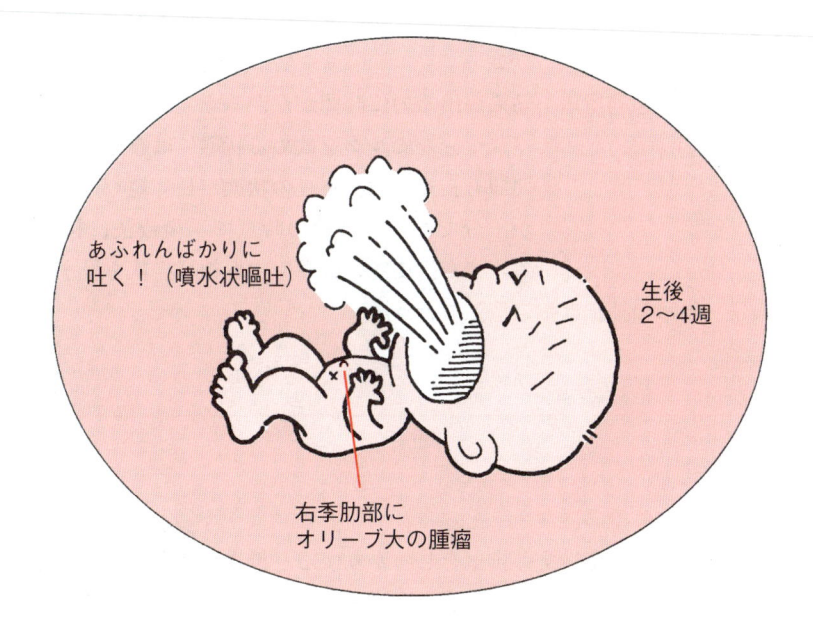

あふれんばかりに吐く！（噴水状嘔吐）

生後2〜4週

右季肋部にオリーブ大の腫瘤

症状

お腹にエイリアンがいるぞ！ オェ〜！（幽門筋層の肥厚・右上腹部腫瘤）

- 非胆汁性の**噴水状嘔吐**
- 嘔吐による**低Cl性アルカローシス**と脱水
- 便秘・体重減少
- 右上腹部に腫瘤を触知し，左上腹部より右下に蠕動運動がみられる。

消化器疾患

検査・診断

- 腹部単純 X 線撮影
- 超音波（エコー）

治療

- 授乳は 1 回量を減らし，回数を増す。排気をしっかりする。授乳後は上体を高挙して顔を横に向ける（右側臥位）。

【外科的療法】

- ラムステット法（Ramstedt 法・幽門筋切開術）：術後経過は一般に良好だが，嘔吐はすぐには消失しないので注意が必要

【薬物療法】

- 硫酸アトロピンによる保存的療法：効果が出るのに時間がかかるうえに効果が一定ではなく，すぐに十分なミルクを飲める状態にはならない。そのため治療期間も長く，栄養不良の状態が長く続く可能性がある。効果が十分でなければその時点で手術療法に移行する必要がある。また，皮膚の紅潮や中枢神経症状を呈することがある。
- 一方，電解質異常，脱水の補正は輸液療法で行う。

治療のポイント

【一般的事項】

- 嘔吐の状態，脱水症状，体重の観察
- 授乳は 1 回量を減らし，回数を増す。排気をしっかりする。授乳後は上体を高挙して顔を横に向ける（右側臥位）。
- 術後経過は一般に良好だが，嘔吐はすぐには消失しないので注意が必要

【薬物療法】

- 硫酸アトロピンによる保存的治療と輸液療法による電解質是正および脱水の補正

【外科的療法】

- 幽門筋切開術（ラムステット法）

症例 Check test　肥厚性幽門狭窄症

問　肥厚性幽門狭窄症について，正しいものに○，誤っているものに×をつけよ。

1. 噴水状嘔吐が特徴的である。
2. 生後1ヶ月を過ぎて発症する。
3. 胃蠕動の亢進がみられる。
4. 肥厚性幽門狭窄症の子どもで失われる電解質はカリウムである。
5. 出生直後から嘔吐がみられる。
6. 体重が増加しなくなる。
7. 幽門部に腫瘤が触れる。
8. 上体を高くし顔を横に向けて寝かせる。
9. 体重測定は毎日行う。
10. 患児が欲しがるだけ哺乳させる。
11. 毎日浣腸して排便を促す。
12. 外科的処置は必要ない。

解答・解説

1. ○　胆汁を含まない噴水状嘔吐が特徴
2. ×　生後2～3週ごろ吐乳が出現する。
3. ○　左上腹部より右下に蠕動亢進を認める。
4. ×　嘔吐によりカリウムも喪失されるが，胃酸喪失に伴う低クロール性アルカローシスをきたすことが有名であるので×とする。
5. ×　出生後2～3週で症状がみられる。
6. ○　大切な目安の1つ。
7. ○　右上腹部で腫瘤を触知する。
8. ○　吐物の誤嚥による気道閉塞を防ぐ。
9. ○　脱水や栄養状態をチェックする。
10. ×　1回量を減じ，回数を増やす。
11. ×　浣腸の必要はない。
12. ×　手術療法が特に有効である。

国試問題 select： （予想問題）

生後4週目の男児。出生時体重2,900 g。生後2週までは哺乳もよく順調に発育していた。生後3週目に入り，授乳後20～30分で噴水状の吐乳がみられ，体重は出生時と同じで，皮膚はやや乾燥していたため入院となった。血液検査での血清ナトリウム値は125 mEq/L，クロール値93 mEq/L，血液のpHは7.49であった。腹部X線撮影で胃の拡張像を認めたが小腸ガスはほとんど認められなかった。

誤っているのはどれか。1つ選べ。
① 吐物に胆汁が混じっている。
② 胃蠕動の亢進がみられる。
③ 幽門部に腫瘤が触れる。
④ 代謝性アルカローシスがみられる。

解説
① ×　胃の幽門の通過障害なので，胆汁が吐物に混じることはない。
② ○
③ ○
④ ○

解答　①

10 急性腸炎 acute colitis / acute enteritis

疾患概念

　急性腸炎は突然，腸に炎症が起こることでみられる障害の総称である。主症状は，急に発現する下痢・腹痛・嘔吐などの消化器症状を発症し，1～2週間の経過をとる。急性腸炎は，感染性腸炎と非感染性腸炎，また薬剤性腸炎に大別され，ほとんどが感染性腸炎である。原因となる細菌・ウイルスなどや薬剤が経口を介して腸管に入り，小腸や大腸の粘膜に付着して炎症を誘発し，粘膜の障害を発症する。なお，慢性腸炎は消化管の慢性炎症を示し，原因不明の比較的長期にわたる下痢または便通異常を主な症状とする。この多くは過敏性腸症候群（別項目で解説。p.132参照）や吸収不良症候群と考えられている。

　感染性腸炎は，食中毒を誘発する細菌性腸炎とウイルス性腸炎が臨床的に大多数を占め，主に食品・水を介して感染する。カンピロバクター（鶏肉），サルモネラ菌（食肉，鶏卵），黄色ブドウ球菌，腸管出血性大腸菌（牛肉），腸炎ビブリオ（魚介類）などによる細菌性腸炎は夏期に多く，一方ノロウイルス，ロタウイルスで代表されるウイルス性腸炎は秋から春期に多い。非感染性腸炎の原因は，①生活習慣（食生活など）の破綻：暴飲暴食，アルコール過多，寝冷え，下剤の慢性的な常用。②腸の疾患：炎症性腸疾患（潰瘍性大腸炎，クローン病）：免疫機能の障害による消化管機能障害を示す。過敏性大腸炎：腹痛や腹部膨満感を伴う便通異常を発現し，腸管運動の亢進による下痢や疼痛を示す。③薬剤性腸炎（薬の副作用）：薬剤投与により腸の粘膜障害が惹起され，腹痛・下痢・血便などの症状をきたす。抗菌薬（菌交代現象による偽膜性大腸炎などの誘発），非ステロイド性抗炎症薬（NSAIDs：大腸潰瘍やびらん性出血の誘発），抗がん剤，ジギタリス，下剤（マグネシウム製剤を含む）などでも発症する。他にもさまざまな薬が腸炎（胃腸障害，下痢などの誘発）の原因となり得るため，投与薬剤の確認は重要である。

症状

　主症状は，急に発現する下痢・腹痛・嘔吐などの消化器症状や・発熱などで，重症化すると血便や全身性の障害（腸管出血性大腸菌は溶血性尿毒症症候群・腎障害や脳症を誘発）がみられることもある。

検査・診断

　食事歴を含む十分な問診が重要である。重症例や長引くほど的確な診断による対応が求められる。なお，便の性状・発熱・嘔吐・腹痛から原因や病原菌を鑑別することは困難である。細菌性腸炎では，病原菌の分離・同定による迅速な診断が求められる。

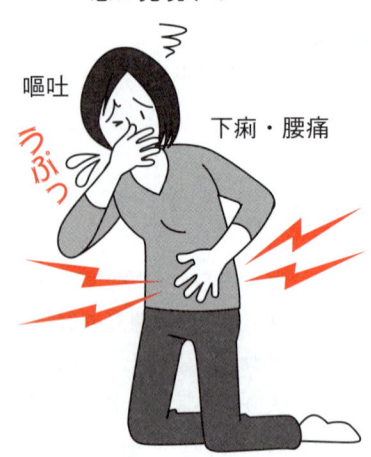

急に発現する
嘔吐
下痢・腰痛
うぷっ

治療

治療の基本は対症療法である。

【非薬物療法】（生活療法，食事療法）
　脱水症状に注意し，安静，水分の補給および消化しやすい食事の摂取を行う。脱水症状がひどい場合は補液・点滴で対応し，電解質のバランスの調整も考慮する。

【薬物療法】
　主に感染性腸炎の治療について示す。治療の最も大きい目標は重症化の防止である。そのため，重症化のリスクファクターをもつ症例では注意が必要である。また，感染拡大の防止も重要である。手洗い，消毒を励行し，家族などに下痢患者がいれば，受診を勧めることも大事である。急性腸炎の重症例，特に高齢者，乳幼児，肝疾患，糖尿病，心疾患などの基礎疾患は重症化の危険因子である。感染性腸炎では，腸管運動を抑制するような下痢止め薬や蠕動運動抑制薬は腸管内容物（病原菌・毒素・薬剤など）の移行を遅らせ，毒素の吸収を促すことから使用は最低限にとどめるか，あるいは回避する。

1. 抗菌薬：細菌性腸炎では，基礎疾患や症状を考慮して抗菌薬投与を行う。ニューキノロン系抗菌薬，あるいはホスホマイシンの3日間投与が原則である。なお，カンピロバクターが疑われる場合はマクロライド系抗菌薬投与を行う。
2. 生菌整腸薬：耐性乳酸菌製剤がある。下痢や腹部膨満感などの症状の改善に有用で，抗菌薬存在下においても耐性乳酸菌は増殖する。そのため抗菌薬と併用が可能である。ペニシリン系，セファロスポリン系，アミノグリコシド系，マクロライド系，テトラサイクリン系抗菌薬による腸内細菌に対する影響に起因する下痢症状に有効である。
3. 整腸剤：乳酸菌製剤であるラクトミン製剤，ビフィズス菌製剤などがある。暴飲暴食，アルコール過多，寝冷えによる下痢に適用されている。

4. **下痢止め薬**：腸管運動抑制薬・ロペラミド，殺菌薬・ベルベリン，吸着薬・ケイ酸アルミニウム，収斂薬・タンニン酸アルブミンなどが適用される。暴飲暴食，アルコール過多，寝冷えによる下痢に適用する。腸管の運動と腸液の分泌を抑制することから，各種の下痢症に適用されている。
5. 腸炎の治療薬の注意点
    ①生菌整腸薬：耐性乳酸菌製剤は，牛乳アレルギー患者には禁忌である。②整腸剤：乳酸菌製剤・ビフィズス菌製剤の副作用には腹部膨満感がある。③下痢止め薬：ロペラミドは発疹，腹部膨満感などのほかに，悪心・嘔吐，眠気，めまいがあるので車の運転などをしないなどの注意が必要である。ベルベリンには副作用として便秘，発疹がみられ，出血性大腸炎には禁忌である。ケイ酸アルミニウムには副作用・嘔吐，胃部膨満があり，腸閉塞，透析患者，出血性大腸炎には禁忌である。タンニン酸アルブミンは長期大量投与で肝障害，便秘，食欲不振などがみられ，出血性大腸炎，細菌性下痢，牛乳アレルギーには禁忌である。④下痢止めの薬で下痢が止まったら，便秘などの副作用を起こす可能性があるため即座に服用を中止する。

治療のポイント

- 高齢者，乳幼児で重症化しやすく，肝疾患，糖尿病，心疾患などの基礎疾患は重症化の危険因子である。そのため感染拡大の防止も重要である。
- 薬による対症療法（下痢への対応），水分補給，消化しやすい食事が治療の基本である。
- 下痢や嘔吐による脱水症状がある場合は，腎機能を考慮しながら，補液（輸液）投与を行う。
- 感染性腸炎では，下痢止めや蠕動運動抑制薬は毒素の吸収を促進することから，使用は必要最低限とする。

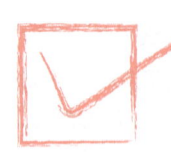

症例 Check test　急性腸炎

問 急性腸炎の症状や治療について，正しいものに〇，誤っているものに×をつけよ。

1. 急性腸炎の基本療法は生活療法，食事療法と薬物療法を併用した対症療法である。
2. 急性腸炎に伴う下痢症状による脱水状態が認められる場合は，水分補給を最優先させる。
3. 感染性腸炎では，できるだけ早く下痢止めを投与して止瀉する。
4. 慢性腸炎は急性腸炎が慢性化した疾患である。
5. 感染性腸炎（細菌性腸炎）の治療には，ニューキノロン系抗菌薬，ホスホマイシン，マクロライド系抗菌薬が菌種に応じて適用される。

解答・解説

1. 〇　根治療法による対応よりも対症療法が一般的である。
2. ×　水分補強と同時に電解質のバランスも考慮することが重要である。
3. ×　感染性腸炎への下痢止めの投与は，細菌・毒素・原因薬剤の排出を遅延するため症状の改善が遅れるため，適用は回避する。
4. ×　慢性腸炎の原因は不明なものが多く，必ずしも急性腸炎が慢性化した疾患ではない。
5. 〇　感染性腸炎（細菌性腸炎）の治療に繁用されている。

国試問題 select： （第 88 回国家試験問題：問 198 一部改変）

次の症例報告を読み，以下の鑑別診断と治療薬に関する文章中の□□□の中に入れるべき字句の正しい組み合わせはどれか。1 つ選べ。

患者（37 歳，女性）は，腹痛と粘血便で来院した。半年前から下痢が始まり回数が増えた。大腸の内視鏡検査では，全周性に発赤や浮腫の強い，易出血性の粘膜が観察されたことから，活動性の潰瘍性大腸炎を疑った。

慢性持続性下血を伴う疾患の鑑別診断には，大便培養検査や口腔観察などがあり，前者では｜ a ｜を，後者では｜ b ｜を，除外できるか否かを鑑別する。また，潰瘍性大腸炎の治療薬としては，｜ c ｜や｜ d ｜が用いられる。

	a	b	c	d
①	感染性腸炎	小腸疾患	クレマスチンフマル酸塩	プレドニゾロン
②	感染性腸炎	クローン病	サラゾスルファピリジン	プレドニゾロン
③	過敏性腸症候群	小腸疾患	クレマスチンフマル酸塩	インドメタシン
④	過敏性腸症候群	クローン病	サラゾスルファピリジン	プレドニゾロン
⑤	過敏性腸症候群	小腸疾患	サラゾスルファピリジン	プレドニゾロン

解説

- a **感染性腸炎**：大便培養検査は，細菌性腸炎や腸結核の診断に有用である。症状が炎症性腸疾患と類似するため，両者の鑑別診断に利用される。
- b **クローン病**：クローン病は，炎症性腸疾患の一種であるが，侵される消化管は口腔から肛門まで広範囲に及ぶため，病変部が大腸に限局される潰瘍性大腸炎と区別できる。
- c **サラゾスルファピリジン**
- d **プレドニゾロン**

サラゾスルファピリジン，メサラジン，プレドニゾロン，アザチオプリン，6-メルカプトプリンなどが該当する。

解答 ②

11 過敏性腸症候群 irritable bowel syndrome（IBS）

疾患概念

　大腸自体には器質的な変化・病変が認められない大腸の機能性疾患である．症状の発現にストレスなどの心身的・精神的な関与がみられる病態である．**腹部症状**と**便通異常**が二大徴候である．小腸や大腸の運動および分泌機能障害に基づく多彩な症状，いわゆる症候群として発症する．また，原因不明の比較的長期にわたる**下痢・便秘**または便通異常を主症状とする多くのものは，**過敏性腸症候群**である．

症状

　消化器症状として腹痛・腹部不快感・腹部膨満感，便通異常，残便感などがみられ，下痢と便秘が交互に発症することが特徴である．全身症状として背部痛，腰痛，易疲労感など，精神症状として不眠，不安感，抑うつ感などを併発する場合もある．

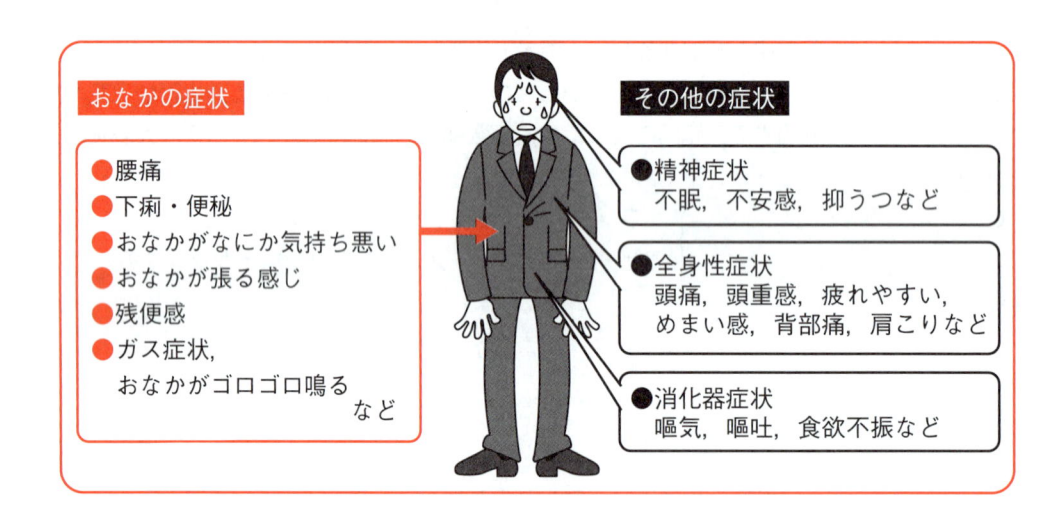

おなかの症状
- 腰痛
- 下痢・便秘
- おなかがなにか気持ち悪い
- おなかが張る感じ
- 残便感
- ガス症状，おなかがゴロゴロ鳴る　など

その他の症状
- 精神症状
  不眠，不安感，抑うつなど
- 全身性症状
  頭痛，頭重感，疲れやすい，めまい感，背部痛，肩こりなど
- 消化器症状
  嘔気，嘔吐，食欲不振など

検査・診断

　数ヶ月間，腹痛・腹部不快感（排便で軽快する），下痢と便秘が交互に発現することや発熱・粘血便・体重減少が認められないことを問診で確認する．また，器質的な変化・異常が内視鏡検査や注腸造影検査，血液検査で異常が認められない症例は，過敏性腸症候群と診断する．

治　療

　過敏性腸症候群は慢性化しているため，治癒に至ることは困難とされている。そのため，治療の目標は，症状の軽減と共に社会生活で良好なQOL（生活の質）を十分に維持することに向けられている。

【非薬物療法】（生活療法）

　心身的な影響や精神的な要因が大きいために，食事や排便習慣を含めた生活療法（食事・運動療法など）を治療の基本とする。不規則な生活が症状を悪化させていることも多いため，規則正しい生活の維持を心がけさせることが重要である。十分な睡眠，朝食後の排便習慣の確立，高脂肪食や飲酒の制限も必要である。さらに，ストレスが症状の増悪に関与しているため，ストレス解消をサポートすることも必要となる。それらに加えて，腹部症状と便通異常状態に応じた薬物療法が基本となる。

【薬物療法】

1. 腸管運動の調整薬，便の水分バランスをコントロールする薬，便自体の硬さを調整する薬が適用されている。すなわち，下痢症状に対して下痢止め薬，便秘に対しては下剤・緩下剤，消化管機能低下・亢進に対しては胃腸機能調整薬が用いられる。
2. 腸管の運動と腸液の分泌抑制作用を示す，①ロペラミド（腸管運動抑制薬），②ベルベリン（腸管運動抑制作用，収斂作用，殺菌作用），③ケイ酸アルミニウム（吸着薬），④タンニン酸アルブミン（収斂薬）などは，下痢・便秘に適用される。⑤メペンゾラートは，腸液分泌抑制作用を示すことから過敏性腸症候群の治療薬として繁用されている。⑥ポリカルボフィルカルシウムは，高分子化合物で水分を吸収し，便の水分バランスを調整する作用を発揮する。⑦ラモセトロンは消化管の5-HT$_3$受容体拮抗薬で男性の下痢型過敏性腸症候群に適用される。
3. 胃と腸の運動調整作用を示す（胃腸機能調整薬）トリメブチンは，現在過敏性腸症候群の第1選択薬として適用されることも多く，慢性胃炎の下痢にも有効である。
4. 精神症状を伴う症例では，抗不安薬や抗うつ薬が併用される場合もある。
5. 過敏性腸症候群治療薬の注意点

　　①ロペラミドは発疹，腹部膨満感などのほかに，悪心・嘔吐，眠気，めまいがあるので車の運転などに従事させないなどの注意が必要である。②ベルベリンは副作用として便秘，発疹がみられ，禁忌は出血性大腸炎である。③ケイ酸アルミニウムには副作用として嘔吐，胃部膨満があり，腸閉塞，透析患者，出血性大腸炎には禁忌である。④タンニン酸アルブミンは長期大量投与で肝障害，便秘，食欲不振などがあり，禁忌は出血性大腸炎，細菌性下痢，牛乳アレルギーである。⑤メペンゾラートはめまい，頭痛などの副作用があり，自動車などの運転に注意が必要である。⑥ポリカルボフィルカルシウムは便秘・下痢，腹部膨満感，嘔吐などの副作用があり急性腹部疾患や高カルシウム血症には禁忌である。⑦ラモセトロンは便秘・硬便の副作用がある。なお，女性に使用せず，禁忌となっている。なお，セロトニン受容体作動薬である初の5-HT$_4$受容体刺激による消化管運動機能改善薬であるモサプリドは，過敏性腸症候群への適応は認められていない。

治療のポイント

- 服用中の薬の副作用発症を疑い，飲み続けている薬がないか，確認する。
- 生活習慣の修正（夜食，暴飲暴食，アルコールの過剰摂取，睡眠不足，ストレス過多等の改善）と薬物療法で対応する。
- 薬物療法の基本は，便秘型には消化管運動調節薬，下痢型にはロペラミド，腹痛がひどい場合は抗うつ薬，ストレスが強い場合は抗不安薬の投与を行う。

症例 Check test　過敏性腸症候群

問 過敏性腸症候群の症状や治療について，正しいものに○，誤っているものに×をつけよ。

1. 過敏性腸症候群は慢性化していることが多く，そのため治療の目標は，症状の軽減と共に社会生活の維持にも向けられている。
2. ラモセトロンは下痢型過敏性腸症候群の男性にのみ適用される。
3. 過敏性腸症候群の二大徴候とはアレルギー症状と便通異常である。
4. 腸管運動の調整薬や便の水分バランスをコントロールする薬が治療薬として適用される。
5. 過敏性腸症候群では，下痢と便秘が交互に発現することはほとんどない。

解答・解説

1. ○　治癒に至ることは困難なために，症状の軽減と共にQOL（生活の質）の維持にも配慮する。
2. ○　女性には適用しない，禁忌である。
3. ×　二大徴候とは腹部症状と便通異常である。
4. ○　腸管運動の調整薬と便の水分バランスの調整薬が，過敏性腸症候群の治療薬となる。
5. ×　過敏性腸症候群では下痢と便秘を交互に発現し，かつ慢性化していることが多い。

国試問題 select： （第 90 回国家試験問題：問 192 一部改変）

過敏性腸症候群に関する記述のうち，誤っているのはどれか。2 つ選べ。
1 便潜血反応が陽性を示すことが診断基準の 1 つである。
2 腹痛と便通異常を慢性的に繰り返す。
3 心理・社会的ストレスが症状を増悪させることがある。
4 消化管運動の過剰亢進には，抗コリン薬が有効である。
5 サラゾスルファピリジン（スルファサラジン）が治療に用いられる。

解説
1 ×　腹痛を伴った便秘や下痢が特徴的にみられるが，血便や発熱は認められない。
2 ○
3 ○
4 ○
5 ×　過敏性腸症候群の治療にはメペンゾラート臭化物，ポリカルボフィルカルシウムが用いられる。サラゾスルファピリジンは潰瘍性大腸炎，限局性腸炎などに使用される。

解答　1，5

12 潰瘍性大腸炎 ulcerative colitis

疾患概念

- 直腸から上行する潰瘍形成を伴う大腸の慢性炎症
- 若年成人に好発する。
- 頻回の血性下痢を主症状とし，寛解と再燃を繰り返す疾患
- 厚生労働省の特定疾患治療研究の対象疾患に指定されている（患者数は最多）。

症　状

- 膿粘血下痢：大腸粘膜の炎症，潰瘍⇒膿性・粘血性・血性下痢
- 発熱，腹痛：炎症⇒発熱，腹痛

検査・診断

- 注腸X線造影：結腸隆起（ハウストラ）消失，腸管短縮（鉛管状），偽ポリポーシス

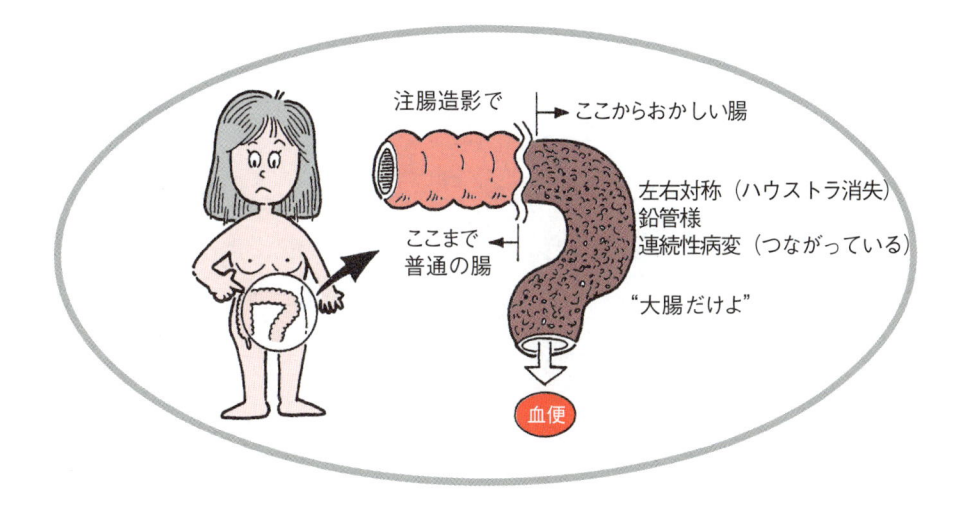

注腸造影で
ここからおかしい腸
左右対称（ハウストラ消失）
鉛管様
連続性病変（つながっている）
"大腸だけよ"
ここまで普通の腸
血便

治　療

【一般療法】
- 潰瘍患者では，生活環境と潰瘍の発生・再発に因果関係を認めることが少なくないため，因果

関係の推測できるストレス因子があればその除去を考える。
- 食事においては，できるだけ刺激物を控えるようにする。
- 薬物が原因の場合は，胃粘膜障害の少ない薬剤への変更，酸分泌抑制薬の増量または制酸剤，粘膜被覆薬との併用を行う。

【薬物療法】
- 炎症を抑えるサラゾスルファピリジン，メサラジンやステロイド薬などを，症状や炎症部位に応じて使用する。

【外科的手術】
- ほかの治療法では効果がなく，症状が悪化した場合には手術を行う。

治療のポイント

- 感情的因子により増悪する可能性がある。ストレスを起こさない環境作りに努める。
- 栄養状態の改善を目指し消化のよいものをとるよう指導する。
- 長期化してもくじけないよう精神的にサポートする。
- アルコールは絶対禁止
- 寝不足も増悪の原因となる。

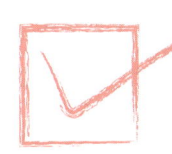

症例 Check test　潰瘍性大腸炎

問　潰瘍性大腸炎について，正しいものに〇，誤っているものに×をつけよ。

1. 大腸，特に直腸から結腸の粘膜における特発性，非特異性の炎症性腸疾患で，直腸から連続性に上位消化管に向かって病変がみられる。
2. 発症は60歳以上の高齢者に多く，男女差はないとされている。
3. 潰瘍性大腸炎の症状で，最も多くみられるのが血便である。潰瘍性大腸炎の出血は，鮮やかな赤い色を呈する。
4. 内視鏡検査において，活動期に血管透見像の消失した顆粒状粘膜やびらん，潰瘍を非連続性に認める。
5. 炎症を抑えるサラゾスルファピリジン，メサラジンやステロイド薬などを，症状や炎症部位に応じて使用する。

解答・解説

1. 〇
2. ×　30歳以下の成人に多く，男女差はないとされている。
3. ×　潰瘍性大腸炎の出血では，赤黒い色を呈し，白っぽく濁った粘液が付着している。
4. ×　連続性に認める。
5. 〇

国試問題 select： （第 93 回国家試験問題：問 197 一部改変）

潰瘍性大腸炎に関する記述のうち，正しいものはどれか。2 つ選べ。
1. 長期経過例では，しばしば大腸がんを合併する。
2. 病理組織学的には，病変が筋層や漿膜に及ぶことが多い。
3. 長期間にわたる持続または反復する粘液便，血便を主症状とする。
4. 女性に比べ，男性に多く発症する。
5. 重症例では，サラゾスルファピリジンが第 1 選択薬である。

解説
1. ○
2. ×　大腸の粘膜や粘膜下層に病変を生じる炎症性疾患であり，病変が筋層や漿膜に及ぶことはほとんどない。
3. ○
4. ×　潰瘍性大腸炎の発症には，性差はほとんど認められない。
5. ×　潰瘍性大腸炎の重症例では，プレドニゾロンなどの副腎皮質ステロイド薬が用いられる。サラゾスルファピリジンは，潰瘍性大腸炎の軽症から中等度の症状において用いられる。

解答　1，3

13 クローン病 Crohn's disease（CD）

疾患概念

- 腸管壁を限局性に全層にわたって侵す，非特異性肉芽腫性炎症
- 若年成人に好発する。
- 慢性の下痢（下血はまれ）を主症状とする。
- 厚生労働省の特定疾患治療研究の対象疾患に指定されている。

症　状

- 下痢（下血はまれ）：腸管壁の全層性の炎症⇒吸収不良⇒下痢
- 発熱，腹痛：炎症⇒発熱，腹痛
- 瘻孔，痔瘻：腸管壁の全層性の炎症⇒壁を貫き穴があく⇒瘻孔，痔瘻

検査・診断

- 注腸エックス線造影：非連続性の縦走潰瘍，敷石像

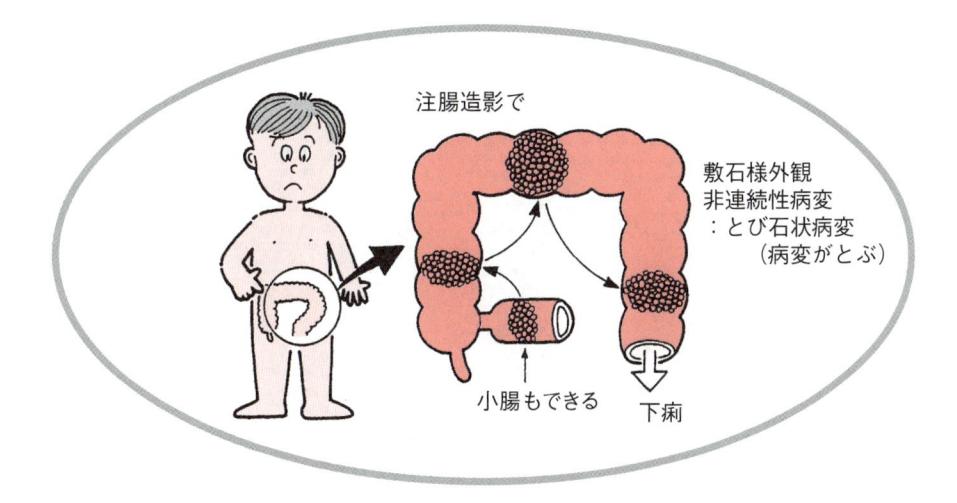

注腸造影で
敷石様外観
非連続性病変
：とび石状病変
（病変がとぶ）
小腸もできる
下痢

治　療

【栄養療法】
- 栄養療法は患者の栄養状態の改善ばかりでなく，腸管の炎症や潰瘍も改善させ，副作用も少ないことより，我が国ではクローン病治療の第1選択となる。

【薬物療法】
- 炎症を抑えるサラゾスルファピリジン，メサラジン，ステロイド薬，免疫調整薬などを症状や炎症部位に応じて使用する。
- クローン病では症状が悪化しているときに腫瘍壊死因子「TNF-α」が増加していることから，抗TNF-α抗体が治療薬として用いられている。

【手術療法】
- ほかの治療法では効果がなく，症状が悪化した場合には手術を行う。

治療のポイント

- 潰瘍性大腸炎と同じく経過の長い疾患なので，根気強く治療を受けるよう励ます。
- 腹痛など不快な症状についての患者の訴えに耳を向ける。
- 心理的因子が病状を増悪させる。患者がリラックスできる環境を作ることが必要
- 寝不足も増悪因子。アルコールは絶対禁止

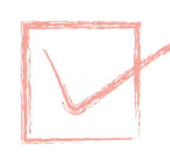

症例 Check test　クローン病

問 クローン病について，正しいものに〇，誤っているものに×をつけよ．
① 主として高齢者に好発する原因不明の慢性炎症性腸疾患である．
② クローン病は病変部位が大腸に限局されているのに対して，潰瘍性大腸炎では，口から肛門までの消化管のあらゆる部位で炎症が起こる．
③ 侵される組織は粘膜層に限らず筋層や漿膜に及ぶことが特徴である．
④ 腹痛，下痢，発熱，下血，体重減少，貧血などの症状がみられる．
⑤ 栄養療法は患者の栄養状態の改善ばかりでなく，腸管の炎症や潰瘍も改善させ，副作用も少ないが，改善作用が弱いので，我が国では薬物療法が第1選択となる．

解答・解説

① ×　主として若年者（10歳代，20歳代）に好発する原因不明の慢性炎症性腸疾患である．
② ×　潰瘍性大腸炎クローン病は病変部位が大腸に限局されているのに対して，クローン病では，口から肛門までの消化管のあらゆる部位で炎症が起こる（非連続性病変）．
③ 〇
④ 〇
⑤ ×　栄養療法は我が国ではクローン病治療の第1選択となる．

国試問題select： （第91回国家試験問題：問198一部改変）

大腸疾患とその治療薬に関する記述のうち，誤っているものはどれか。2つ選べ。

1. 抗生物質による偽膜性大腸炎の起因菌には，緑膿菌が多い。
2. 偽膜性大腸炎の治療には，バンコマイシン塩酸塩の経口投与が用いられる。
3. 潰瘍性大腸炎の治療では，シクロスポリンが第1選択薬である。
4. クローン病の病変は非連続的で，いわゆるとび石病変を示す。
5. 腸管出血性大腸菌感染の合併症として，溶血性尿毒症症候群（HUS）を生じることがある。

解説

1 ×　リンコマイシンなどにより起こる偽膜性大腸炎の起因菌には，Clostridium difficileが多い。

2 ○

3 ×　潰瘍性大腸炎の治療では，プレドニゾロンやサラゾスルファピリジンが第1選択薬である。シクロスポリンは，ステロイド抵抗性の潰瘍性大腸炎の治療に用いられるが，第1選択薬ではない。

4 ○　クローン病は，口から肛門まで消化管のあらゆる部分に病変を生じる非連続的でいわゆるとび石病変を示す炎症性疾患である。

5 ○

解答　1，3

14 虫垂炎 appendicitis

疾患概念

- 虫垂に細菌などが感染して起こる炎症である。

症状

- 右下腹部痛：虫垂は右下腹部にある（ただし，病初は心窩部痛で，次第に右下腹部に限局する）。
- 消化器症状：悪心・嘔吐

検査・診断

- 炎症だから………白血球増加，CRP 陽性，赤沈亢進
- マックバーネ点（McBurney 点）（圧痛）：虫垂の根元⇒臍 – 右上前腸骨棘　外側 1/3
- ランツ点（Lanz 点）（圧痛）：虫垂の先端⇒左右上前腸骨棘　右側 1/3
- ブルンベルグ徴候（Blumberg 徴候）：炎症が腹膜に及んだ場合に認められる。腹部を押して離すと，離したとき痛い。

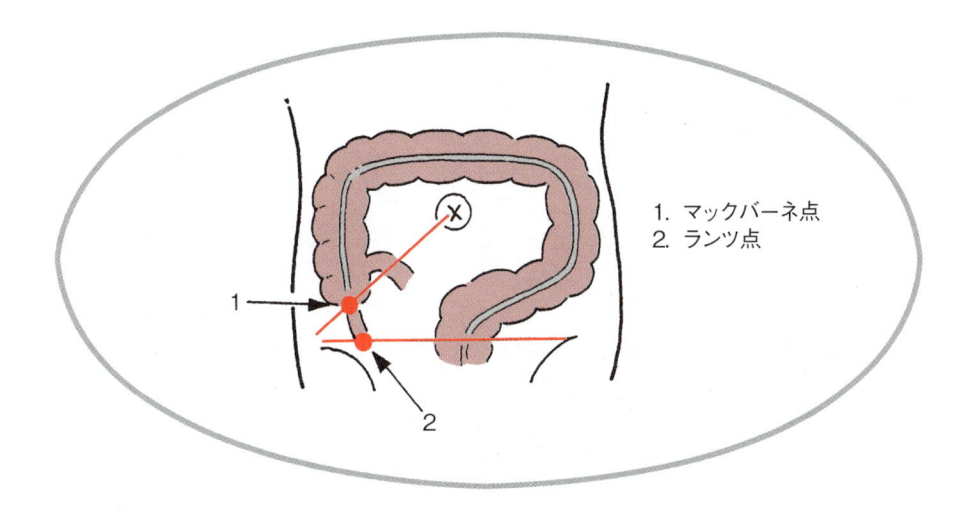

1. マックバーネ点
2. ランツ点

治療

- 感染による炎症を抑えるため抗生物質
  軽症例，カタル性であれば，保存的な治療として，セフェム系抗菌薬で軽快することがある。その間に病状が増悪するのであれば，外科的な虫垂切除術を選択する。薬物療法では 10〜20% 程度の割合で再発する。
- 病気のところはとるのが基本⇒手術

治療のポイント

【薬物療法】
- 保存的な治療として，セフェム系抗菌薬

【手術療法】
- 虫垂切除術
- 術前は下剤，浣腸は原則として禁忌……炎症の増悪をきたすため
- 右下腹部に冷罨法
- 術後は第1日目から流動食より始め，早く普通食にする。

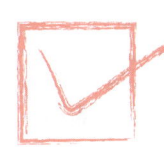

症例 Check test　虫垂炎

問 虫垂炎について，正しいものに○，誤っているものに×をつけよ．
① 急性化膿性腹膜炎は虫垂炎の穿孔に続発することが最も多い．
② 急性虫垂炎の痛みは心窩部から臍部に始まり，次第に回盲部に限局することが多い．
③ 急性虫垂炎の検査として末梢血白血球検査が有用である．
④ 腹痛があり虫垂炎が疑われたので，平滑筋の緊張を緩和するためにゴム製湯たんぽを貼用した．
⑤ 術前処置として通常，浣腸が禁忌とされている．

解答・解説

① ○　その他十二指腸潰瘍の穿孔などがある．
② ○　マックバーネ圧痛点は特徴的である．
③ ○　炎症なので白血球増加を伴う．
④ ×　温めることにより化膿を促進し穿孔を起こす危険があるので禁忌
⑤ ○　原則として禁忌である．

国試問題 select： （第 95 回国家試験問題：問 205 一部改変）

56 歳女性。夕食後 2 時間位から上腹部に不快感を生じていたが，突然心窩部から右側腹部にかけて激しい痛みが起こった。痛みは数時間で自然に消失したが，心配になり翌日受診した。ウルソデオキシコール酸 100 mg，6 錠，1 日 3 回，毎食後が処方された。

この症例と処方から推察される疾患はどれか。1 つ選べ。

1. 虫垂炎
2. 胆道炎
3. 胆石症
4. 急性膵炎
5. 偽膜性大腸炎
6. 潰瘍性大腸炎

解説

1 ×　虫垂炎による腹痛初期は，虫垂内圧の上昇による内臓痛であり，心窩部の間欠的な痛みが生じる。進行すると炎症が腹膜に及び，臍部から右下腹部に移動して限局した持続的で激しい痛みが生じる。白血球の増加や腹膜刺激症状がみられない場合には，セフェム系抗菌薬による経過観察となる。

2 ×　胆道炎は胆のう炎と胆管炎に分類され，そのなかで急性胆管炎では右季肋部痛，発熱，黄疸といった症状がみられるが，薬物治療には抗菌薬が用いられるため，この問題の症例は胆道炎ではない。

3 ○

4 ×　急性膵炎では，持続性の上腹部痛（心窩部～背部）がみられるが，薬物治療タンパク分解酵素阻害薬が用いられるため，この問題の症例は急性膵炎ではない。

5 ×　偽膜性大腸炎は，抗菌薬による菌交代現象が生じ，発症する。比較的緩徐に下痢や発熱，腹痛がみられる。治療には原因となる抗菌薬の中止とバンコマイシン塩酸塩の経口投与を行う。

6 ×　潰瘍性大腸炎は，腹痛，発熱，粘血便などの症状がみられ，薬物治療には 5-アミノサリチル酸製剤（サラゾスルファピリジン，メサラジン）を用いる。

解答　3

15 大腸がん carcinoma of the colon and rectum

疾患概念

- 大腸の上皮性悪性腫瘍で，結腸がんと直腸がんに分けられる。
- 好発部位はS状結腸，直腸といった大腸下部（全体の約3/4）
- ほとんどが腺がんである。
- 大腸がんは近年激増しており，40年前に比べ男性で8倍，女性で6倍になっている。
- 原因として，欧米型の食生活（高脂肪，高タンパク質，線維の少ない食物）が考えられている。

※転　移

①結腸がん
- ・門脈⇒肝臓

②直腸がん
- ・直腸上部⇒門脈⇒肝臓
- ・直腸下部⇒中・下直腸静脈⇒下大静脈⇒右心房⇒右心室⇒肺

症　状

- 下血：癌腫からの出血⇒下血（特に，結腸の左半分から直腸にかけては肛門に近いため粘血便がみられる。一方，上行結腸がんなどは下血による貧血のみが症状のこともある）
- 腹部膨満感：癌腫による大腸壁の硬化⇒狭窄⇒通過障害⇒腹部膨満感

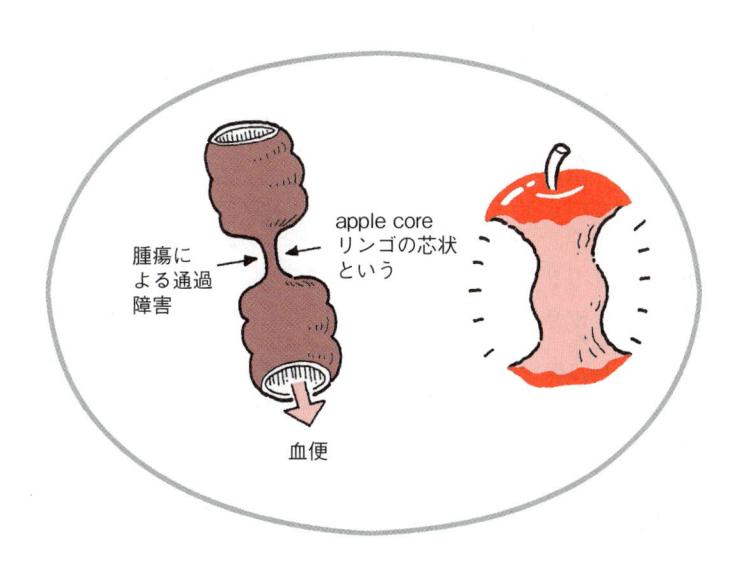

消化器疾患

> 検査・診断

- 便潜血検査：スクリーニング検査として広く普及している。
- 直腸指診：直腸がんの 80％ が直腸指診で診断しうる。
- 注腸 X 線造影：apple core 徴候
- 血中 CEA（がん胎児性抗原）測定：必ずしも大腸がんに特異的な検査ではないが，CEA 値が高くなると転移や再発の可能性が高いということで実施されている。その他，MRI，CT，超音波エコーなども肝転移を調べるのに有効

> 治　療

大腸がんの治療は，進行度により異なるが，治療の主体は外科的切除である。薬物療法および放射線療法は，術後の補助療法あるいは切除不能な進行・再発がんの症例に対して行われる。

【薬物療法】（化学療法）
　術後再発抑制を目的とした補助化学療法と切除不能な進行再発がんを対象とした全身化学療法がある。現在，日本で保険適応が認められている薬剤には以下のものがある。

用　法	薬　剤
経口剤	5-FU，テガフール，テガフール/ウラシル（UFT），ドキシフルリジン，TS-1，カルモフール（HCFU），UFT＋ロイコボリン，カペシタビン
注射剤	5-FU，マイトマイシン C，イリノテカン（CPT-11），5FU＋ロイコボリン，オキサリプラチン（L-OHP），ベマシズマブ，セツキシマブ等

1. 補助化学療法
　Stage Ⅲ のリンパ節郭清を伴う大腸部分切除が行われた症例に対して，再発を抑制し予後を改善する目的で，手術後に行われる化学療法である。推奨されるのは以下の療法である。

- レボホリナート・フルオロウラシル療法
- ホリナート・テガフール・ウラシル療法
- カペシタビン療法
- FOLFOX 4 または mFORFOX6 療法：レボホリナート＋フルオロウラシル＋イリノテカン
- FOLFIRI 療法：レボホリナート＋フルオロウラシル＋イリノテカン

（処方1）bolus 5-FU/ロイコボリン療法

| レボホリナートカルシウム注（100 mg） | 250 mg/m² 2時間で点滴静注 |
| フルオロウラシル（5-FU）注 | 600 mg/m² 3分で静注 |

　レボホリナート 1回 250 mg/m² を 2時間かけて点滴静注，点滴静注開始後 1時間に 5-FU として 600 mg/m² を 3分以内に緩徐に静注。1週間毎に 6回繰り返した後，2週間休薬。これを 1クールとする。

(処方2) ウラシル-テガフール（UFT）/ロイコボリン療法

ウラシル-テガフール（UFT）	300〜600 mg（300 mg/m² を基準）
ホリナートカルシウム錠（25 mg）	1回 75 mg
1日3回	28日分

　以上を28日間連日，その後7日間休薬．これを1クールとして，投与を繰り返す．食事の影響を受けるので，食事の前後1時間を避けて投与する．

(処方3) カペシタビン療法

カペシタビン（300 mg）1回3錠（1日6錠）　1日2回　朝夕食後　21日分

　体表面積に合せた投与量を朝食・夕食後30分以内に1日2回21日間連日投与し，その後7日間休薬，これを1コースとして繰り返す．

(処方4) FOLFOX 4療法（infusional 5-FU + ロイコボリン + オキサリプラチン）

1日目		
オキサリプラチン注（100 mg/V）	85 mg/m²	2時間で点滴静注
レボホリナートカルシウム注	100 mg/m²	2時間で静注
フルオロウラシル（5-FU）注	400 mg/m²	急速静注
フルオロウラシル（5-FU）注	600 mg/m²	22時間で持続静注
2日目		
レボホリナートカルシウム注	100 mg/m²	2時間で静注
フルオロウラシル（5-FU）注	400 mg/m²	急速静注
フルオロウラシル（5-FU）注	600 mg/m²	22時間で持続静注

　これを2日間連続して行い，2週間ごとに繰り返す．

(処方5) FOLFIRI療法（infusional 5-FU + レボホリナート + イリノテカン）

1日目		
イリノテカン塩酸塩水和物注	150〜180 mg/m²	90分で点滴静注
レボホリナートカルシウム注	200 mg/m²	2時間で静注
フルオロウラシル（5-FU）注	400 mg/m²	急速静注
フルオロウラシル（5-FU）注	1,200 mg/m²	22時間で持続静注
2日目		
フルオロウラシル（5-FU）注	1,200 mg/m²	24時間で持続静注

　これを2週間間隔で2〜3回繰り返した後，少なくとも3週間休薬する．これを1クールとして繰り返す．

代表的治療薬の作用機序・適応

化学療法薬	作用機序	適応
オキサリプラチン（エルプラット）	白金製剤で，DNA二本鎖間に架橋を形成（非可逆的）することによりDNA合成を阻害する（S_2期）。	・治癒切除不能な進行・再発の結腸・直腸がん ・大腸がんの術後補助化学療法
ウラシル-テガフール（UFT）	テガフールは5-FUのプロドラッグで，ウラシルは，5-FUの分解を抑制し，テガフールの作用を増強する。	・結腸・直腸がん（ホリナート・テガフール・ウラシル療法）
カペシタビン（ゼローダ）	5-FUのプロドラッグで，腫瘍組織内でより選択的に5-FUに変換され，抗腫瘍作用を示す。	・直腸がんの術後補助化学療法 ・切除不能な進行・再発結腸・直腸がん，胃がん，乳がん
ホリナートカルシウム（ロイコボリン）	葉酸製剤。5-FUのチミジル酸合成酵素阻害作用を増強する。	・結腸・直腸がん（ホリナート・テガフール・ウラシル療法）

代表的治療薬の副作用・注意点

化学療法薬	副作用	使用上の注意点
オキサリプラチン（エルプラット）	・末梢神経障害（感覚異常・知覚不全） ・骨髄抑制（好中球減少症） ・感染症・出血傾向 ・悪心・嘔吐	・急性末梢神経障害は，冷寒刺激により誘発されるので，冷たい物に触れないことや冷たい飲物を避け，低温時には皮膚を露出しないよう指導する。 ・慢性末梢神経障害ではしびれや機能障害が生じ，日常生活に支障をきたす場合がある。休薬が必要となるので，これらの症状が出現したら主治医などに連絡するよう指導する。
ウラシル-テガフール（UFT）	・骨髄抑制・血液障害 ・重篤な肝障害（劇症肝炎） ・重篤な腸炎・脱水症状 ・狭心症・心筋梗塞 ・急性腎不全・ネフローゼ	・定期的（投与開始2ヶ月間は1ヶ月に1回）臨床検査（血液・肝機能・腎機能）を行う。 ・重篤な腸炎が起こることがあるので，激しい下痢，腹痛，脱水症状に注意する。 ・感染症・出血傾向に注意する。 ・TS-1投与中および投与中止後，本剤の投与を行う場合には，7日以上の間隔をあける。 ・劇症肝炎等の重篤な肝障害が発現することがあるので，定期的に肝機能・血液検査を行う。
カペシタビン（ゼローダ）	・脱水症状 ・手足症候群（手掌・足底の湿性落屑，皮膚潰瘍等） ・心障害 ・肝障害・黄疸 ・腎障害 ・骨髄抑制	・TS-1の併用により，重篤な血液障害，消化器障害が出現するので，TS-1の投与中および中止後7日以内は本剤を投与しない。 ・本剤とワルファリンKの併用により，重篤な血液障害が出現することがあるので注意する。 ・重篤な腎障害，妊婦または妊娠の可能性のある女性には禁忌である。
ホリナートカルシウム（ロイコボリン）	・骨髄抑制 ・血液障害 ・重篤な肝障害（劇症肝炎）	ウラシル-テガフールの項　参照

2. 治癒不能進行がん・再発がんに対する化学療法

　残存する腫瘍の制御には全身化学療法が用いられる。保険診療として適応可能で，生期間延長のエビデンスのある first line のレジメンを使用する。全身化学療法としては，補助化学療法に用いた療法に分子標的薬であるベバシズマブ，セツキシマブ，パニツムマブを加えた処方が用いられる。

分子標的薬の作用機序・適応

分子標的薬	機序	適応
ベバシズマブ（アバスチン）	ヒト化抗体で，ヒト VEGF と VEGF 受容体との結合を阻害。腫瘍細胞での血管新生を抑制し，腫瘍の増殖を阻害する。	結腸・直腸がん 非小細胞肺がん 手術不能または再発乳がん
セツキシマブ（アービタックス）	キメラ型 EGFR 抗体で，EGFR 受容体と特異的に結合し，腫瘍細胞の EGFR を介したシグナル伝達を阻害する。	EGFR 陽性の治癒切除不能・再発の結腸・直腸がん
パニツムマブ（ベクティビックス）	ヒト型 IgG2 抗体で，ヒト EGFR に特異的かつ高親和性に結合し，EGFR に対するリガンドの結合阻害および EGFR の内在化を誘導する。	KRAS 遺伝子野生型の治癒切除不能な進行・再発の結腸・直腸がん

分子標的薬の副作用・注意点

分子標的薬	副作用	使用上の注意点
ベバシズマブ（アバスチン）	・infusion reaction（じん麻疹，呼吸困難，口唇浮腫・咽頭浮腫） ・消化管穿孔・消化管瘻 ・創傷治癒遅延 ・出血（肺出血，脳出血，鼻出血，歯肉出血） ・血栓塞栓症 ・高血圧脳症，クリーゼ	・過敏症の際は，中止し適切な処置を行う。 ・創傷治癒遅延による合併症が発現することがあるので，投与終了後の手術は十分な期間をおくこと。 ・高血圧が発現することがあるので，投与期間中は血圧を定期的に測定し，処置する。 ・ブドウ糖溶液との混合で力価減弱のおそれがあるので，混合を避けること。
セツキシマブ（アービタックス）	・重度 Infusion reaction ・重度の皮膚障害 ・間質性肺疾患 ・重度の下痢 ・好中球，リンパ球減少 ・頭痛，鼻出血，結膜炎	・Infusion reaction を軽減させるため，投与前に抗ヒスタミン薬および副腎皮質ホルモンの前投薬を行う。 ・低 Mg 血症，低 K 血症および低 Mg 血症が出現することがあるので，投与前，投与中，投与後に電解質モニタリングを行う。
パニツムマブ（ベクティビックス）	・重度の皮膚障害 ・間質性肺炎 ・重度 infusion reaction（血管浮腫，気管支けいれん，発熱，悪寒，低血圧） ・重度の下痢	・皮膚障害が現れた場合は，本剤の用量を調節する。 ・2 回目以降の投与時に初めて重度の Infusion reaction が発現。本剤投与中，本剤投与終了後少なくとも 1 時間は観察期間を設けること。 ・低 Mg 血症，低 K 血症および低 Ca 血症が出現することがあるので，投与前，投与中および投与終了後，電解質のモニタリングを行う。

【手術療法】

　Stage 0〜Ⅲ大腸がんでは，軽度浸潤がんで，直径 2 cm 未満であれば原則として内視鏡的ポリペクトミーまたは内視鏡的切除（EMR）を行う。直径 2 cm 以上で，内視鏡的切除不可能な症例および高浸潤がんであれば，外科的な大腸部分切除が行われる。Stage Ⅲの大腸がんに対しては補助化学療法を考慮する。

【放射線療法】

①補助放射線療法：直腸がんの術後の再発抑制および術前の腫瘍減量，肛門温存を目的として行う。
②緩和的放射線療法：切除不能・再発がんの症状緩和および延命を目的として行う。

治療のポイント

- 人工肛門造設例に対しては，積極的にビデオや冊子などを活用して，ストーマに対する理解，そして退院後のストーマケアを教育する。
- ストーマ形成術直後はストーマの色調，出血の有無，浮腫，疼痛などを観察

Pick UP コラム

【腺がん】

がんはその組織学的構築により主として，次の 3 つに分けられる。
　・扁平上皮がん　　・腺がん　　・移行上皮がん
腺がん：被覆円柱上皮・腺上皮から発生するものの総称で，一般に導管を囲む腺様構造ないし乳頭状構造をとる。主な発生部位は胃，腸，胆嚢，胆管，膵臓，子宮体部，乳腺，前立腺，卵巣

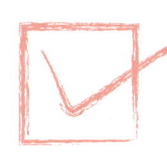

症例 Check test 大腸がん

問

大腸がんについて，正しいものに○，誤っているものに×をつけよ．

1. 動物性脂肪の過剰摂取は，大腸がんの危険因子である．
2. 大腸がんが増加している要因として，食生活の変化があげられる．
3. 近年，日本では大腸がんの罹患率が減少している．
4. 大腸がんは，症候性便秘の原因と考えられる．
5. 直腸がんは組織学的に扁平上皮がんが多い．
6. 上部直腸がんは，肝に転移することはほとんどない．
7. 結腸がんでは，下痢と便秘が交互にみられ粘血便を主訴とすることが多い．
8. 直腸がんは，粘血便を主訴とすることが多い．
9. 血清CEA（がん胎児抗原）は，再発例でも上昇しない．
10. 大腸がんの発生部位では，直腸がんの割合が増加している．

解答・解説

1. ○
2. ○
3. ×　食生活の欧米化により罹患率は増加傾向にある．
4. ○
5. ×　直腸がんは，腺がんが多い．
6. ×　門脈を介して肝臓に転移することが多い．
7. ○
8. ○
9. ×　血清中のCEAは，腫瘍マーカーとして重要で，上昇により再発が疑われる．
10. ×　好発部位は直腸であるが，増加率は他の部位が多い．

消化器疾患

> **問** 48歳の男性。職場の健康診断で大腸がんが疑われ来院した。検査の結果，下部直腸がんと診断され，切除術が施行された。術後補助化学療法として以下の薬剤が処方された。
>
> （処方）
> テガフール・ウラシル配合カプセル100 mg　1回2カプセル（1日6カプセル）
> ホリナートカルシウム錠25 mg　　　　　　　1回1錠（1日3錠）
> 　1日3回　食事の前後1時間を避けて服用　28日分
>
> **問1（病態・治療）**
> 大腸がんとその治療に関する記述のうち，正しいのはどれか。2つ選べ。
> ① 好発部位は，上部大腸である。
> ② 大腸がんのほとんどは腺がんである。
> ③ 大腸がんの治療では，放射線療法は行われない。
> ④ 術後補助化学療法として，カペシタビンが単独で用いられることがある。
> ⑤ ベバシズマブは，キメラ型EGFR抗体で，腫瘍細胞のEGFRを介したシグナル伝達を阻害するため，大腸がんに用いられる。
>
> **問2（実務）**
> 処方についての薬学的管理に関する記述のうち，正しいのはどれか。2つ選べ。
> ① ホリナートカルシウムは，5-FUの作用を増強する目的で処方されている。
> ② ウラシルは，テガフールの消化管毒性を軽減する目的で配合されている。
> ③ 本処方薬服用により，重篤な肝障害を起こすことはない。
> ④ 本処方は，テガフール・ギメラシル・オテラシル配合剤と併用できる。
> ⑤ 重篤な下痢が起こることがあるので，激しい腹痛や下痢の症状が現れた場合は直ちに投与を中止し，受診するよう指導する。

✓ 解答・解説

問1

① ×　好発部位は，下部大腸である。
② ○
③ ×　術後の再発抑制などの目的で，放射線療法が行われる。
④ ○　カペシタビン療法
⑤ ×　記述はリツキシマブに関するものである。ベバシズマブは，ヒト化抗体で，ヒトVEGFとVEGF受容体との結合を阻害し，腫瘍細胞での血管新生を抑制して腫瘍の増殖を阻害する。

問2

① ○　ホリナートカルシウムは，5-FUのチミジル酸合成酵素阻害作用を増強する。
② ×　ウラシルは，5-FUの分解を抑制し，テガフールの作用を増強する。
③ ×　劇症肝炎等の重篤な肝障害を起こすことがあるので，定期的に肝機能検査を行う必要がある。
④ ×　テガフール・ギメラシル・オテラシル配合剤との併用により，重篤な血液障害が発現するおそれがあるので，投与中および投与後7日以内は禁忌である。

5 ○

国試問題 select： （第 93 回国家試験問題：問 238 一部改変）

男性患者（68 歳，身長 165 cm，体重 50 kg）が下記の処方にてがん化学療法を受けることになった。

（処方）
(1) グラニセトロン塩酸塩注射液（3 mg/3 mL）　　　　　　　　3 mg
　　デキサメタゾンナトリウムリン酸塩注射液（8 mg/2 mL）　　8 mg
　　生理食塩液　　　　　　　　　　　　　　　　　　　　　100 mL
　　　主管より点滴静注（15 分で注入）
(2) レボホリナートカルシウム注射液（25 mg/バイアル）　　　225 mg
　　5％ ブドウ糖注射液　　　　　　　　　　　　　　　　　250 mL
　　　主管より点滴静注（2 時間で注入）
(3) オキサリプラチン注射液（100 mg/バイアル）　　　　　　 95 mg
　　5％ ブドウ糖注射液　　　　　　　　　　　　　　　　　250 mL
　　　側管より（2 時間で注入）
(4) フルオロウラシル注射液（250 mg/5 mL）　　　　　　　 450 mg
　　生理食塩液　　　　　　　　　　　　　　　　　　　　　 50 mL
　　　主管より点滴静注（30 分以内で注入）
(5) フルオロウラシル注射液（250 mg/5 mL）　　　　　　　2,700 mg
　　生理食塩液　　　　　　　　　　　　　　　　　　　　　176 mL
　　　静脈内持続注入（46 時間）

これらの処方に関する記述のうち，正しいのはどれか。2 つ選べ。

1 結腸・直腸がんに対する化学療法である。
2 オキサリプラチンは，上皮成長因子受容体チロシンキナーゼ阻害薬である。
3 グラニセトロン塩酸塩とデキサメタゾンナトリウムリン酸塩の併用目的は，抗がん剤投与に伴うショックの予防である。
4 レボホリナートカルシウムとフルオロウラシルの併用は，フルオロウラシルの細胞毒性を増強する。

解説

1 ○
2 ×　オキサリプラチンは，白金化合物であり，DNA と架橋形成することにより DNA 合成を阻害する抗悪性腫瘍薬である。
3 ×　グラニセトロン塩酸塩とデキサメタゾンナトリウムリン酸塩の併用目的は，抗がん剤投与に伴う悪心・嘔吐に対する処方である。
4 ○

解答　1，4

国試問題 select： （予想問題）

大腸がんに関する記述のうち，誤っているのはどれか。1つ選べ。

1. 直腸とS状結腸に好発する大腸がんは，近年国内において増加する傾向にある。その要因としては，食生活の欧米化が深く関与していると考えられている。
2. 大腸がんの進行度の判断基準であるDukes分類は，予後判定の非常に重要な指標となる。
3. 大腸がんではCEAやCA19-9といわれる腫瘍マーカーが有効である。ただし，腫瘍マーカーは，がんがあっても必ずしも上昇するとは限らず，またがん以外の要因でも異常値となることがあるため，あくまで診断の助けとして用いることになる。
4. ビールのような非蒸留飲料は直腸がんとの関連性が報告され，東欧諸国で大腸がんが多いとの理由にされている
5. 大腸がんよりも，小腸腫瘍の方が多く発症する。

解説
1. ○
2. ○
3. ○
4. ○
5. × 小腸腫瘍が少ない理由として 1. 通過時間が短く，発がん物質に曝露される時間が短い。2. 内容物が液状であるため発がん物質の濃度が低い。3. 腸内細菌叢が少なく，発がん物質の生成が少ない。4. 小腸粘膜の増殖が速く，管腔への脱落が速い。

解答 5

国試問題 select： （予想問題）

大腸がんの集団検診スクリーニングとして最適な検査方法はどれか。1つ選べ。

1. 直腸指診
2. 血清CEA測定
3. 免疫学的便潜血反応
4. 注腸造影検査
5. 下部消化管内視鏡検査

解答 3

16 腸閉塞 ileus

疾患概念

- 腸内容物の通過が，何らかの原因で阻止された状態を腸閉塞（イレウス）という。
- 器質的疾患の存在する機械性イレウスと器質的疾患の存在しない機能性イレウスに大きく分けられる。さらに，
  機械性イレウスは
    - 単純性（閉塞性）イレウス：腸の癒着，がんによる内腔閉鎖，腸管外からの圧迫などによる腸管の通過障害
    - 複雑性（絞扼性）イレウス：腸管の通過障害とともに血流障害を伴う。腸重積，腸軸捻転，ヘルニア嵌頓など

  機能性イレウスは
    - 麻痺性イレウス：腹膜炎，抗うつ薬内服など
    - けいれん性イレウス：鉛中毒，ヒステリーなど

  に分かれる。

症状

- 腹痛：通過障害（機械性イレウス）⇒腸蠕動運動亢進⇒腹痛
- 嘔吐：腸内容物の停滞⇒腹満⇒嘔吐
- 便秘：通過障害（機械性イレウス）あるいは腸蠕動運動低下（機能性イレウス）⇒腸内容物の停滞⇒便秘

検査・診断

- 機械性イレウスではグル音亢進（金属音），機能性イレウスではグル音の減弱
- 腹部レントゲン（立位）でニボー形成，小腸ガスの存在

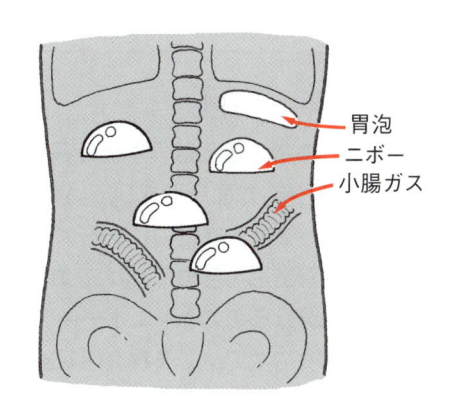

胃泡
ニボー
小腸ガス

治　療

　三大原則は口側腸管の減圧，水分・電解質の補給，閉塞部（機械性イレウス）の解除である。

　単純性イレウスや麻痺性イレウスでは保存的治療が第1選択となる。軽度であれば絶食や輸液のみで軽快するが，腸管拡張が高度であれば経鼻胃管で逆流した腸内容を吸引・減圧したり，イレウス管で腸閉塞部を拡張したりする。また，麻痺性イレウスでは蠕動亢進薬（パントテン酸製剤，プロスタグランジンF2α，ソマトスタチンアナログ，ベタネコール塩化物，エリスロマイシン，大建中湯，ネオスチグミンなど），けいれん性イレウスでは抗コリン薬などの鎮痙薬が使用されることがある。一方，癒着性イレウスや頻回にイレウスを繰り返す症例，保存的治療が無効である場合等では手術適応となる。また，原疾患が手術によって治療できる場合は，原疾患の治療を行う。また，複雑性イレウスでは緊急手術の適応となる。直ちに絞扼を解除して血流を回復させ，その後壊死した腸管を切除する。漢方薬の大建中湯にはイレウスを早期に回復させ予防にも効果があり，イレウスを起こしやすい大腸手術後の主治療薬として活用が試みられている。

治療のポイント

【薬物療法】
- 麻痺性イレウス：蠕動亢進薬
- けいれん性イレウス：抗コリン薬
- 手術後・早期：大建中湯

【非薬物療法】
- 経鼻胃管による腸内容の吸引・減圧
- イレウス管による腸閉塞部の拡張
- チューブ挿入中は排液量，排液の性状に注意するとともに，チューブ挿入による患者の違和感に対して適切に対処する。
- イレウスチューブ挿入中のときは，毎日チューブの進み具合をチェックする。

Pick UP コラム　【ニボー像】

　ニボー像とは日本語で鏡面像といい，腸管内の空気（ガス）と腸内容物（液体）が面を形成している状態を指す。したがって，臥位のレントゲンではみえず，立位のレントゲンでみられる。逆にいうと，レントゲン（上部消化管造影を含めて）が立位で撮影されたものか，臥位で撮影されたものかを見分けるのにも，ニボー像の有無は有効となる。また，イレウスの場合はニボーの数で，ある程度閉塞部位が想像できる。

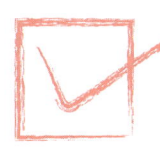

症例 Check test　腸閉塞

問　癒着性イレウスの治療について，正しいものに〇，誤っているものに×をつけよ．
1 絶飲食
2 電解質の補正
3 ゼングスターケンブレイクモア（Sengstaken-Blakemore）管の挿入
4 鎮痛薬の使用

解答・解説

1 〇　イレウスなので当然
2 〇　点滴による栄養補給，電解質補正が基本
3 ×　これは食道静脈瘤破裂時に使用する．
4 〇　腹痛に対して抗コリン薬を投与する．

問　開腹術後患者の閉塞性（単純性）イレウスについて，正しいものに〇，誤っているものに×をつけよ．
1 尿量の増加
2 排ガスの停止
3 胃管からの排液量の減少
4 創部からの血性浸出液

解答・解説

1 ×　腸管の通過障害によって腸内容が閉塞部位より先に届かないために，腸管での水分の吸収ができなくなる．
2 〇　腸管に閉塞が生じると，通過障害を改善しようと閉塞部位よりも口側の腸の蠕動が亢進する．腸内容が停滞すると腹部膨満をきたすが，腸内容が肛門側に送られないために排ガスは停止する．
3 ×　腸管内に通過障害が起これば閉塞部位より口側の腸管に大量の腸内容が貯留し，腸管が拡

張する。よって胃管が挿入されていれば胃管からの排液は増加する。
4 ×　創部からの血性浸出液は手術部位からの出血の症状であり，イレウスの徴候とはいえない。

国試問題select：　（第97回国家試験問題：問329）

高カロリー輸液療法に関する記述のうち，正しいのはどれか。2つ選べ。
1 腸閉塞で消化管からの栄養補給ができない患者に適用できる。
2 尿酸アシドーシスの予防のため，ビタミン B_1 の併用が必要である。
3 腎不全患者では，窒素に対する非タンパク質のカロリーの比を150～200に設定する。
4 ナトリウムイオンの1日投与量として，20～30 mEq/kgを目安とする。
5 浸透圧比を1～2に設定する。

解説
1 ○
2 ○
3 ×　窒素に対する非タンパク質のカロリー比は，腎不全患者で300～500に，とくに熱消費量の激しい急性腎不全では1,000～2,000程度に設定する。
4 ×　ナトリウムイオンとして1日の必要量は60～150 mEq/kgである。
5 ×　高カロリー輸液の浸透圧比は5～6であり，浸透圧比が3までなら末梢から投与できる。

解答　1，2

17 ヒルシュスプルング病 Hirschsprung's disease

疾患概念

- 小児で，直腸からS状結腸に至るまでの**腸壁神経節細胞**（アウエルバッハ神経叢：Auerbach 神経叢，マイスナー神経叢：Meissner 神経叢）の**先天的欠如**により，病変部位の腸管の狭窄とそれより口側の拡張をきたす疾患

症状

- 胎便排出遅延
- 便秘，腹部膨満：腸管の狭窄⇒通過障害⇒便秘⇒腹部膨満

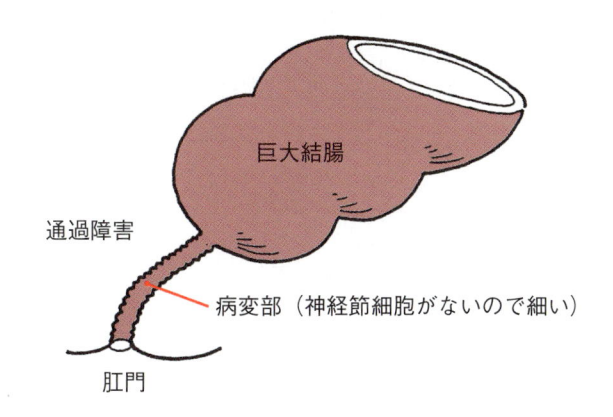

検査・診断

- バリウム注腸造影：狭小部と巨大結腸を認める。

治療

- 外科的治療：狭窄した病変部位を切除し，口側の正常腸管を肛門部に吻合する。
- 新生児期の症状に対しては保存的治療（浣腸，輸液など）を行って症状の軽減をはかるか狭窄した病変部位を切除し，口側の正常腸管を肛門部に吻合して人工肛門をつくる外科治療となる。いずれにしてもある程度の成長（6ヶ月以上）を待って根治手術を行うのが一般的である。

> **治療のポイント**
- 緩下剤で排便を促進させる（便の性状，量を記録）
- 栄養の補給と水・電解質のチェック
- 患者・家族のメンタルケアと教育

【薬物療法】
- 症状軽減：浣腸・輸液

【手術療法】
- 病変部位の切除と肛門部の吻合

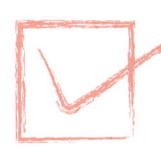

症例 Check test ヒルシュスプルング病

問 ヒルシュスプルング病の症状でみられるものについて，正しいものに〇，誤っているものに×をつけよ。
1 腹部膨満
2 嘔　吐
3 黄　疸
4 体重減少

解答・解説

1 〇　便が出ないためである。
2 〇　イレウスのためである。
3 ×　大腸の異常では起こらない。
4 〇　食欲低下による摂食量低下のため。

国試問題select：　（予想問題）

　生後4日の新生児。出生時体重2,900g。在胎39週5日に3,100gで出生した。胎便の排泄遅延，腹部膨満，嘔吐，黄疸および体重減少がみられた。検査の結果，ヒルシュスプルング病と診断され2日後に，人工肛門増設術が行われた。
術後の経過で優先度の低いものはどれか。
1 肺合併症の予防
2 術後イレウスの予防
3 電解質の管理
4 創部の感染予防

解説
1 ×　新生児なので注意をしなければならないが，これだけが人工肛門と直接関係がない。
2 〇
3 〇
4 〇
解答　1

18 腸重積症 intussusception

疾患概念

- 回盲部で回腸が結腸内に繰り込まれて絞扼性イレウス症状をきたす。
- 大部分は器質的原因なし
- 好発年齢：5ヶ月～2歳
- 性別：男児に多い。

症　状

- 急激な発症（突然の啼泣）　・腹痛（疝痛様，間欠的）　・嘔吐
- 粘血便　・右上腹部のソーセージ様腫瘤

検査・診断

- 50％ グリセリン浣腸により血便の確認
- バリウム，およびアミドトリゾ酸ナトリウムメグルミン液　6倍希釈液　注腸造影でカニ爪状，コイルスプリング状陰影欠損

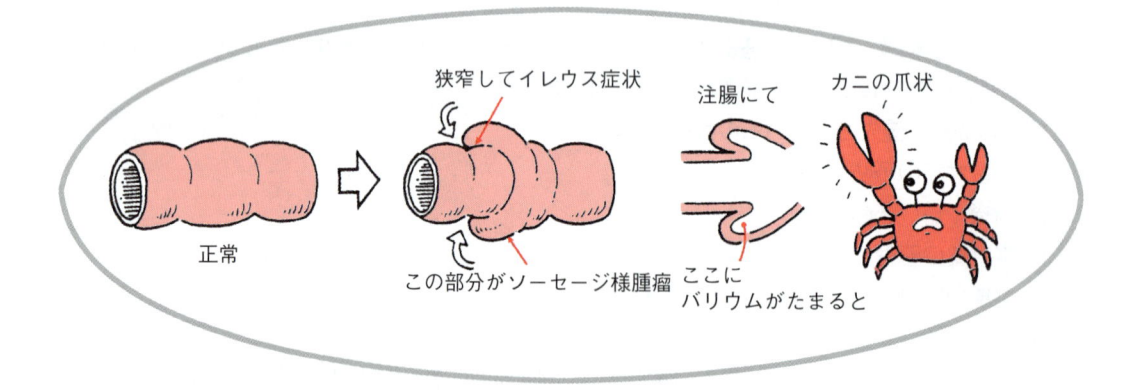

治　療

① 発症後24時間以内のもの：バリウムまたは空気による高圧浣腸（胃内容吸引，静脈確保，全身麻酔，X線透視下）
② 24時間以上経過例（①で不可能なもの）：手術

治療のポイント

- 緊急の処置を必要とする疾患なので早期診断・早期治療が必要

【薬物療法】
- 高圧浣腸

【手術療法】
- 病変部位の切除等

症例 Check test 腸重積症

問 腸重積症について，正しいものに〇，間違っているものに×をつけよ。

① 乳幼児期に好発し，小児の場合には女児に発症することが多い。
② 腸管から返る血液の流れが障害され腸管にある細い血管が破れて血液が腸の中に漏出するため便に血液が混じる。
③ 乳児の腸重積症で血便が合併すれば外科手術が必要となる。
④ 注腸造影により，病変部にカニの爪様像を認める。
⑤ 成人でも発症することがあり，悪性腫瘍（特に大腸がん）が原因となることが多い。

解答・解説

① ×　小児では男児に多く，その比率は男児：女児＝2：1
② 〇
③ ×　まずは高圧浣腸などの治療が優先される。
④ 〇
⑤ 〇

国試問題 select：（予想問題）

発症後6時間経過し，排便はないが腸重積症が疑われる8ヶ月男児にまず行われるのはどれか。
① 腹部単純X線撮影
② 上部消化管透視
③ 腹部超音波検査
④ 浣腸

解説
① ×
② ×
③ ×
④ 〇　50％グリセリン浣腸を行い，血便の有無を確認する。

解答　④

19 痔核 hemorrhoids

疾患概念

- 肛門管に発生する静脈瘤を痔核という。いわゆる，いぼ痔である。
- 発生する部位によって，内痔核（歯状線よりも上方の直腸静脈叢の静脈瘤）と外痔核（歯状線よりも下方の下直腸静脈の静脈瘤あるいは血栓）に分けられる。

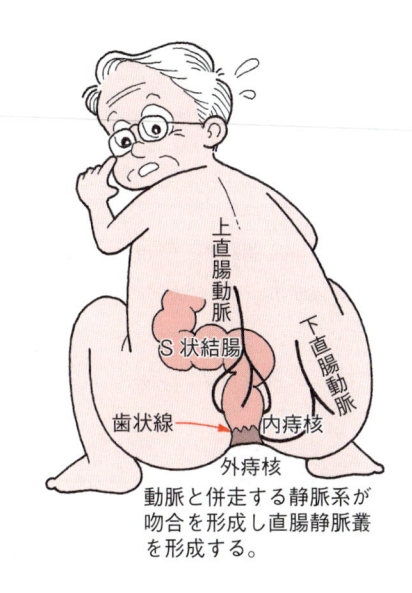

動脈と併走する静脈系が吻合を形成し直腸静脈叢を形成する。

症　状

- 出血：排便⇒腹圧負荷⇒血液うっ滞⇒鮮紅色の出血（内痔核）
  ＊外痔核では原則として出血はみられない。
- 疼痛：血栓形成（外痔核）⇒疼痛
  ＊内痔核は原則として疼痛を伴わないが，内痔核が腫脹，脱出していると激痛をきたす。
- 脱出：排便⇒腹圧負荷⇒脱出

検査・診断

- 視診：男性は砕石位，女性はシムス位で行う。
- 直腸指診：部位の確認，硬結，圧痛，狭窄の有無を調べる。
  ＊患者は口で呼吸させ，腹部に力を入れないように指導する。
- 肛門鏡：粘膜表面の性状，出血の有無を観察する。

治　　療

＜内痔核＞

【保存療法】

【薬物療法】

　　［出血に対して］
　　　リドカイン・アミノ安息香酸エチル・次没食子酸ビスマス坐剤　1〜2個/日

　　［うっ血による鈍痛や肛門脱による不快感に対して］
　　　トリベノシド/リドカイン坐剤　1〜2個/日
　　　硫酸アルミニウムカリウム水和物・タンニン酸注射液（肛門脱）

【外科的療法】

　　結紮切除術（Milligan-Morgan法）：自然還納が不能の場合

＜外痔核＞

【保存療法】

【薬物療法】

　　①ヒドロコルチゾン軟膏2g　1〜2個/日　塗布
　　②ジフルコルトロン吉草酸エステル・リドカイン痔疾用軟膏　2g　1〜2個/日　塗布

【外科的療法】

　　血栓除去術：疼痛が強く，生活に支障をきたす場合

治療のポイント

- 疼痛緩和のために局所の冷湿布処置をする。
- 排便時の努責を防ぐため，水分摂取を励行し，軟便気味にするように指導する。
- 刺激物，香辛料の摂取をひかえるように指導する。
- 長時間の立位は血液のうっ滞をまねくので，さけるように指導する。

【薬物療法】

＜内痔核＞

- 出血：リドカイン・アミノ安息香酸エチル・次没食子酸ビスマス坐剤
- 不快感：トリベノシド/リドカイン坐剤，硫酸アルミニウムカリウム水和物・タンニン酸注射液

＜外痔核＞

- ステロイド性抗炎症薬，局所麻酔薬

【手術療法】

- 結紮切除
- 血栓切除

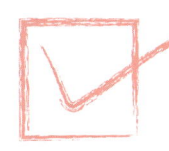

症例 Check test 痔核

> **問** 痔核について，正しいものに〇，誤っているものに×をつけよ。
>
> ① 肛門管周囲に発生した静脈瘤様の腫瘤のことで，歯状腺より口側に発生する外痔核と歯状腺より肛門側に発生する内痔核とに分類される。
> ② 内痔核および外痔核どちらも排便時に疼痛および出血を伴うのが一般的である。
> ③ 内痔核の治療薬として，うっ血による鈍痛や肛門脱による不快感に対してトリベノシド/リドカイン坐剤などが用いられる。
> ④ 注射剤を用いる内痔核の治療では，痔核を切り取る手術と違って痔核の痛みを感じない部分に注射するため，「傷口から出血する」「傷口が痛む」といった患者さんの身体的・精神的な負担が軽減される。また，入院期間も短縮でき，社会生活への早期復帰が期待できる。
> ⑤ 外痔核血管内に血栓を形成した血栓性外痔核の治療では原則，血栓除去術を行う。

解答・解説

① ×　歯状腺より口側に発生するものが内痔核であり，歯状腺より肛門側に発生するものを外痔核という。
② ×　内痔核：排便時に出血を伴うが，疼痛は少ない。外痔核：疼痛，腫張を認める。
③ 〇
④ 〇
⑤ ×　血栓性外痔核の治療では原則，保存的療法を行うが，硬くなった血栓に対しては血栓除去術を行うこともある。

国試問題 select： （予想問題）

肛門手術後の経過観察として，適切でないのはどれか。1つ選べ。
1 3～4日は粥食とする。
2 疼痛時の体位はシムス位とする。
3 座浴は早期から開始する。
4 緩下剤を投与する。

解説
1 ×　術後当日は白湯か流動食が望ましいが，2～3日後は普通食が可能である。
2 ○
3 ○
4 ○

解答　1

20 肝 炎 hepatitis

疾患概念

- 分 類
  ①急性肝炎：肝炎ウイルス（A型，B型，C型など）による急性の肝障害
  ②慢性肝炎：肝炎ウイルス（B型，C型）の持続性感染あるいは急性肝炎からの移行により門脈域を中心とした持続性炎症を示す。
  ③アルコール性肝炎：大量飲酒によるアルコールの直接肝障害
  ④劇症肝炎：急性の重篤な肝障害による意識障害（肝性昏睡）と肝不全（プロトロンビン時間延長）を主徴とする。

検査・診断

※急性肝炎

【A型肝炎】

- 感染経路：糞便を介した経口感染⇒衛生状態の悪い国に多い。
- 潜伏期：2〜6週間
- ウイルス関連抗原，抗体
    HA抗原は糞便中に検出されるが，それ以外は血中で検出される。
    HA抗原　　　　　　：現在の感染を示す。
    HA抗体（IgM）　　　：現在の感染を示す。
    HA抗体（IgG）　　　：感染の既往を示す。

【B型肝炎】

- 感染経路：血液感染⇒輸血（血中関連抗原，抗体の検査の普及で激減），医療事故（注射針など），出産時の出血による新生児感染，性行為
- 潜伏期：2，3ヶ月
- ウイルス関連抗原，抗体
    HBc抗原は検出不可能であるが，それ以外は血中で検出される。HBs抗原はB型肝炎ウイルスの表面抗原，HBc抗原はcore抗原，HBe抗原はenvelope抗原を示す。
    HBs抗原　　　　　　：現在の感染を示す。
    HBs抗体　　　　　　：感染の既往を示す。
    HBc抗原　　　　　　：検出不可能
    HBc抗体（IgM）　　　：現在の感染を示す。

HBc 抗体（IgG）高抗体価：持続的感染を示す。
　　　　　　　　　低抗体価：感染の既往を示す。
HBe 抗原　　　　　　　　：高い感染性を示す。
HBe 抗体　　　　　　　　：感染性の低下を示す。

【C 型肝炎】
- 感染経路：血液感染⇒輸血（輸血後肝炎の 95% 以上），医療事故（注射針など），出産時の出血による新生児感染
- 潜伏期：2 週〜6 ヶ月
- ウイルス関連抗原，抗体
　抗原は検出不可能であるが，HCV 抗体は血中で検出される。ただし，ウイルスの RNA を測ることによりウイルス量を調べることはできる。

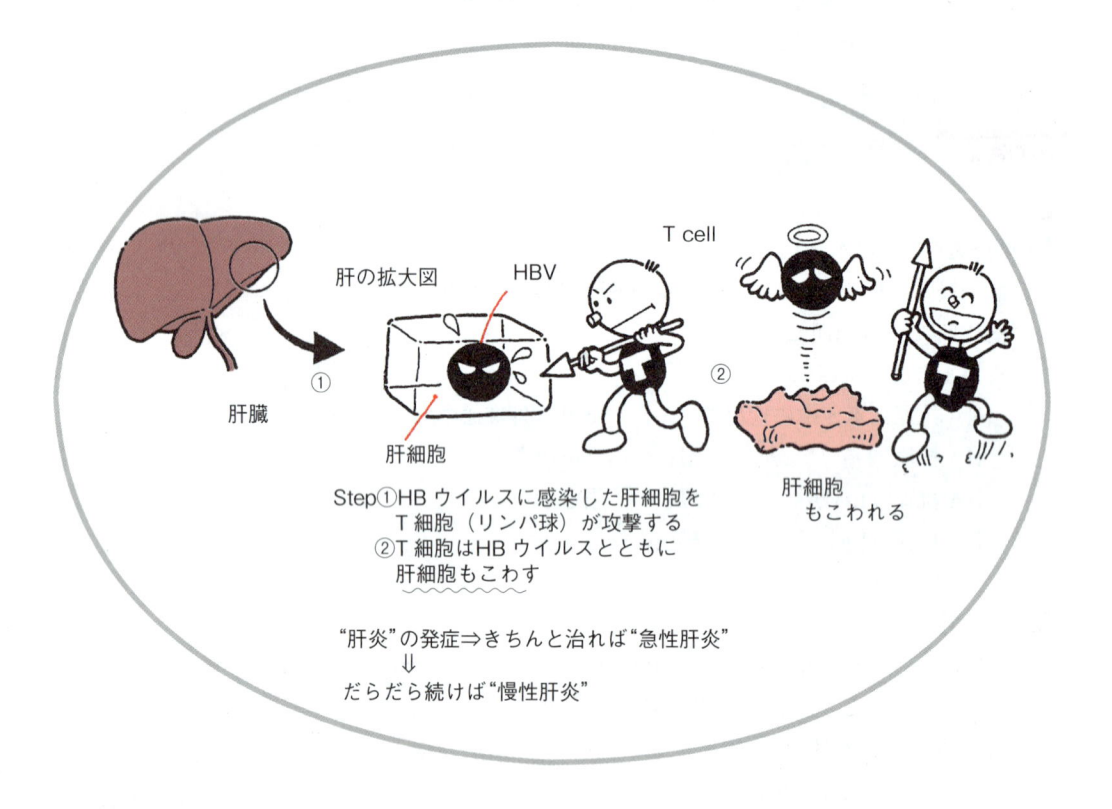

Step①HB ウイルスに感染した肝細胞を
　　T 細胞（リンパ球）が攻撃する
　②T 細胞は HB ウイルスとともに
　　肝細胞もこわす

"肝炎"の発症⇒きちんと治れば"急性肝炎"
　　　　　　⇓
　　だらだら続けば"慢性肝炎"

症　状

- 全身倦怠感，悪心，嘔吐：肝機能低下⇒全身倦怠感，悪心，嘔吐
- 発熱，腹痛（上腹部不快感）：炎症⇒発熱，腹痛（上腹部不快感）
- 黄疸：肝機能低下⇒黄疸

治療

【一般療法】
- 基本的には対症療法。安静と栄養補給

【薬物療法】
- B型肝炎に対する治療
  (1) インターフェロン（α, β）
  (2) ペグインターフェロン
  (3) 核酸アナログ製剤
- C型肝炎に対する治療
  (1) インターフェロン（α, β）
    1) 単剤
    2) リバビリンとの併用療法
  (2) ペグインターフェロン
    1) 単剤
    2) リバビリンとの併用療法
    3) リバビリンとテラプレビルとの併用療法

【予防】
- A型肝炎：人免疫グロブリン製剤（γ-グロブリン），乾燥A型肝炎ワクチン
- B型肝炎：HBs抗体含有人免疫グロブリン，沈降B型肝炎ワクチン
- C型肝炎：現在のところ有効な予防薬はない。感染しないことにつきる。

治療のポイント

- 看護する側が感染しないよう注意することが必要。ワクチンの接種や2%グルタールアルデヒド液で医療器具を十分消毒するなどの対策を講じる。
- 劇症肝炎に移行する可能性がみられたら，特に注意し経過観察
- 意識障害に注意する。
- インターフェロンは副作用の強い薬なので，投与後の患者に対しては細心の注意が必要となる。主な副作用には，白血球や血小板の減少，発熱，全身倦怠感，うつ状態などがある。

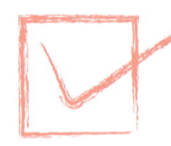

症例 Check test　肝　炎

問 肝炎について，正しいものに〇，誤っているものに×をつけよ。
① 肝炎には，ウイルス性肝炎，劇症肝炎，アルコール性肝炎や薬物性肝炎などがある。
② 肝炎に伴う炎症症状として，全身倦怠感，悪心，嘔吐，黄疸等がある。
③ C型肝炎の感染経路としては，糞便を介した経口感染が多い。
④ HCV抗体は検出不可能であるが，HCV抗原は血中で検出される。
⑤ B型およびC型肝炎に対する治療として，インターフェロン製剤が使われている。

解答・解説

① 〇
② ×　炎症症状としては，発熱，腹痛（上腹部不快感）などがある。問題の例文の症状は肝機能低下に伴う症状である。
③ ×　A型肝炎の感染経路としては，糞便を介した経口感染が多い。C型肝炎の感染経路は主として血液感染である。
④ ×　HCV抗原は検出不可能であるが，HCV抗体は血中で検出される。
⑤ 〇

Pick UP コラム 【ペグインターフェロン】

C型肝炎治療などに使われるインターフェロンを，ペグ（PEG：ポリエチレングリコール）に結合させることによって，血中への緩徐な移行，半減期の延長を目指したものである。C型肝炎治療において，従来のインターフェロン製剤は週3回または連日の筋肉注射が必要であったが，ペグインターフェロン製剤は週1回の皮下注射となり，QOL（治療生活の質）の向上が期待できる。

国試問題 select： （第90回国家試験問題：問191 一部改変）

肝炎ウイルスに関する記述のうち，正しいのはどれか。2つ選べ。

① B型肝炎ウイルス（HBV）の感染経路には，母親から子への母子感染，性交，医療従事者の針刺し事故などによるものがある。
② HBe抗原陽性の母親から生まれた新生児はHBV感染の危険性が低いので，経過観察でよい。
③ HBe抗原陽性からHBe抗原陰性・HBe抗体陽性への移行は，肝炎の活動性が増加したことを意味する。
④ 日本人のC型肝炎ウイルス（HCV）の遺伝子型はⅡ型（1b）が多いため，インターフェロンの治療効果が低い。

解説

① ○
② ×　HBe抗原陽性は，B型肝炎ウイルスの増殖を示しておりHBe抗原陽性の母親から生まれた新生児はHBV感染の危険性が高い。
③ ×　HBe抗原陽性でHBVの活動性は高いが，HBe抗体が産生されてHBe抗原が陰性化することによって肝炎の活動性が低下したことを意味する。
④ ○　C型肝炎は核酸配列的に6種類（1a，1b，2a，2b，3a，3b）に分類され，日本人はその中でもⅡ（1b）型が多い。インターフェロンはⅢ型，Ⅳ型に対する有効性は高いが，Ⅱ（1b）型に対しては有効性が低い。

解答　①，④

国試問題 select： （第89回国家試験問題：問197 一部改変）

B型肝炎ウイルス（HBV）に関する記述のうち，正しいのはどれか。2つ選べ。

① HBVを含む血液による汚染事故後の肝炎予防に，乾燥ポリエチレングリコール処理抗HBs人免疫グロブリンを使用することがある。
② HBe抗原陽性の母親から生まれた児が，HBVキャリアになることはない。
③ HBe抗原陽性者では，血中HBV-DNAおよびHBV関連DNAポリメラーゼが高値を示す。
④ 成人HBV感染では，そのほとんどに劇症肝炎が出現する。

解説

① ○
② ×　HBe抗原陽性の母親から生まれた児が，HBVキャリアとなる。
③ ○　HBVマーカーのDNAポリメラーゼは，HBVが増殖するときに必要とする酵素でHBV量と相関する。HBe抗原陽性者では，HBVの増殖力が強い状態であり血中HBV-DNAおよびHBV関連DNAポリメラーゼが高値を示す。
④ ×　成人HBV感染により劇症肝炎を発症することはあるが，その発症は1～2%である。

解答　①，③

21 肝硬変 liver cirrhosis

疾患概念

- さまざまな肝疾患の終末像。ウイルス性（HBV，HCV）肝炎，アルコール性肝炎も肝硬変へ移行する。**慢性C型肝炎⇒肝硬変⇒肝細胞がん**のパターンが多い。
- 肝機能は低下し，組織所見として肝細胞の壊死と線維の増殖がみられる。
- 死因としては，肝不全，上部消化管出血，肝細胞がんなどがある。

【分 類】

[1] 経過的分類
　①代償期：残存肝細胞が十分存在して，肝機能が保たれている時期で，特異的な自覚症状はない時期
　②非代償期：肝機能障害が進行し，腹水，黄疸，脳症，出血傾向などの重篤な症状が出現する時期

[2] 臨床的肝機能による分類（Child-Pugh 分類）

項目/スコア	1	2	3
肝性脳症	なし	1度，2度	3度，4度
腹水	なし	軽度コントロール可能	中等度～高度コントロール困難
血清ビリルビン値	＜2 mg/dL	2～3 mg/dL	3 mg/dL＜
血清アルブミン値	＞3.5 g/dL	2.8～3.5 g/L	2.8 g/L
プロトロンビン時間	4秒未満の延長	4～6秒の延長	6.1秒以上の延長

各項目のスコアを合計し，以下のように分類する。
Grade A：スコア5～6，　Grade B：スコア7～9，　Grade C：スコア10～15

症 状

- 全身倦怠感，食欲不振：肝機能低下⇒全身倦怠感，食欲不振
- 腹部膨満感：肝機能低下⇒アルブミン産生低下⇒低タンパク血症⇒腹水貯留⇒腹部膨満感
- 脳神経症状（肝性昏睡）：肝機能低下⇒血中アンモニア上昇⇒脳神経症状（**肝性昏睡**）
- 腹壁静脈怒張，食道静脈瘤，脾腫：肝臓の線維化⇒門脈圧亢進⇒門脈側副路（腹壁静脈，食道静脈，脾静脈）への血流増加⇒腹壁静脈怒張（メズサの頭），**食道静脈瘤**，**脾腫**

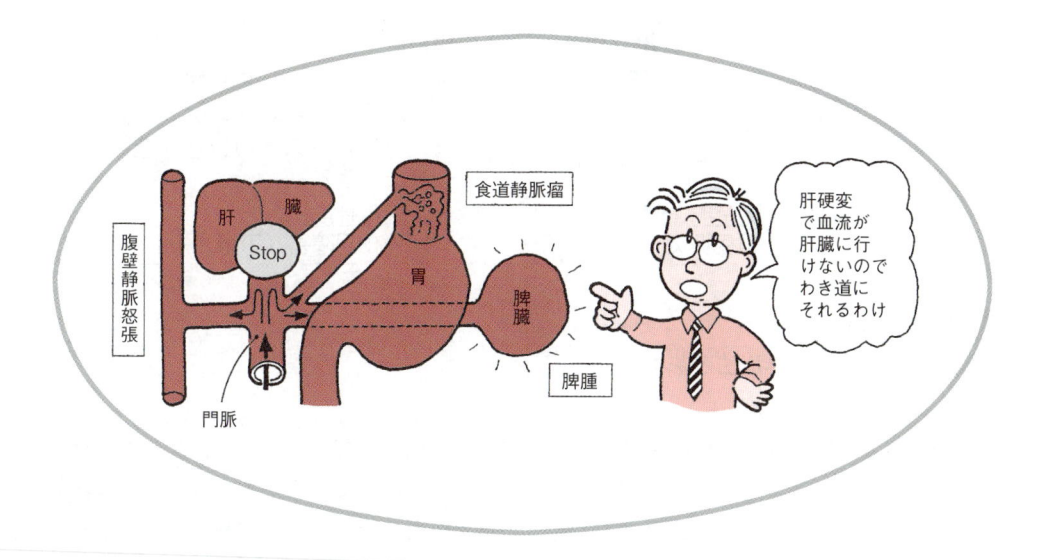

検査・診断

- 血中ビリルビン値上昇
- コリンエステラーゼ活性低下
- 血清アルブミン値低下
- 血中アンモニア値上昇
- プロトロンビン時間延長
- 汎血球減少

治　療

　肝硬変の治療では，浮腫・腹水・肝性脳症などの合併症対策が基本的方針となる。したがって，薬物治療の基本は，原因の排除（HCV，HBV），残存肝細胞に対する庇護療法および合併症に対する対処療法である。

【薬物療法】

(1) 代償期の治療

　炎症の軽減および血清トランスアミナーゼ値の改善等を目的として肝庇護薬が用いられる。

肝庇護薬の作用機序・適応

薬　物	機　序	適　応
強力ネオミノファーゲンシー（グリチルリチン製剤）	・抗炎症作用および炎症による組織障害の抑制・軽減・修復促進作用 ・抗アレルギー作用	・慢性肝機能異常 ・湿疹・皮膚炎
ウルソデオキシコール酸（ウルソ）	・肝血流量増加作用（肝保護作用） ・利胆作用（胆汁分泌促進） ・コレステロール結石溶解作用	・慢性肝疾患の肝機能改善 ・胆汁うっ血を伴う肝疾患 ・C型慢性肝疾患における肝機能改善

肝庇護薬の禁忌・副作用

薬物	禁忌	副作用
強力ネオミノファーゲンシー（グリチルリチン製剤）	・本剤に過敏症の既往歴 ・アルドステロン症，低K血症	・アナフィラキシーショック ・偽アルドステロン症（低K血症・血圧上昇）
ウルソデオキシコール酸（ウルソ）	・完全胆道閉塞 ・劇症肝炎	・間質性肺炎 ・消化器障害（下痢）

(2) 非代償期の治療

非代償期の治療は，対処療法が基本となる。

①腹水，浮腫に対する治療

・利尿薬：水分貯留には二次性の高アルドステロン症が関与しているため，抗アルドステロン薬である**スピロノラクトン**が第1選択薬である。内服で効果が不十分であれば注射剤**カンレノ酸カリウム**を使用する。効果が不十分な場合にはループ利尿薬**フロセミド**を併用することがある。

・アルブミン製剤：腹水中の水分を血管内に移行させ，血漿膠質浸透圧を改善する。血清アルブミン値が 2.5 g/dL 以下が適応となる。

利尿薬の禁忌・副作用

薬物	禁忌	副作用
スピロノラクトン（アルダクトンA）	・無尿または急性腎不全患者 ・高K血症の患者 ・タクロリムスまたはミトタン投与中の患者	・電解質異常（高K血症，低Na血症） ・代謝性アシドーシス ・急性腎不全
カンレノ酸カリウム（ソルダクトン注）	・無尿または急性腎不全患者 ・腎機能の進行性悪化状態 ・高K血症の患者 ・てんかんなどのけいれん素因のある患者	・ショック ・電解質異常（高K血症，低Na血症）
フロセミド（ラシックス）	・完全胆道閉塞 ・劇症肝炎	・間質性肺炎 ・消化器障害（下痢）
アルブミン製剤 人血清アルブミン	・本剤の成分にショックの既往歴 ・本剤の成分に過敏症の既往歴	・ショック ・アナフィラキシー様症状 ・過敏症

②肝性脳症に対する治療

血中のアンモニア濃度を低下・改善する目的で，ラクツロース，抗菌薬および分岐鎖アミノ酸製剤が用いられる。

肝性脳症治療薬の作用・禁忌

薬物	作用	禁忌
ラクツロース（モニラック）	腸内の NH_3 産生菌の発育抑制および腸管内 NH_3 の吸収抑制し，NH_3 濃度を低下させる。	・ガラクトース血症
抗菌薬 カナマイシン硫酸塩 （カナマイシン）	非吸収性の経口抗菌薬が用いられ，殺菌作用により腸内細菌によるアンモニア産生を抑制する。	・アミノ配糖体に過敏症 ・アミノ配糖体による難聴およびその他の難聴者
分岐鎖アミノ酸製剤 リーバクト顆粒 肝不全用経腸栄養剤 アミノレバンEN ヘパンED	・肝内の尿素サイクルで処理できないアンモニアは，脳や筋組織で分岐鎖アミノ酸を消費して処理されるため，肝性脳症の改善に有効である。 ・分岐鎖アミノ酸のほか，三大栄養素，ビタミン，ミネラルを含み，脳症の改善，栄養状態の改善効果を示す。	・先天性分岐鎖アミノ酸代謝異常の患者 ・牛乳に対してアレルギーのある患者 ・重症糖尿病の患者・アミノ酸代謝異常の患者

（処方例）

```
酸化マグネシウム          1回0.5 g（1日1.5 g）   1日3回 朝昼夕食後
ラクツロースシロップ65%   1回20 mL（1日60 mL）   1日3回 朝昼夕食後
カナマイシン250 mg       1回2錠（1日8錠）       1日4回 毎食後・就寝前
ヘパンED（80 g/袋：310 Kcal） 2袋
  1回80 gを250 mLの水か微温湯に溶解し1日2回食事とともに服用
```

③消化管出血に対する治療

　門脈圧を低下させ，食道静脈瘤の破裂を防止する目的で，プロプラノロールのほか，硝酸イソソルビド，ロサルタンカリウムが選択されるが，保険適応ではない。

【非薬物療法】

①安静：肝臓の血流維持を目的とする。

②食事・栄養療法

　肝硬変では種々の栄養代謝障害があり，食事・栄養療法が基本となる。

　1）タンパク食・高カロリー食の摂取⇒肝不全用経腸栄養剤

　2）水分・食塩制限⇒心・肺・腎機能の維持

治療のポイント

- 肝臓の血流を維持するために安静にする。
- 腹水・栄養不良などに対する栄養療法
- アルコール性肝硬変などは厳しく生活指導を行うよう注意する。
- 肝性昏睡の前駆期には性格の変化，傾眠，失見当識などが現れるので，患者の行動には常に気を配っておく。

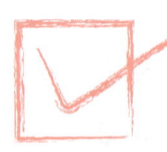

症例 Check test 肝硬変

問 肝硬変患者で，門脈圧亢進による症状について，正しいものに〇，誤っているものに×をつけよ。

1. 皮膚の黄染
2. 女性化乳房
3. 腹壁静脈怒張
4. 黄褐色の尿

解答・解説

1. × 肝臓でのビリルビン代謝が障害され，高ビリルビン血症をきたすため。
2. × エストロゲンの代謝異常によりみられる症状
3. 〇
4. × 高ビリルビン血症に起因する。

問 肝硬変とその治療について，正しいものに〇，誤っているものに×をつけよ。

1. コリンエステラーゼ値が上昇することが多い。
2. レニン-アンジオテンシン-アルドステロン系の活性化は，腹水の貯留には関与しない。
3. 多くの場合，アスパラギン酸アミノトランスフェラーゼ（AST）の方がアラニンアミノトランスフェラーゼ（ALT）よりも高値を示す。
4. 腹水の治療には，ループ利尿薬が用いられる。
5. 肝性脳症の治療には，ラクツロースが経口で用いられる。

解答・解説

1. × 肝機能低下により，肝で生成されるコリンエステラーゼの値は低下する。
2. × レニン-アンジオテンシン-アルドステロン系の活性化により，尿細管からのna$^+$，水の再吸収が促進され，腹水や胸水を増悪する。
3. 〇 AST > ALT
4. × 抗アルドステロン薬であるスピロノラクトン，カンレノ酸カリウムが第1選択である。
5. 〇 肝性脳症の治療には，ラクツロースや分岐鎖アミノ酸製剤が用いられる。

> **問** 肝硬変患者の意識混濁について，正しいものに○，誤っているものに×をつけよ。
> ① 血糖値の低下
> ② ケトン体の増加
> ③ 血漿浸透圧の上昇
> ④ 血中アンモニア値の上昇

解答・解説

① ×　血糖値の上昇
② ×　動脈血中のケトン体は肝予備能を反映しており，肝不全では低下している。
③ ×　肝硬変では低アルブミン血症により血漿浸透圧は低下する。
④ ○　腸管内で産生されるアンモニアの肝での分解機能が低下し，さらに側副血行から直接下大静脈に入り脳に作用して肝性脳症を引き起こす。

国試問題 select：　（予想問題）

肝硬変に関する記述のうち，**誤っている**のはどれか。2つ選べ。
① 肝硬変では，γ-グロブリンが上昇し，プロトロンビン時間が延長する。
② 肝硬変では，多くの場合 AST の方が ALT よりも高値を示す。
③ 肝硬変では，コリンエステラーゼ値が上昇することが多い。
④ 肝蔵アルブミン合成能の低下は，肝硬変や肝がんに伴う腹水の貯留に関与している。
⑤ レニン-アンジオテンシン-アルドステロン系の活性化は，腹水の貯留には関与しない。

解説
① ○
② ○
③ ×　肝機能が低下するため，肝臓で生成されるコリンエステラーゼ値は低下する。
④ ○　血漿タンパク質であるアルブミンは肝臓で生成されるため，アルブミンが減少する。アルブミンの減少により血漿膠質浸透圧が低下し，血漿中の水分が組織に漏出され，浮腫が起こる。
⑤ ×　レニン-アンジオテンシン-アルドステロン系の活性化により尿細管からの Na^+・H_2O の再吸収が促進され，腹水や胸水の増悪を認める。

解答　③，⑤

22 肝がん liver cancer

疾患概念

- 肝臓に発生する悪性腫瘍で，原発性肝がんと転移性肝がんとがある。
- 原発性肝がんは病巣がほとんど単発性であるのに対し，転移性肝がんでは病巣が多発性
- 原発性肝がんは肝細胞がんと胆管細胞がんとに分かれるが，大部分が肝細胞がんである。
- 肝細胞がんは肝硬変に合併することが多く，また肝細胞がんが肝硬変を合併していることも多いため，肝細胞がんと肝硬変との関係（特に HCV 感染者における）が注目されている。

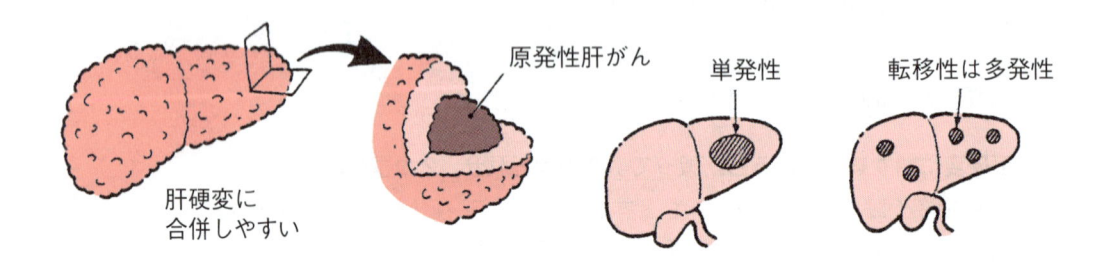

症状

- 全身倦怠感：肝機能低下⇒全身倦怠感
- 腹部腫瘤：癌腫が触れる⇒腹部腫瘤
- 黄疸：肝機能低下⇒黄疸

検査・診断

- α-フェトプロテイン高値：がん細胞の異常増殖は細胞の若返り？⇒胎児期につくられていたタンパク（α-フェトプロテインなど）がつくられる？⇒α-フェトプロテイン高値

治療

<肝細胞がん>

- がんが単発で Child-Pugh A＊あるいは B の患者
  ＊Child-Pugh 分類については，肝硬変の項（p.178）を参照
  ① 肝切除
  ② 経皮的ラジオ波焼灼療法＊（RFA）
    ＊経皮的ラジオ波焼灼療法は大きさが 3 cm 未満の肝がんが適応となる。
    経皮的エタノール注入療法（PEIT）
    経皮的マイクロ波凝固療法（PMCT）
- 大きさが 3 cm 以下のがんが 2〜3 個で Child-Pugh A あるいは B の患者
  ① 肝切除
  ② 経皮的ラジオ波焼灼療法（RFA）
    経皮的エタノール注入療法（PEIT）
    経皮的マイクロ波凝固療法（PMCT）
- 大きさが 3 cm 超のがんが 2〜3 個で Child-Pugh A あるいは B の患者
  ① 肝切除
  ② 肝動脈化学塞栓術（TACE）
    肝動脈にカテーテルを進め，下記薬剤（どれか 1 剤）と油性造影剤を混合したものを肝動脈に流した後，固形塞栓物質で肝動脈を塞栓する。
    【薬剤例】マイトマイシン C，ドキソルビシン塩酸塩，エピルビシン塩酸塩，ミリプラチン水和物 など
  ③ ソラフィニブ
    TACE 不応例で Child-Pugh A の患者
- がんが 4 個以上で Child-Pugh A あるいは B の患者
  ① 肝動脈化学塞栓術（TACE）
  ② 肝動脈動注療法
    （Low dose FP 療法）：シスプラチン（CDDP），5-FU
    皮下に留置した肝動脈留置カテーテルのリザーバーから 5 日間連続で肝動脈にシスプラチンと 5-FU を動注する。これを 4 週間毎繰り返す。

薬剤名	投与スケジュール（日）																		
	1	2	3	4	5	6	7	8	9	10	11	12	13	14	〜	21	22	23	24	25	〜
CDDP	↓	↓	↓	↓				↓		↓		↓				↓		↓		↓	〜
5-FU	↓	↓	↓	↓	↓			↓	↓	↓	↓	↓				↓	↓	↓	↓	↓	〜

（↓は投与を表す）

  ③ ソラフィニブ
    TACE 不応例で Child-Pugh A の患者
- Child-Pugh C の患者で 5 cm 未満のがんが 1 個あるいは 3 cm 以内のがんが 3 個まで：肝移植
- Child-Pugh C の患者で上記以外：保存的療法

＜胆管細胞がん＞

- 切除可能な胆管細胞がん：肝切除
- 切除不能な胆管細胞がん
  ① 経皮的ラジオ波焼灼療法（RFA）
  　経皮的エタノール注入療法（PEIT）
  　経皮的マクロ波凝固療法（PMCT）
  ② 肝動脈動注療法
  ③ ゲムシタビン塩酸塩
  　ティーエスワン（テガフール・ギメラシル・オテラシルカリウム）
- 黄疸のある患者：（限局的な胆管閉塞による黄疸に対しては減黄処置をとる）
  内視鏡的経鼻胆道ドレナージ（ENBD）
  経皮経肝的胆道ドレナージ（PTBD）
  胆道ステント留置

＜転移性肝がん＞

- 切除可能な転移性肝がん：肝切除
- 切除不能な転移性肝がん
  ① 経皮的ラジオ波焼灼療法（RFA）
  　経皮的エタノール注入療法（PEIT）
  　経皮的マクロ波凝固療法（PMCT）
  ② 肝動脈動注療法

治療のポイント

【薬物療法】

- Child-Pugh とがんの大きさを考慮して，化学療法剤を使用
- 化学療法剤には，マイトマイシン C，ドキソルビシン塩酸塩，エピルビシン塩酸塩，シスプラチン，5-FU などがある。

【非薬物療法】

- 肝切除
- TAE，RFF，PEIT，PMCT
- 手術後の患者はドレーンなどによる感染に対し注意する。
- C 型肝炎，肝硬変に伴う肝細胞がんは再発・治療をくり返すことが多くなるので，精神的サポートも忘れずに。

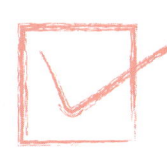

症例 Check test 肝がん

問 肝がんについて，正しいものに○，誤っているものに×をつけよ。

1. 肝細胞がんは自覚症状に乏しく，進行してから全身倦怠感，肝腫大，発熱など肝硬変の症状を訴える。
2. 肝細胞がんは門脈を介し肝内に転移したり，血行性に肺に転移したりしやすい。
3. 原発性肝がんでは血清中のα-フェトプロテインが陽性のことが多い。
4. 肝動脈化学塞栓術（TACE）とは，肝動脈にカテーテルを進め，5-FUと油性造影剤を混合したものを肝動脈に流した後，ゼラチンなどの固形塞栓物質で肝動脈を塞栓することである。
5. 超音波映像下に微小肝細胞がん（3 cm以下で単発，または2 cm以下のがんが3個以内の場合）にエタノールを注入し，腫瘍タンパクを凝固・壊死させる方法を経皮的マクロ波凝固療法（PMCT）という。

解答・解説

1. ○
2. ○
3. ○
4. × 肝動脈化学塞栓術（TACE）に用いる抗悪性腫瘍薬はマイトマイシンC，ドキソルビシン塩酸塩，エピルビシン塩酸塩などがある。
5. × 本文は，経皮的エタノール注入療法（PEIT）の説明である。

国試問題 select： （予想問題）

肝がんに関する記述のうち，誤っているのはどれか。2つ選べ。

① 肝炎ウイルスにはA，B，C，D，E，などが存在するが，肝がんと関係があるのは主にB，Cの2種類である。
② 肝がんのリスクファクターは，HBVおよびHCVの持続感染に起因するものが多く，それぞれの割合は同等である。
③ TAEは，治療効果を高めるために，抗がん剤と造影剤であるリピオドールを懸濁して投与し，肝動脈にゼラチンスポンジなどを注入し，阻血によって肝腫瘍細胞を壊死させる方法である。
④ TAEは，副作用が少ない腫瘍数が3個以下，腫瘍径が3cm以下のものしか適応されない。
⑤ 肝切除は，がんを含めて肝臓の一部を切除する最も確実な治療法の1つである。

解説

① ○
② ×　肝がんのリスクファクターの割合は，HBVが15％，HCVが80％である。
③ ○
④ ×　腫瘍数が4個で，腫瘍径が3cmを超えるものにも行われるが，完治率は低く繰り返し行う必要がある。
⑤ ○

解答　②，④

23 胆石症 cholelithiasis

疾患概念

- 胆道系でつくられた結石が，胆道内に停滞する疾患
- **中年の肥満女性**に多くみられる。
- 結石は成分によりコレステロール系結石とビリルビン系結石とに分かれる。
  ① コレステロール系結石：**胆嚢結石**に多い。
  ② ビリルビン系結石：**肝内結石**に多い。

症状

- 疼痛，発熱，黄疸が**シャルコー3徴（Charcot 3徴）**といわれ，有名
- 右季肋部痛：胆嚢の位置⇒**右季肋部痛**
  ※脂肪食後，右季肋部痛は増強する：脂肪摂取⇒胆汁分泌促進（脂肪の消化・吸収には胆汁酸が必要）⇒胆嚢収縮⇒右季肋部痛増強
- 発熱：感染合併⇒**発熱**
- 黄疸：胆道閉塞⇒**黄疸**

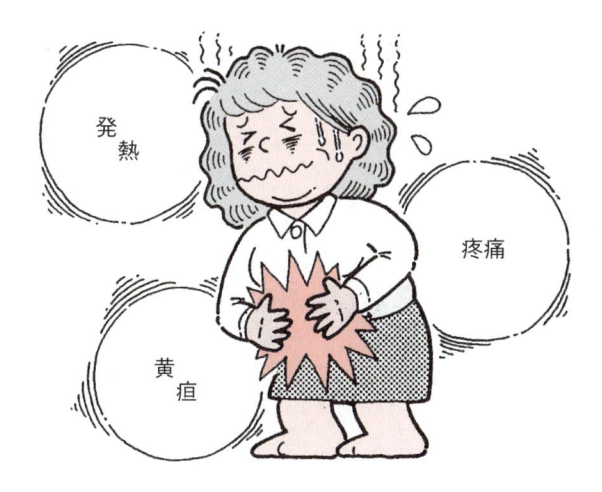

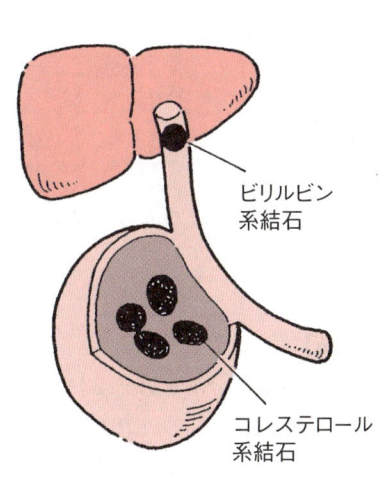

検査・診断

- 画像診断
  ①腹部単純X線撮影：胆石はみつからないことが多い。
  ②超音波（エコー）：胆石が描出される。
  ③静注胆嚢造影法（DIC）：胆嚢胆石が描出される。
  ④経皮経肝胆管造影法（PTC）：胆管胆石が描出される。
  ⑤内視鏡的逆行性胆管膵管造影法（ERCP）：胆管胆石が描出される。

治療

- 胆嚢結石
  ①コレステロール結石，胆石径1cm以下，胆嚢機能良好の場合
    ⇒経口的胆石溶解療法：ウルソデオキシコール酸
      ウルソデオキシコール酸100mg　1回2錠，1日3回，朝昼夕食後
  ②コレステロール結石，胆石径2cm以下，3個以内，胆嚢機能良好の場合
    ⇒体外衝撃波結石破砕術（ESWL）
  ③腹腔鏡下胆嚢摘出術（LAP-C）
  ④開腹による胆嚢摘出術
- 総胆管結石
  ①内視鏡的乳頭括約筋切開術（EST）または内視鏡的乳頭バルーン拡張術（EPD）による総胆管結石除去
  ②開腹による胆嚢摘出術＋総胆管切開＋Tチューブドレナージ
- 肝内結石
  ①肝部分切除
  ②経皮経肝胆道鏡下切石術（PTCSL）

治療のポイント

【薬物療法】
- 経口的胆石溶解療法：ウルソデオキシコール酸
- 疼痛対策

【非薬物療法】
- 脂肪食制限（胆汁分泌を抑える）
- ESWL，LAP-C，EST，EPD等
- 体位はセミファウラー位（上腹部に圧がかからぬように）
- 術後の観察
  ・Tチューブ閉鎖後は便の色，性状をよく観察する。
  ・侵襲的手術のあとは，痛みのため呼吸が浅くなりやすいので深呼吸や喀痰をさせる。

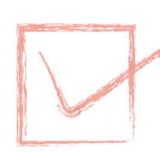

症例 Check test　胆石症

問　胆石症について，正しいものに〇，誤っているものに×をつけよ。
① 中年で肥満体の男性に多くみられる。
② 胆石症は糖質の過剰摂取によって起こる。
③ 胆嚢結石における経口的胆石溶解剤としてウルソデオキシコール酸が用いられる。
④ 超音波検査当日は禁飲食とする。
⑤ 総胆管結石の治療法として開腹による胆嚢摘出術＋総胆管切開＋Tチューブドレナージが行われるが，術後Tチューブからの胆汁の体外排泄による代謝性アルカローシスの症状に注意が必要である。

解答・解説

① ×　40～50歳代の肥満女性に多くみられる。
② ×　多くの場合，脂質の過剰摂取が胆石（コレステロール結石）の原因である。
③ 〇
④ 〇　消化管内に食物やガスがあると超音波が通りにくい。
⑤ ×　胆汁はアルカリ性なので大量に出ると電解質の異常をきたし，代謝性アシドーシスになる。

国試問題 select： （第 95 回国家試験問題：問 205）

56 歳女性。夕食後 2 時間位から上腹部に不快感を生じていたが，突然心窩部から右側腹部にかけて激しい痛みが起こった。痛みは数時間で自然に消失したが，心配になり翌日受診した。ウルソデオキシコール酸 100 mg，6 錠，1 日 3 回，毎食後が処方された。

この症例と処方から推察される疾患はどれか。

1. 虫垂炎
2. 胆道炎
3. 胆石症
4. 急性膵炎
5. 偽膜性大腸炎
6. 潰瘍性大腸炎

解説

症例より，患者が中年女性であることや，食後に突然みぞおちから右脇腹にかけての激しい痛みを訴えたこと，治療薬としてウルソデオキシコール酸のような胆石溶解薬が処方されていることから疾患が推察できる。

1. × 虫垂炎とは，虫垂に起こる炎症性疾患である。症状は心窩部から臍周囲を中心とする腹痛，食欲不振や嘔吐，軽度の発熱を認める。
2. × 胆道炎は胆道が細菌感染により炎症を生じる疾患である。症状は悪寒戦慄を伴う発熱，黄疸，右季肋部から心窩部にかけての疼痛である。治療は，抗生物質，胆管ドレナージなどを行う。
3. ○
4. × 急性膵炎では症状として心窩部痛，背部痛，嘔吐，悪寒，発熱が認められる。治療は，タンパク分解酵素阻害薬，抗生物質などが用いられる。
5. × 偽膜性大腸炎は大腸の炎症性疾患であり，抗菌薬を 1 週間以上使用した場合に起こる薬剤性であることが多い。治療は原因薬物の中止，バンコマイシンの経口投与などを行う。
6. × 潰瘍性大腸炎は自己免疫が関与すると考えられている大腸の炎症性疾患であり，症状は下痢や血便が認められる。治療はサラゾスルファピリジンや副腎皮質ステロイド薬，免疫抑制薬を用いる。

解答 3

国試問題 select： （第 86 回国家試験問題：問 200 一部改変）

胆石症に関する記述のうち，正しいのはどれか。2 つ選べ。

1. 胆石症の発作時には，発熱と黄疸は出現しない。
2. 胆石の直径が小さく，かつ複数個ある場合は，溶解療法の効果が低い。
3. 胆石症は，中年，女性，肥満の人に起こりやすい。
4. 溶解薬としてケノデオキシコール酸を用いる場合には，副作用として下痢に注意が必要である。

解説

1. × 胆石発作の 3 大徴候は疝痛，発熱と黄疸である。
2. × コレステロール胆石は溶解法の適応となりウルソデオキシコール酸，ケノデオキシコール酸が用いられる。胆石の直径が小さく，かつ複数個ある場合ほど溶解療法の効果が高い。
3. ○ 最近コレステロール胆石が急増しており，中年，女性，肥満の人に起こりやすい。
4. ○ ウルソデオキシコール酸，ケノデオキシコール酸の副作用に下痢がある。

解答 3，4

24 急性膵炎 acute pancreatitis

疾患概念

- アルコール，胆石症，原因不明の特発性，外傷などの原因で膵内酵素（トリプシン，リパーゼ，アミラーゼ，エラスターゼなど）が活性化され，膵臓の自己融解が起こり，血中に流出した酵素が他の臓器に障害を及ぼす疾患

症状

- 症状は膵臓の酵素による影響を考えれば理解できる。
- 心窩部痛（背部に放散）：酵素による膵臓の自己融解⇒心窩部痛
  ※アルコール，脂肪摂取で心窩部痛増悪：アルコール，脂肪摂取⇒膵臓の酵素分泌促進⇒酵素による膵臓の自己融解⇒心窩部痛増悪
- 悪心，嘔吐：膵臓の炎症⇒消化器症状⇒悪心，嘔吐
- 発熱：炎症⇒発熱
- 黄疸：膵臓の炎症⇒膵臓の浮腫⇒胆道の圧迫⇒黄疸
- 脂肪便：リパーゼ喪失⇒脂肪吸収障害⇒脂肪便
- 高血糖：インスリン喪失⇒高血糖
- イレウス：膵臓の炎症⇒腸管に波及⇒イレウス
- 血中，尿中アミラーゼ高値：アミラーゼの血中流出⇒血中アミラーゼ高値⇒アミラーゼ排泄増加⇒尿中アミラーゼ高値

検査・診断

(1) 生化学的検査：血液検査・尿検査

膵酵素上昇：血中・尿中アミラーゼ↑，血清エラスターゼ↑，血清リパーゼ↑，血中白血球の増加，全身の血管透過性の亢進（ヘマトクリット値の増加）

重症例では，乳酸脱水酵素（LDH），血液尿素窒素（BUN），クレアチニン，CRP上昇や高度なアシドーシス，血清Ca・血小板・動脈血PaO$_2$の低下が予後と関係する。

(2) 診断基準：急性膵炎診断基準（ガイドライン）

> 1. 上腹部に急性腹痛発作と圧痛がある。
> 2. 血中または尿中に膵酵素の上昇がある。
> 3. 超音波，CTまたはMRIで膵に急性膵炎に伴う異常所見がある。
>
> 上記3項目中2項目以上を満たし，他の膵疾患および急性腹症を除外したものを急性膵炎と診断する。ただし，慢性膵炎の急性増悪は急性膵炎に含める。

注）膵酵素は膵特異性の高いもの（アミラーゼ，リパーゼなど）を測定することが望ましい。

治療

急性膵炎の治療は，入院治療を原則とし，重症度判定を速やかに行い，重症度に応じた治療を行う．発症早期には十分な輸液を行うことが，また重症例発症後期では感染性膵合併症の対策が重要である．

【薬物療法】

急性膵炎では，トリプシンの活性化による重症化を防ぐために，補液，タンパク分解酵素阻害薬の投与，重症例では抗菌薬を投与する．必要に応じて鎮痛薬を使用する．

①輸液

炎症による循環血液量の低下を補充するため，軽症から十分量の初期補液を行う．乳酸リンゲル液または酢酸リンゲル液を基本として，3,000 mL/日を目安に十分な輸液を行う．最初の6時間は特に大量の輸液が必要である．

②タンパク分解酵素阻害薬

急性膵炎では，血管内脱水，血管内皮障害や凝固線溶系亢進により微小血栓が形成され重要臓器が血流不全状態にあるので，タンパク分解酵素阻害薬はトリプシン，エラスターゼ，血液凝固・線溶系および補体系酵素に対する広域スペクトル注射剤を選択する．

タンパク分解酵素阻害薬の作用・副作用

薬物	作用	副作用
ナファモスタットメシル酸塩（フサン）	・トリプシン，トロンビン，プラスミン等のセリン酵素群阻害	・アナフィラキシーショック ・高K血症・低Na血症 ・血小板減少
ガベキサートメシル酸塩（エフオーワイ）	1) トリプシン，カリクレイン阻害 2) トロンビン，第X因子阻害 3) oddi括約筋弛緩作用	・アナフィラキシーショック ・注射部位の皮膚潰瘍・壊死
ウリナスタチン（ミラクリッド）	・トリプシンなどの膵酵素阻害	・アナフィラキシーショック ・白血球減少

③抗菌薬（二次感染予防）

重症例では，腸管からの細菌移行により感染性膵壊死や敗血症などの重篤な感染症を合併しやすいので，直ちに抗菌薬の予防的投与を開始する．抗菌薬は，抗菌スペクトルが広く，膵組織移行性のよいカルバペネム系やニューキノロン系を選択する．

1) カルバペネム系：イミペネム・シラスタチン（チエナム），メロペネム
2) ニューキノロン系：シプロフロキサシン

④鎮痛薬

急性膵炎の疼痛は激しく持続的であるため，十分な疼痛抑制を図り，全身状態の安定に努める．以下が推奨される．

1) 軽症例：非ステロイド性抗炎症薬（NSAIDs）

インドメタシン（インダシン）坐薬，ジクロフェナクナトリウム（ボルタレン）

2) 重症例

非麻薬性鎮痛薬：**ブプレノルフィン，ペンタゾシン**

麻薬性鎮痛薬：**アヘンアルカロイド・アトロピン**[*]（オピアト・パンアト）

　　[*]oddi括約筋を弛緩させ，モルヒネの収縮作用を抑制する。

【非薬物療法】（栄養・食事療法）

①**経腸栄養**

　重症例における早期からの経腸栄養（EN）の併用は，感染合併率を低下させるため，早朝から経腸栄養を開始することが推奨される。

②膵の安静保持：絶食，胃液の吸引，脂肪食制限，禁酒などが重要である

治療のポイント

- **禁飲食，脂肪食制限，禁酒**の重要性を説明する。
- 急性膵炎の重症化（多臓器不全）に注意を配る。

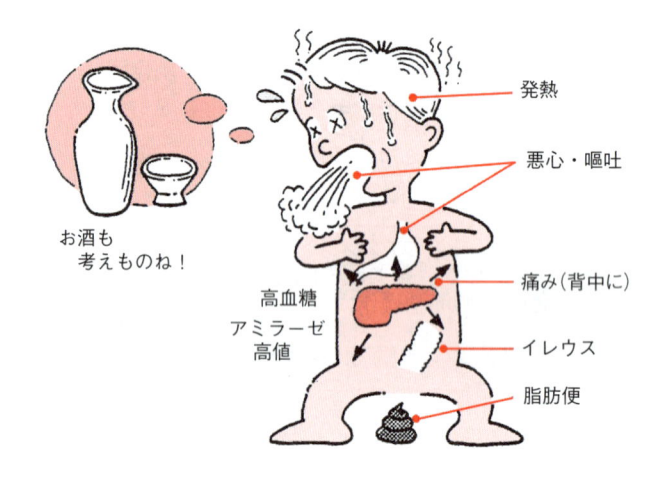

お酒も考えものね！

発熱
悪心・嘔吐
痛み(背中に)
イレウス
脂肪便
高血糖
アミラーゼ高値

196　急性膵炎

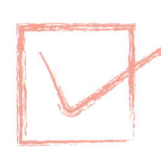

症例 Check test　急性膵炎

問 急性膵炎およびその治療について，正しいものに〇，誤っているものに×をつけよ。

1. 急性膵炎の原因として，胆石症，アルコールの過飲がある。
2. 発症頻度は，男性より女性に多い。
3. 発症早期から，血清リパーゼが高値となる。
4. 急性膵炎の治療には，ナファモスタットメシル酸塩注射剤用いられる。
5. 軽症例では，感染予防の目的で抗菌薬が用いられる。
6. インターロイキン6は，急性膵炎重症化の早期の指標として有用である。
7. 急性膵炎の治療では，早期の補液が最も重要である。
8. カモスタットメシル酸塩は，膵酵素分泌を抑制するため，急性膵炎に静注で用いられる。
9. ガベキサートメシル酸塩は，タンパク分解酵素阻害作用およびOddi括約筋収縮作用を有する。
10. 重症例では，二次感染予防のため，カルバペネム系やニューキノロン系の抗菌薬が用いられる。

解答・解説

1. 〇
2. ×　発症頻度は，男性が女性の2倍多い。
3. ×　発症早期では，血中・尿中アミラーゼ値が高くなる。
4. 〇　タンパク分解酵素阻害薬の注射剤が用いられる。
5. ×　軽症例では，感染症の合併頻度は低いため，予防的な抗菌薬は用いない。
6. 〇　インターロイキン6は，急性膵炎重症化の早期（4日以内）の診断において高値を示すため，指標として有用である。
7. 〇　軽症時から，早期の補液が最優先事項である。
8. ×　カモスタットは，錠剤で，慢性膵炎の治療に用いられる。
9. 〇
10. 〇　軽症例では，感染症の合併頻度が低いので，抗菌薬は用いない。

国試問題 select： （予想問題）

急性膵炎の治療に用いられるタンパク質分解酵素阻害薬はどれか。1つ選べ。
1. プロパンテリン
2. ウルソデオキシコール酸
3. フロプロピオン
4. ニザチジン
5. ナファモスタット

解説
1. × プロパンテリンは，ムスカリン性アセチルコリン受容体遮断薬で，鎮痙薬として用いられる。
2. × ウルソデオキシコール酸は，胆汁酸の多い胆汁の分泌を促進させることにより，肝内胆汁うっ滞を改善する。また，外殻石灰化を認めないコレステロール系胆石の溶解作用を示す。
3. × フロプロピオンは，カテコール-O-メチルトランスフェラーゼ（COMT）を阻害し，ノルアドレナリン濃度上昇作用によりβ作用を介して胆管平滑筋やOddi括約筋を弛緩させ，排胆作用を示す。
4. × ニザチジンは，ヒスタミンH_2受容体遮断薬で胃酸分泌を抑制し，消化性潰瘍の治療に用いられる。
5. ○

解答 5

25 膵がん pancreatic cancer

疾患概念

- 膵臓に発生する悪性腫瘍で，外分泌組織（膵管上皮細胞）由来のものが多い。
- 好発部位：膵頭部
- 膵がんは初期症状が出にくいので進行がんが半数を超えている。つまり，予後不良のがんといえる。

症　状

- 黄疸：胆管閉塞⇒黄疸
    ※胆管は膵頭部で膵管と合流しているため，黄疸は膵頭部がんではよくみられるが，膵尾部がんではみられにくい。そのため膵尾部がんは発見が遅れることが多い。
- 心窩部痛（背部に放散）：膵臓に腫瘤⇒膵臓皮膜進展⇒心窩部痛（背部に放散）
- 体重減少

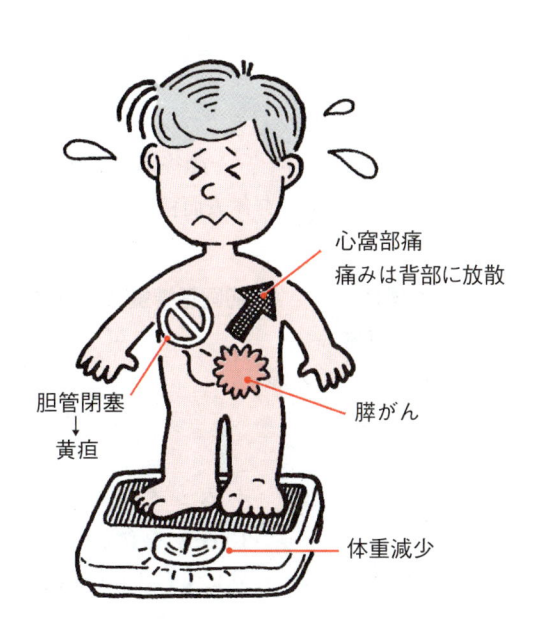

治療

＜膵頭部がん＞

【症　状】

- 閉塞性黄疸⇒胆管閉塞：（胆管は膵頭部で膵管と合流しているため，黄疸は膵頭部がんではよくみられるが，膵尾部がんではみられにくい。そのため膵尾部がんは発見が遅れることが多い）
- 無痛性胆囊腫大（Courvoisier sign）
- 悪心・嘔吐，腹痛，食欲低下，体重減少など

【治　療】

- 切除可能例：PTCD（経皮経肝胆管ドレナージ），ERBD（内視鏡的逆行性胆管ドレナージ法）などで減黄後，拡大手術（膵頭十二指腸切除，幽門輪温存膵頭十二指腸切除が基本）＋術中放射線照射＋術後化学療法
- 切除不可能例

　（ゲムシタビン単剤療法）：ゲムシタビン塩酸塩 1,000 mg/m^2（30分かけて点滴静注）

　1クール：週1回投与を3週間繰り返し1週間休薬（1クール以上繰り返す）

　＊投与当日：白血球数 2,000/μL 未満，または血小板数7万/μL 未満の場合は骨髄機能が回復するまで投与延期

薬剤名	投与スケジュール（日）														
	1	2	3	4	5	6	7	8	9	10	11	12	13	14	15	～	28
ゲムシタビン	↓							↓							↓		

（↓は投与を表す）

　（ティーエスワン療法）：ティーエスワン（テガフール・ギメラシル・オテラシルカリウム）

　1クール：1日2回，28日連日経口投与し，その後14日間休薬

　　通常，成人には初回投与量（1回量）を体表面積にあわせて次の基準量とする。なお，患者の状態により適宜増減する。

体表面積	初回基準量（テガフール相当量）
1.25 m^2 未満	40 mg/回
1.25 m^2 以上～1.5 m^2 未満	50 mg/回
1.5 m^2 以上	60 mg/回

　（ゲムシタビン＋エルロチニブ併用療法）：ゲムシタビン単剤療法に加え，エルロチニブ 100 mg を食事の1時間以上前または食後2時間以降に1日1回経口投与

＜膵体尾部がん＞

【症　状】

- 心窩部～背部痛：膵臓に腫瘤⇒膵臓皮膜進展⇒心窩部痛（背部に放散）

- 体重減少，下痢
- 口渇，多飲，多尿（膵の荒廃による二次性糖尿病）

【治療】

- 切除可能例

　　拡大手術（脾合併膵体尾部切除，膵全切除が基本）＋術中放射線照射＋術後化学療法

- 切除不可能例

　　（ゲムシタビン単剤療法）：ゲムシタビン塩酸塩 1,000 mg/m² （30分かけて点滴静注）
　　1クール：週1回投与を3週間繰り返し1週間休薬（1クール以上繰り返す）
　　＊投与当日：白血球数 2,000/μL 未満，または血小板数7万/μL 未満の場合は骨髄機能が回
　　　　　　　 復するまで投与延期

薬剤名	投与スケジュール（日）													
	1	2	3	4	5	6	7	8	9	10	11	12	13	14	15	～	28
ゲムシタビン	↓							↓							↓		

（↓は投与を表す）

　　（ティーエスワン療法）：ティーエスワン（テガフール・ギメラシル・オテラシルカリウム）
　　1クール：1日2回，28日連日経口投与し，その後14日間休薬

　通常，成人には初回投与量（1回量）を体表面積にあわせて次の基準量とする。なお，患者の状態により適宜増減する。

体表面積	初回基準量（テガフール相当量）
1.25 m² 未満	40 mg/回
1.25 m² 以上～1.5 m² 未満	50 mg/回
1.5 m² 以上	60 mg/回

　　（ゲムシタビン＋エルロチニブ併用療法）：ゲムシタビン単剤療法に加え，エルロチニブ
　　　　　　　　　　　　　　　　　　　　　100 mg を食事の1時間以上前または食後2時間以
　　　　　　　　　　　　　　　　　　　　　降に1日1回経口投与

治療のポイント

【薬物療法】
- 疼痛に対する処置は迅速に。
- 吐き気があれば制吐剤，もしくは経鼻胃管挿入
- ゲムシタビン，ティーエスワン

【非薬物療法】
- 拡大手術＋術中放射線照射＋術後化学療法
- セミファウラー位（膵への圧力軽減）

膵がん　201

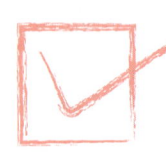

症例 Check test　膵がん

問 膵がんについて，正しいものに○，誤っているものに×をつけよ。

① 膵管上皮あるいは膵実質細胞から発生するがんであり，好発部位は膵頭部よりも膵体部・膵尾部である。
② CA-19 や CEA の値は膵臓がんの腫瘍マーカーとして利用される。
③ 膵頭部がんの症状としては黄疸，白色便，皮膚そう痒，発熱などである。
④ 膵体尾部がんでは膵内分泌機能の低下により，二次性糖尿病症状が現れる。
⑤ 切除不能症例では，パクリタキセルやティーエスワンなどの化学療法を行う。

解答・解説

① ×　好発部位は，膵頭部＞膵体部・膵尾部
② ○
③ ○　閉塞性黄疸症状がみられる。
④ ○
⑤ ×　注射剤としてはゲムシタビンが使用される。

国試問題 select： （予想問題）

膵がんに関する記述のうち，誤っているのはどれか。1つ選べ。

1. 膵がんは，膵管上皮あるいは膵実質細胞から発症するがんであり，膵管上皮から発症する膵管がんが，膵臓がんの大部分を占めそのほとんどが腺がんである。
2. 膵がんの危険因子は，家族歴，糖尿病，慢性膵炎，喫煙，飲酒などである。
3. 切除して予後のよい膵がんは，径1cm以下の上皮内がんまたは微小浸潤がんである。
4. 局所進行切除不能膵がんに対し，ゲムシタビン塩酸塩単独もしくは併用療法は5-FUを基礎とした化学療法が選択肢の1つである。
5. 膵がんは，放射線療法による治療に対して効果が認められていない。

解説

1. ○
2. ○
3. ○
4. ○
5. × 局所進行切除不能膵がんに対し，5-FU併用化学放射線療法は有効である。また，ASCO2008において，手術不能膵がんに対し，ゲムシタビン＋放射線療法はゲムシタビン単独に比べ，全生存期間を有意に延長することが報告されている。

解答 5

第4章　血液疾患

1	鉄欠乏性貧血	206
2	再生不良性貧血	210
3	自己免疫性溶血性貧血	214
4	巨赤芽球性（悪性貧血）貧血	218
5	白血病	222
6	悪性リンパ腫	230
7	多発性骨髄腫	234
8	血友病	239
9	播種性血管内凝固（DIC）	243

1 鉄欠乏性貧血 iron deficiency anemia

疾患概念

- **最も多い貧血**であり，**若年～中年女性**に多い。
- 鉄が不足することでヘムの産生が進まず赤血球が足りずに貧血となる。赤血球が小さくて，ヘモグロビンの量が少ないので，小球性低色素性貧血と呼んでいる。骨髄は貧血を代償するために過形成
- **がんなどに合併**することもある（**高齢者の貧血**の場合，特に注意が必要）。
- 原　因
  ①鉄の吸収量低下：食物に鉄が少ない，**胃切除**など
  ②鉄が多く必要：**成長期，妊娠中**
  ③鉄が出て行く：**月経過多**（子宮筋腫），消化管からの出血など
- 病態の変化：貯蔵鉄（フェリチン）低下⇒トランスフェリン上昇⇒**小球性低色素性貧血**⇒爪・舌などの症状，神経症状などの出現

症　状

進行すると
thin！
スプーン状爪
or
下肢の知覚異常
プランマー・ビンソン症候群
舌炎・舌乳頭萎縮
口角炎
嚥下困難
などが出現する

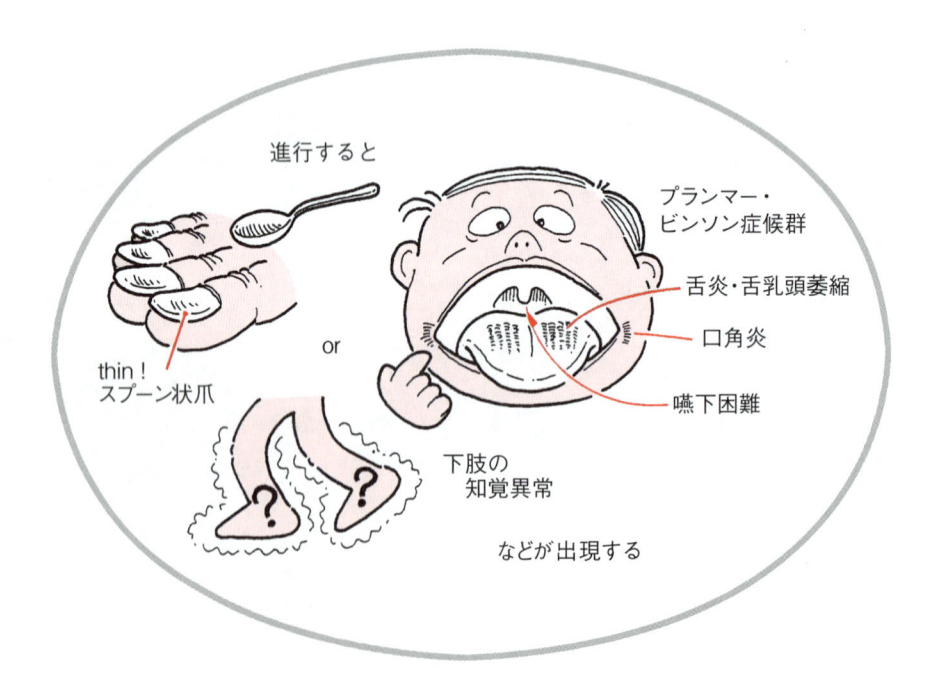

検査・診断

末梢血検査では，小球性低色素性貧血が特徴．形態学的には赤血球は淡く染まり（末梢血標本で非薄赤血球），大小不同や小型の赤血球がみられる．MCV，MCH，MCHC は低下．血清鉄減少，血清フェリチン減少，不飽和鉄結合能（TIBC）増加

治療

まず，鉄欠乏をきたしている原因に対する治療（原因除去）を行い，鉄剤補充により不足鉄量を補う．2価鉄の方が3価鉄より吸収されやすいので，鉄剤は原則として2価鉄を経口で投与する．有機鉄剤は還元鉄剤より胃腸障害が少ない．鉄の補給は，組織鉄→ヘモグロビン→血清鉄→貯蔵鉄の順番に回復するので，血清鉄上昇後，貯蔵鉄が正常に達するまで行う．鉄剤投与によってヘモグロビンは約2ヶ月で正常になるが，貯蔵鉄が正常化するためにさらに2〜4ヶ月服用を続ける．

薬剤 経口用剤：硫酸鉄（徐放鉄剤），クエン酸第一鉄ナトリウム錠
注射剤：含糖酸化鉄，シデフェロン

治療のポイント

- 鉄欠乏は食事でかなり改善される．何といっても好き嫌いなく食べ物をとるよう指導する．
- 息切れなど自覚症状を伴う患者には無理をさせない．
- 一般的な健康教育，精神的支援を行う．
- 鉄剤は貧血症状が改善されてからも2〜3ヶ月は続けて内服する必要のあることを説明する．

Pick UP コラム

【鉄剤の副作用】

鉄剤の剤型としては，経口用剤，注射剤がある．それぞれに副作用があるのでまとめておこう．

経口用剤は悪心，嘔吐，腹痛，腹部不快感，下痢，便秘，などの胃腸障害が主である．

注射剤は，注射直後に頭痛，筋肉痛，関節痛，頻脈，アナフィラキシーショックなどが生じる．またしばらくして，めまい，発疹，発熱などが生じる．

その他，急性中毒症といって，鉄を多量に投与したとき，消化器症状，呼吸困難，チアノーゼなどが生じうる．

症例 Check test　鉄欠乏性貧血

問 鉄欠乏性貧血について，正しいものに○，誤っているものに×をつけよ。

1. 鉄は食品中に広く分布し，吸収もよいので小児や妊婦でも鉄欠乏による貧血の割合は少ない。
2. 鉄欠乏性貧血において，鉄製剤の投与により赤血球が正常に回復した場合は，直ちに投与を中止する。
3. 注射剤製剤は，ヘモグロビン合成を効率よく促進するので，鉄欠乏性貧血では第1選択薬となる。
4. 鉄欠乏性貧血では，不飽和鉄結合能が増加している。
5. 経口鉄製剤は，主として胃から吸収される。

解答・解説

1. ×　食物からの鉄の吸収率は10%以下である。
2. ×　鉄剤により赤血球がほぼ回復しても，数ヶ月にわたって鉄剤投与を続ける必要がある。
3. ×　経口鉄剤が第1選択薬である。
4. ○　血清鉄が減少し総鉄結合能が増加するため，不飽和鉄結合能は顕著に増加し，血清フェリチン値は低下する。
5. ×　経口鉄製剤は主に十二指腸から空腸上部で吸収される。

国試問題 select： （第 94 回国家試験問題：問 204 一部改変）

鉄欠乏性貧血に関する記述のうち，誤っているのはどれか。1 つ選べ。

①　経口鉄製剤は，主として胃から吸収される。
②　ヘモグロビン合成に利用される鉄の大部分は，老化して崩壊した赤血球由来である。
③　貧血は，小球性低色素性貧血のパターンをとる。
④　徐々に進行することが多く，高度の貧血でも症状が出現しにくい。
⑤　成人に本症がみられた場合，他の疾患の併発を検討しなければならない。

解説
① ×　経口鉄製剤は，二価鉄（Fe^{2+}）の状態で，十二指腸上部より腸管上皮細胞中に吸収される。
② ○
③ ○　鉄欠乏性貧血は鉄の体内での欠乏による Hb 合成の低下が起こるため，構成成分として Hb を有する赤血球 1 個の大きさおよび赤血球中の Hb 濃度は基準値以下となるため，小球性低色素性貧血のパターンをとる。
④ ○
⑤ ○

解答　①

2 再生不良性貧血 aplastic anemia

疾患概念

- なかなか恐ろしい貧血である。血球は骨髄において幹細胞（すべての血球のもとになる細胞）よりさまざまに分化して赤血球，白血球，血小板などになるが，この病気はこの元の幹細胞がやられてしまう。元を断たれてしまうと，すべての血球が減少してしまう。これを汎血球減少（pancytopenia）と呼ぶ。これがこの病気の本態である。数は減っているが，赤血球の1つひとつについては正常なので正球性正色素性貧血と呼ぶ。厚生労働省の特定疾患治療研究事業の対象疾患に指定されている。
- 原　因
  ①特発性：これが大部分
  ②続発性：放射線，抗がん剤，ベンゼン，クロラムフェニコール，抗てんかん薬など
  ③特殊なもの：全身性エリテマトーデス（SLE），結節性多発動脈炎（PN），肝炎の後，発作性夜間血色素尿症などに合併

症　状

```
幹細胞減少      赤血球減少  →  貧血の一般症状
＝汎血球減少                    ふらつき，動悸，
                                息切れ，めまい等

                白血球減少  →  感染：免疫力の低下による

                血小板減少  →  出血傾向
                                歯肉出血，鼻出血，
                                皮下出血等
```

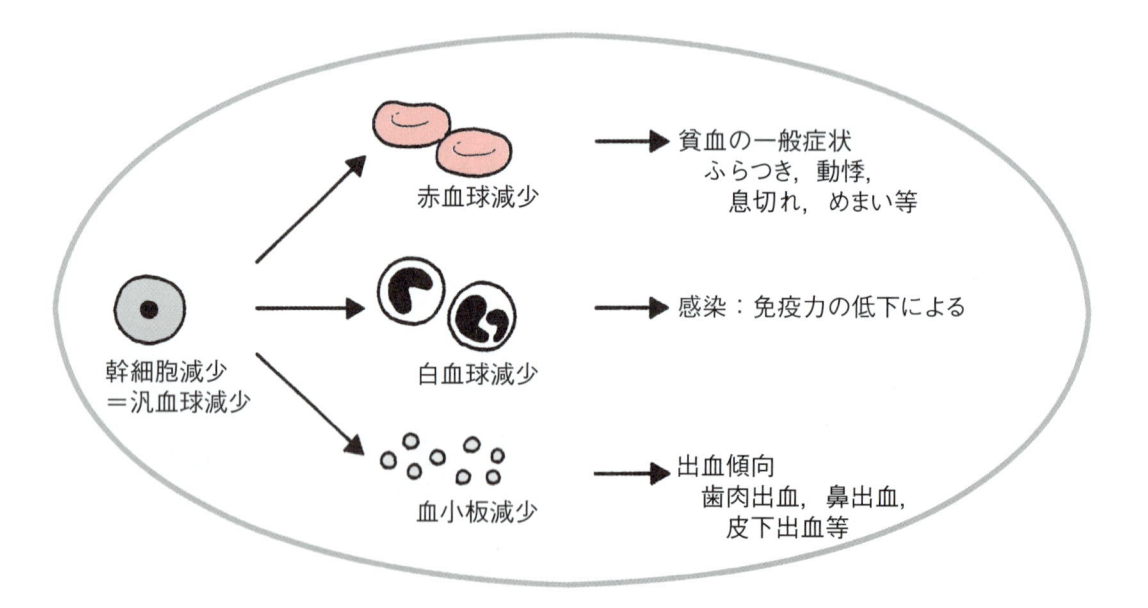

検査・診断

- 再生不良性貧血とは，すべての血球成分が減少している。特に，骨髄がすかすかになる「脂肪髄」という現象は覚えよう。

治療

- 重症度に従って治療方針を選択するのが一般的である。
  重症例：①同種骨髄移植（40歳以下）　②免疫抑制療法（40歳以上，抗胸腺細胞グロブリン（ATG）療法，シクロスポリン内服）
- 中等症例：免疫抑制療法が治療の第1選択①タンパク同化ステロイド内服　②抗胸腺細胞グロブリン（ATG）療法
- 軽症例：①経過観察　②タンパク同化ホルモン療法（メテノロン）：造血幹細胞の増殖を促進する。ただし，肝障害，多毛，嗄声などの副作用に注意

治療のポイント

- 貧血一般に対する治療に同じ。鉄欠乏性貧血の項を参照（p.207）
- 骨髄移植が有効な治療法となる。本人，家族に説明
- 長期にわたる治療となることを患者本人によく理解させる。

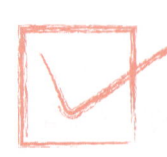

症例 Check test 再生不良性貧血

問 再生不良性貧血について，正しいものに〇，誤っているものに×をつけよ。
1. 再生不良性貧血は，小球性低色素性貧血を呈する。
2. 再生不良性貧血では治療薬としてシクロスポリンが使用され，副作用には腎障害がある。
3. 再生不良性貧血において，先天性のものにはFanconi貧血があり，後天性のものには薬剤，肝炎ウイルスなどによるものがある。
4. 再生不良性貧血において，軽症や中等度症では，タンパク同化ホルモン（メテノロン）による治療が行われることがある。
5. 再生不良性貧血の原因の1つに薬物の有害反応によるものがある。

解答・解説

1. × 再生不良性貧血は，正球性正色素性貧血である。
2. 〇 再生不良性貧血ではシクロスポリン内服などの免疫抑制療法が行われるが，副作用として腎障害が出る場合がある。
3. 〇 再生不良性貧血の中で，Fanconi貧血は先天性のものである。
4. 〇 軽症例や中等度例では，メテノロンなどが用いられる。
5. 〇 ピリン系解熱鎮痛薬など

国試問題select： （第89回国家試験問題：問207 一部改変）

再生不良性貧血に関する記述のうち，誤っているのはどれか。2つ選べ。

1. 平均赤血球容積（MCV）は，低値を示す。
2. 先天性のものにはFanconi貧血があり，後天性のものには薬物，肝炎ウイルスなどによるものがある。
3. 臨床検査では，血清鉄の増加，血清フェリチン値の上昇，血清エリスロポエチン値の上昇を認める。
4. 葉酸やビタミンB_{12}の投与が効果的である。
5. 軽症や中等症では，タンパク質同化ホルモン（メテノロン酢酸エステル）による治療が行われることがある。

解説

1. × 再生不良性貧血は，汎血球減少と骨髄の低形成を特徴とする疾患である。平均赤血球容積（MCV）は，平均赤血球血色素濃度（MCHC）とも正常値を示し正球性正色素性貧血に分類される。
2. ○ Fanconi貧血とは色素沈着，母指欠損などの奇形を伴う先天性再生不良性貧血である。一方，後天性再生不良性貧血は，薬物や肝炎ウイルスなどが原因で起こり，ほとんどの再生不良性貧血は，後天性である。
3. ○ 再生不良性貧血は，汎血球減少により造血が低下することで鉄などの造血に使用される因子が消費されずに血清鉄の増加，血清フェリチン値の上昇をきたす。また，貧血症状を代償するため腎でのエリスロポエチン産生が亢進し血清エリスロポエチン値の上昇も認める。
4. × 再生不良性貧血の治療にはタンパク同化ステロイド，免疫抑制薬，副腎皮質ステロイドなどが使用される。葉酸やビタミンB_{12}は，巨赤芽球性貧血に使用される。
5. ○

解答 1，4

3 自己免疫性溶血性貧血 autoimmune hemolytic anemia（AIHA）

疾患概念

- 溶血性貧血：赤血球が体内でこわれすぎてしまい，生産が追いつかなくなり生じた貧血をいう。溶血する原因にもさまざまなものがあり（赤血球自体がもろかったり，破壊機能が亢進していたりなど），それにより細かく分類されている。造血は通常に行われるため，正球性正色素性貧血である。
- また赤血球が破壊される場所により血管内溶血と血管外溶血（主として脾臓における）とに分けられる。
- 自己免疫性溶血性貧血：Ⅱ型アレルギーの一種で，自己の赤血球に対する抗体が生じてしまい，それが赤血球を直接破壊する。

　この抗体にも2種類ある。
①温式抗体：体温で作用を発揮する。
②冷式抗体：低温（4℃前後）で作用を発揮する。

- 自己免疫性溶血性貧血の各タイプの特徴
  ①温式抗体による温式型自己免疫性溶血性貧血
  ・このタイプは常温で溶血する。
  ・直接クームステスト（抗体に対するテスト）が陽性になる。
  ・全身性エリテマトーデス（SLE），慢性リンパ性白血病，悪性リンパ腫，伝染性単核球症などに合併する。
  ・血管外溶血である。
  ②冷式抗体による冷式型自己免疫性溶血性貧血
  ・温式抗体よりも分子量の大きい寒冷凝集素（主としてIgM）が冷えた身体の部分で赤血球が凝集され，溶血が亢進する。
  ・したがって身体を温かく保つことが大切となる。
  ・血流障害よりレイノー症状（Raynaud症状）をきたす。
  ・寒冷凝集抗体価が上昇することは覚えておくこと
  ・マイコプラズマ肺炎，インフルエンザなどにより生じる。

血球と抗体の固まり

血流障害→レイノー症状

固まり

溶かそうとする働き

血液疾患

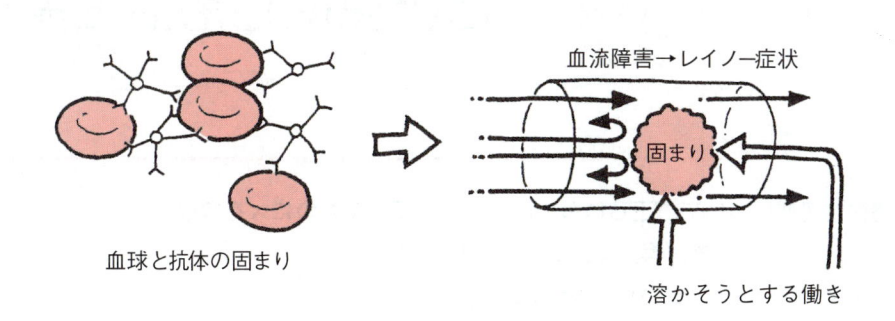

症　状

①温式型
　・貧血
②冷式型
　・黄疸
　・ヘモグロビン尿

検査・診断

- 溶血性貧血の場合，血球の中のものが外に出てしまうのだから，間接ビリルビンの上昇はどの疾患でも認められる。

治　療

　自己免疫溶血性貧血に対しては副腎皮質ステロイドが第1選択である。抗体産生の抑制と，肝脾での赤血球崩壊の抑制を目的としてプレドニゾロンを投与する。プレドニゾロンが無効の症例にはアザチオプリン，シクロホスファミドなどの免疫抑制薬を投与する。脾腫が著明で，脾臓での溶血が明らかな場合は摘脾を行う。

治療のポイント

- ステロイドが治療に用いられるため，その副作用をよく患者に説明する。
- 病気がなぜ生じるのか説明し，例えば身体を温かく保つなど病状を悪化させないよう努力させる。

自己免疫性溶血性貧血

症例 Check test　自己免疫性溶血性貧血

問 溶血性貧血について，正しいものに〇，誤っているものに×をつけよ。
1. 血清LDH（乳酸脱水素酵素）Ⅰ，Ⅱ型の上昇が認められる。
2. 血清直接ビリルビンの増加が認められる。
3. 溶血性貧血では，末梢血中の赤血球，白血球，血小板のいずれもが減少する汎血球減少が生じる。
4. 薬剤性免疫性溶血性貧血は，Ⅲ型アレルギーに属する。
5. 自己免疫性溶血性貧血に対して，副腎皮質ステロイド性薬の投与や脾臓摘出が行われることがある。

解答・解説

1. 〇　赤血球の破壊によりLDH（乳酸脱水素酵素）は，上昇する。
2. ×　血清間接ビリルビンが増加する。
3. ×　溶血性貧血では，末梢血中の赤血球のみが減少する。
4. ×　Ⅱ型アレルギーに属する。
5. 〇　自己免疫を抑制するプレドニゾロン投与や，免疫機能抑制を目的とした脾臓摘出などが行われる。

国試問題 select： （第 90 回国家試験問題：問 194 一部改変）

貧血とその治療に関する記述のうち，**誤っている**のはどれか。2 つ選べ。
1. 巨赤芽球性貧血では，鉄の欠乏や吸収障害により赤芽球の分裂障害が生じる。
2. 再生不良性貧血は，小球性低色素性貧血に分類される。
3. 鉄欠乏性貧血では，不飽和鉄結合能が増加している。
4. ビタミン B_{12} の欠乏による貧血では，手足のしびれなどの特徴的な神経症状が出現する。
5. 自己免疫性溶血性貧血に対して，副腎皮質ステロイド性薬の投与や脾臓摘出が行われることがある。

解説
1. ×　鉄欠乏性貧血の記述である。巨赤芽球性貧血は，ビタミン B_{12} あるいは葉酸の欠乏により DNA が阻害され，赤血球や顆粒球に形態異常が出現する。
2. ×　種々の血球が減少する，いわゆる汎血球減少症が特徴で，正色素性正球性貧血に区分される。
3. ○
4. ○
5. ○

解答　1，2

4 巨赤芽球性（悪性貧血）貧血 megaloblastic anemia (pernicious anemia)

疾患概念

- 胃壁の細胞より内因子分泌が低下するとビタミンB_{12}の吸収が障害される。ビタミンB_{12}は核におけるDNA合成に必要なので，これが不足すると，細胞分裂しようとしても，細胞質は育つのに核が育たない。つまり細胞質がやたらつまった赤血球ができてしまう。これが有名な「巨赤芽球」である。
- また合併するものとして，やはりビタミンB_{12}が欠乏するため神経髄鞘の生成ができずに脱髄が起こる。

症　状

- 一般の貧血の症状に加えて特有なものとして，
  ①亜急性連合性脊髄変性症⇒脱髄による
  ②萎縮性胃炎（胃がんの合併率高い），無酸症，ハンター舌炎（舌乳頭の発赤・疼痛・萎縮）

検査・診断

- 検査所見として覚えるもの
  ①大球性正色素性貧血（身のつまった大きいタマ）
  ②汎血球減少（他の血球の分裂も遅れる）
  ③巨大桿状核球の出現，好中球の核過分葉像（図）

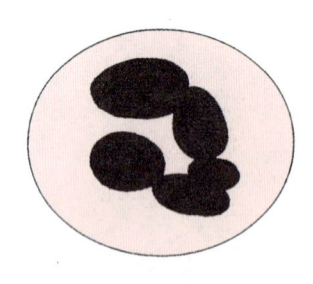

④骨髄にて巨赤芽球の出現（図）

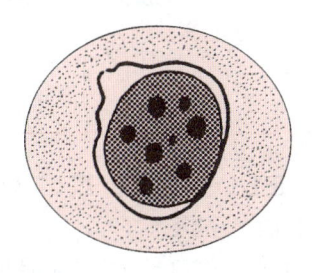

⑤**無効造血**：鉄は取り入れても肝心の赤血球が増加しない⇒血漿鉄消失率（PID）↓，血漿鉄交替率（PITR）↑，赤血球鉄利用率（RIU）↓，血清乳酸脱水素酵素（LDH）↑
⑥シリングテスト陽性：放射性元素ラベルビタミン B_{12} の尿中排泄をみる。
⑦抗内因子抗体の出現

治療

　内因子欠乏による巨赤芽球性貧血にはビタミン B_{12} 製剤（メコバラミン，ヒドロキソコバラミンなど）を皮下もしくは筋注で用いる。経口用剤は吸収・利用が悪いため実際の必要量より多い投与量が必要となる。ビタミン B_{12} 欠乏患者に葉酸を投与しても効果がないばかりか，葉酸の単独投与は神経症状を悪化させるおそれがある。

治療のポイント

- とにかく栄養のバランスをとる食事に注意
- 神経症状（しびれ感，ヒリヒリ感）は**不可逆性**なため，そういった症状の出現に注意する。

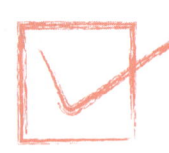

症例 Check test 巨赤芽球性（悪性貧血）貧血

問 巨赤芽球性貧血について，正しいものに〇，誤っているものに×をつけよ．

① 悪性貧血は，小球性低色素性貧血を呈する．
② シアノコバラミンは，低下したヘモグロビン合成を促進し，鉄芽球性貧血に用いられる．
③ 悪性貧血は，胃液中の内因子の欠乏により，ビタミン B_{12} の消化管吸収障害が起こることによって生じる．
④ メコバラミンは，ヘム合成に必要なビタミン B_6 の誘導体で，鉄芽球性貧血に用いられる．
⑤ 葉酸は，造血組織において葉酸欠乏により低下した DNA 合成を促進し，溶血性貧血に用いられる．

解答・解説

① × 悪性貧血は，大球性正色素性貧血を呈する．
② × シアノコバラミン（ビタミン B_{12} 製剤）の欠乏は，巨赤芽球性貧血をもたらす．
③ 〇 悪性貧血は，内因子の分泌低下により生じるビタミン B_{12} 欠乏症で，巨赤芽球性貧血を呈する．
④ × メコバラミンは，巨赤芽球性貧血の治療に用いられる．
⑤ × 葉酸は，葉酸欠乏に伴う巨赤芽球性貧血を改善する．

国試問題select： （第96回国家試験問題：問188 一部改変）

悪性貧血に関する記述のうち，正しいのはどれか。2つ選べ。
① 赤芽球の分裂障害のため，大球性高色素性貧血になる。
② 原因は，DNA合成に必要な葉酸の不足による。
③ 胃全摘後では，ビタミンB_{12}が不足するため，早期に発症する。
④ 胃壁細胞抗体が認められる成人型もある。

解説
① ○
② × 悪性貧血は自己免疫によって，血中に抗内因子抗体や抗胃壁細胞抗体が生じ，内因子の分泌が低下し，ビタミンB_{12}の吸収が障害されて生じる。葉酸が欠乏して起こる貧血は葉酸欠乏性巨赤芽球性貧血である。
③ × 胃全摘後のビタミンB_{12}欠乏性巨赤芽球性貧血は，胃壁細胞の低下，欠失によるものであるので悪性貧血とはいわない。
④ ○

解答 ①，④

5 白血病 leukemia

> 疾患概念

- 白血病という概念を短くまとめるのは至難のわざであるが，最低限理解しておきたいことを述べる。
  血球は幹細胞と呼ばれる細胞より分裂・分化を繰り返して赤血球になったり白血球になったり，血小板になる。ところが，何らかの原因で白血球の中に異常な細胞が出現しそれがどんどん増殖してしまう。造血は骨髄で行われるので，場所に限りがあるため，正常な血球は分裂する場を，何ら働きをもたない異常な血球どもに乗っ取られてしまい，数が減少してしまい，さまざまな障害を起こす。これが白血病の本態である。
- 骨髄移植の確立，化学療法の進歩，イマチニブ，オールトランスレチノイン酸などの新薬の開発により，治療法は大きく進化し，予後も改善しつつある。
- 分類：異常な細胞の成熟の程度により急性，慢性に分け，また白血球はリンパ球と骨髄球に分かれるため異常な細胞がどちら由来かによりリンパ性，骨髄性とに分ける。それぞれ予後，治療など異なる点もあるが，病態の本筋は同じである。

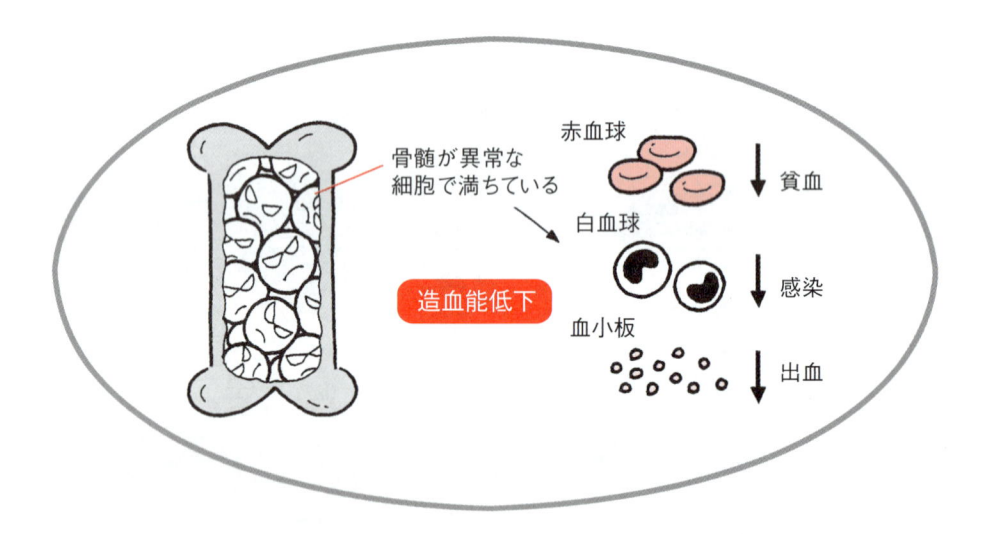

症状・治療

【1】急性骨髄性白血病（AML：acute myelocytic leukemia）
　50歳以上の成人に多い。芽球が骨髄の30%以上を占め，MPO染色陽性率を3%以上認めるもの。多能性造血幹細胞はまずリンパ系とそれ以外に分かれる。FAB分でいうAMLはリンパ系以外の腫瘍の総称である。したがって，巨核芽球性白血病なども含まれる。

症状　発熱，貧血，出血傾向，感染に対する抵抗力の低下など。リンパ節腫大，肝腫大など
検査・診断　末梢血で幼若白血球の増殖。白血病裂孔を伴い，ミエロペルオキシダーゼ染色で芽球の3%以上が陽性
治療　抗がん剤による多剤併用化学療法が基本

【2】急性前骨髄球性白血病（APL：acute promyelocytic leukemia）
　急性前骨髄球性白血病は，特殊な染色体異常，t（15；17）のため，*PML/RARα*キメラ遺伝子を有する。DICを高率に発症する。

症状　発熱，貧血，出血傾向，感染に対する抵抗力の低下など
検査・診断　アズール顆粒とfaggot（Auer小体の束）を有する前骨髄球の増加。ミエロペルオキシダーゼ染色で芽球の3%以上が陽性
治療　オールトランスレチノイン酸（ATRA）による分化誘導療法。DICに対する治療

【3】急性リンパ球性白血病（ALL：acute lymphoblastic leukemia）
　小児（10歳未満）に好発する。芽球が骨髄の30%以上を占め，MPO染色陽性率を3%未満のもの

症状　貧血，出血傾向，感染に対する抵抗力の低下など。頭痛，嘔吐，中枢神経症状，精神症状
検査・診断　「検査・診断」ミエロペルオキシダーゼ染色で芽球の3%以下（陰性）。成人のALLではPh染色体が25%陽性
治療　抗がん剤による多剤併用化学療法が基本

【4】成人T細胞白血病（ATL：adult T-cell leukemia）
　RNAウイルスであるレトロウイルスの human T cell leukemia virus type 1（HTLV-1）によって引き起こされる難治性のT細胞増殖性疾患である。HTLV-1キャリアの多い九州南西部地区で多発する。HTLV-1は母乳を介した感染が中心で，感染後は約60年を経て発症する。

症状　発熱，倦怠感。リンパ節腫大，肝腫大。皮膚に結節，赤斑，紅皮症など
検査・診断　高Ca血症。末梢血の赤血球数増加。血清抗HTLV-1抗体陽性
治療　急性型・リンパ腫型：多剤併用化学療法。慢性型・くすぶり型：無症状なら観察のみ。高Ca血症型：ビスホスホネート製剤，生理食塩水＋ループ利尿薬

【5】慢性骨髄性白血病（CML：chronic myelogenous leukemia）
　多能性造血幹細胞の一部が突然変異［フィラデルフィア（Ph）染色体t（9；22）の出現がみ

られる］を起こし，*BCR/ABL* キメラ遺伝子が形成され，同遺伝子により生じる Bcr-Abl チロシンキナーゼが発症の原因となる。3 系統，特に骨髄芽球，巨核球系の成熟障害を伴わない腫瘍性増殖を起こす疾患である。

- **症状** 無症状。進行型では，微熱，全身倦怠，体重減少，肝脾腫
- **検査・診断** 赤血球，好中球の増加。フィラデルフィア（Ph）染色体 t（9；22）を検出
- **治療** イマチニブによる薬物療法が第 1 選択

【6】慢性リンパ球性白血病（CML：chronic lymphocytic leukemia）

成熟小リンパ球が緩徐に腫瘍性に増殖し，末梢白血球（リンパ球）数増加，リンパ節腫大，脾腫がみられる疾患をいう。リンパ球には，B 細胞と T 細胞があるが，B 細胞の腫瘍性増殖によることが多い。60 歳以上に多い。

- **症状** リンパ節腫大，肝腫大など。貧血，血小板減少
- **検査・診断** 末梢血や骨髄中でリンパ球増加。小型の成熟 B 細胞の増加。CD5，CD19 などが陽性
- **治療** 無症状なら経過観察

治療のポイント

- 化学療法などにより白血球の減少をみるときには特に感染に注意する。感染防止のために積極的に含嗽をさせる。また，出血防止のため柔らかい布地の寝巻を着せ，歯みがきは水歯みがきを使用する。
- 家族の不安をとり除き，患者に生きる勇気を与える。
- 大変な疾患であるから，全面的なケアが必要となる。

症例 Check test　白血病

問 白血病について，正しいものに〇，誤っているものに×をつけよ．

1. 慢性骨髄性白血病は，骨髄移植適用の条件としては，慢性期状態患者でドナーとHLA（Human Leukocyte Antigen）が一致することが望ましい．
2. 慢性骨髄性白血病は，フィラデルフィア染色体上にBCR/ABLキメラ遺伝子が形成される．
3. 慢性骨髄性白血病は多能性造血幹細胞の異常が原因であり，この系統の細胞の腫瘍性増殖である．
4. 慢性骨髄性白血病には，慢性期には，未分化な骨髄系の細胞のみが増殖する．
5. 慢性骨髄性白血病は長期間無症状で過ごし，健康診断で発見されることが多い．
6. 慢性骨髄性白血病（CML）は，ほとんどの例で第22染色体と第9染色体に相互転座が認められ，フィラデルフィア染色体が出現する．
7. 慢性骨髄性白血病は，急性転化を起こした後では，化学療法が著効である．
8. 慢性骨髄性白血病においては，ゲフィチニブが治療に有効である．
9. 慢性骨髄性白血病は，急性白血病に急性転化することはなく，極めて予後のよい白血病である．
10. 慢性骨髄性白血病においては，造血幹細胞移植は治療に用いられない．
11. 慢性骨髄性白血病では播種性血管内凝固（DIC）の合併が多い．
12. 慢性骨髄性白血病では末梢血中の顆粒球が減少する．
13. 慢性骨髄性白血病は骨髄移植の適応ではない．
14. インターフェロンαは，慢性骨髄性白血病に有効である．
15. ブスルファンは，慢性骨髄性白血病の治療に用いられる．
16. 急性白血病では，化学療法により臨床的完全寛解となっても，患者体内には腫瘍細胞が存在しており，さらなる治療を必要とする．
17. 急性白血病は，造血幹細胞の分化・成熟が停止した幼弱な段階で細胞増殖を引き起こす．
18. 急性白血病に用いるシタラビンは，DNAの合成・修復を阻害するとともに，白血病細胞の分化を誘導する作用をもつ．
19. 急性前骨髄性白血病（APL）では，化学療法によって播種性血管内凝固（DIC）を生じることがある．
20. ビタミンAの活性代謝物トレチノインは，染色体の異常を消失させて，白血病細胞の分化を誘導するので，急性前骨髄性白血病の治療に用いられる．
21. 成人T細胞白血病（ATL）の病原体はサイトメガロウイルス（CMV）である．
22. 成人T細胞白血病ウイルス感染者の多くが白血病を発症する．
23. 小児の急性リンパ性白血病は白血球が多いほど予後不良である．

㉔ 小児の急性リンパ性白血病の 5 年生存率は 30％ 以下である。
㉕ 急性白血病の死因は出血や感染である。

✓ 解答・解説

① ○　HLA 抗原はヒトの主要組織適合抗原で，骨髄移植提供には一致が望ましい。
② ○　慢性骨髄性白血病のフィラデルフィア染色体では，BCR/ABL キメラ遺伝子が生じることで，チロシンキナーゼ活性が上昇し，未分化な腫瘍細胞が産生される。
③ ○　白血病は多能性造血疾患の腫瘍であり，無制限の増殖を呈する。
④ ×　慢性期には未分化な骨髄系の細胞ではなく，ほぼ正常な分化能を有した顆粒球の細胞の異常増殖が起こる。
⑤ ○　慢性骨髄性白血病では，初期の慢性期（3~5）と呼ばれる時期には一般的には無症状
⑥ ○　慢性骨髄性白血病（CML）は，ほとんどの例でフィラデルフィア染色体が認められる。
⑦ ×　多くは 5～10 年くらいで急性転化に至り，死の転帰をとることが多く，急性転化後の化学療法は無効
⑧ ×　慢性骨髄性白血病の治療には，イマチニブメシル酸塩が有効である。
⑨ ×　慢性骨髄性白血病は数年単位で慢性経過をたどるが，経過中に急性転化することがある。
⑩ ×　造血幹細胞移植は，慢性骨髄性白血病の重要な治療選択肢の 1 つである。
⑪ ×　DIC を注意しなければならないのは，急性前骨髄球性白血病（APL）である。
⑫ ×　増加する。
⑬ ×　患者が若年で適当なドナーがいる場合には最も有効である。
⑭ ○　インターフェロンα製剤は，イマチニブに不応答の患者の治療に用いられる。
⑮ ○　ブスルファンは，アルキル化薬に分類され，慢性骨髄性白血病の治療に用いられる。
⑯ ○　急性白血病の化学療法は，①寛解導入療法 ②地固め療法，維持療法 ③強化療法 であるので，臨床的完全寛解となっても，患者体内には腫瘍細胞が存在しており，さらなる治療を必要とする。
⑰ ○　急性白血病は，造血幹細胞で悪性化が起こり，細胞の分化・成熟が停止した幼弱な段階で細胞増殖を引き起こす。
⑱ ○　シタラビンは，急性白血病，消化器がん，肺がんなどに他の抗がん剤と併用する場合に限り用いられる。
⑲ ○　急性前骨髄球性白血病（APL）では，特に播種性血管内凝固（DIC）が生じる頻度が高く，化学療法によっても生じることがある。
⑳ ○　ビタミン A 製剤のトレチノインは，急性前骨髄球性白血病の治療に用いられる。
㉑ ×　HTLV-1 による。
㉒ ×　ほとんどがキャリアである。
㉓ ○　予後不良因子として発症年齢などの他に血球数がある。
㉔ ×　一般に小児の急性リンパ性白血病は予後がよい。70％ 以上である。
㉕ ○　腫瘍自体（白血病細胞）による直接死はない。

国試問題 select：　（第91回国家試験問題：問208～210 一部改変）

下記の症例の臨床経過を読んで，問に答えよ。

＜症例＞
30歳の男性，このところ疲れやすく，37℃台後半の熱が持続し，下肢に出血斑を認めたため，近医を受診した。初診時の身体所見は，身長175 cm，体重68 kg，脈拍80/分・整，血圧120/78 mmHg，体温37.8℃，瞼結膜に軽度の貧血を認めたが，球結膜には黄染（黄疸）を認めなかった。頸部に2 cm×2 cm大のリンパ節を4個触知し，肝脾腫が認められた。
近医で施行した検査結果は以下の通りであった。

検査結果（括弧内の値は基準値）
白血球数 2,500/μL（4,500～9,000），血色素量 8.2 g/dL（男性 12.0～16.2），血小板数 1×10^4/μL（13～40×10^4），電解質：Na 136 mEq/L（135～149），K 4.5 mEq/L（3.5～4.9），Cl 100 mEq/L（96～108），乳酸脱水素酵素（LDH）630 IU/L（200～400），尿素窒素（BUN）12 mg/dL（8～20），血清クレアチニン 0.8 mg/dL（0.6～1.2）

（問208） 上記の記述に基づいて判断する場合，正しいのはどれか。1つ選べ。
① 悪性腫瘍により発熱が出現することはまれなので，この発熱は悪性腫瘍とは関係がない。
② 下肢に出現した出血斑は，血色素量 8.2 g/dL を反映している。
③ 頸部リンパ節の触知，肝脾腫の所見は，異常とはいえない。
④ 瞼結膜に認められた貧血は，血小板減少による可能性がある。
⑤ 逸脱酵素の上昇から，何らかの細胞の破壊が起きている可能性がある。

解説
本症例では，患者は発熱の持続，出血斑，瞼結膜に軽度の貧血などが認められ血液系の疾患が推測される。検査結果より，白血球数，血色素量，血小板数が基準値を下回っており正常な造血が障害されていること。頸部に2 cm×2 cm大のリンパ節の触知および肝脾腫からは，白血病細胞が増殖して各臓器へ浸潤していくことでみられる症状ではないかと推測される。
① × 悪性腫瘍により発熱することがあるため，発熱は関係がないとはいえない。
② × 血小板減少により出血傾向が起こりやすくなるため，下肢に出現する出血斑は血小板減少による可能性がある。
③ × 頸部リンパ節の触知，肝脾腫の所見は健常者では認められないため何らかの異常がある。
④ × 検査結果より血色素量の低下が確認できる。瞼結膜に認められた貧血は，血色素量の低下を反映すると推測される。
⑤ ○ 乳酸脱水素酵素（LDH）が基準値より上回っていることから，何らかの細胞の破壊が起きている可能性がある。

解答　⑤

（問209） さらに検査を施行したところ，血液凝固系・線溶系検査で，プロトロンビン時間（PT），活性化部分トロンボプラスチン時間（APTT）とも延長し，フィブリノゲン値の低下，

フィブリン分解産物（FDP）値の上昇を認めた。また，骨髄検査を施行したところ，有核細胞数の増加を認め，このうち前骨髄球が 90％ 以上を占めていた。

この疾患に関する病態と治療に関する記述のうち，正しいのはどれか。2 つ選べ。
1 大多数の骨髄細胞にフィラデルフィア染色体が認められる。
2 播種性血管内凝固（DIC）を合併している可能性があるため，DIC に対する治療も並行して行う必要がある。
3 トレチノインの内服による分化誘導療法を行う。
4 急性白血病であるから，直ちに抗腫瘍薬の多剤併用による化学療法を施行する。
5 イマチニブメシル酸塩の内服により，完全寛解に導入することができる。

解説
骨髄検査を施行したところ，有核細胞数の増加を認め，このうち前骨髄球が 90％ 以上であったことなどから本疾患は急性前骨髄球性白血病であると推測される。また，外因系血液凝固系の異常を反映するプロトロンビン時間（PT），内因系血液凝固系の異常を反映する活性化部分トロンボプラスチン時間（APTT）がともに延長していることから，血液凝固系の異常が確認される。さらにフィブリノゲン値の低下，フィブリン分解産物（FDP）値の上昇していることから，本疾患に播種性血管内凝固（DIC）を合併した症例だと考えられる。

1 × フィラデルフィア染色体は，慢性骨髄性白血病の際にみられる異常染色体であり，急性前骨髄球性白血病ではみられない。
2 ○
3 ○ トレチノインはビタミン A の活性代謝物であり，前骨髄球の分化・増殖を促進させるため，急性前骨髄球性白血病における分化誘導療法に用いられる。
4 × 本疾患は，トレチノインを用いた分化誘導療法が第 1 選択である。
5 × イマチニブメシル酸塩は，慢性骨髄性白血病に用いられるチロシンキナーゼ阻害薬であるが，本疾患には用いられない。

解答 2，3

（問 210） この患者に用いられる可能性の高い治療薬として，正しいのはどれか。2 つ選べ。
1 ヘパリンナトリウム
2 ガベキサートメシル酸塩
3 ワルファリンカリウム
4 ウロキナーゼ

解説
1 ○ ヘパリンナトリウムは，アンチトロンビンⅢの作用を増強させることで抗トロンビン作用を示し，血小板凝集・血液凝固を抑制させるため本疾患で合併した DIC 治療薬として用いられる。
2 ○ ガベキサートメシル酸塩は，直接抗トロンビン作用を示し DIC 治療薬として用いられる。

③ ×　ワルファリンカリウムは，基礎疾患である急性前骨髄球性白血病およびDICのいずれにも治療薬として用いられない。
④ ×　ウロキナーゼは，プラスミノーゲンからプラスミンへの転化を促進して血栓を溶解する。DICに用いると出血傾向が助長されるため使用されない。

解答　①，②

国試問題 select：（第90回国家試験問題：問196 一部改変）

慢性骨髄性白血病とその治療薬に関する記述のうち，正しいのはどれか。2つ選べ。
① 造血幹細胞移植は治療に用いられない。
② ゲフィチニブが治療に有効である。
③ インターフェロンアルファ製剤の投与により，フィラデルフィア染色体陽性の白血病細胞が減少または消失することがある。
④ ヒドロキシカルバミド（ヒドロキシ尿素）は，白血病細胞数コントロールの目的で用いられることがある。

解説
① ×　慢性骨髄性白血病では造血幹細胞移植は有効な治療法の1つである。
② ×　ゲフィチニブは，チロシンキナーゼ阻害作用により非小細胞肺がんに用いられる。慢性骨髄性白血病には，同じくチロシンキナーゼ阻害作用を有するイマチニブメシル酸塩が用いられる。
③ ○
④ ○

解答　③，④

6 悪性リンパ腫 malignant lymphoma

疾患概念

- リンパ網内系を構成する細胞群(リンパ球,細網細胞,組織球など)がどんどん増えてしまう疾患
- この異常増殖(腫瘍性増殖)は,まずリンパ節や肝,脾,扁桃,胸腺などのリンパ組織で起こり,次第に全身に広がっていく。
- 分 類(※日本では非ホジキンの方が多い。)
  ①ホジキンリンパ腫:リード・ステルンベルグ巨細胞(Reed-Sternberg巨細胞)の出現がみられる。
  ②非ホジキンリンパ腫
- 治療に関して,B細胞性リンパ腫に対しては細胞表面のタンパクに対する抗体療法が開発された。

症　状

- ホジキンリンパ腫:無痛性のリンパ節腫脹。1か所より全身に広がる(図)。
  　　　　　　　　発熱,盗汗(寝汗),全身倦怠感など

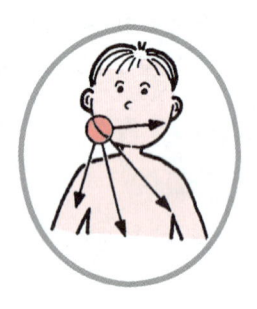

- ホジキンリンパ腫

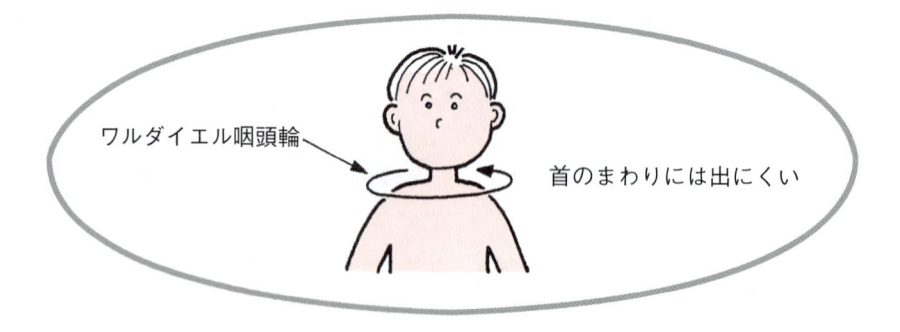

- 非ホジキンリンパ腫

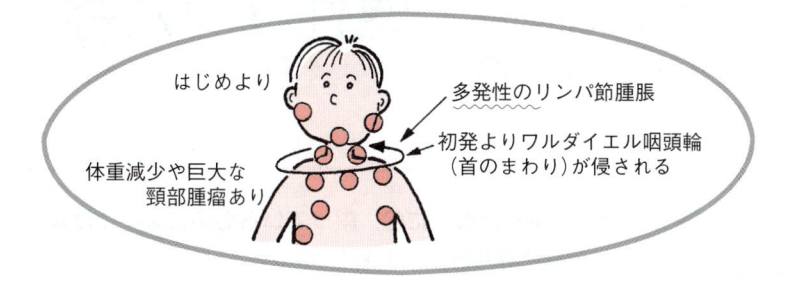

はじめより
多発性のリンパ節腫脹
初発よりワルダイエル咽頭輪（首のまわり）が侵される
体重減少や巨大な頸部腫瘤あり

血液疾患

検査・診断

- ホジキンリンパ腫

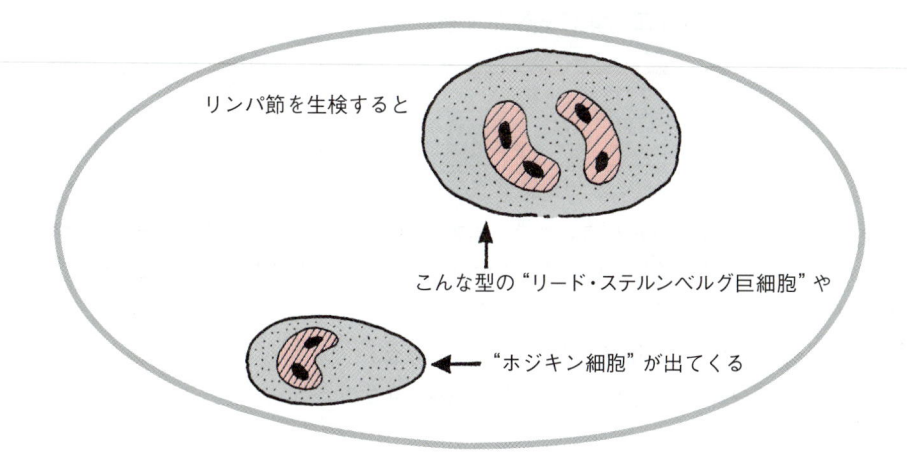

リンパ節を生検すると
こんな型の"リード・ステルンベルグ巨細胞"や
"ホジキン細胞"が出てくる

治療

　ホジキンリンパ腫の治療は，病変が限局しているものは放射線療法が，病変があちこちにあるものには化学療法が主体となる．ホジキンリンパ腫ではドキソルビシン，ブレオマイシン，ビンブラスチン，ダカルバジンの多剤併用療法（ABVD療法）に放射線療法を組み合わせるのが標準療法である．一方，非ホジキンリンパ腫の標準的治療には，シクロホスファミド（C），ドキソルビシン（H），ビンクリスチン（O），プレドニゾロン（P）の多剤併用療法（CHOP療法）が行われる．近年では，B細胞特異的に発現しているCD20タンパクのモノクローナル抗体であるリツキシマブ（R）と，CHOP療法を組み合わせたR-CHOP療法が良好な成績をあげている．

治療のポイント

- 感染など合併症を起こさぬよう注意する．
- 放射線療法を行った皮膚を保護する．化学療法中の脱水に注意する．
- 発汗，痛みなどに対し適切な処置を行い，患者が快適に治療を受け入れられるように工夫する．

症例 Check test　悪性リンパ腫

問 悪性リンパ腫について，正しいものに〇，誤っているものに×をつけよ。
① ホジキン病の治療には，放射線療法は用いられない。
② ホジキンリンパ腫は悪性リンパ腫の1つで，リード・ステルンベルグ（Reed-Sternberg）巨細胞の出現が特徴的である。
③ 我が国における悪性リンパ腫ではホジキンリンパ腫が多い。
④ 悪性リンパ腫はリンパ節以外の臓器にも発生する。
⑤ 悪性リンパ腫はワルダイエル輪にも発生する。

解答・解説

① ×　放射線療法を単独で行った場合，初期（ステージⅠaおよびⅡa）の治癒率は約80％である。
② 〇　リード・ステルンベルグ（Reed-Sternberg）巨細胞の出現が特徴的である。
③ ×　非ホジキンリンパ腫が多い。
④ 〇　胃の粘膜下腫瘍として出現するタイプなどもある。
⑤ 〇　非ホジキンリンパ腫の場合はワルダイエル輪に発生する。

国試問題 select： （予想問題）

悪性リンパ腫について，誤っているのはどれか。2つ選べ。

1. びまん性大細胞型B細胞リンパ腫の標準治療法はR-CHOP療法である。
2. R-CHOP療法は，リツキシマブ・シクロホスファミド・ドキソルビシン・ビンブラスチン・プレドニゾロンを組み合わせた治療法である。
3. ホジキンリンパ腫の標準治療法はABVD療法（ドキソルビシン・ブレオマイシン・ビンクリスチン・ダカルバジン）である。
4. 非ホジキンリンパ腫は，悪性リンパ腫の約9割を占め，一般的に高齢者に多い。
5. 頸部と腋窩にリンパ腫があり，体重減少の症状がある悪性リンパ腫の臨床病期は，ⅡB期である。

解説

1. ○
2. ×　R-CHOP療法は，リツキシマブ・シクロホスファミド・ドキソルビシン・ビンクリスチン・プレドニゾロンを組み合わせた治療法である。
3. ×　ホジキンリンパ腫の標準治療法はABVD療法（ドキソルビシン・ブレオマイシン・ビンブラスチン・ダカルバジン）である。
4. ○
5. ○

解答　2，3

7 多発性骨髄腫 multiple myeloma

疾患概念

- 全身の骨の骨髄の各所に勝手に増殖する形質細胞（myeloma cell）が出現し，これらの細胞がIgMを除く免疫グロブリンのH鎖，L鎖をどんどん分泌する。
- これらは正常の造血や免疫グロブリンの産生を抑制するため，貧血傾向や出血傾向，感染を生じさせる。

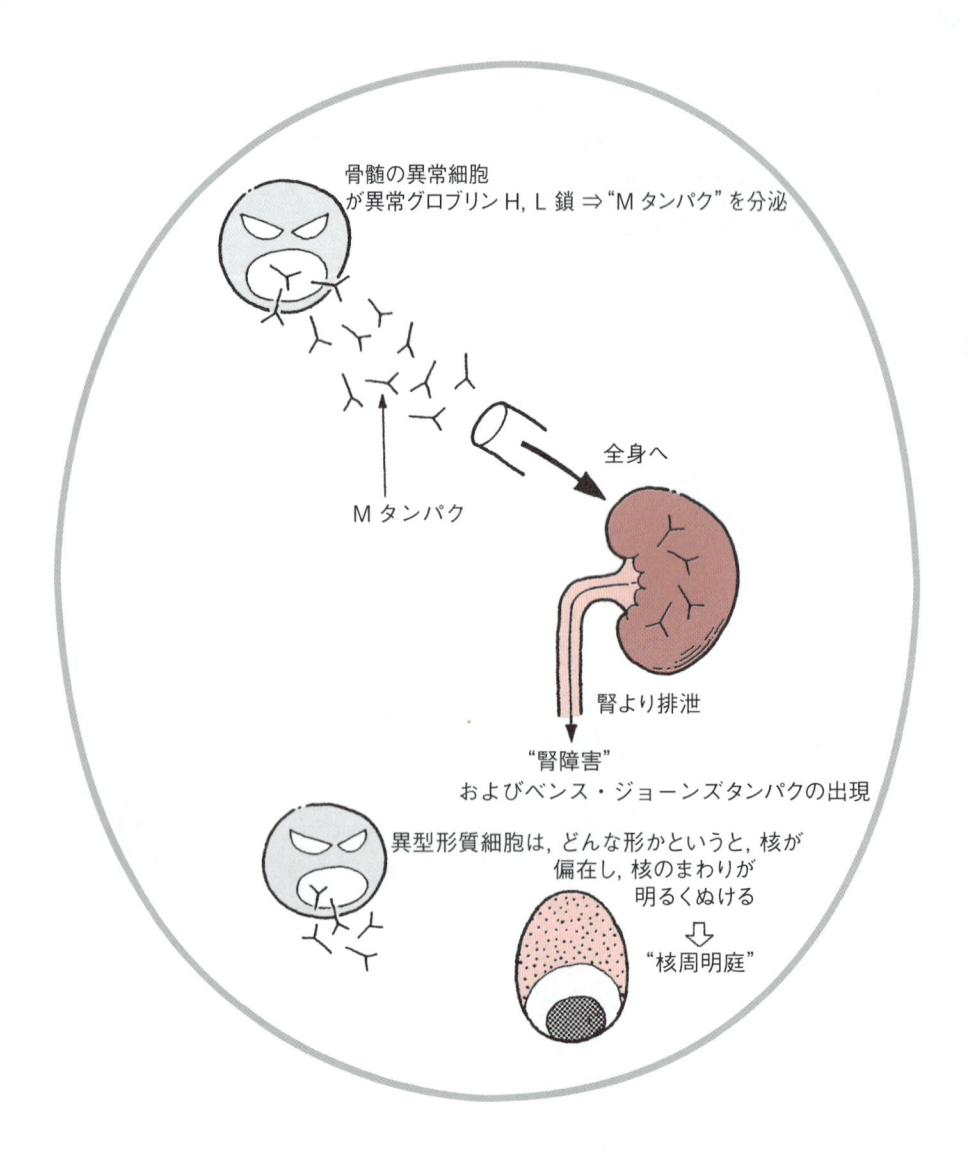

骨髄の異常細胞が異常グロブリンH, L鎖 ⇒ "Mタンパク"を分泌

Mタンパク

全身へ

腎より排泄

"腎障害"およびベンス・ジョーンズタンパクの出現

異型形質細胞は，どんな形かというと，核が偏在し，核のまわりが明るくぬける
⇩
"核周明庭"

症　状

- 骨痛，骨折
- 易感染性
- 貧血症状・出血傾向

検査・診断

- 血清や尿のMタンパク（単クローン性免疫グロブリン増加）の出現
- 尿中ベンス・ジョーンズタンパク（Bence-Jonesタンパク）出現
- 骨X線で打ち抜き像（punched out lesion）

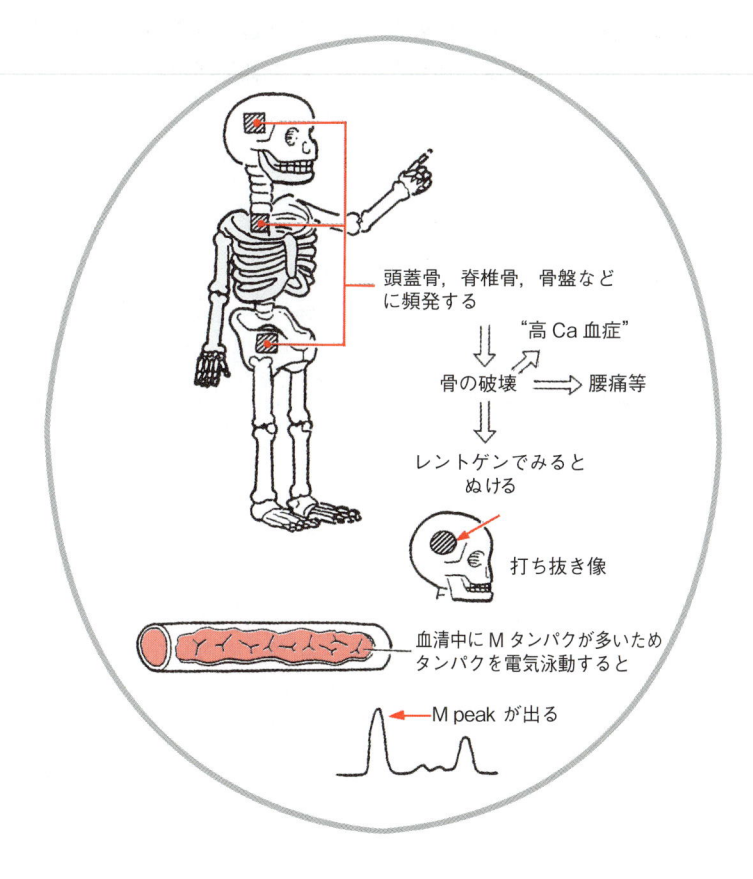

頭蓋骨，脊椎骨，骨盤などに頻発する

骨の破壊 ⇒ "高Ca血症" ⇒ 腰痛等

レントゲンでみるとぬける

打ち抜き像

血清中にMタンパクが多いためタンパクを電気泳動すると

M peak が出る

血液疾患

多発性骨髄腫

治　療

(1) 化学療法（多剤併用療法）：① MP 療法（メルファラン，プレドニゾロン）② VAD 療法（ビンクリスチン，ドキソルビシン，デキサメタゾン）
(2) インターフェロン療法
(3) 造血幹細胞移植
(4) 支持療法：①高 Ca 血症 ②骨病変に対する治療（放射線治療，リハビリテーション）　③貧血に対する治療（輸血）　④高度腎障害（透析）　⑤高度過粘稠度症候群に対する治療（血漿交換）

治療のポイント

- 骨がもろくなり病的骨折が起こりうるので外傷，転倒など起こさないよう注意する。
- 疼痛などかなりひどくなるので不快感を伴わないように患者をサポート
- 安静にばかりさせず，活動性を維持するよう配慮する。

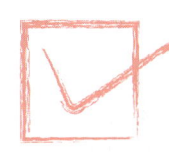

症例 Check test 多発性骨髄腫

問 多発性骨髄腫について，正しいものに〇，誤っているものに×をつけよ。
1 頭蓋骨X線写真で，骨抜き打ち像を認める。
2 血液所見として赤血球の連銭形成がある。
3 巨核球が腫瘍化した疾患である。
4 ベンス・ジョーンズタンパクは，尿中に排泄される。
5 サリドマイドが有効である。

解答・解説

1 〇 骨髄腫細胞は破骨細胞を活性化し骨融解を引き起こす。これにより，骨のX線所見ではpunched out lesion（骨抜き打ち像）がみられることが多い。
2 〇 赤血球連銭形成がみられる。
3 × 骨髄において形質細胞が単クローン性に増殖するリンパ系腫瘍（B細胞腫瘍）
4 〇 ベンス・ジョーンズタンパク型多発性骨髄腫では，尿中にベンス・ジョーンズタンパクが排泄される。
5 〇 サリドマイドおよびその誘導体の有用性が考えられているが，副作用の観点から長期投与は難しい。

国試問題 select： （第 93 回国家試験問題：問 199 一部改変）

血液・造血器腫瘍とその治療に関する記述のうち，誤っているのはどれか。2 つ選べ。

1. 慢性骨髄性白血病では，フィラデルフィア染色体上に BCR/ABL キメラ遺伝子が形成される。
2. 成人 T 細胞白血病は，東日本に好発している。
3. 慢性リンパ性白血病では，B 細胞慢性リンパ性白血病が大半である。
4. 多発性骨髄腫では，病的骨折を起こしやすい。
5. ホジキン病の治療には，放射線療法は用いられない。

解説

1 ○

2 ×　成人 T 細胞白血病とは，T 細胞が HTLV-1 に侵されてがん化する白血病。このウイルスのキャリアは日本では 120 万人といわれているが，発病率は極めて低く，2,000 人に 1 人程度。ウイルスキャリア半数は九州・沖縄に集中しているが，患者は北海道や東北，紀伊半島，四国南部などに多くウイルスキャリアの分布と発病地域との間に関連があるかどうかは議論の余地がある。

3 ○

4 ○

5 ×　ホジキン病はリンパ腫の一種で，リード - シュテルンベルグ細胞と呼ばれる特殊な腫瘍細胞が特徴。放射線療法，化学療法，あるいはこれを併用することによって，ほとんどが治癒し，放射線療法を単独で行った場合，初期（ステージⅠaまたはⅡa）の治療率は約 80％ である。

解答　2，5

8 血友病 hemophilia

> 疾患概念

- 出血を止めるには2つのステップがある。1つは出血しているところに血小板が集まってくるステップ。次に血小板のまわりを凝固因子と呼ばれるもので固めるステップである。血友病は，この凝固因子が先天的に欠損しているために出血傾向をきたす疾患で，AとBの2つのタイプがある。

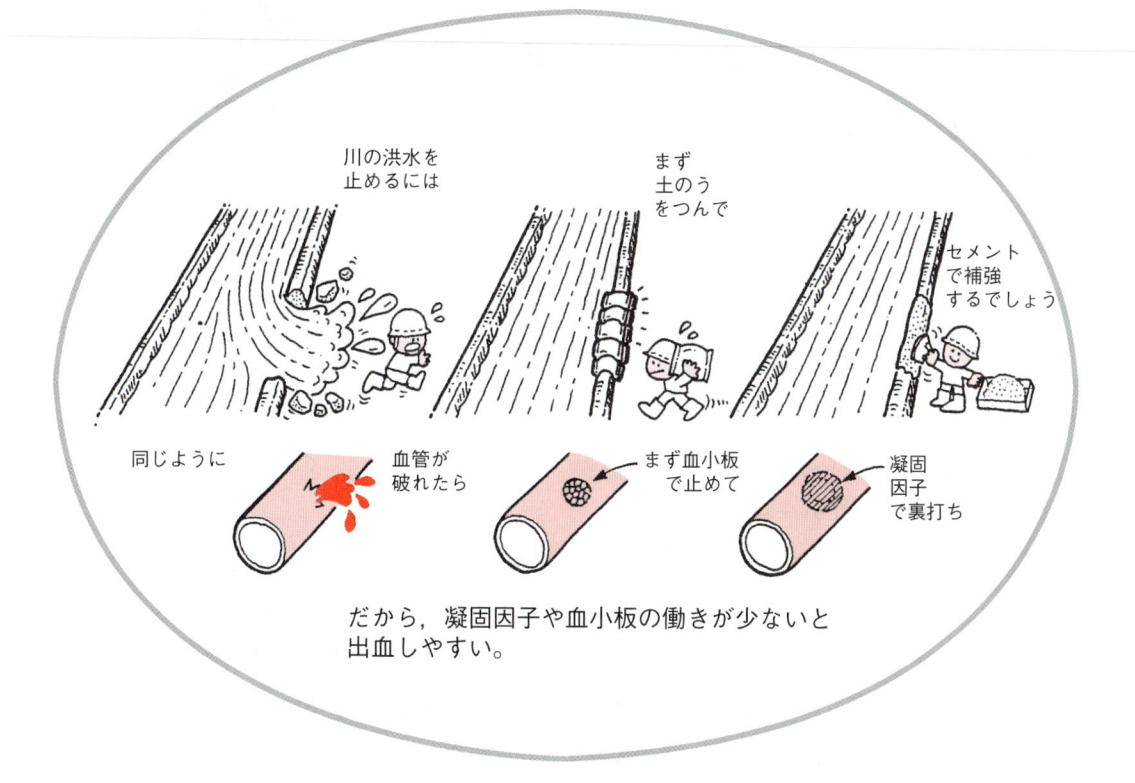

- 分類
 ①血友病A：第Ⅷ因子が欠損
 ②血友病B：第Ⅸ因子が欠損
 ※どちらも伴性劣性遺伝：男性に多い。
 ※頻度はA：B＝5：1で血友病Aが多い。

症　状

- 幼少時より，筋肉内出血，大関節腔への出血が高頻度

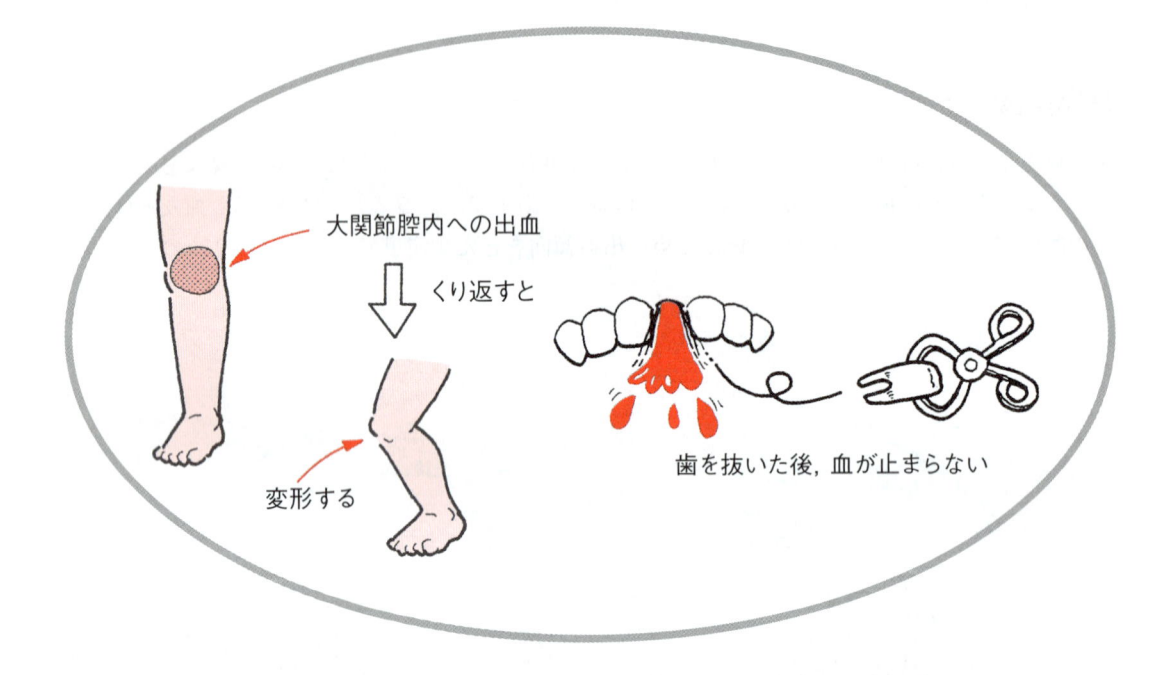

大関節腔内への出血
くり返すと
変形する
歯を抜いた後，血が止まらない

検査・診断

- 血友病 A では第Ⅷ因子活性低下
- 血友病 B では第Ⅸ因子活性低下
- 活性化部分トロンボプラスチン時間（APTT）延長

治　療

欠乏している凝固因子の補充を原則とする。関節機能障害に対する整形外科的治療
- 血友病 A：①第Ⅷ因子製剤の静注　②デスモプレシン静注（軽症時）
- 血友病 B：第Ⅸ因子製剤の静注

治療のポイント

- 出血が主症状であるから，とにかく無意味な出血を避けるような生活を指導する。
- 関節内出血を繰り返すと機能が損なわれることがあるため，リハビリなどを勧める。
- 一生にわたり治療する必要がある。健康教育が重要となる。

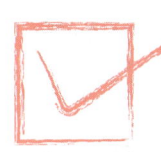

症例 Check test　血友病

問 血友病について，正しいものに〇，誤っているものに×をつけよ。

① 血友病では，血小板は減少する。
② 血友病では，活性化部分トロンボプラスチン時間（APTT）は正常である。
③ 血友病Aは第Ⅷ因子，血友病Bは第Ⅸ因子の異常で，それぞれの因子の遺伝子はY染色体上にある。
④ 血友病では，関節内出血がよくみられ，関節の腫脹，疼痛，運動制限が現れる。
⑤ 血友病では，プロトロンビン時間（PT）は正常である。

解答・解説

① ×　血友病は，血小板に関する検査は正常である。
② ×　血友病では，活性化部分トロンボプラスチン時間（APTT）は延長する。
③ ×　血友病はX連鎖劣性遺伝である。
④ 〇　血友病は，関節内や筋肉内の深部組織内の出血が特徴的である。
⑤ 〇　プロトロンビン時間（PT）は正常である。

国試問題 select： （第 94 回国家試験問題：問 206 一部改変）

血友病に関する記述のうち，正しいのはどれか。2 つ選べ。

1. 血友病 A は第Ⅷ因子，血友病 B は第Ⅸ因子の異常で，それぞれの因子の遺伝子は Y 染色体上にある。
2. 家族歴を持っていない患者では，次世代以降への遺伝はない。
3. プロトロンビン時間（PT）は正常である。
4. 関節内出血がよくみられ，関節の腫脹，疼痛，運動制限が現れる。
5. 血小板は減少する。

解説

1. ✕ 血友病 A は血液凝固第Ⅷ因子の異常・欠損により生じ，血友病 B は血液凝固第Ⅸ因子異常・欠損により生じる。これらの因子の遺伝子はいずれも性染色体である X 染色体上に存在するため，本症は X 染色体を 1 本しか持たない男性に生じやすい伴性劣性遺伝病である。

2. ✕ 本症は両親のいずれかの X 染色体上に異常がある（家族歴）ことで生じる場合以外にも，遺伝子の突然変異により生じるもの（弧発例）もあり，全体の約 40％ は家族歴を持たない弧発例によるものである。

3. ◯ 本症は血液凝固内因系の因子である第Ⅷ因子もしくは第Ⅸ因子の異常・欠損により生じる疾患であるため，血小板や血液凝固外因系には異常が認められない。したがって，血液凝固異常の検査を実施した際にも，血液凝固内因系の異常により延長をきたす活性化部分トロンボプラスチン（APTT）に延長は認められるものの，血小板異常により延長をきたす出血時間や血液凝固外因系の異常により延長をきたすプロトロンビン時間（PT）は正常である。

4. ◯

5. ✕ 解説3参照

解答 3, 4

9 播種性血管内凝固（DIC） disseminated intravascular coagulation（DIC）

疾患概念

- 血管内に広範に血液の凝固が起こったために，凝固因子や血小板がいっぱい消費されて，出血しやすくなったり，凝固した血液が血栓となって組織の壊死や，いろいろな臓器の機能不全をきたすもの。一見矛盾するようだが，血栓の形成と出血傾向という状態が共存することに注意する。
- 原因疾患
  ・急性前骨髄球性白血病（APL）
  ・悪性腫瘍
  ・敗血症

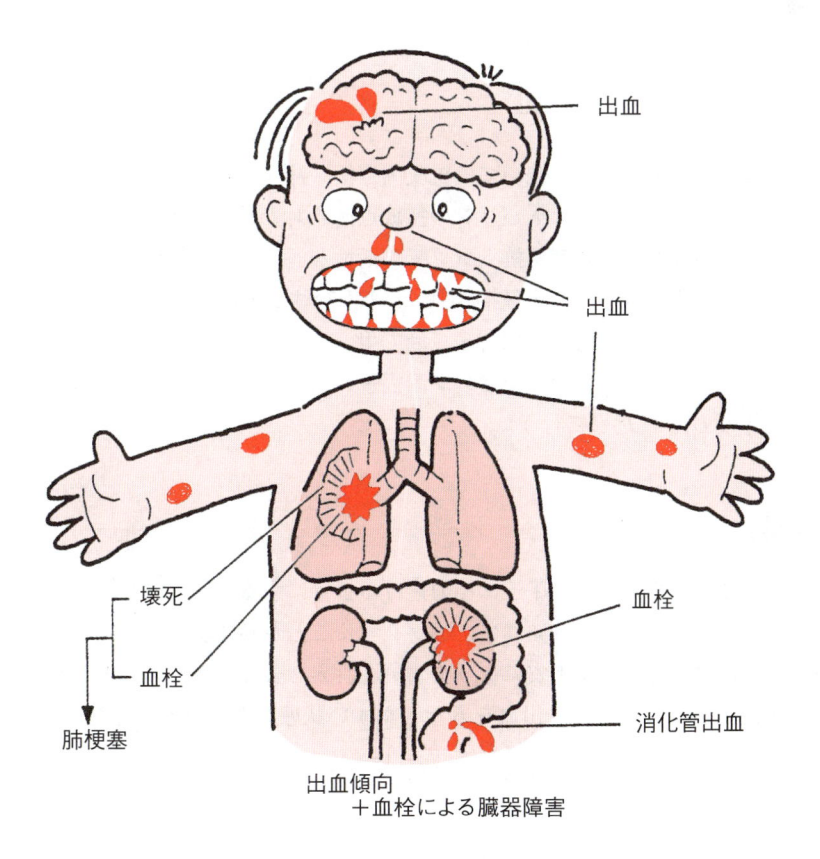

血液疾患

つまりいっぱい血栓ができてしまって血を固める材料がなくなるから出血傾向になるわけだ。これカンタンね

播種性血管内凝固（DIC） 243

症　状

- 体中から血を吹き出す
  ①皮下・粘膜からの出血
  ②消化管出血
  ③脳出血
  ④血栓による肺梗塞・腎梗塞など

検査・診断

- 血小板減少
- プロトロンビン時間（PT），活性化部分トロンボプラスチン時間（APTT），トロンビン時間（TT）はとにかく延長
- フィブリノーゲン減少 ─┬─ FDP（フィブリン分解産物）増加
　　　　　　　　　　　　└─ 赤沈遅延
- 赤血球がバラバラ

治　療

- まず原因となる基礎疾患の治療。続いて，抗凝固療法，補充療法を行う。
- 抗凝固療法：血栓形成を防ぐためヘパリンの持続点滴注射。低分子ヘパリンの抗血栓効果は未分画ヘパリンと同程度。抗トロンビン活性が弱く，出血傾向をきたしにくい特徴がある。ダナパロイドは半減期が長く，1回静注が可能である。抗トロンビン薬（タンパク分解酵素阻害薬）は持続点滴で用いる。
- 補充療法：血小板とフィブリノゲンなどの凝固因子の補充（消耗性の凝固障害による出血症状が主体のDICに対して行う）。

治療のポイント

- 出血を予防することがまず第一。圧迫は極力避けるようにする。
- 重症例が多い。バイタルサインは頻回にチェックすることが必要。
- 出血が続くことに対して患者が不安になりやすい。訴えをよく聞き，精神的サポートを行う。
- 日常生活（入院生活）において，出血をきたしやすい状態を取り除く⇒圧迫の強い衣類の禁止，外傷の防止など

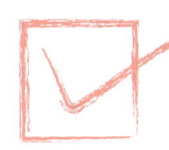

症例 Check test　播種性血管内凝固（DIC）

問 播種性血管内凝固（DIC）について，正しいものに〇，誤っているものに×をつけよ。

1. DICでは，基礎疾患として，悪性腫瘍や重症グラム陰性菌感染などが挙げられる。
2. DICでは，ヘパリンやガベキサートメシル酸塩が，治療に用いられる。
3. DICでは，血液凝固が亢進し，微小血管に血栓が多数形成され，臓器障害が引き起こされる。
4. アシクロビルは，副作用としてDICを起こすことがある。
5. DICでは，凝固因子および血小板が減少し，出血傾向を示す。

解答・解説

1. 〇　DICには必ず基礎疾患があり，悪性腫瘍や感染症などによって発症する。
2. 〇　DICの治療には，ヘパリンやガベキサートメシル酸塩が用いられる。
3. 〇　DICでは，微小血栓形成が起こり，虚血性臓器障害をきたす。
4. 〇　アシクロビルは，帯状疱疹の発症初期に用いられる抗ウイルス薬である。重要な副作用としてDICが報告されている。
5. 〇　血小板や血液凝固因子が減少するため，出血傾向を生じる。

国試問題 select： （第 90 回国家試験問題：問 195 一部改変）

播種性血管内凝固（DIC）とその治療に関する記述のうち，誤っているのはどれか。2つ選べ。

① 原因疾患には，敗血症，悪性腫瘍，劇症肝炎，外傷，熱傷などがある。
② 血液凝固反応が亢進して微小血管内に血栓が多発するため，多臓器不全を起こすことがある。
③ 血液の凝固と線溶が繰り返されて，血液凝固因子や血小板が消費されるため，出血傾向が出現する。
④ アンチトロンビンⅢの補充を行なう場合には，ヘパリンナトリウムの投与を中止しなければならない。
⑤ ガベキサートメシル酸塩は，DIC を進行させるため投与すべきでない。

解説

① ○ 播種性血管内凝固（DIC）は，何らかの原因により血液凝固反応が亢進することで血管内に多数の微小血栓が形成される。その結果，血液凝固因子や血小板が消費されるとともに，二次的に線溶系の亢進も起こるため DIC では出血傾向が出現する。原因として設問にあげる疾患の他，全身性エリテマトーデスや膵炎，自己免疫性溶血性貧血などもある。
② ○ DIC により多数の微小血栓が，微小血管を閉塞させることで多臓器不全が起こる。
③ ○ 解説①を参照
④ × アンチトロンビンⅢの作用（抗トロンビン作用）は，ヘパリンの共存により増強するため，DIC においてアンチトロンビンⅢの補充を行う際にヘパリンの投与を中止する必要はない。
⑤ × ガベキサートメシル酸塩は，アンチトロンビンⅢに無関係に直接抗トロンビン作用を示し，DIC 治療薬として用いられる。

解答 ④，⑤

第5章　神経・精神疾患

1. アテローム血栓症 ……………… 248
2. 脳梗塞 …………………………… 254
3. 脳血管障害 ……………………… 257
4. くも膜下出血 …………………… 263
5. 脳出血 …………………………… 268
6. てんかん ………………………… 272
7. 統合失調症 ……………………… 277
8. 気分障害 ………………………… 284
9. アルツハイマー型認知症 ……… 291
10. 脳血管性認知症 ………………… 296
11. パーキンソン病（症候群） …… 300
12. ダウン症候群 …………………… 305
13. 重症筋無力症 …………………… 308
14. 進行性筋ジストロフィー ……… 312
15. 筋萎縮性側索硬化症 …………… 316
16. 髄膜炎 …………………………… 320
17. 脳腫瘍 …………………………… 323

1 アテローム血栓症 atherothrombosis

> **疾患概念**

- アテローム血栓症（atherothrombosis）とは，血小板活性化や血栓形成を引き起こすプラーク（粥状動脈硬化巣）の崩壊（破裂あるいはびらん）により生じる病態である．すなわち，アテローム性動脈硬化に併発した血栓症を指し，冠循環系，脳循環系，末梢循環系まで，全身の血管に発生する可能性のある血管病変であり，以下の図に示すような心筋梗塞（MI）や脳梗塞などの虚血性イベントを引き起こす原因となる．アテローム血栓症は，アテローム性動脈硬化症に伴う血栓症である．
- アテローム血栓症は，全身性の血管病変であり，心筋梗塞（MI），虚血性脳卒中，末梢動脈疾患（PAD）などの虚血性イベントに共通する病態である[※]．
- 1つの血管領域にアテローム血栓症の臨床症状が認められる患者では，他の血管領域でも虚血性症状が発生する危険性が高い．
- アテローム血栓症は，世界的に主要な死亡原因の1つである．

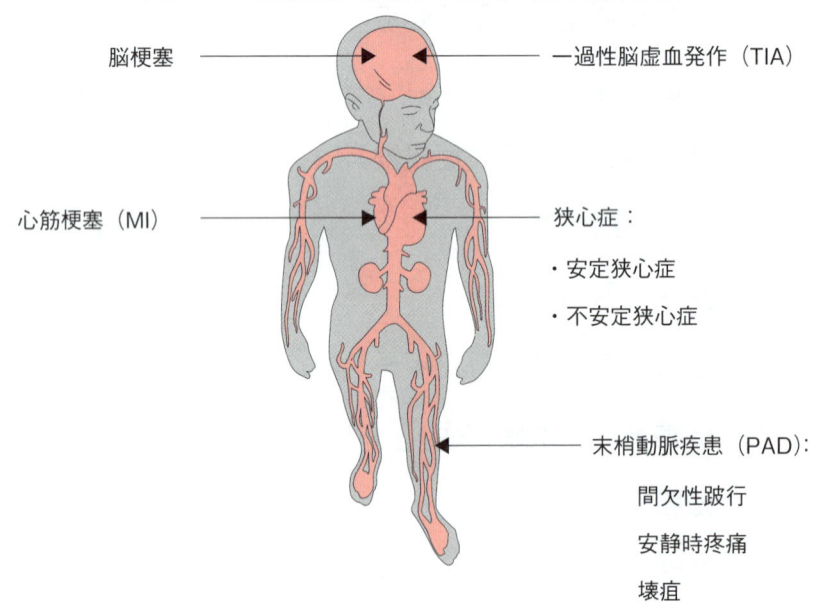

アテローム血栓症に起因する全身の主な臨床症状

- 脳梗塞
- 一過性脳虚血発作（TIA）
- 心筋梗塞（MI）
- 狭心症：
  ・安定狭心症
  ・不安定狭心症
- 末梢動脈疾患（PAD）：
  間欠性跛行
  安静時疼痛
  壊疽

　アテローム血栓症は，冠循環系，脳循環系から末梢循環系まで，全身の血管に発生する可能性のある血管病変である．冠動脈におけるアテローム血栓症は，急性冠症候群（ACS）の主要な原因となる．脳動脈におけるアテローム血栓症は，一過性脳虚血発作（TIA）や脳梗塞の主要な原因と

なる。末梢動脈では，間欠性跛行，虚血性壊死，四肢損失につながる原因となる。
※. Drouet L. *Cerebrovasc Dis* 2002；13（suppl 1）：1-6. をもとに作成

各論

- 脳梗塞　　→　p.254 参照
- 心筋梗塞　→　p.62 参照
- 狭心症　　→　p.57 参照
- **閉塞性動脈硬化症　（末梢性動脈疾患，バージャー病）**
peripheral arterial disease（arteriosclerosis obliterans［ASO］and Buerger disease）

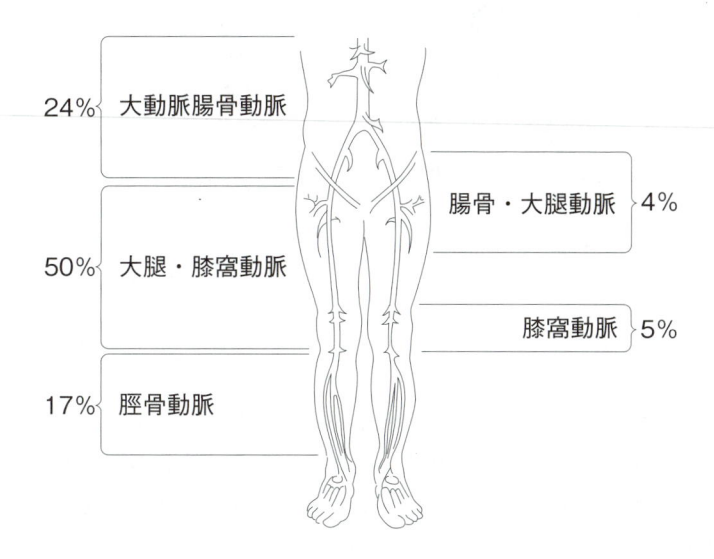

24%　大動脈腸骨動脈
50%　大腿・膝窩動脈
17%　脛骨動脈
4%　腸骨・大腿動脈
5%　膝窩動脈

疾患概念

　閉塞性動脈硬化症（ASO）は頸動脈・鎖骨下動脈・腎動脈や四肢主幹動脈の内膜に粥状硬化が生じ，動脈が閉塞した状態をいう。ASO は高齢男性に生じやすく，また，基礎疾患として**脂質異常症（高脂血症）**，糖尿病・高血圧症が合併しやすく，間欠性跛行を主症状とする。60 歳以上の男性に多い病気で，特に下肢に多いとされている。他にも，**肥満**，**ストレス**，**運動不足** なども原因となり，**喫煙**が悪化の一因子となる。血液の流れが悪くなって栄養や酸素が行き届かなくなり手足にさまざまな障害を生じさせる病気である。最悪の場合足の切断をしなければならないこともある。
　ASO は粥状硬化に起因しているために，足の動脈のみならず脳動脈，冠動脈，腎動脈など，全身の臓器循環障害も併せもつことから，ASO を全身の動脈硬化性血管病変の一部分症ととらえて，全身疾患としての対策が基本となる。
　一方，閉塞性血栓性血管炎はバージャー病と呼ばれ，膝窩動脈や上腕動脈以下の小動脈の全層性に肉芽腫性病変が生じ動脈閉塞をきたす。成人男性で多く，間欠性跛行を主症状とし，喫煙で増悪する。また閉塞性血栓性血管炎は遊走性静脈炎を合併する。

検査・診断

閉塞性動脈硬化症（ASO）の重症度分類にはFontaine分類（フォンタン分類）などがある。塞栓による急性の発症と血栓による慢性発症の循環障害がある。前者の症状は急激な疼痛，発赤と続発する壊死である。後者の症状は冷感，疼痛，感覚異常で，寒冷で誘発されることが多い。下肢循環障害の重要な慢性症状は間欠性跛行である。

閉塞性動脈硬化症のFontaine分類ではⅠ度は虚血症状なし，Ⅱ度は冷感，疼痛，Ⅲ度は間欠性跛行，Ⅳ度は安静時痛の存在である（下図参照）。

フォンタン分類Ⅰ度　フォンタン分類Ⅱ度　フォンタン分類Ⅲ度　フォンタン分類Ⅳ度

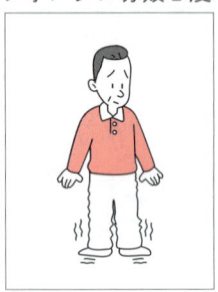

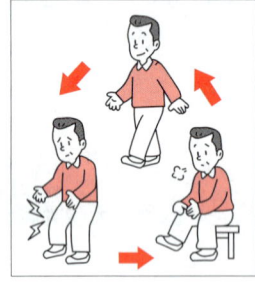

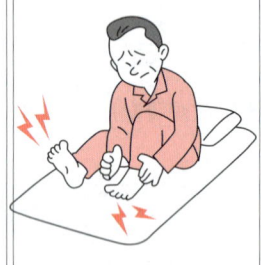

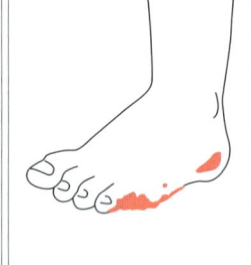

治療

ASOの場合は下肢の痺れ・間欠性跛行（FontaineⅠ，Ⅱ）の段階では動脈硬化危険因子管理（禁煙・糖尿病・高LDLコレステロール血症・高血圧）をそれぞれのガイドラインに基づいて行う。特にバージャー病の場合は，禁煙，局所保温が重要である．加えて運動療法と薬物療法を行う。それ以上の重症は手術を行う。

【薬物療法】

抗血小板薬や血管拡張薬，また抗動脈硬化作用のある薬剤などを用いることで，病変の進行を予防できる。ただし，動脈の狭窄や閉塞性病変の改善の効果は期待できない。

- 抗血小板薬
   1）シロスタゾール　2）サルポグレラート塩酸塩　3）イコサペント酸エチル
- 血管拡張薬
   1）ベラプロストナトリウム
   2）リマプロスト・アルファデクス（バージャー病に保険適用）
   経口投与可能なPGE1誘導体である。

血管の石灰化を呈する場合（透析患者など）は，抗トロンビン薬（アルガトロバン水和物）を用いる。

【手術療法】
治療抵抗性の症例や重症虚血肢症例では
- 経皮的動脈形成術（いわゆる風船療法）およびステント挿入術や手術療法が適応となる。バージャー病では腰部交感神経節ブロックが有効なことがある。

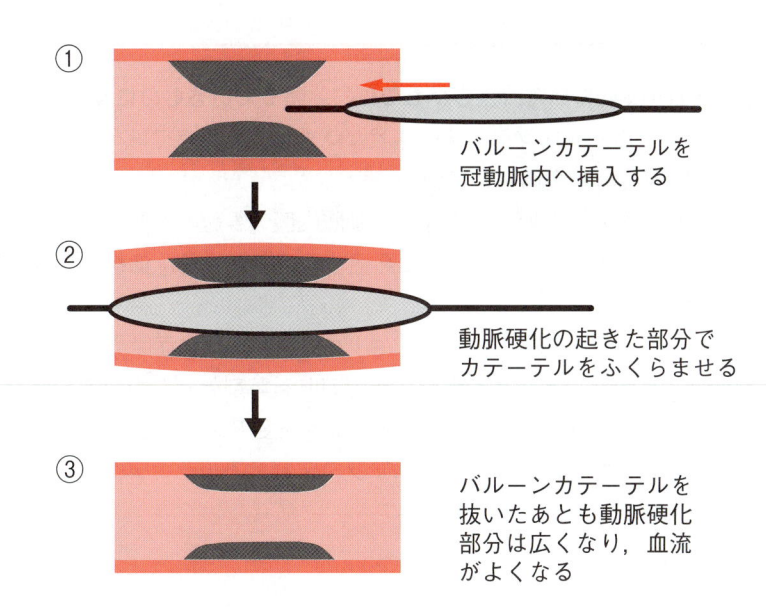

① バルーンカテーテルを冠動脈内へ挿入する

② 動脈硬化の起きた部分でカテーテルをふくらませる

③ バルーンカテーテルを抜いたあとも動脈硬化部分は広くなり，血流がよくなる

- 幹細胞移植による血管新生治療
　内科的・外科的にも治療法のない ASO・バージャー病では，自家骨髄や末梢血由来幹細胞を虚血下肢筋肉内に細胞移植する血管新生治療が有用である。
- 切断術
　上記治療でも，下肢の壊死が進行し生命の危険が生じるような場合下肢を切断する。

治療のポイント

・血栓塞栓症にかかわる薬物治療の動向
　多くの循環器疾患はその病態および合併症に血栓塞栓症がかかわる。①動脈硬化を基盤に発症する心筋梗塞や脳梗塞などのアテローム血栓症に加えて，②非弁膜症性心房細動に基づく脳塞栓症や深部静脈血栓症に基づく急性肺血栓塞栓症などの血流うっ滞に起因する血栓症も増加してきている。血栓塞栓症に対しては，血栓溶解療法，抗凝固療法，抗血小板療法を使うが，アテローム血栓症に対しては抗血小板療法が，血流うっ滞に起因する血栓症に対しては抗凝固療法が特に有効である。抗凝固療法として，急性期治療にはヘパリンの経静脈治療を行い，その後の再発予防を含めた慢性期治療には経口ワルファリン治療を行う。さらに 2007 年度より「静脈血栓塞栓症の発現リスクの高い，下肢整形外科手術施行患者における静脈血栓塞栓症の発症抑制」に合成 Xa 阻害薬フォンダパリヌクスの臨床使用が承認され，2008 年度には腹部手術に対しても使用できるようになった。

症例 Check test　アテローム血栓症

問 アテローム血栓症について，正しいものに〇，誤っているものに×をつけよ。

① 脳の血管領域にアテローム血栓症の臨床症状が認められる患者では，心臓の血管領域でも，虚血性症状が発生する危険性が高い。
② バージャー病とは，タバコを吸う人に多く，動脈内膜の線維性肥厚である閉塞性血管内膜炎を呈する症候群。15～45歳の女性に発症することが多く，血栓症の併発により壊疽になることが多い。
③ 閉塞性動脈硬化症（ASO）の重症度分類にはHoen-Yahrの重症度分類などがある。
④ 抗血小板薬や血管拡張薬，また抗動脈硬化作用のある薬剤などを用いることで，病変の進行を予防できるだけでなく，動脈の狭窄や閉塞性病変の改善の効果がある。
⑤ 経口投与可能なアミノ酸の誘導体であるリマプロスト・アルファデクスは，バージャー病に保険適用がある。

解答・解説

① 〇
② ×　女性→男性
③ ×　Hoehn-Yahrの重症度分類→Fontaine分類（フォンタン分類）
④ ×　抗血小板薬や血管拡張薬，また抗動脈硬化作用のある薬剤などを用いることで，病変の進行を予防できる。ただし，動脈の狭窄や閉塞性病変の改善の効果は期待できない。
⑤ ×　経口投与可能なPGE1誘導体であるリマプロスト・アルファデクスは，バージャー病に保険適用がある。

> **国試問題 select :** （第 95 回国家試験問題：問 182 一部改変）
>
> **脳血管障害に関する記述のうち，誤っているのはどれか。2 つ選べ。**
> 1 一過性脳虚血発作（TIA）は，24 時間以内に消失する局所性脳虚血症状である。
> 2 脳梗塞の危険因子として，高血圧症，糖尿病，脂質異常症や心房細動がある。
> 3 高血圧性脳内出血の頻度は，小脳や橋で高く，皮殻や視床では低い。
> 4 CT で異常所見が検出されなければ，脳梗塞を否定できる。
> 5 くも膜下出血の特徴的症状は，突発した激しい頭痛ならびに嘔気・嘔吐である。
>
> **解説**
> 1 ○
> 2 ○
> 3 × 高血圧の持続により，とくに細動脈で硝子様変性による効果が多くみられる（細動脈効果）。この細動脈効果により，脳内では細動脈が多く存在する大脳基底核（皮殻や淡蒼球），視床などで出血が多発する。脳幹や小脳では，細動脈瘤の発症はこれらの部位と比べて少ない。
> 4 × 脳梗塞は，臨床病型によりラクナ梗塞，心原性脳塞栓症，アテローム血栓性脳梗塞に分類される。ラクナ梗塞は梗塞巣が直径 15 mm 以下と小さく，細動脈の閉塞により発症するものを指す。ラクナ梗塞の中でも，とくに小さな脳梗塞層は CT スキャンでは発見できない場合があり，MRI を用いた診断が有効である。
> 5 ○
>
> **解答** 3，4

2 脳梗塞 cerebral infarction

> 疾患概念

- 脳血管の血流障害により，その灌流域を中心とした脳の実質が壊死に陥ったもので，組織のエネルギー代謝に障害を起こしたものである．
- 原因は脳血栓症，ならびに脳塞栓症による．

  ※脳血栓症と脳塞栓症の鑑別

症状・所見	脳血栓症	脳塞栓症
一過性脳虚血発作 （TIA，前駆症状）	（＋）	まれ
発　　症	脳血管が動脈硬化により内腔が狭窄し，その場で血栓が徐々に形成される．	脳血管に特に異常はないが，他の場所で血栓や腫瘍塞栓ができ，血流に乗りそれが脳血管につまる．
原因疾患	動脈硬化 脂質異常症 糖尿病	心疾患（心房細動など）
出血性梗塞	少	多
髄液所見	出血性梗塞を起こしたときのみ，血性髄液やキサントクロミーを認める．	

- 症候はアテローム血栓性脳梗塞と心原性脳梗塞がある．心原性脳梗塞では心臓自体に塞栓の原因をもつものである．

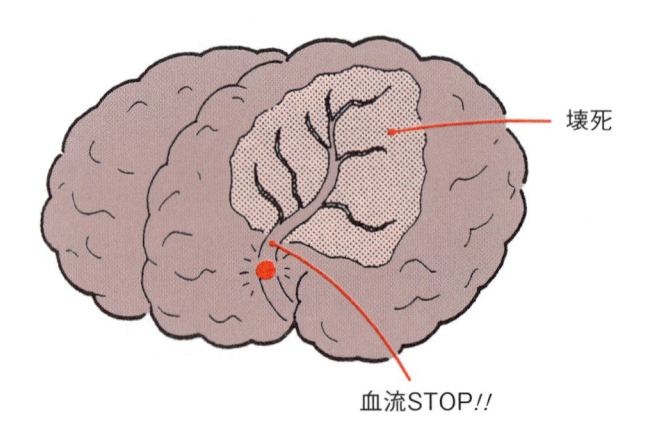

壊死

血流STOP!!

検査・診断

- CT スキャン
  ① 発症直後：isodensity ⇒ MRI を使う方が病巣が明瞭
  ② 1〜2 日後：low density（梗塞部は浮腫状態だから）
  　　　　　　ただし，出血性梗塞では脳出血と同じだから high density
  ③ 2〜4 週間後：low density ＋ ring enhancement

治　療

【薬物療法】 ※脳血管障害の項を参照（p.259）
- 急性期：① 血栓溶解薬（ウロキナーゼ），（アルテプラーゼ：発症後 3 時間以内），抗凝固薬（ヘパリン：発症後 48 時間以内），抗プラスミン薬（トラネキサム酸），血液希釈療法（低分子デキストラン）
  ② 脳浮腫の改善（グリセロール）
  ③ 抗血小板薬のオザグレルナトリウム，アスピリン
- 慢性期：① 血管拡張薬（ジルチアゼム塩酸塩），その他，再発予防のため抗血栓薬のシロスタゾール，抗血小板薬のクロピドグレル硫酸塩，チクロピジン塩酸塩，脳保護薬のエダラボン，脳浮腫治療薬の濃グリセリン，D-マンニトール，その他諸後遺症の改善に脳循環改善・代謝賦活薬のシチコリン，メクロフェノキサート塩酸塩，アデノシン三リン酸二ナトリウム水和物，ガンマ-アミノ酪酸，イフェンプロジル酒石酸塩，ニセルゴリン，アマンタジン塩酸塩など
  ② リハビリテーション

治療のポイント

- 術　前
  ・血圧，心機能（心疾患の合併が多いから）の管理
  ・意識レベルとバイタルサインのチェック！
- 術　後
  ・体位変換をまめに行う。
  ・点滴量が多いと脳浮腫が生じるので気をつける。
  ・バイタルサインに注意

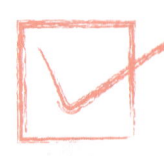

症例 Check test　脳梗塞

問 次の記述について，正しいものに〇，誤っているものに×をつけよ。
① 心原性塞栓症には再発予防としてオザグレルを用いる。
② アテローム血栓性脳梗塞にはアルガトロバンを用いる。
③ アルテプラーゼは t-PA の一種で超早期の血管内再開通する血栓溶解薬である。
④ オザグレルナトリウムはシクロオキシゲナーゼ阻害作用によりラクナ梗塞急性期の治療に用いられる。

解答・解説

① ×　ヘパリンを用いる。
② 〇
③ 〇
④ ×　オザグレルナトリウムはトロンボキサン A_2 合成酵素阻害薬である。

国試問題select：（第89回国家試験問題：問180 一部改変）

脳梗塞とその治療に関する記述のうち，正しいのはどれか。2つ選べ。
① 片麻痺，失語，眼球運動障害は，脳出血では出現するが，脳梗塞では認められない。
② 病因には，塞栓性と血栓性とがある。
③ 血栓溶解薬（ウロキナーゼなど）は，使用禁忌である。
④ 2次予防には，血小板凝集抑制薬（アスピリンなど）が用いられる。
⑤ 頭蓋内圧亢進，脳浮腫の治療には，D-マンニトールを経口投与する。

解説
① ×　脳出血，脳梗塞どちらでも認められる症状である。
② 〇　脳梗塞は発症の機序により心疾患から運ばれる血栓の脳塞栓性と脳血管自体に起こる脳血栓性に分類される。
③ ×　脳梗塞の治療は，病期，重症度によって異なるが，血栓溶解薬を用いることもある。例えばウロキナーゼは，脳血栓症（発症後5日以内で，CTにおいて出血の認められない症例）に適応がある。
④ 〇
⑤ ×　頭蓋内圧亢進，脳浮腫の治療には，D-マンニトールや濃グリセリン・果糖などの点滴静注が有効であり，これらの薬剤は経口投与で用いることはない。

解答　②，④

3 脳血管障害 cerebral vascular disease（CVD）

疾患概念

- 脳血管あるいは血漿や血液成分の変化などにより，脳組織に一過性または持続的に虚血状態あるいは出血などを起こし，脳機能を障害することである。一般に脳卒中とも呼ばれている。
- 脳血管の障害のしかたは2通りある。
  ①出血によるもの（脳出血，くも膜下出血，硬膜下出血など）
  ②塞栓によるもの。代表的疾患に脳梗塞，一過性脳虚血発作（TIA），無症候性の脳梗塞や血管狭窄・閉塞
- 脳梗塞にはアテローム血栓性梗塞，心原塞栓症，ラクナ梗塞などがある。
- アテローム血栓性梗塞については総論参照（p.248）。
- ラクナ梗塞は下図に示すように，Willis動脈輪ならびに脳底動脈部からの穿通枝動脈に起因する直径15 mm以下の血栓により，脳実質部に梗塞が起こるものである。
- 一過性脳虚血性発作（TIA）は，脳血管障害により突然，片麻痺，失語症などの脳局所症状が出現し，24時間以内（通常10〜25分以内）に回復する病態。TIAの約10〜20％の例は脳梗塞に移行し，脳梗塞の前兆として重要である。

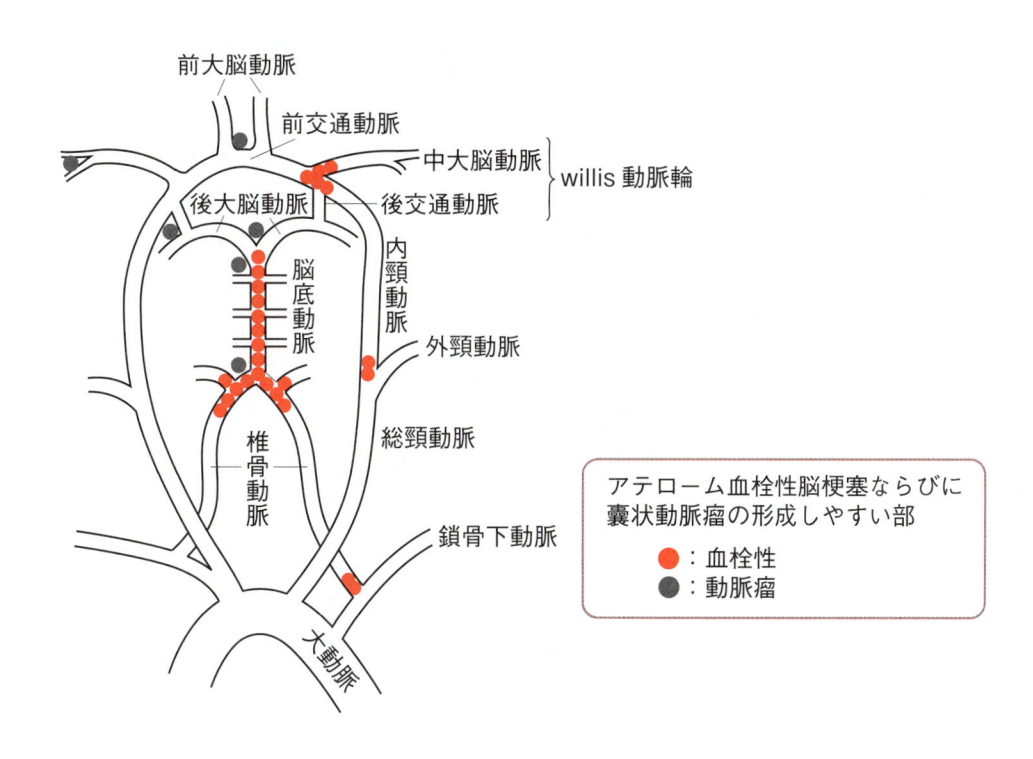

- 原　因
  ①出血によるもの：高血圧
  ②塞栓によるもの：動脈硬化（動脈硬化の原因は高血圧，脂質異常症，糖尿病など）

症　状

脳血管障害の症状としては，脳はそれぞれの部分で機能を分担しており，また脳血管も栄養する脳の部分が決まっているので，患者の症状から脳の障害部位とその栄養血管の部位を知ることができる。
①一般的な症状：頭痛，嘔吐，意識障害，項部硬直など
②障害部位に特異的な症状（巣症状という）
・大脳基底核 ── 反射異常，不随意運動
・小脳 ──── 運動失調
・橋 ───── 呼吸障害，両眼縮瞳   などがある。

検査・診断

- 脳血管障害を代表する3疾患は下の表だけで確実に鑑別できる。（＊重要項目）

症状・所見	脳出血	くも膜下出血	脳梗塞
＊TIA[1]	まれ	（－）	（＋）
発症時期	活動期	特になし	休息期（起床時）
＊頭痛	（＋）	激烈!!	軽い
嘔吐	（＋）	（＋）	（－）
意識障害	（＋）	一過性（＋）	時々（＋）
＊項部硬直	まれ	（＋）	（－）

1) TIA：一過性脳虚血発作

- 頭部MRI，CTによる画像診断を中心にする。

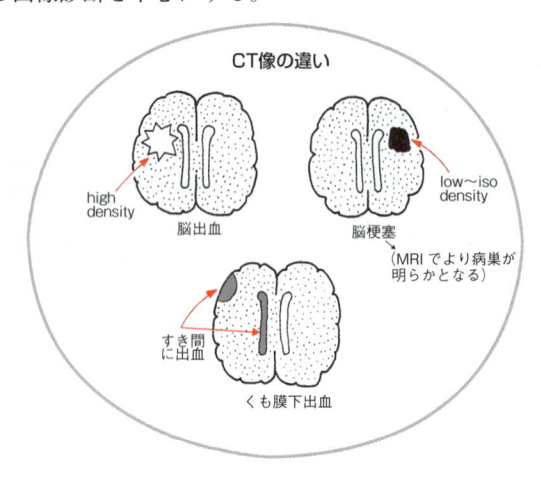

CT像の違い

high density　脳出血

low〜iso density　脳梗塞
（MRIでより病巣が明らかとなる）

すき間に出血　くも膜下出血

治療

　脳血管障害の部位・原因により種々の薬物治療が行われる。アテローム性プラークでは抗血小板療法が行われ，梗塞部では虚血によるエネルギー代謝の低下ならびに過酸化物質による血管障害による脳浮腫などを防ぐため血栓溶解薬，脳保護薬や浮腫改善薬などが用いられる。さらに脳機能障害の改善薬も平行して投与される。

【薬物療法】

1）脳梗塞治療薬
- 血栓溶解薬：ヘパリンナトリウム，アルテプラーゼ（t-PA），ウロキナーゼ（u-PA）
- 抗凝固薬：ワルファリンカリウム，アルガトロバン水和物，ダビガトランエテキシラートメタンスルホン酸塩
- 抗血小板薬：チクロピジン塩酸塩，アスピリン，クロピドグレル硫酸塩，シロスタゾール，オザグレル
- 脳浮腫治療薬：濃グリセリン，D-マンニトール，イソソルビド
- 脳保護薬：エダラボン
- 意識障害改善薬：シチコリン，メクロフェノキサート塩酸塩
- 脳虚血改善薬：ニゾフェノンフマル酸塩
- 脳代謝改善薬：アデノシン三リン酸二ナトリウム水和物，幼牛血液抽出物，ガンマ-アミノ酪酸

2）脳障害後遺症改善薬
- α遮断薬：イフェンプロジル酒石酸塩，ニセルゴリン，アマンタジン，イブジラスト，チアプリド

3）抗認知症薬
- コリンエステラーゼ阻害薬：ドネペジル塩酸塩，ガランタミン臭化水素酸塩，リバスチグミン
- NMDA受容体アンタゴニスト：メマンチン塩酸塩

4）痙性麻痺改善薬

	術後後遺症	脳卒中後遺症	脳血管障害	脳性麻痺	痙性脊髄麻痺
アフロクアロン			○	○	○
エペリゾン塩酸塩	○		○	○	○
チザニジン			○	○	○
トルペリゾン	○	○		○	○
バクロフェン	○		○	○	○
ダントロレン			○	○	○

- その他のポイント
  ①脳血管障害の急性期あるいは慢性期にけいれんを伴う場合やけいれんに伴い障害の重症度により意識障害がみられることがある。急性期のけいれんに対しては，ジアゼパムを用い，慢性期のけいれんに対しては，フェニトインあるいはバルプロ酸ナトリウムを用いる。

②うつ症状を呈した場合は，選択的セロトニン再取込み阻害薬，パロキセチン塩酸塩水和物などの抗うつ薬を用いる。
③痙性麻痺を伴う場合は鎮痙薬のエペリゾン塩酸塩あるいはダントロレンナトリウム水和物を少量から投与する。
④脳血管性や脳腫瘍性の認知障害を伴う場合は，ドネペジル塩酸塩，メマンチン塩酸塩あるいはガランタミン臭化水素酸塩などの抗認知症薬を用いる。

治療のポイント

　脳血管障害の病型を臨床的にみれば，くも膜下出血，脳出血ならびに脳梗塞の3大疾患に分けられ，それぞれ治療方針が異なる。くも膜下出血は早期に治療すると後遺症はほとんどみられずに回復するが，時期を失えば一命にかかわり，血管からの出血を外科的に止めることが重要である。脳出血は，脳の部位，出血の重症度，年齢などによって治療方針が異なるが，おおむね外科的治療が主体となる。脳梗塞は脳血管障害の大半を占める。脳梗塞の原因によって病態が異なり，心原性の場合は突発的に発症し，脳血管が動脈硬化を起こす場合は比較的緩徐に進行し，薬物療法が主体的に行われる。また，脳動脈血管の狭窄によって起こる梗塞は循環障害により狭窄部位より離れた末梢領域で起こるため血栓溶解剤などが用いられる。
　いずれの疾患でも，急性期と慢性期では異なった療法が行われ，詳細は各項目に概説する。

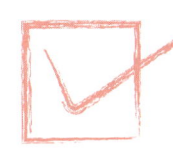

症例 Check test 脳血管障害

問 脳血管障害に関係する薬物について，正しいものに〇，誤っているものに×をつけよ。

1. エダラボンはフリーラジカル消去による細胞膜脂質の過酸化を抑制する。
2. ヘパリンナトリウムはビタミンK作用に拮抗し，肝臓におけるビタミンK依存性血液凝固因子の生合成を抑制する。
3. ドネペジル塩酸塩はアセチルコリンエステラーゼ阻害作用によりコリン性神経伝達を促進し，認知障害を改善する。
4. ワルファリンカリウムはアンチトロンビンⅢと複合体を形成し，凝固因子の働きを阻害する。
5. メマンチン塩酸塩は 5-HT$_1$ 受容体に結合し，セロトニン性神経の伝達を亢進し認知を保持する。

解答・解説

1. 〇
2. ×　ヘパリンナトリウムはアンチトロンビンⅢと複合体を形成し，凝固因子の働きを抑制し，抗凝固作用を起こす。
3. 〇
4. ×　ビタミンKは肝におけるトロンビン，凝固因子Ⅶ，ⅨやⅩの生成に関与する。ワルファリンカリウムはビタミンKの代謝形成を阻害し，抗凝固作用を示す。試験管内では起こらない。
5. ×　メマンチン塩酸塩は NMDA 受容体アンタゴニストで，アルツハイマー型認知症の治療に用いる。

国試問題 select： （第 95 回国家試験問題：問 182 一部改変）

脳血管障害に関する記述のうち，正しいのはどれか。2 つ選べ。
① 一過性脳虚血発作（TIA）は，24 時間以内に消失する局所性脳虚血症状である。
② 脳梗塞の危険因子として，高血圧症，糖尿病，脂質異常症や心房細動がある。
③ 高血圧性脳内出血の頻度は，小脳や橋で高く，被殻や視床では低い。
④ CT で異常所見が検出されなければ，脳梗塞を否定できる。
⑤ くも膜下出血の症状として，一般に嘔気・嘔吐は現れるが，突発した激しい頭痛が現れることはまれである。

解説
① ○
② ○
③ × 高血圧性脳内出血は，被殻（大脳基底核）や視床で好発する。
④ × 脳梗塞発症直後では，MRI 所見では異常を認めるものの，CT 所見で異常は認められないことが多い。したがって，通常 CT で異常がなければ脳梗塞を疑い，逆に CT で異常があれば脳内出血を疑う。
⑤ × くも膜下出血の臨床症状としては，嘔気・嘔吐のほか，一般に突発した激しい頭痛が現れる。

解答　①，②

4 くも膜下出血 subarachnoid hemorrhage（SAH）

疾患概念

- 脳髄膜の2層目のくも膜と3層目の軟膜の間のくも膜下腔に出血する状態。3大原因は，①脳動脈瘤破裂（最多），②脳動静脈奇形，③もやもや病（Willis動脈輪閉塞症）である。
- 脳動脈瘤はウィリス動脈輪（Willis動脈輪＝大脳動脈輪）の前半部に好発する。
- 好発年齢は中高年

症　状

- 激しい頭痛と嘔吐
- 髄膜刺激症状（項部硬直，ケルニッヒ徴候：Kernig徴候）
- 眼底硝子体出血
- 脳実質の障害はないので麻痺は起こさない。
- もやもや病は，小児例では脳虚血によってけいれん・片麻痺・言語障害などが反復して出現し，これらは成長とともに消失するか，固定化する。成人例で意識障害・片麻痺・ケルニッヒ徴候や知能障害を示すものである。

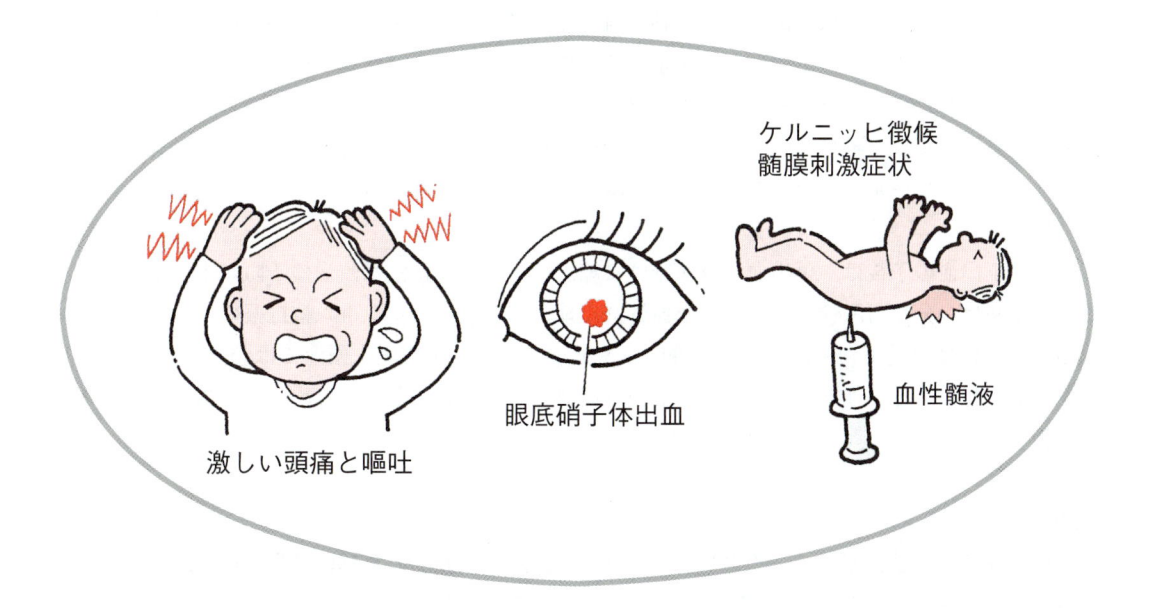

神経・精神疾患

ケルニッヒ徴候
髄膜刺激症状

眼底硝子体出血

血性髄液

激しい頭痛と嘔吐

くも膜下出血　263

検査・診断

- 髄液検査：血性髄液，キサントクロミー
- **CTスキャン**：出血部位＋脳槽部に high density
- **脳血管造影**：脳動脈瘤破裂部位から造影剤の漏出

治　　療

血圧の管理とともに出血に対する速やかな手術を行う。手術は開頭手術と血管内手術があり，手術後に脳血管れん縮およびそれに伴う脳虚血症状の改善が行われる薬物治療が行われる。

【薬物療法】
1）ファスジル塩酸塩水和物：くも膜下出血の術後，脳血管れん縮を防ぐ。2週間を目安とし，漫然とした使用は行わない。出血患者（頭蓋内出血）および出血した動脈瘤に対する十分な止血手術をしていない患者や低血圧状態では禁忌である。血管拡張作用を有する。
2）ニゾフェノンフマル酸塩：くも膜下出血急性期における軽症や中等症の虚血による脳障害に用いる。プロスタサイクリン生成促進，抗過酸化作用，脳酸素消費量低下作用，抗脳浮腫作用，抗トロンボキサン A_2 作用による。
3）チクロピジン塩酸塩：抗血小板薬であり，くも膜下出血術後の脳血管れん縮に伴う血液障害の改善に用いる。

その他，急性期の治療は，破裂した脳動脈血管の外科的手術が中心となるが，術後の薬物療法は脳血管れん縮が起こらないように，抗血小板薬のアスピリン，オザグレルナトリウム，抗トロンビン薬のアルガトロバン，フリーラジカルスカベンジャーのエダラボンなどが用いられる。

慢性期においては，再発予防のために血圧管理が重要であり，降圧管理や脳代謝改善薬の高張グリセオフルビンロール，マンニトールによる脳浮腫の防御が行われる。

くも膜下出血の予後は，再出血，脳血管れん縮，尿崩症，正常圧水頭症の予防が重要である。再出血の予防は十分な血圧管理を行い，脳血管れん縮の予防ではカルシウム拮抗薬の投与により制御する。尿崩症は浸透圧利尿剤により頭蓋内圧を低下させる。正常圧水頭症では脳室－腹腔（V-P）シャントを行う。その他飲酒や喫煙はくも膜下出血のリスク因子となるため禁酒・禁煙に努めることを指導する。

【手術療法】
- 開頭手術では脳動脈瘤に対してクリッピング（意識障害が軽度であれば発症直後に，重度であれば保存的療法後〈約2週後〉）を行い，血管内手術ではコイリング（柔らかな金属コイルを血管内から留置する）を行う。

※術後合併症
①脳血管れん縮⇒脳梗塞へ進展
②正常圧水頭症：歩行障害，尿失禁，認知症⇒V-P（脳室-腹腔）シャントで治療
③動脈瘤再出血（このときに死亡する例が多い）

- 手術不可の場合は薬剤による保存的療法を行い，濃グリセリンあるいはD-マンニトール（脳浮腫改善）などを用いる。

治療のポイント

- 術　前
  - 静かな個室で照明を控えて刺激を避ける。
  - 意識レベルとバイタルサインのチェック
  - 痛みがあれば鎮痛薬を投与
  - 排便させるときは努責をしないよう緩下剤を使用（浣腸は禁忌）
- 術　後
  - 体位変換をまめに行う。
  - 点滴量が多いと脳浮腫が生じるので気をつける。
  - バイタルサインに注意

【薬物療法におけるその他のポイント】

　くも膜下出血を発症し，緊急に外科的処置を行う場合でも，処置が終了するまでその間患者の管理を行わなければならない。

①搬送中や検査中に鎮静・鎮痛を目的にフルニトラゼパム，ペンタゾシン塩酸塩，ジアゼパムなどが用いられる。

②血圧の管理は再出血防御の観点から極めて重要で，収縮期血圧は140 mmHg以下に維持する必要がある。そのためジルチアゼム塩酸塩，ニカルジピン塩酸塩（ニカルジピン塩酸塩の場合，頭蓋内出血の止血が不完全な場合や脳卒中急性期の頭蓋内圧亢進がある場合には禁忌）を用いて血圧状態を管理する。

③くも膜下出血の重症例では頭蓋内圧亢進により切迫脳ヘルニアの危険性があり，それを回避するため，浸透圧利尿薬のD-マンニトールや濃グリセリンの点滴静注を行う。

④くも膜下出血の発症後2週間は脳血管れん縮が発現しやすい。その予防として，フルドロコルチゾン酢酸エステルとファスジル塩酸塩水和物の併用を行う。

⑤激しい頭痛は血圧を上げ，再破裂の危険性がある。この防御のため，ペンタゾシン塩酸塩とヒドロキシジンの併用を行う。ただし，ペンタゾシン塩酸塩は頭蓋内圧上昇や意識混濁がある場合禁忌である。

⑥吐き気，嘔吐のある場合も血圧上昇の危険性があり，制吐薬のメトクロプラミドが用いられる。

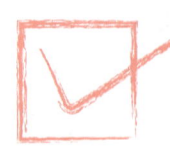

症例 Check test くも膜下出血

問 くも膜下出血について，正しいものに○，誤っているものに×をつけよ。
① 治療としては脳動脈塞栓術が行われる。
② 脳動脈瘤は術前処置として浣腸が禁忌とされている。
③ V-Pシャントは正常圧水頭症のときに行われる術式である。
④ くも膜下出血の原因となる脳動脈瘤の外科的手術には血管内手術は行われない。
⑤ くも膜下出血の開頭手術の薬物治療ではニゾフェノンフマル酸塩が用いられる。

解答・解説

① ×　脳動脈瘤のクリッピング
② ○　緩下剤を使用する（排便時の努責など避けるため）。
③ ○　脳室と腹腔をシャントする。V-Pシャントは脳圧亢進に対して行われる手術であるが，正常圧水頭症に対しても行われる。
④ ×　ワイヤリング手術もある。
⑤ ○　とくに急性期の軽症・中等症に用いられる。

国試問題 select： （第89回国家試験問題：問181 一部改変）

くも膜下出血時における治療に関する記述のうち，正しいのはどれか。2つ選べ。

1. 突然の強い頭痛を初発症状とする。
2. 原因には脳動脈瘤の破裂によるもののみであり，脳動静脈奇形部の破裂は原因とはならない。
3. 患者から採取された髄液は，無色透明である。
4. 脳血管れん縮を生じると，脳虚血をきたす危険がある。
5. トロンボキサン A_2 合成酵素阻害薬のオザグレルナトリウムは，脳血管れん縮に対して無効である。

解説

1. ○
2. ×　くも膜下出血の原因として，最も多いのは脳動脈瘤の破裂であるが，脳動静脈奇形部の破裂も原因となることがある。
3. ×　くも膜下出血ではくも膜下腔にある動脈の破裂により出血が起こる。このくも膜下腔は，脳脊髄液で満たされているため，血液と脳脊髄液が混じり血性髄液を認める。
4. ○　脳底部くも膜下腔に大量の血腫が存在すると，脳主幹動脈の血管れん縮を生じ，脳虚血をきたすおそれがある。
5. ×　オザグレルナトリウムは，血管収縮作用や血小板凝集作用を有するトロンボキサン A_2 の生成を抑制することで，脳血管れん縮抑制および脳血流量低下抑制作用を示すため，くも膜下出血の際に起こる脳血管れん縮およびそれに伴う脳虚血に対して有効である。

解答　1，4

5 脳出血 cerebral hemorrhage

疾患概念

　一般的に脳出血と呼ばれる場合，高血圧性の脳出血で，脳小動脈の脆弱性により破たんする疾患である。出血部位は大脳基底核（被殻）と視床，橋あるいは小脳などである。この部位に走行する穿通枝（枝分かれせず脳深部に達する動脈）の動脈硬化による。被殻出血では片麻痺，半身感覚障害，水平共同偏視がみられ，視床出血では片麻痺，半身感覚障害，視床疼痛，下方共同偏視がみられる。橋出血では四肢麻痺，特徴的縮瞳，下向き垂直性自発眼振を示し，小脳出血では回転性めまい，嘔吐，後頭部痛などを起こす。

　日常活動期（入浴・仕事中）に，突然卒中発作を生じ，数分から数時間で症状が進展形成される。

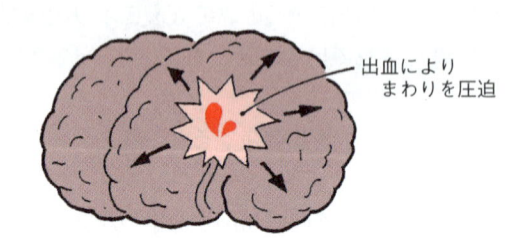

出血により
まわりを圧迫

症　状

- 主な症状は麻痺，頭痛，嘔吐，意識障害，巣症状を認める。

意識レベル3-3-9度方式の分類

Ⅲ　刺激に対して覚醒しない状態
- 300. 痛み刺激に反応しない。
- 200. 痛み刺激に対して手足を動かしたり顔をしかめたりする。
- 100. 痛み刺激に対して払いのける運動をする。

Ⅱ　刺激がなくなると眠り込む状態
- 30. 痛み刺激を加えつつ呼びかけを繰り返すとかろうじて目をあける。
- 20. 大きな声または揺さぶれば目をあける。簡単な命令に応じる。
- 10. 呼びかけで容易に目をあける。合目的的な運動を行い，言葉も出るがまちがいが多い。

Ⅰ　刺激がなくても覚醒している状態
- 3. 自分の名前，生年月日が言えない。
- 2. 見当識障害がある。
- 1. 清明とはいえない。いまひとつはっきりしない。
- 0. 清明である。

脳出血の好発部位と眼症状

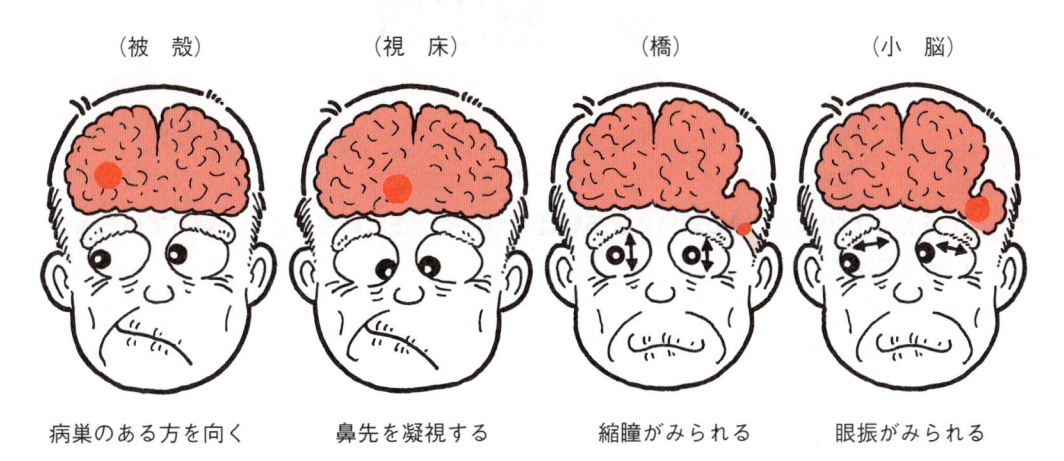

（被殻）	（視床）	（橋）	（小脳）
病巣のある方を向く	鼻先を凝視する	縮瞳がみられる	眼振がみられる

検査・診断

- CT スキャン
  ① 発症後：出血部位 high density，その周囲は浮腫による low density
  ② 3 週間後：出血部位 low density で ring enhancement（リング状造影）をきたす。

治療

脳出血が発生した場合は，外科的治療が行われ，その後，薬物療法やリハビリテーションを行う。

【薬物療法】

術後には血圧の管理，頭蓋内圧管理が最も重要である。血圧の管理はカルシウム拮抗薬（ジルチアゼム塩酸塩，ニカルジピン塩酸塩）の持続点滴静注が行われ，頭蓋内圧下降には濃グリセリン，D-マンニトールの点滴静注を行う。また，抗血小板薬のオザグレルナトリウムも併用される場合がある。その他，くも膜下出血の項を参照（p.264）。

【手術療法】

外科的治療は開頭血腫除去術や内視鏡術が行われる。

治療のポイント

- 治療のポイントは，術前では血圧・呼吸の管理を行い，意識レベルを確認し，バイタルサインのチェックをする。
- 術後では，体位変換を 1〜2 時間毎に行い，点滴量が多いと脳浮腫が生じるので気をつける。さらにバイタルサインに注意する。
- 薬物療法におけるその他のポイントはくも膜下出血の項を参照（p.265）。

症例 Check test　脳出血

問 高血圧性脳出血術後の薬物による管理について，正しいものに〇，誤っているものに×をつけよ。
① 濃グリセリン
② シクロホスファミド
③ ボグリボース
④ オザグレル
⑤ ドロキシドパ

解答・解説

① 〇　頭蓋内圧下降
② ×　抗悪性腫瘍薬
③ ×　糖尿病治療薬
④ 〇　抗血小板薬
⑤ ×　パーキンソン病治療薬

国試問題 select： （第 93 回国家試験問題：問 206 一部改変）

52 歳の男性会社員。会議中に突然頭痛を訴え横になったが軽快せず，さらに左足の麻痺，意識障害が生じたため，病院に搬送された。その時の検査所見は次のとおりであった。

身体所見：身長 160 cm，体重 75 kg，血圧 200/120 mmHg，心拍数 74/min。

心電図：左心室肥大。

脳 CT：右被殻出血像，脳室の偏位，脳溝の消失を認める。

この疾患に用いられる治療薬として正しいのはどれか。2 つ選べ。

1 濃グリセリン・果糖
2 アルガトロバン
3 ジルチアゼム塩酸塩
4 オザグレルナトリウム
5 チクロピジン塩酸塩

解説

本症例では，突然の頭痛さらにそれに続く左足の麻痺を訴えている。また，検査所見より血圧が高く左心室肥大を認めることにより，長期間高血圧状態であったことが推測され，脳 CT より右被殻出血像を認めることから，高血圧が原因の脳内出血と考えられる。

1 ○ 濃グリセリン・果糖注射液は，頭蓋内圧亢進や脳浮腫の治療薬として用いられる。

2 × アルガトロバンはトロンビンの作用を選択的に阻害する抗トロンビン阻害薬で，血液凝固阻害作用を有する。そのため，発症後 48 時間以内の脳血栓症の急性期に用いられる。

3 ○ ジルチアゼム塩酸塩は Ca^{2+} チャンネル遮断薬であり，高血圧の治療に用いられる。

4 × オザグレルナトリウムはトロンボキサン合成酵素阻害薬であり，TXA_2 による血管収縮や血小板凝集を抑制する。そのため，くも膜下出血の際に起こる脳血管れん縮の抑制に用いられる。

5 × チクロピジン塩酸塩は血小板のアデニル酸シクラーゼを活性化し細胞内 cAMP 量を増加させ血小板凝集を抑制する。そのため，虚血性脳障害に伴う血栓・塞栓の治療に用いられる。

解答 1，3

6 てんかん epilepsy

疾患概念

- 一般的に，てんかんは脳の神経細胞の異常な興奮によって，けいれんや意識消失発作などの症状をきたす疾患と定義できる。

症　状

- 強直間代発作（大発作）：強直間代性けいれん
  - ※強直性けいれんとは，筋肉が収縮してつっぱった状態になることで，これの後に，四肢の連続した不随意運動である間代性けいれんに移行していく。
- 欠神発作（小発作）：数秒〜十数秒の意識消失発作

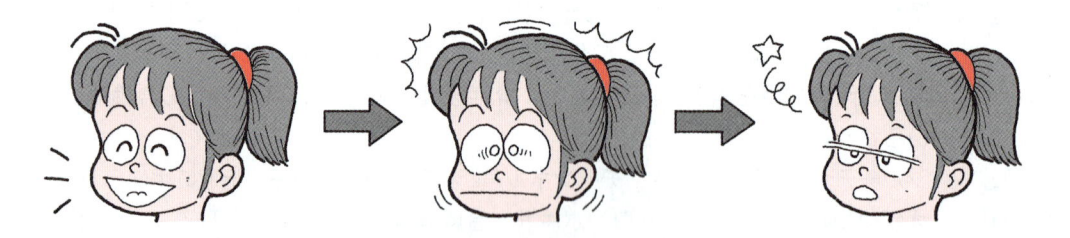

元気にしゃべっていた子が　→　突然動きが止まり　→　数秒から十数秒意識を失う

- ミオクローヌス発作：突然起こる筋肉の短時間の不随意収縮
- 点頭てんかん（ウエスト症候群）：発作時に頭を垂れてうなずくような動作（点頭）。知能障害を伴うことが多い。
  ※レノックス症候群に移行するものがある。

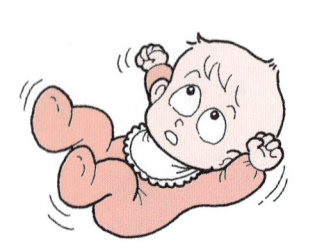

点頭てんかん

- ジャクソンけいれん：体の一部から全体に広がっていくけいれん
- 側頭葉てんかん：意識減損を伴えば複雑部分発作とされる。自動症を伴うこともある。その場合は精神運動発作とも呼ばれる。また déjàvu（デジャヴュ）※を伴うこともある。
  ※『デジャヴュ（デジャブ）』とは，フランス語である。和訳すると，『既視感（きしかん）』という意味になる。『既視感』とは，一度も体験したことがないのに，すでにどこかで体験したように感じたり，過去に夢などでみたように記憶錯誤することである。

検査・診断

やはり，脳波が重要となる。
- 強直間代発作：高振幅棘波
- 欠神発作：棘徐波
- ミオクローヌス発作：多棘徐波
- 点頭てんかん：間欠期にヒプスアリスミア
- 側頭葉てんかん：側頭葉を中心に棘波

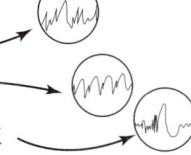

治療

- 使用薬剤は個々に検討されるが，一般的には，全般てんかんに対してはバルプロ酸ナトリウム，部分てんかんに対してはカルバマゼピンを使用することを基本とし，症状，程度，副作用，経過などによってさまざまな抗てんかん薬を使い分ける。
- 強直間代発作では，バルプロ酸ナトリウムのほかに，フェニトインも使用可能で，両者の間では，効果に有意差がないとされている。（エトスクシミドは無効）
- 欠神発作：バルプロ酸ナトリウムのほかに，エトスクシミドも使用できる。（カルバマゼピンとフェニトインは無効）
- ミオクローヌス発作：クロナゼパムが有効なこともあるが，鎮静作用と薬物耐性の問題がある。
- 部分てんかんに対しては，カルバマゼピンのほかに，バルプロ酸ナトリウムやフェニトインも使用可能である。ほかに，トピラマート，ラモトリギン，レベチラセタムも使用できる。側頭葉てんかん（精神運動発作）は部分てんかんであり，カルバマゼピン，フェニトインなどを用いることが多い。
- 強直間代発作などによるけいれん性てんかん重積状態（発作が持続して止まらない）では，ジアゼパムを静注し，効果が得られないときは，フェニトインの静注を追加することもある。
- ウエスト症候群：発症すれば，早期からACTH，副腎皮質ステロイド，ニトラゼパム，クロナゼパム，バルプロ酸などを試みる。生後発達に問題のない群では，早期治療により，60～85％に完全回復がみられるという。しかし，約半数の，生後，精神運動発育異常などの障害を伴う症例については，QOLや予後はよくない。
- てんかんは慢性疾患であり，効果判定と副作用を含めた安全性の観点からも，TDM（therapeutic drug monitoring）を行いながら薬物治療を継続する。
- 特に強直間代発作では，発作時にけいれんと意識消失が認められるため，転倒したりすることで

事故にあうので，頭部を保護するよう指導する。
- 抗てんかん薬は，副作用として皮疹が生じることがあるが，カルバマゼピンについては，皮疹の頻度が特に高い〔皮膚粘膜眼症候群（スティーヴンス・ジョンソン症候群）・中毒性表皮壊死融解症〕。
- バルプロ酸ナトリウムの長期服用の副作用としては，体重増加，振戦，脱毛症が比較的多い。
- フェニトインの副作用としては，眠気，注意力・集中力の低下，運動失調，眼振，肝機能障害などに加えて，歯肉増殖，多毛，容貌変化があり，特に若い女性には美容上の配慮から長期投与を控える。
- 特に薬物治療に抵抗性の難治の側頭葉てんかんなどには，外科的治療（扁桃体・海馬切除術，側頭葉前部切除術）により著明な改善が得られることがある。

治療のポイント

- 特に強直間代発作では，発作時にけいれんと意識消失が認められるため，転倒したりすることで事故にあうので，頭部を保護するよう指導する。
- 服薬指導

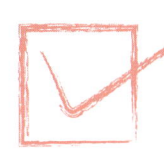

症例 Check test　てんかん

問 てんかんの治療について，正しいものに〇，誤っているものに×をつけよ。
1 全般発作に対する第1選択はバルプロ酸ナトリウムである。
2 側頭葉てんかんは全般てんかんである。
3 エトスクシミドは大発作によく使用される。
4 てんかんの重積状態にはジアゼパムの内服が用いられる。
5 フェニトインは歯肉増殖などの美容上の問題が副作用として生じる可能性が高い。

解答・解説

1 〇
2 ×　側頭葉てんかんは，側頭葉に異常脳波が認めらる部分発作が主であるので，基本的には部分てんかんである。二次的に全般化することはあり得る。
3 ×　エトスクシミドは定型欠神発作（小発作）に適応がある。大発作には無効である。
4 ×　特に大発作の重積状態では，経口で服薬することは困難である。重積状態ではジアゼパムを緩徐に静注し，ジアゼパムが無効の場合は，フェニトインの静注などを考慮する。
5 〇

国試問題 select： （第95回国家試験問題：問183 一部改変）

てんかんとその治療に関する記述のうち，正しいのはどれか。2つ選べ。
① 脳神経細胞の過剰な興奮による発作性脳疾患である。
② 脳器質性病変に基づく特発性てんかんと，遺伝的素因に基づく症候性てんかんがある。
③ フェニトインは，強直間代発作に有効であるが，副作用として歯肉増殖がある。
④ バルプロ酸ナトリウムは，催奇形性を有さないため，妊婦にも安心して用いられる。
⑤ てんかんの診断には，脳波検査よりCTやMRIなどの頭部画像検査が有用である。

解説
① ○
② ×　症候性てんかんとは脳腫瘍や脳血管障害など脳器質性病変に基づくものであり，特発性てんかんとは明らかな脳内の病変がなく遺伝的素因に基づくものである。
③ ○
④ ×　バルプロ酸ナトリウムは，催奇形性を有するため，妊婦には原則，投与禁忌となっている。
⑤ ×　てんかんの診断には，CTやMRIなどの頭部画像検査よりも脳波検査が有用である。

解答　①，③

国試問題 select： （第87回国家試験問題：問184 一部改変）

てんかんの薬物治療に関する記述のうち，正しいのはどれか。2つ選べ。
① フェノバルビタールは，フェニトインよりも集中力低下や眠気を起こしにくい。
② フェニトインの投与によって，不随意運動や運動失調が現れることがある。
③ エトスクシミドは，主として強直間代性けいれん（大発作）の治療に用いられる。
④ てんかんの発作重積状態に対しては，ジアゼパムの静脈内投与が第1選択である。
⑤ バルプロ酸ナトリウムは，欠神発作（小発作）の病型のみに適応される。

解説
① ×　フェノバルビタールは催眠薬としても応用することが可能で，フェニトインよりも集中力低下や眠気を起しやすい。
② ○
③ ×　エトスクシミドは，欠神発作（小発作）の治療に用いられる。大発作には無効である。
④ ○
⑤ ×　バルプロ酸ナトリウムは幅広い抗けいれんスペクトルを示し，欠神発作（小発作）以外にも強直間代発作（大発作）や部分発作にも有用である。

解答　②，④

7 統合失調症 schizophrenia

疾患概念

- 統合失調症は，脳の機能異常がもととなって社会人としての能力や機能が低下してしまう病態である。原因は現在のところ不明である。
- 分類

	発症形式	人格予後	症状
破瓜型	緩徐	悪化していく	意欲・感情障害：大
緊張型	急激	良	興奮・多動 昏迷（カタレプシー）＊
妄想型	緩徐	破瓜型のように悪化し続けることはないがケースバイケース	意欲・感情障害：小 幻覚・妄想：大

＊いっさいの自発的言動を示さず，会話も動作もストップしてしまった状態

症状

- 行動や意欲の異常
  - 空笑・独語
  - 命令自動（命令通りに動く）
  - 常同症（同じ姿勢や動作のまま）
- 知覚の異常
  - 幻聴（音ではなく言葉が聞こえる）
  - 体感幻覚（自分の体に異常なことが起きていると訴える）
- 自我意識の異常
  - 作為体験（誰かにさせられていると感じる）
  - 考想察知（考えが誰かに知られる）
  - 考想伝播（考えが誰かに伝わる）
  - 思考吹入（誰かに考えを吹き込まれる）
  - 思考奪取（誰かに考えを奪われる）
  - 思考干渉（誰かに考えを邪魔される）

※自我意識の異常とは，つまり他人が自我に侵入してきた状態と考えるとよい！

- 思考過程の異常

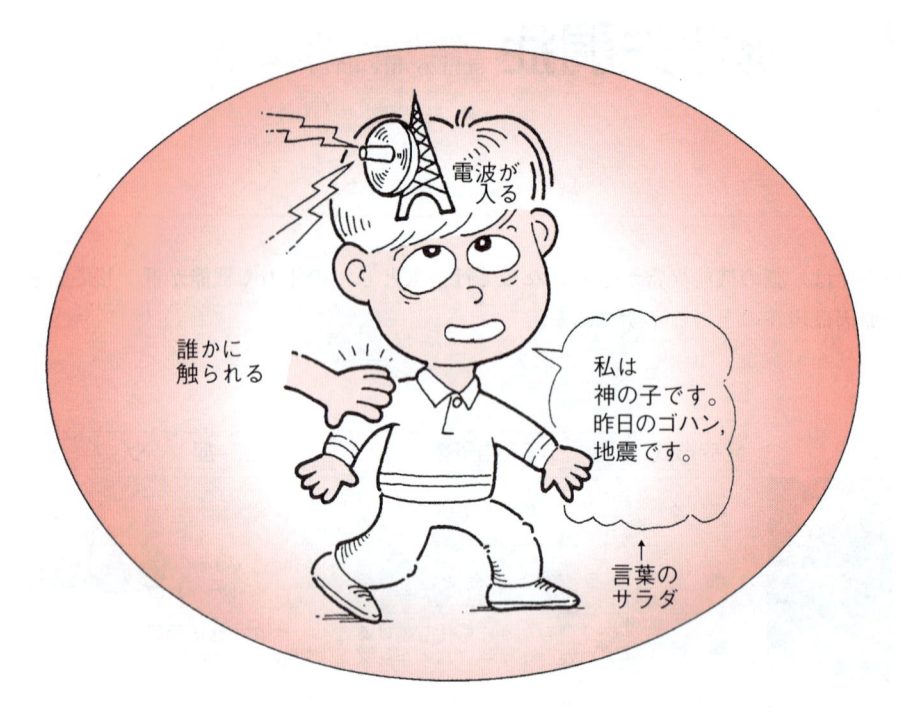

・思考途絶（思考が途中で止まる）
・連合弛緩（思考のまとまりが乏しくなる）
・思考滅裂（思考のまとまりがまったくない）
・言葉のサラダ（関連のない言葉の羅列）
- 思考内容の異常
    ・一次妄想（他人には理解できない）
        a. 妄想気分（何か大きな事件が起こりそう）
        b. 妄想着想（突然ある考えが浮んでそれを確信する）
        c. 妄想知覚（実際の知覚と妄想が関係づけられる）
    ・二次妄想（他人にも理解できる）
        ※一次妄想は統合失調症に特有！
- 感情の障害
    ・疎通性欠如（コミュニケーションできない状態）
    ・両価性（1つのことに正反対の感情を同時に持つ状態）
- その他
    ・プレコックス感：統合失調症患者に特有の雰囲気として，面接者が感じる印象。とりつくしまがないと感じられる。
    ・病識の欠如：自分の主張・状態が病的であることがまったく認識されないことが多い。

治療

【薬物療法】

- 副作用の錐体外路症状が出にくい非定型抗精神病薬を使用することが多い。基本は単剤での治療である。症状に応じて，定型抗精神病薬が使われることもある。
- 副作用の錐体外路症状には，じっとしていられないアカシジア（静坐不能），流涎（りゅうぜん：よだれのことだが，舌・咽頭部の運動が不自然となり唾液がうまく飲み込めなくなってよだれが外へ出てくるのかもしれない）や振戦や筋肉の固縮や動作緩慢などのパーキンソン症候群またはパーキンソニズム，ジストニア（首が強くねじれる，舌が突出する，など），ジスキネジア（口が持続的にもぐもぐと動き続けるなど）といった症状がある。
- 非定型抗精神病薬は，全般的に，体重増加や血糖値の上昇を引き起こしやすい。
- 抗精神病薬の副作用の1つに悪性症候群がある。発汗，あぶら（膏）顔，筋強剛とともに38〜39℃以上の高熱が出て，血清CK（クレアチンキナーゼ）値が極端な高値を示す。白血球数の増加，ミオグロビン尿，意識障害も生じる。放置すれば横紋筋融解症，腎不全，心不全などを引き起こし，死亡する危険性が大である。直ちに抗精神病薬を中止し，水分の補給（補液），クーリングを行う。症状が改善しない場合は，ダントロレンナトリウム水和物を用い，場合によってはブロモクリプチンメシル酸塩，レボドパなどのドパミン作動薬も使用する。
- 抗精神病薬の副作用の1つに過剰な飲水があり，放置するといわゆる「水中毒」となる。医療現場では，急激な体重の変化や尿の比重測定などで過剰飲水の程度をチェックすることが多い。水中毒となると，血液の浸透圧が低下し，低ナトリウム血症，二次的な脳浮腫などが生じ，けいれん，意識障害などを引き起こして，ついには死亡する可能性が高くなる。

抗精神病薬
①非定型抗精神病薬（atypical antipsychotics） 　または第2世代抗精神病薬（second generation antipsychotics） 　　a．セロトニン・ドパミン・アンタゴニスト（serotonin-dopamine antagonist：SDA） 　　　　リスペリドン　　ペロスピロン塩酸塩水和物　　ブロナンセリン　　パリペリドン 　　b．多元受容体作用抗精神病薬（multi-acting receptor targeted antipsychotics：MARTA） 　　　　オランザピン　　クエチアピンフマル酸塩　　クロザピン 　　c．ドパミン受容体部分アゴニスト（dopamine partial agonist：DPA） 　　　　アリピプラゾール **（特徴・注意点）** 共通 ・1990年代以降，非定型抗精神病薬が次々と使用されるようになった。 ・パーキンソン症候群（パーキンソニズム）を始め，ジストニア，ジスキネジアといった錐体外路症状が出現しにくく，使用しやすい。 ・幻覚・妄想に対する効果は，定型抗精神病薬とほぼ同等とされている。 ・定型抗精神病薬では悪化するとされる認知機能が，非定型抗精神病薬では，多少とも改善する可能性があるとさえいわれている。 ・多くの抗精神病薬にはα受容体遮断作用があり，アドレナリン投与中に服薬すると血圧が低下するおそれがあるので，併用禁忌となっている。 オランザピン　　クエチアピン ・「糖尿病・糖尿病既往歴」で禁忌。また，体重増加の生ずる可能性が高い。 リスペリドン ・定型抗精神病薬のハロペリドールとともに高プロラクチン血症をきたしやすく，結果として性腺機能低下症が出現しやすい。女性の場合は，無月経，月経不順，乳汁漏出，不妊，男性の場合は，性機能低下，インポテンス，女性化乳房などである。 クロザピン ・無顆粒球症や心筋炎などの重篤な副作用の危険があり，登録医療機関・薬局でのみ，条件付で使用が認められている。血糖上昇や体重増加にも注意が必要
②定型抗精神病薬（typical antipsychotics） 　　a．フェノチアジン系：クロルプロマジン塩酸塩　　レボメプロマジン　　ペルフェナジン 　　b．ブチロフェノン系：ハロペリドール　　ブロムペリドール 　　c．ベンザミド系　　：スルピリド **（特徴・注意点）** クロルプロマジン塩酸塩　　レボメプロマジン ・鎮静作用が強く，特に後者は催眠効果もある。 ハロペリドール ・比較的純粋で強力なドパミンD_2阻害薬で，幻覚・妄想に対する抗精神病作用は強いが，鎮静作用はフェノチアジン系ほど強くない。

【非薬物療法】

- 心理社会的療法・支援：支持的精神療法，認知行動療法，作業療法，家族療法，家族心理教育，生活技能訓練（social skills training：SST；社会技能訓練ともいう），デイケア，集団認知行動療法，地域生活のサポート（ケアマネジメント，生活訓練施設の利用，就労移行支援・就労継続支援，障害者雇用，グループホーム）など
- 電気けいれん療法（electroconvulsive therapy：ECT）

治療のポイント

- まず患者の訴えをよく聞き，相手に反論せず，根気よく接する。
- 状態が落ち着いた後は，作業療法やレクリエーション療法に積極的に参加させる。
- 薬物の内服を確実に！

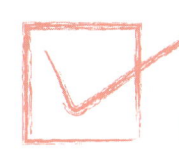

症例 Check test 統合失調症

問 統合失調症の治療について，正しいものに○，誤っているものに×をつけよ。

① 治療における第1選択薬は定型抗精神病薬の中から選択すべきである。
② 錐体外路症状は，非定型抗精神病薬に出現しやすい副作用である。
③ クロザピンの副作用に無顆粒球症がある。
④ 悪性症候群が出現した場合には，抗精神病薬を減量してはならない。
⑤ 過剰な飲水は抗精神病薬の副作用として観察されることがある。

解答・解説

① × 定型抗精神病薬は錐体外路症状が出現しやすいので，できるだけ非定型抗精神病薬を使用するのが原則である。

② × アカシジア，パーキンソニズム（筋固縮，振戦，流涎など），ジストニア，ジスキネジアなどの錐体外路症状は，定型抗精神病薬の副作用として生じやすい。

③ ○ クロザピンの副作用に無顆粒球症などの重篤なものがあり，登録医療機関であることなどの多くの条件を満たした場合のみ使用可能となっている。

④ × 悪性症候群が出現した際には，直ちに抗精神病薬を中止して，水分の補給等の治療を開始する必要がある。

⑤ ○ 抗精神病薬の副作用の1つとして，過剰な飲水は要注意である。一気に多量の水分を摂取することで，血液の浸透圧が低下して，脳浮腫等をきたし，けいれん，意識障害などの重篤な症状を招き，死亡することがある。

国試問題select： （第93回国家試験問題：問184 一部改変）

統合失調症に関する記述のうち，誤っているのはどれか。2つ選べ。
1 10歳代～30歳代に好発し，遺伝的素因が認められる。
2 陽性症状は緩徐に進行し，陰性症状は急速に進行する。
3 中脳辺縁系および中脳皮質経路のドパミン作動性神経伝達の異常が病態と関係すると考えられる。
4 陰性症状の病態として，大脳皮質のグルタミン酸作動性神経系の機能低下があげられる。
5 陰性症状の病態として，大脳皮質のセロトニン5-HT$_2$受容体の機能低下があげられる。

解説
1 ○
2 × 陽性症状（幻聴，妄想，思考障害など）は比較的急性に発症・増悪する傾向がある。一方，陰性症状（感情の鈍麻と平板化，無感情，自閉など）はゆっくり進行する傾向がある。
3 ○
4 ○
5 × 脳内のセロトニン（5-HT）神経は，縫線核から大脳皮質前頭前野に投射してドパミン神経を調節している。この5-HT神経の活性化がセロトニン5-HT$_2$受容体を介してドパミン遊離に抑制的に作用している。

解答　2, 5

国試問題select： （第95回国家試験問題：問184 一部改変）

統合失調症とその治療に関する記述のうち，正しいのはどれか。2つ選べ。
1 10代後半から30代前半に発症し，地域差や性差が大きい。
2 ドパミン神経系やグルタミン酸神経系の異常が病因としてあげられる。
3 抗精神病薬の副作用として，悪性症候群や高オキシトシン血症がある。
4 陽性症状として幻覚や妄想，陰性症状として無関心や感情の鈍麻などがみられる。

解説
1 × 青年期，多くは30歳以下で発症するが，発症に地域の偏りや性差は必ずしも明確でない。
2 ○
3 × 統合失調症の治療薬である抗精神病薬には，クロルプロマジン塩酸塩やハロペリドールなどがあり，その副作用として悪性症候群がある。また，スルピリドも統合失調症の治療に用いられるが，副作用として高プロラクチン血症がみられる。
4 ○

解答　2, 4

国試問題 select： （第 95 回国家試験問題：問 126 一部改変）

統合失調症治療薬に関する記述のうち，誤っているのはどれか。2 つ選べ。

1. ペロスピロンは，選択的にセロトニン 5-HT_4 受容体およびドパミン D_2 受容体を遮断し，陽性症状を改善する。
2. スルピリドは，末梢のドパミン D_2 受容体も遮断し，胃運動を亢進させて胃潰瘍を悪化させる。
3. クエチアピンは，著しい高血糖を招くことがあるので，糖尿病の既往歴のある患者に禁忌である。
4. ハロペリドールデカン酸エステルは，投与間隔が 4 週間と長いため，統合失調症の維持療法に用いられる。
5. クロルプロマジンの重大な副作用に，抗利尿ホルモン不適合分泌症候群（SIADH）がある。

解説

1. ×　ペロスピロンは，セロトニン 5-HT_{2A} 受容体およびドパミン D_2 受容体を遮断するセロトニン・ドパミン・アンタゴニスト（SDA）であり，統合失調症の陽性症状と陰性症状の両方に有効な統合失調症治療薬とされる。錐体外路症状が比較的少ないことが特徴である。
2. ×　スルピリドは，ドパミン D_2 受容体遮断作用を有し，中等量で抗うつ作用，高用量で抗精神病作用を示し，低用量では胃・十二指腸の血流改善などによる潰瘍治療薬として用いられてきた。
3. ○
4. ○
5. ○

解答　1，2

8 気分障害 mood disorder

疾患概念

- 気分の高揚や抑うつが主体となる病態
  ①双極性障害：躁あるいは軽躁のエピソードが出現するもの。診断の時点では，うつのエピソードが経験されている場合と経験されていない場合がありえる。
  ②うつ病性障害：躁や軽躁のエピソードがなく，うつのエピソードのみ出現するもの

症　状

- 気分の異常
  ①躁　病：高揚した気分…理由もなくご機嫌な状態，あるいは自信過剰な状態。睡眠時間が減り，よく動きまわる。でもちょっとしたことで不機嫌になる。
  ②うつ病：抑うつ気分…理由もないのに悲しい状態
- 行動の異常
  ①躁　病：行為心迫（じっとしていられず，次々と行動を起こす）…興奮状態
  ②うつ病：制止（何もしたくなくなる）…昏迷，無動
- 思考の異常
  ①躁　病：観念奔逸（考えが次々に浮かび，際限なく広がる状態。ただし統合失調症と異なり個々の話は大筋で理解可能），誇大妄想（二次妄想）
  ②うつ病にありがちな微小妄想：罪業妄想（自分が生きていると皆の迷惑になる）
  　　　　　　　　　　　　　　　貧困妄想（自分は金がないので将来飢え死にしてしまう）
  　　　　　　　　　　　　　　　心気妄想（自分はがんなどの病気だと信じている）
- その他の重要症状
  ・早朝覚醒（うつで自覚される睡眠障害）
  ・病識の欠如（特に躁状態で）
  ・うつ病の抑うつ気分は朝最悪で，夕方軽快する傾向（日内変動）
  ・うつ病の自殺は回復期に多い！　極期は自殺する意欲も消失

朝はダメ

夜はまし

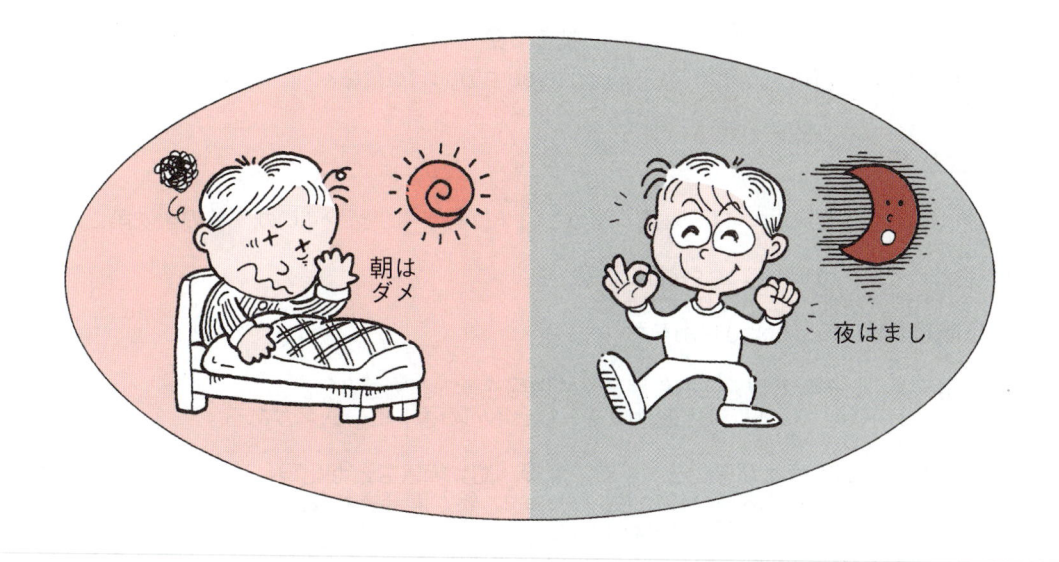

治療

【薬物療法】

- うつ病：軽症〜中等症までのうつ病に対しては，選択的セロトニン再取込み阻害薬（SSRI）をまず用いるのが一般的。最近はさらに新しい抗うつ薬も登場している。中等度〜重度の場合は，四環系抗うつ薬や三環系抗うつ薬を用いることもある。ただしこの場合には，便秘，口渇などの副作用が強く出現するというデメリットを覚悟する。
- 24歳以下の患者に抗うつ薬を投与した場合に，自殺念慮，自殺企図のリスクが増加するとの報告がある。薬物治療だけで解決する疾患であると考えるのは危険である。
- SSRIの多用で，セロトニン症候群が経験されるようになった。症状としては，精神症状〔錯乱・軽躁状態・興奮・不安・焦燥〕，運動神経系の症状〔ミオクローヌス・反射亢進・振戦・協調運動障害・固縮・筋強剛〕，自律神経症状〔発熱（38℃以上）・発汗・悪寒・下痢〕がありえる。治療としては，原因薬剤の即時中止と十分な補液，クーリングのほか，セロトニン遮断薬であるシプロヘプタジン塩酸塩（本来はヒスタミンH_1受容体拮抗薬として，そう痒・じん麻疹などに使用される）が適応外使用される。

抗うつ薬

①選択的セロトニン再取込み阻害薬（selective serotonin reuptake inhibitor：SSRI）
　　フルボキサミンマレイン酸塩　　パロキセチン塩酸塩水和物　　塩酸セルトラリン
　　エスシタロプラムシュウ酸塩

（特徴・注意点）
共通
・服用開始直後の1週間は，特に嘔気・悪心といった副作用が出やすいが，その後次第に消失することが多い。
・副作用としては，セロトニン症候群に注意
・抗うつ作用に加えて，抗不安作用がある。
・MAO阻害薬やピモジドとは併用禁忌

フルボキサミン
・MAO阻害薬，ピモジド以外にも併用禁忌や併用注意の薬物が多い。
・「うつ病・うつ状態」以外に「強迫性障害・社会不安障害」にも適応がある。

パロキセチン
・急激な減量・中断で症状が悪化し，不安・焦燥・知覚障害などが出現しやすい。最近，血中濃度の変動がより小さいCR（controlled release）錠が開発され使用可能となったが，急激な減量・中断はやはり避けるべきとされている。
・「うつ病・うつ状態」以外に「パニック障害・強迫性障害・社会不安障害」にも適応がある。

②セロトニン・ノルアドレナリン再取込み阻害薬（serotonin noradrenaline reuptake inhibitor：SNRI）
　　ミルナシプラン塩酸塩　　デュロキセチン塩酸塩

（特徴・注意点）
共通
・MAO阻害薬との併用禁忌

ミルナシプラン
・尿閉（前立腺疾患など）でも禁忌

デュロキセチン
・高度の肝腎障害，コントロール不良の閉塞隅角緑内障にも禁忌
・セロトニン症候群に注意

③ノルアドレナリン作動性・特異的セロトニン作動性抗うつ薬
　　（noradrenergic and specific serotonergic antidepressant：NaSSA）
　　ミルタザピン

（特徴・注意点）
・MAO阻害薬との併用禁忌
・α_2受容体の阻害を介してセロトニン・ノルアドレナリンの放出を促進
・他の抗うつ薬より，効果が早く出現する。
・SSRIやSNRIで経験される胃腸症状や性機能障害が少ない。
・体重増加・眠気・めまいに注意が必要

④三環系抗うつ薬（tricyclic antidepressant：TCA）
　　イミプラミン塩酸塩　　クロミプラミン塩酸塩　　アミトリプチリン塩酸塩
　　ノルトリプチリン塩酸塩　　アモキサピン

（特徴・注意点）
共通
・緑内障・心筋梗塞回復初期・三環系抗うつ薬過敏症・MAO阻害薬投与中では禁忌
・副作用としては，眠気・口渇・排尿困難・便秘・麻痺性イレウス・ふらつきの他，悪性症候群・てんかん発作など多数あり，併用注意薬も多い。
・適応症として「精神科領域におけるうつ病・うつ状態」となっており，安易に一般的に用いない方が無難であろう。この中でアモキサピンは比較的新しく開発された薬剤であり，安全性はより高い。

イミプラミン　　クロミプラミン　　アミトリプチリン　　ノルトリプチリン
・尿閉でも禁忌

イミプラミン　　クロミプラミン
・QT延長症候群でも禁忌
・「遺尿症」に適応がある。

アミトリプチリン
・「夜尿症」に適応がある。

⑤四環系抗うつ薬（tetracyclic antidepressant）
　　ミアンセリン塩酸塩　　マプロチリン塩酸塩
（特徴・注意点）
共通
・全体としては，三環系抗うつ薬と類似しているが，より安全性を高めたものと受け止められている．
・MAO阻害薬投与中は禁忌
マプロチリン
・緑内障・心筋梗塞回復初期・けいれん性疾患・尿閉にも禁忌
ミアンセリン
・適応外使用だが，せん妄や不眠症にも効果があるとされている．

⑥その他
トラゾドン塩酸塩
・5HT$_{2A}$受容体を遮断し，さらにセロトニン再取込みを阻害．抗うつ効果はさほど強くない．
・抗コリン作用が弱く，副作用は少ない．
・鎮静作用があり，適応外使用で「不眠症・せん妄」にも有効とされている．
スルピリド
・内服の場合，低用量（1日150 mg）で「胃・十二指腸潰瘍」，中等量（1日150～300 mg）で「うつ病・うつ状態」，高用量（1日300～600 mg以上）で「統合失調症」に適応があり，かつてはよく用いられた．

- 双極性障害：基本的には気分安定薬を使用する．それでどうしても改善しない「双極性のうつ」に対しては，慎重に抗うつ薬を併用することがある．最近は，双極性の「躁」・「うつ」に対して，抗精神病薬を使用・併用する場合も増えつつある．双極性障害の「うつ」に対して，抗うつ薬を安易に用いて，躁転（「うつ」から急に「躁」に変化すること）を繰り返していると，患者にとっては負担となり，将来において自殺の危険性が高まることも考えられ，長期的な治療効果があまり期待できないと思われる．できるだけ「躁状態・軽躁状態」を引き起こさないように治療することが重要と思われる．

双極性障害の治療薬

①気分安定薬
　　炭酸リチウム　　カルバマゼピン　　バルプロ酸ナトリウム　　ラモトリギン
（特徴・注意点）
炭酸リチウム
・TDM（therapeutic drug monitoring：薬物血中濃度モニタリング）を行い，血中リチウム濃度を測定する必要がある．炭酸リチウムの有効血中濃度は，躁病の場合，一般には0.8～1.4 mEq/Lとされているが，実際には状況に応じて濃度域0.3～1.4 mEq/Lで使用される．しかし，血中濃度が低くても中毒症状が出ることがあり，慎重な経過観察が必要である．血中濃度が1.6～2.0 mEq/L以上になると，中毒症状が引き起こされる．中毒症状としては，胃腸症状（食欲不振・悪心・嘔吐など），神経筋症状（振戦・筋れん縮など），循環系症状（徐脈・心電図異常など），腎症（口渇・多尿など）が現れる．
カルバマゼピン　　ラモトリギン　　バルプロ酸ナトリウム
・特にカルバマゼピンやラモトリギンでは，皮膚粘膜眼症候群（Stevens-Johnson症候群），中毒性表皮壊死融解症（toxic epidermal necrolysis：TENまたはLyell症候群）などが出現する可能性があるので注意が必要

②抗精神病薬
　　オランザピンはすでに「双極性障害の躁症状とうつ症状」に適応がある．
　　適応外使用では：
　　　　アリピプラゾール，リスペリドンが「双極性障害の躁状態」に，
　　　　クエチアピンが「双極性障害の躁状態」および「双極性障害のうつ状態」に，
　　　　　　それぞれ用いられる．

【非薬物療法】
- 平成 22 年 4 月から認知行動療法（cognitive behavior therapy：CBT）が入院中以外の気分障害の患者に対して保険診療の対象となった。
- 薬物治療に抵抗性の難治性うつ病では，けいれんを起こさないよう筋弛緩薬を用いたうえで行う修正型電気けいれん療法（modified electroconvulsive therapy：m-ECT）の有効性が認められている。

治療のポイント

- うつ病患者に対しては，安易に励ましてはいけない！　励まされてもがんばれない状態なので患者は励まされるとさらに自分はダメな奴だと思い，よけいに自分を責めることになりやすい。
- それよりも，患者には病気であることを自覚させ，休息をとり気分転換させてリラックスさせるようにするのがよい。
- 自殺念慮があるかどうかは，本人よりも家族に聞くとよくわかることが多い。

Pick UP コラム 【仮面うつ病】

身体症状により精神症状がマスクされた「うつ」という意味で使用される。つまり疲れやすさ，耳鳴，肩こりなどの症状で内科などに受診するが，うつ病の治療により症状がよくなるものがあることから，このような呼び方が広まった。

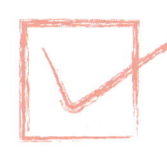

症例 Check test 気分障害

問 気分障害の治療について，正しいものに〇，誤っているものに×をつけよ。

1. 双極性障害のうつ病は重篤であるので，三環系抗うつ薬などの強力な抗うつ薬で積極的に治療する。
2. 軽症のうつ病に対しては，四環系抗うつ薬が第1選択薬である。
3. 双極性障害に炭酸リチウムを使用する際には，TDMを年に1回程度行うのがよい。
4. 三環系抗うつ薬と比較して，ミルタザピンは効果発現までに時間がかかる。
5. うつ症状が軽快した場合でも，抗うつ薬の減量はゆっくり慎重にすべきである。

解答・解説

1. × 双極性障害のうつ病に抗うつ薬を投与すると，急激に躁状態になる危険性があるので，まずは気分安定薬で治療し，それで効果が得られず，どうしても抗うつ薬を使用せざるを得ない際には，抗うつ薬を慎重に併用した方がよい。最初から抗うつ薬を用いても，十分な効果が得られないことも多い。
2. × 軽症～中等症のうつ病に対しては，SSRI，SNRI，NaSSAなどの副作用の比較的軽度な抗うつ薬から開始するのが望ましい。
3. × リチウム中毒の危険性を回避するのに，1年に1回では明らかに不十分であろう。投与初期や増量中は週に1～2回，維持量になってからでも月に1回程度，早朝服用前の血清リチウム濃度を測定する。
4. × 抗うつ薬は，効果発現まで，少なくとも2週間はかかるといわれている。これに対して，ミルタザピンでは効果発現がより早いと考えられている。
5. 〇 抗うつ薬の急激な減量や中断は，うつの再燃や悪化を招きやすく，また，いわゆる中断症候群の出現を招く危険性も大きいため，減量は慎重にゆっくり行う必要がある。パロキセチンでは特に中断症候群が出現しやすいといわれている。

国試問題 select： （第88回国家試験問題：問186 一部改変）

うつ病に関する記述のうち，正しいのはどれか。2つ選べ。

1. 通常，抑うつ気分など精神症状が主症状で，頭痛，食欲不振，体重減少，不眠等の身体的症状は伴わない。
2. 抑うつ気分，自信喪失，思考力低下，自殺念慮等の症状は，2週間以上にわたって持続する。
3. 抗うつ薬の作用および副作用は，主として中枢神経シナプス間隙におけるモノアミン類の濃度の増加との関連が考えられている。
4. 選択的セロトニン再取込み阻害薬（SSRI）は，三環系抗うつ薬よりも口渇，便秘，排尿困難などの副作用が生じやすい。
5. ミルナシプラン塩酸塩は，セロトニンの再取込みには影響しない。

解説

1. × 通常，うつ病患者では，抑うつ気分などの精神症状と，頭痛，食欲不振，体重減少，不眠等の身体的症状が伴うことが多いが，中には精神症状が前面に現れず，身体症状のみを訴えるうつ病があり，これを特に仮面うつ病という。
2. ○
3. ○
4. × SSRIは，三環系抗うつ薬よりも口渇，便秘，排尿困難などの副作用が生じにくい。
5. × ミルナシプラン塩酸塩は，SNRIであり，セロトニンとノルアドレナリンの再取込みを阻害することで抗うつ作用を示す。

解答 2, 3

9 アルツハイマー型認知症 Alzheimer's disease（AD） dementia of Alzheimer type（DAT）

疾患概念

- 代表的な認知症には，アルツハイマー病，前頭側頭型認知症（ピック病を含む），脳血管性認知症，レビー小体型認知症がある。以前は，65歳未満の初老期に発症するものをアルツハイマー病，65歳以降に発症するものをアルツハイマー型老年認知症と分けていたが，両者とも同じ病理所見を示すため，現在では2つをまとめてアルツハイマー病またはアルツハイマー型認知症として扱っている。
- 病理所見をみると，大脳皮質が全般的に萎縮している。また，老人斑，神経原線維変化が脳に多数出現しているのも特徴

症状

まず，初老期の認知症である前頭側頭型認知症（ピック病を含む）と比較してみる。

- アルツハイマー型認知症
  ①記憶障害（特に初期から近時記憶障害が生じる）
  ②記憶以外の認知機能障害（失語・失認・失行・視空間失認など）
  ③語間代（「わたし」と言おうとすると「わたたたし」とか「わたししし」となる）
  ④脳の全般的萎縮
- ピック病を含む前頭側頭型認知症
  ①人格の変化（初期から人格変化や感情障害が生じる。無関心，怒りっぽさ，抑うつ，多幸など）
  ②感情鈍麻（人の質問に対して無愛想である）
  ③脳の前頭葉，側頭葉を中心にした限局性萎縮

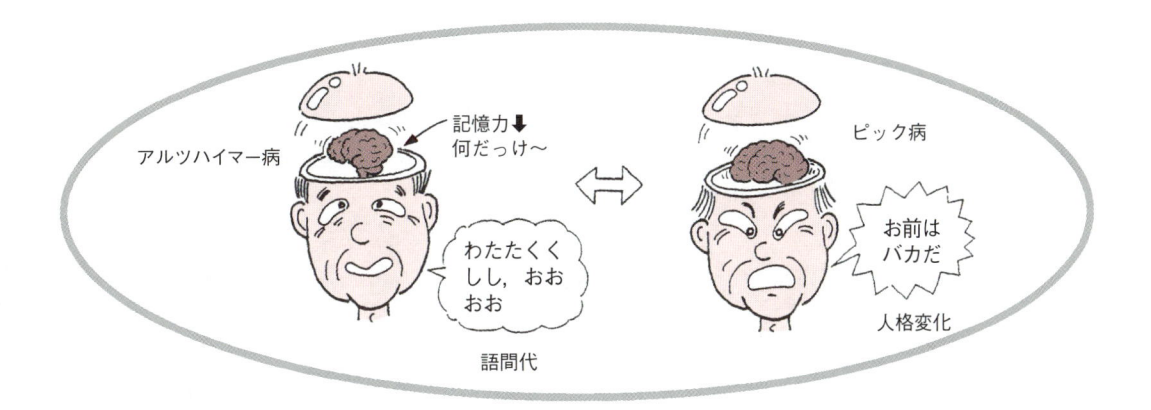

神経・精神疾患

アルツハイマー型認知症　291

次に，次項で取り上げる脳血管性認知症との比較を行っておく。

	アルツハイマー病	脳血管性認知症
認知症形式	全般的認知症	まだら認知症（部分的に知能残存）
人　格	次第に変化してくる	末期まで比較的よく保たれることが多い
感　情	抑うつ，多幸などの変化	感情失禁
病　識	（−）	（＋）
脳の状態	全般的萎縮	多発性梗塞など

治　療

- 中枢性コリンエステラーゼ阻害薬を用いて，脳内アセチルコリン量を増加させ，コリン作動性神経機能を賦活して，アルツハイマー型認知症の認知症症状の進行を抑制するというのが，薬物治療の戦略である。
- 近年，アルツハイマー型認知症では，グルタミン酸受容体サブタイプのNMDA受容体チャネルの過剰活性化も原因の1つと考えられるようになり，その機能異常を抑制するため，NMDA受容体チャネル阻害作用を持つ薬剤（メマンチン塩酸塩）が治療薬に追加された。
- いずれにせよ，これらの薬剤は，症状の進行を遅らせるだけであり，疾患そのものを治癒させるものではない点に注意が必要である。
- デイケアや社会的支援などを含む心理的・環境的ケアも重要。また治療および介護の現場では，人格を尊重し，温かい態度で接する；患者の行動に気をくばり，事故を未然に防ぐ；患者の趣味や好きなレクリエーションなどを一緒にやる；名前を呼び，物にも名前を書かせる，などの配慮が必要とされている。

抗認知症薬
①コリンエステラーゼ阻害薬 　　　ドネペジル塩酸塩　　ガランタミン臭化水素酸塩　　リバスチグミン **(特徴・注意点)** 共通 ・コリン作動性の作用により，洞不全症候群などの心伝導障害，および消化性潰瘍や気管支ぜん息の既往，などには注意が必要 ・コリンエステラーゼ阻害薬同士を併用することはできないことになっている。 ガランタミン　　リバスチグミン ・軽度〜中等度の症例が対象 リバスチグミン ・パッチ（貼付薬）であり，貼付箇所を毎回変更する。 ドネペジル ・軽度〜中等度には1日量として5 mg まで，重度では5 mg で十分期間経過観察したうえで10 mg まで増量することがある。 ・レビー小体病でも効果があるとされている（適応外使用）。 ② NMDA 受容体アンタゴニスト 　　　メマンチン塩酸塩 **(特徴・注意点)** ・中等度〜高度のアルツハイマー型認知症の認知症症状の進行抑制 ・コリンエステラーゼ阻害薬と併用することができる。

治療のポイント

- 人格を尊重し，温かい態度で接する。
- 患者の行動に気をくばり，事故を未然に防ぐ。
- 患者の趣味や好きなレクリエーションなどを一緒にやる。
- 名前をよく呼んであげ，物にも名前を書かすとよい。

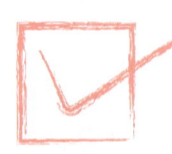

症例 Check test　アルツハイマー型認知症

問 アルツハイマー型認知症の病態と治療について，正しいものに〇，誤っているものに×をつけよ。

1. 発症して数年経過して脳萎縮が全体に進行してから記憶障害が生じる。
2. 発症の初期には抑うつが生じる。
3. ドネペジル塩酸塩は脳内のドパミンを賦活することで作用を発揮する。
4. 長期の安静臥床が治療上重要である。
5. アミロイド前駆体タンパク質から切り離された異常なアミロイドβタンパク質の重合・沈着が脳内に認められる。

解答・解説

1. ×　アルツハイマー型認知症は，記憶障害によって気づかれることが多く，記憶障害は初期から出現する。病初期から進行する海馬の萎縮に関係すると考えられている。
2. ○　初期には，まだ自覚もあり，能力の減退とともに，抑うつが発生しやすいといわれている。
3. ×　ドネペジル塩酸塩はコリンエステラーゼ阻害薬であり，脳内のアセチルコリンの減少の程度をゆるやかにすることで，症状の進行を抑制するとされる。
4. ×　長期の安静臥床は，本人の意欲を減退させ，脳機能を刺激・活性化することもなくなるので，認知症を一層進行させる可能性が高い。
5. ○

国試問題 select： （第 90 回国家試験問題：問 207 一部改変）

アルツハイマー型認知症とその治療薬に関する記述のうち，正しいのはどれか。2 つ選べ。

① 初期にみられる精神神経症状は記憶，記銘力の低下である。
② 初期段階から，単なる加齢現象との鑑別は容易である。
③ 中枢神経組織にアミロイドβタンパク質の減少がみられる。
④ ドネペジル塩酸塩はアミロイドβタンパク質の産生阻害薬である。
⑤ 画像診断では，海馬部分の萎縮が発症早期から認められる。

解説

① ○
② ×　単なる加齢現象によっても記憶・記銘力の低下が認められることがあるため，アルツハイマー型認知症との鑑別は必ずしも容易ではない。
③ ×　病理学的所見として，中枢神経組織にアミロイドβタンパク質の蓄積による老人斑やタウタンパクを含む神経原線維変化が認められる。
④ ×　ドネペジル塩酸塩は，脳内のアセチルコリンエステラーゼを阻害し，アセチルコリンの分解を抑制することで，アセチルコリン濃度を高く維持し，アルツハイマー型認知症の症状の進行を抑制する。
⑤ ○　アルツハイマー型認知症では，早期から記憶形成に関与する海馬部分の萎縮が生じ次第に大脳の全般的萎縮へと進行し，並行して脳室の拡大が認められる。

解答　①，⑤

10 脳血管性認知症 vascular dementia

疾患概念

　脳梗塞（多発することが多い）や脳出血などの脳血管性障害に伴って認知症を呈することがある。これを脳血管性認知症と呼ぶ。この認知症は，脳血管性障害が生じるたびにその部位での症状が出現するのではなく，いわゆる「まだら認知症」と，脳血管性障害が生じるたびに認知症が悪化する「階段状進行」を特徴とする。

症状

- **まだら認知症＋階段状認知症**の進行
- **感情失禁**（すぐ泣いたり，笑ったりする）
- **夜間せん妄**（精神的高揚＋意識レベル低下）
- 人格は末期まで保たれていることが多い。
- 梗塞による**麻痺**や**錐体外路症状**（パーキンソン症候群）

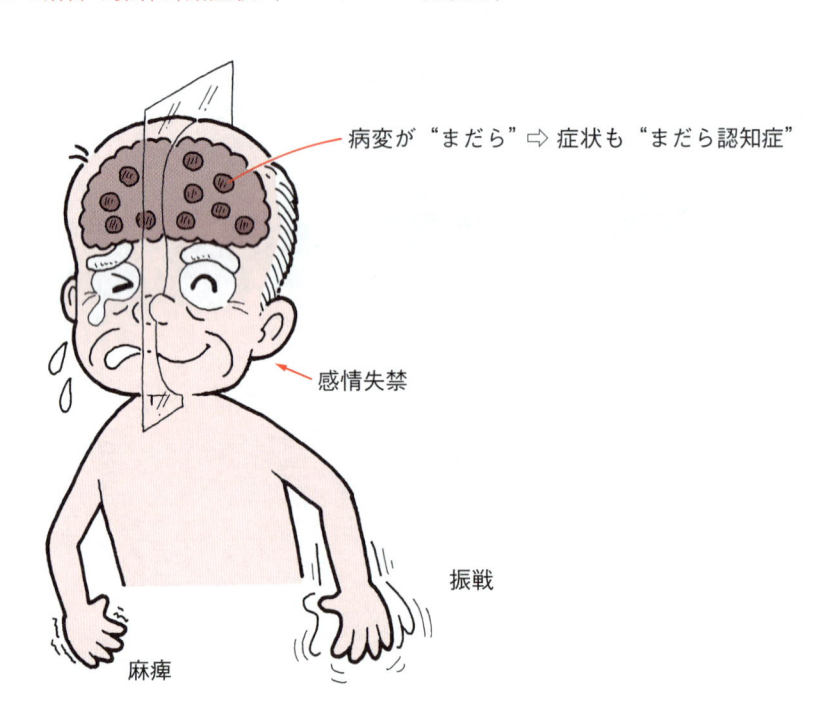

病変が"まだら" ⇨ 症状も"まだら認知症"

感情失禁

麻痺

振戦

検査・診断

- 画像：CT，MRI
- 認知症スケール

治療

- 高血圧・糖尿病・脂質異常症は危険因子であるので，治療が必要である。ただし血圧の下げすぎは認知症を悪化させる可能性がある。
- 血栓性脳梗塞，ラクナ梗塞，心原性脳塞栓症の予防：脳血管障害の項を参照（p.257）のこと
- 認知機能障害に対する治療：アルツハイマー型認知症との合併が疑われる場合などにはドネペジル塩酸塩を使用することもある。
- 認知症の行動心理学的症候（behavioral and psychological symptoms of dementia：BPSD）に対する治療：
    - 抑うつに対して：SSRI
    - 意欲・自発性低下に対して：アマンタジン塩酸塩，ニセルゴリン
    - せん妄・興奮・易怒性・不穏に対して：チアプリド塩酸塩，リスペリドン，クエチアピンフマル酸塩

治療のポイント

- 病気に対する家族の認識を高め，必要に応じて介護保険の導入を提案する。

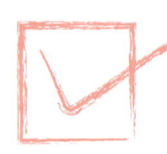

症例 Check test　脳血管性認知症

問 血管性認知症の病態と治療について，正しいものに○，誤っているものに×をつけよ。

1. 意欲・自発性低下，パーキンソニズムなどを示す認知症で，多発する小血管閉塞や低灌流によるびまん性病変が白質にある場合，ビンスワンガー型である可能性がある。
2. 血管性認知症では，注意力の低下，意欲の低下，無関心などの前頭葉の機能障害から始まることが多い。
3. 抑うつ症状を示すことはほとんどない。
4. 高血圧や糖尿病などの脳卒中の危険因子に対する治療より，行動心理学的症候の治療を優先させる。
5. 原因となる脳梗塞については，大きな脳血管が閉塞する場合や小さな梗塞が無数に生じる場合などがある。

解答・解説

1. ○
2. ○
3. ×　抑うつ症状を示すことがあり，SSRIを治療に用いることがある。
4. ×　血管性認知症に対しては，高血圧や糖尿病などの脳卒中の危険因子に対する治療は最も重要で，再発作の予防に努める必要がある。
5. ○

国試問題 select： （予想問題）

脳血管性認知症に関する記述のうち，正しいのはどれか．2つ選べ．
① 糖尿病，高血圧，脂質異常症等の基礎疾患がないか検討する必要がある．
② 早期から病識が欠如していることが多い．
③ 脳内に多発性梗塞像が認められる例は数％程度である．
④ 脳室周囲の白質が広範に障害される病態も知られている．
⑤ 初期から絶対安静を徹底する．

解説
① ○ 糖尿病，高血圧，脂質異常症等の基礎疾患がある場合には，脳血管性障害の再発予防のために，それらの治療が必要となる．
② × いわゆる「まだら認知症」の状態を示し，病識は，比較的末期まで保たれていることが多い．
③ × 少なくとも半数以上は多発性梗塞が存在すると思われる．
④ ○ 脳室周囲の白質が広範に障害されるものはビンスワンガー病とも呼ばれている．
⑤ × 絶対安静とすると，かえって身体的，精神的機能が低下して，認知症が悪化するので，できるだけリハビリテーションに努めるのがよいとされている．

解答　①，④

11 パーキンソン病（症候群） Parkinson's disease (syndrome)

疾患概念

- パーキンソン病は，錐体外路系疾患の中で最も多く発症する疾患で，主な症状として安静時振戦（不随意な細かなふるえ），無動，筋硬直，姿勢反射障害の特徴的4症状である．歩行が障害される．
- 発症年齢は主に50～65歳が多く，人口の1％におよぶ．まれに40歳以前に発症するものを若年性パーキンソン病と呼ぶ．
- 知能には障害を起こさないと考えられている．
- パーキンソン症候群はパーキンソン病と類似の症状を示すものを総称して呼ぶ．
- 脳内機序は，大脳基底核〔黒質，線条体（被殻・尾状核をあわせた部位）〕のドパミン性神経の変性によって，神経性伝達物質で抑制性の伝達を伝えるドパミン量の低下による．ドパミン低下がコリン性神経（伝達物質アセチルコリン）性機能が亢進し，パーキンソン病を呈する．
- 薬剤性パーキンソン症候群を引き起こす薬物としては，クロルプロマジン，ハロペリドール，スルピリドなどのドパミン受容体遮断作用を有するものがある．

検査・診断

- MRI画像と症状のうち2症状を呈するもの
- 薬物診断：レボドパあるいはドパミン・アゴニストによって症状の改善がある場合

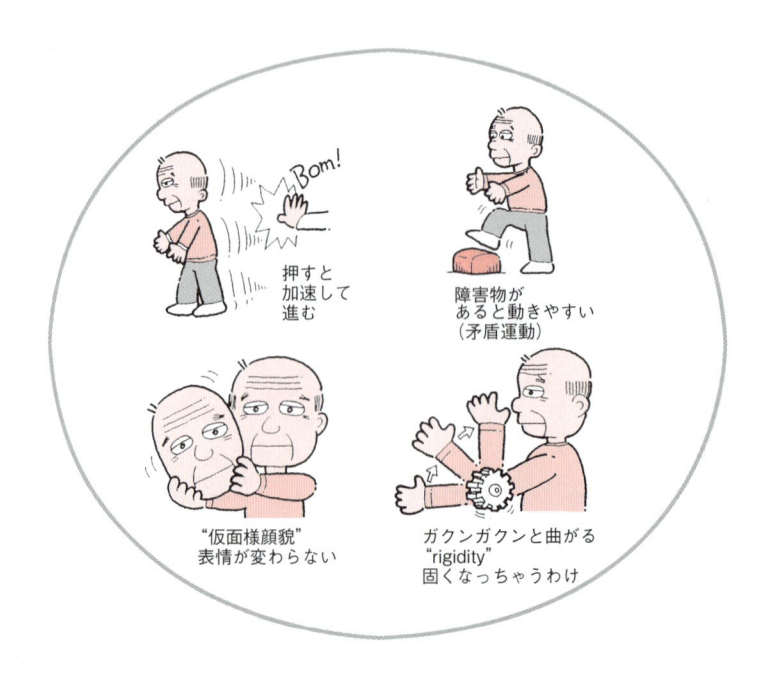

押すと加速して進む

障害物があると動きやすい（矛盾運動）

"仮面様顔貌"表情が変わらない

ガクンガクンと曲がる"rigidity"固くなっちゃうわけ

症　状

- 4大症状
  ①振戦（tremor）：pill-rolling tremor（薬を丸めるような動作）といわれるもの
  ②筋硬直（rigidity）：肘をついても手首が垂れない（シグナルポストサイン）
  ③無動（akinesia）：動作の緩慢，仮面様顔貌
  ④姿勢反射障害：転びやすい。加速歩行，矛盾運動
- 自律神経症状：①便秘，②排尿障害，③起立性低血圧

※感覚障害，錐体路障害，運動失調はみられない！

治　療

パーキンソン病は，黒質-線条体のドパミン性神経の変性およびコリン性神経の亢進により症状を示しているため，それらに基づく薬物療法が行われる。

【薬物治療】

- レボドパ：ドパミンの前駆物質で，血液関門を通り，線条体のドパミン性神経に取り込まれドパミンに変換される。
- ドパミンアゴニスト：1）ブロモクリプチンメシル酸塩　2）ペルゴリドメシル酸塩　3）カベルゴリン　4）タリペキソール塩酸塩　5）プラミペキソール塩酸塩水和物　6）ロピニロール塩酸塩
- モノアミン酸化酵素（MAO-B）阻害薬：1）セレギリン塩酸塩
- カテコール-O-メチルトランスフェラーゼ（COMT）阻害薬：1）エンタカポン
- ドパミン遊離促進薬：1）アマンタジン塩酸塩
- 抗コリン薬：1）トリヘキシフェニジル塩酸塩　2）ビペリデン　3）プロフェナミン　4）ピロヘプチン塩酸塩　5）メチキセン塩酸塩　6）マザチコール塩酸塩水和物
- ノルアドレナリン前駆物質：1）ドロキシドパ
- レボドパ賦活薬：1）ゾニサミド　2）カルビドパ

MAO-B阻害薬はドパミンの代謝を抑制し，神経伝達物質として効果を発揮させる。COMT阻害薬はレボドパの代謝を阻害し，脳内移行を促進させる。レボドパは閉塞隅角緑内障ならびにMAO-B投与中には禁忌である。またレボドパの長期投与により，不随意運動やwearing-off現象（薬効が次第に弱まると同時に症状がより悪化する），wearing-on-off現象（レボドパ投与時間に関係なく症状の改善と増悪を繰り返す）を起こすことがあるので注意を要する。

【手術ならびに放射線療法】

治療のポイント

- 経過の長い疾患なので，症状の変化や副作用の出現に注意する。
- 確実な服薬指導を行う。

- 薬物療法とともに生活・運動療法も重要であり，筋力低下や筋拘縮を予防しつつ，日常生活動作（ADL）の自立を図る。
- 転倒などの危険防止のための対策も重要
- パーキンソン病の原因は脳内ドパミン性神経の脱落に起因する。神経伝達物質のドパミンを中心に，その下位にあるドパミン伝達が及ぶ他の神経活動に影響し，黒質のアセチルコリン系，青斑核のノルアドレナリン系，縫線核のセロトニン系に影響を与え，さまざまな症状を呈する。一方，脳内の他の部位の障害のためにパーキンソン病と類似の症状を呈するパーキンソン症候群がある。代表的なものに，脳血管障害性パーキンソン症候群，薬剤性パーキンソン症候群や正常圧水頭症などがある。
- 脳血管障害性パーキンソン症候群はラクナ梗塞が大脳基底核に起こった場合にみられ，この薬物療法は脳梗塞に準じた治療を行う。脳梗塞の項を参照（p.255）。
- 薬剤性パーキンソン症候群は，諸種薬剤でドパミン D_2 受容体遮断作用を有するものがパーキンソン病ならびにパーキンソン症候群を悪化させるため注意が必要である。代表的な薬剤を述べる。
  - 統合失調症治療薬：フェノチアジン系のクロルプロマジン塩酸塩，レボメプロマジン，フルフェナジン，ペルフェナジン，プロクロルペラジン，トリフロペラジンマレイン酸塩，プロペリシアジン
    ブチロフェノン系のハロペリドール，ブロムペリドール，ピパンペロン塩酸塩，スピペロン，チミペロン
    ベンザミド系のスルピリド，スルトプリド塩酸塩，チアプリド塩酸塩，ネモナプリド
    セロトニン・ドパミン遮断薬のリスペリドン，ペロスピロン塩酸塩水和物，ブロナンセリン，パリペリドン
    多元受容体（MARTA）系のオランザピン，クエチアピンフマル塩酸（他の統合失調症薬に比較すると弱い）
    その他，ゾテピン，ピモジド，クロカプラミン塩酸塩水和物，カルピプラミン，モサプラミン塩酸塩
  - 抗うつ薬：三環系抗うつ薬のイミプラミン塩酸塩，クロミプラミン塩酸塩，ノルトリプチリン塩酸塩，アミトリプチリン塩酸塩，アモキサピン，トリミプラミンマレイン酸塩，ロフェプラミン塩酸塩，ドスレピン塩酸塩
    四環系抗うつ薬のミアンセリン塩酸塩，マプロチリン塩酸塩，セチプチリンマレイン酸塩
    選択的セロトニン再取込み阻害薬のパロキセチン塩酸塩水和物，塩酸セルトラリン，フルボキサミンマレイン酸塩，エスシタロプラムシュウ酸塩
    セロトニン・ノルアドレナリン再取込み阻害薬のミルナシプラン塩酸塩
    その他，ミルタザピン，トラゾドン塩酸塩
  - 制吐薬：メトクロプラミド，ドンペリドン，オンダンセトロン塩酸塩，イトプリド塩酸塩
  - 消化性潰瘍薬：ラニチジン塩酸塩
  - 血圧下降薬：レセルピン
- 正常圧水頭症の治療は外科的に髄液シャント術を行う。

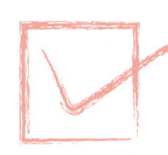

症例 Check test　パーキンソン病（症候群）

問 パーキンソン病（症候群）について，正しいものに〇，誤っているものに×をつけよ。

① 抑うつ状態のアセスメントは仮面様顔貌を目安にする。
② リハビリテーションにリズム体操を取り入れる。
③ 抗コリン薬服用時は尿閉に注意する。
④ 医療費の公費負担について紹介する。
⑤ ドパミンは血液脳関門を通過する。

解答・解説

① ×　表情からは患者の様子はわかりにくいので患者の言動，行動，身体症状から評価する。
② 〇　作業療法や音楽療法は自発性の低下している患者には有用性が高い。
③ 〇　抗コリン作用により尿閉や便秘がみられるので排尿・排便の回数には注意が必要
④ 〇　重症度により，特定疾患（難病）認定該当者となる。
⑤ ×　アミノ酸と類似構造のレボドパは通過するが，カテコールアミン類に転換されたドパミンは通過しない。

国試問題 select： （第 94 回国家試験問題：問 125 一部改変）

パーキンソン病治療薬に関する記述のうち，正しいのはどれか。2 つ選べ。

1. カルビドパは，芳香族 L-アミノ酸デカルボキシラーゼを活性化し，内服したレボドパの脳内移行量を増加させる。
2. ドロキシドパは，パーキンソン病における振戦と筋強剛を改善するが，無動症とすくみ足を悪化させる。
3. セレギリンは，B 型モノアミン酸化酵素（MAO_B）を阻害し，レボドパの効果を増強する。
4. タリペキソールは，ドパミン D_2 受容体を刺激してパーキンソン病の症状を改善する。
5. ビペリデンは，向精神薬により誘発されるパーキンソン病様症状には無効である。

解説

1. × カルビドパは，芳香族 L-アミノ酸デカルボキシラーゼを阻害し，末梢におけるレボドパの脱炭酸反応を抑制することで，レボドパの中枢移行量を増加させる。
2. × ドロキシドパは，中枢内でノルアドレナリンに変換され，パーキンソン病における立ちくらみやすくみ足を改善する。
3. ○
4. ○
5. × ビペリデンやトリヘキシフェニジルなどの中枢性抗コリン薬は，向精神薬などにより誘発されるパーキンソン病様症状（薬剤性パーキンソン症候群）に対する唯一の治療薬である。

解答 3，4

12 ダウン症候群 Down syndrome

疾患概念

- 常染色体異常のなかでは頻度最多（1/700）
- 母親が高齢であったり，ダウン症候群児の分娩既往がある場合は危険率が高くなる。
- 21番染色体が1本余計にあることが原因（21トリソミー）

症状

- 新生児期における筋緊張の低下
- 心奇形（心内膜床欠損症，心室中隔欠損症，動脈管開存症）：ダウン症候群の50％に合併
- 先天性十二指腸閉鎖症
- 特有な顔貌（つり上がった目尻，両眼隔離，鼻根扁平，巨舌など）
- 身体・知能発育遅延
- 白血病の発症率が高い。

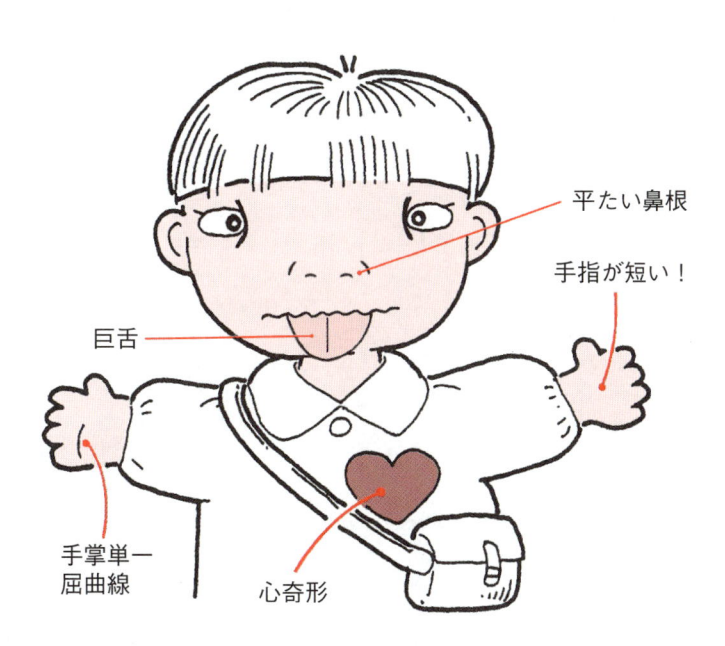

検査・診断

妊娠 11 週頃に絨毛検査で確定診断が可能である。また，より安全で新しい出生前診断方法も開発された。しかし，出生前診断によりダウン症の子を出産する可能性を指摘された夫婦の 8 割以上が堕胎しており，倫理的問題となっている。

治　療

ダウン症は染色体異常なので，治療は困難である。したがって，ダウン症そのものではなく，発症した疾患毎の対症療法が中心となる。

【薬物療法】
有効な薬物療法はない。

【対症療法】
発症した疾患毎に対処する。

治療のポイント

- 子どもに対して愛情を持って接するよう，両親に説明する。
- 十分社会生活を営むことのできる子どももいるので，自立できるよう訓練する。

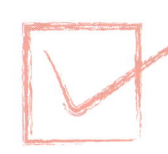

症例 Check test　ダウン症候群

問 ダウン症について，正しいものに〇，誤っているものに×をつけよ。
1. ダウン症は，自己免疫疾患である。
2. ダウン症は，21番染色体がトリソミーになっている。
3. ダウン症の有効な治療法はない。
4. 出生前診断でかなりの確率で診断可能である。
5. ダウン症は，低年齢で死亡する。

解答・解説

1. ×　染色体異常である。
2. 〇
3. 〇
4. 〇
5. ×　平均年齢は50歳を超えている。

国試問題select：（予想問題）

ダウン症候群について，誤っているのはどれか。2つ選べ。
1. 胎芽病に属する常染色体異常で，そのうち21番目のトリソミーが最も多い。
2. ダウン症と妊婦の年齢とは関係がある。
3. 知能発育低下を伴い，特に神経系，循環系の早期老化傾向の強い疾患である。
4. メラニン色素の欠乏がみられる。
5. ダウン症候群の症状に筋緊張低下がある。

解説
1. ×　胎芽病ではなく，染色体異常症である。
2. 〇
3. 〇
4. ×　メラニン色素の欠乏はフェニルケトン尿症
5. 〇　ダウン症候群の症状は筋緊張低下，低身長，消化管奇形，心奇形，内眼角贅皮などである。

解答　1, 4

13 重症筋無力症 myasthenia gravis（MG）

疾患概念

- 随意筋の易疲労性をきたしやすく，筋無力症症状は運動の持続で増悪，休息で回復するのが特徴
- 骨格筋の神経筋接合部において抗アセチルコリン受容体抗体により刺激伝達が障害される自己免疫疾患と考えられている。
- 厚生労働省の特定疾患治療研究の対象疾患に指定されている。
- 20〜40歳の女性と50歳以上の男性に多い。胸腺腫の合併が多い。

症状

- 外眼筋麻痺（最多）：眼瞼下垂，複視（ものが二重にみえる）
- 舌・咽頭筋麻痺：構語・嚥下障害
- 四肢近位筋麻痺
- 呼吸筋麻痺（重症）

検査・診断

- テンシロンテスト：静注すると筋無力症症状改善
- 誘発筋電図：頻回刺激により振幅が減少するwaning現象（筋疲労を意味する）がみられる。
  ※筋肉の萎縮はない！

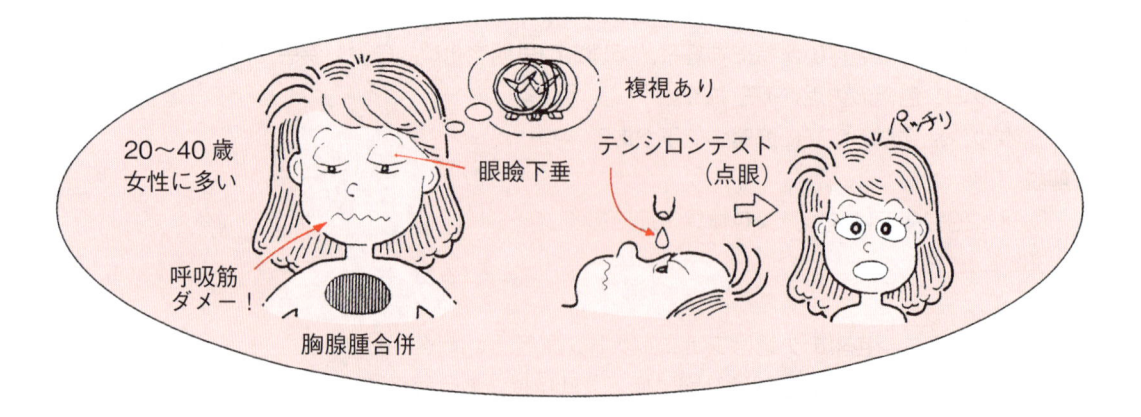

治療

【薬物療法】

- コリンエステラーゼ阻害薬

  ピリドスチグミン（メスチノン），ネオスチグミン（ワゴスチグミン），ジスチグミン（ウブレチド）
  抗コリンエステラーゼ阻害薬の投与量を決めるのに，エドロホニウムテストが有効である。

- ステロイド剤

  免疫抑制を目標に使われることがあるが，エビデンスはまだ少ない。

- タクロリムス（プログラフ）

  ステロイド以外の免疫抑制剤で，唯一保険適用

【手術療法】

- 胸腺摘除術

治療のポイント

- 誤嚥による肺炎，窒息に気をつける。
- 疲労すると症状が悪化するので，日常の運動やリハビリは過度にならないように配慮
- 疾患に対する精神面からのサポート

症例 Check test　重症筋無力症

問 重症筋無力症について，正しいものに〇，誤っているものに×をつけよ。
① 抗アセチルコリン受容体の抗体価と重症度は比例する。
② 治療薬としてアトロピンが用いられる。
③ 診断にエドロホニウムテストが用いられる。
④ クリーゼとは全身のけいれんである。
⑤ 胸腺摘除術が施されることがある。

解答・解説

① ×　必ずしも比例しない。
② ×　コリン作動薬を用いる。
③ 〇
④ ×　全身麻痺である。
⑤ 〇

国試問題 select： （第 98 回国家試験問題：問 120）

アレルギーおよび自己免疫疾患に関する記述のうち，誤っているのはどれか。1 つ選べ。

1 アナフィラキシーショックは，IgE 抗体の関与する I 型アレルギーの機序で引き起こされる。
2 接触性皮膚炎は，主に活性化された T 細胞やマクロファージによって引き起こされる IV 型アレルギーである。
3 胎児の赤血球抗原により母体が感作され生成する抗体は，IgM クラスであるため，胎盤を通過しやすく新生児溶血性貧血の原因となる。
4 ニコチン性アセチルコリン受容体に対する自己抗体は，重症筋無力症の発症に関与する。
5 バセドウ病は，甲状腺刺激ホルモン（TSH）受容体に対する自己抗体の作用による甲状腺機能亢進が原因となる。

解説

1 ○
2 ○
3 ×　胎盤を通過できる抗体は IgG だけである。新生児溶血性貧血は，母子間の血液型不適合があるときに，母親に胎児赤血球に反応する IgG 抗体が形成されている場合，それが胎盤を通過して胎児に移行し，II 型アレルギーの機序で胎児赤血球を破壊することによって発症する。
4 ○
5 ○

解答　3

14 進行性筋ジストロフィー progressive muscular dystrophy

疾患概念

- 遺伝性をもつ慢性進行性の骨格筋の変性疾患
- 有病率は4/10万人で，そのうちデュシェンヌ型（Duchenne型）が60%であるので，以下デュシェンヌ型について述べる。
- デュシェンヌ型：
  ①伴性劣性遺伝（つまり男のみ）により，2〜5歳に発症
  ②近位筋筋力低下，筋萎縮，腓腹筋仮性肥大を呈する。
  ③進行性で，大部分が10歳前後で歩行不能となり，心不全，感染症，悪液質で死亡。予後不良

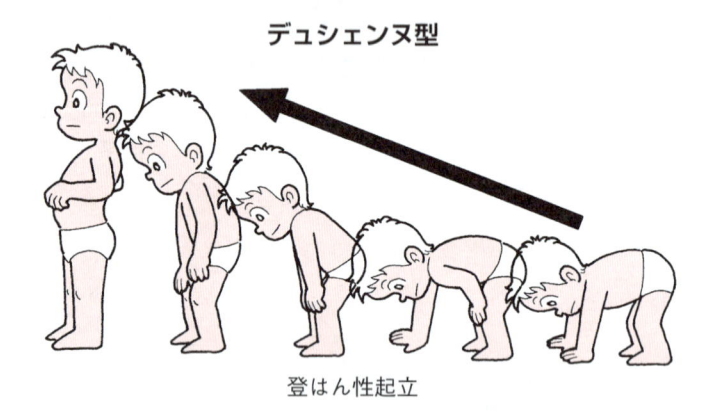

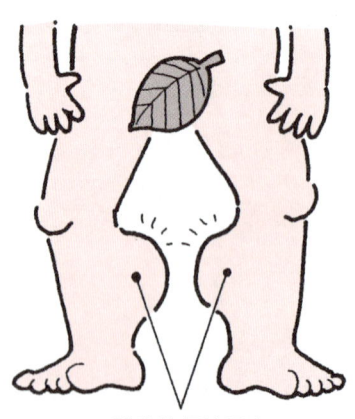

デュシェンヌ型

登はん性起立

腓腹筋仮性肥大
（筋は萎縮しているが脂肪が沈着しているため）

症　状

- 近位筋筋力低下：腰帯筋の筋力低下⇒転びやすい，動揺性歩行，登はん性起立（ガワーズ徴候：Gowers 徴候），腓腹筋の仮性肥大

　※呼吸筋の障害はなく，会話，呼吸，嚥下は保たれる。

検査・診断

- 血清 CK ↑↑
- 保因者である女性は，CK が軽度上昇していることで検出可能
- 合併症として心筋症

治　療

【薬物療法】
　有効な薬物治療は，今のところない。

【理学療法】
　理学療法的治療が重要である。下肢二関節筋伸長，股関節・膝関節伸展，上肢・手指・頸部・脊柱・胸郭可動維持および変形の防止に努める。進行すると，装具が必要となる。呼吸不全の防止，対応策が必要となる。

治療のポイント

- 筋収縮機能を保つため，リハビリをがんばれるよう励ます。
- 患者の家での生活環境に留意するよう家族に説明する。
- 伴性劣性遺伝の疾患なので，遺伝について両親によく説明する。

進行性筋ジストロフィー

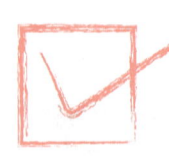

症例 Check test　進行性筋ジストロフィー

問 進行性筋ジストロフィーについて，正しいものに〇，誤っているものに✕をつけよ。
1 デュシェンヌ型は，進行性筋ジストロフィーの大半を占める。
2 デュシェンヌ型は，伴性劣性遺伝である。
3 一般的に発症の時期は成人以降である。
4 血清クレアチニンキナーゼが低下する。
5 尿中クレアチニン値が上昇する。

解答・解説

1 〇
2 〇
3 ✕　幼少期に発症することが多い。
4 ✕　上昇する。
5 ✕　低下する。クレアチン値は上昇する。

国試問題 select： （第 87 回国家試験問題：問 122 一部改変）

次の薬物 ── 影響を受ける酵素 ── 適応症の対応のうち，正しいものの組合せはどれか。2 つ選べ。

薬　物	影響を受ける酵素	適　応　症
① ピリドスチグミン臭化物	コリンエステラーゼ	筋ジストロフィー
② ランソプラゾール	H^+，K^+-ATPase	十二指腸潰瘍
③ アロプリノール	キサンチンオキシダーゼ	痛　風
④ カンデサルタンシレキセチル	ホスホジエステラーゼ	緑内障
⑤ オザグレル塩酸塩	トロンボキサン合成酵素	高血圧症

解説

① × ピリドスチグミン臭化物は，コリンエステラーゼ阻害薬であり，アセチルコリンの分解を阻害することによってシナプス間隙のアセチルコリン量を増加させる。重症筋無力症の治療に用いられる。筋ジストロフィーでは，筋細胞の壊死が起こるので，コリンエステラーゼ阻害薬では改善されない。

② ○

③ ○

④ × カンデサルタンシレキセチルは，アンジオテンシン II の受容体である AT_1 受容体を遮断することにより，血管収縮および副腎皮質アルドステロン産生・分泌を阻害する。高血圧症の治療に用いられる。

⑤ × オザグレル塩酸塩は，トロンボキサン合成酵素を強力に阻害する。トロンボキサン A_2 は気管支ぜん息を誘発するメディエーターの 1 つであるため，オザグレル塩酸塩は気管支ぜん息発作の予防薬として用いられる。高血圧症には用いられない。

解答　②，③

15 筋萎縮性側索硬化症 amyotrophic lateral sclerosis（ALS）

疾患概念

- 40〜50歳の男性に多く発症する。
- 上位（錐体路）と下位（脊髄前角細胞）の両方の運動ニューロンが障害される。
- ただし，眼筋を支配する脳神経の運動核，小脳，錐体外路，自律神経および知覚神経は障害されない。
- 厚生労働省の特定疾患治療研究の対象疾患に指定されている。

症状

- 障害部位を系統的に考えよう。
  - ①球症状：構語・嚥下障害
  - ②上位ニューロン症状（錐体路症状）：深部反射亢進（ex. 腱反射↑）
    　　　　　　　　　　　　　　　　病的反射出現（ex. バビンスキー（＋））
  - ③下位ニューロン症状：筋萎縮，筋線維束れん縮

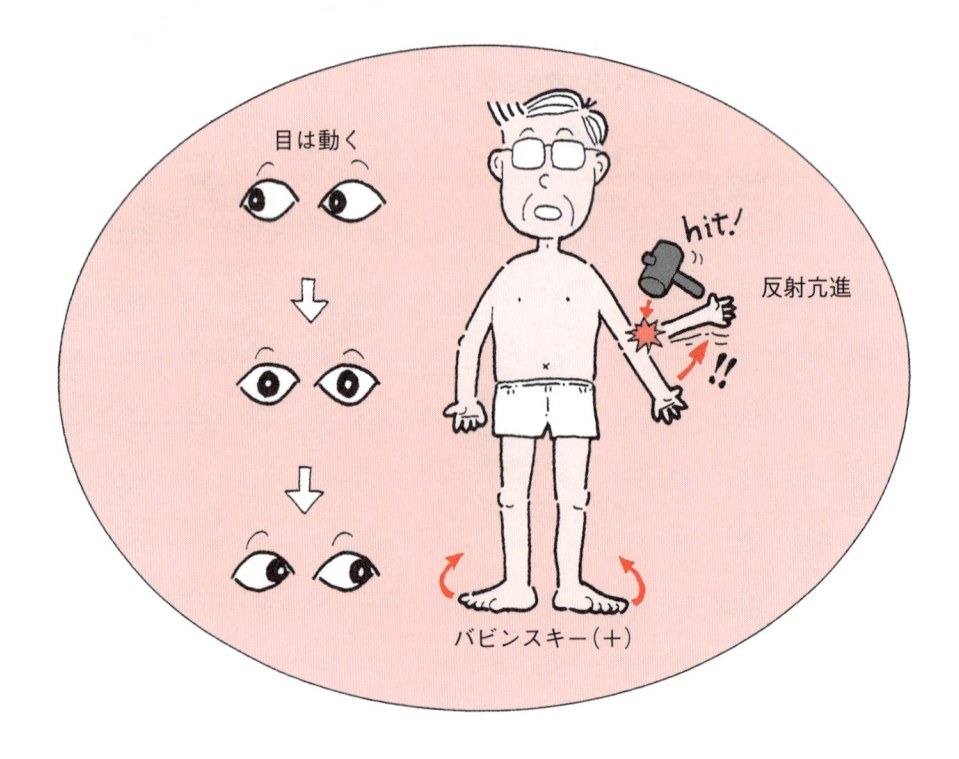

目は動く

反射亢進

バビンスキー（＋）

※こんな症状はみられない
- 知覚障害
- 自律神経症状（膀胱直腸障害，褥瘡）
- 小脳症状（運動失調）
- 外眼筋麻痺（眼瞼下垂，複視）
- 血清CK↑（神経原性疾患だから）
- 知能低下

治療

【薬物療法】
リルゾール（グルタミン酸遊離抑制）が用いられるが，延命効果は平均3ヶ月程度である。

【緩和ケア】
進行すると，嚥下障害などが起こるため，在宅ケアを中心とした緩和ケアが重要になってくる。

治療のポイント

- 体位変換を行い安楽な体位を工夫する。
- 嚥下困難が生じるので，食事内容・方法には気をつける。
- 意識は清明なことが多いので，患者とのコミュニケーションの方法を工夫する。
- 呼吸困難が生じるので，酸素投与時 CO_2 ナルコーシスに気をつける。

Pick UP コラム

【運動ニューロン】
骨格筋を支配し，これを収縮させ身体の運動を起こすニューロン
〜運動ニューロンの解剖〜

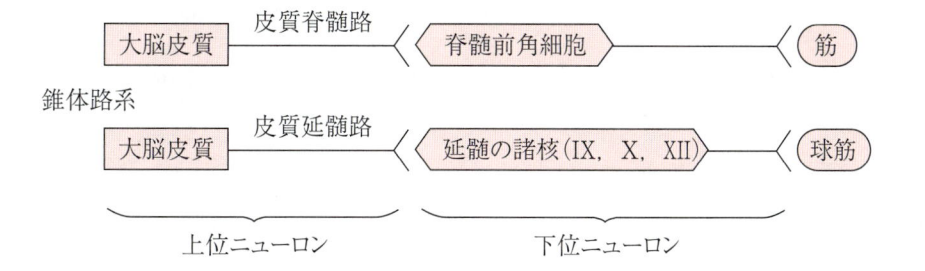

錐体路系
- 大脳皮質 —皮質脊髄路→ 脊髄前角細胞 → 筋
- 大脳皮質 —皮質延髄路→ 延髄の諸核（IX, X, XII）→ 球筋

上位ニューロン ／ 下位ニューロン

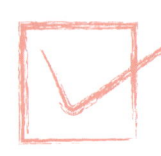

症例 Check test　筋萎縮性側索硬化症

問 筋萎縮性側索硬化症について，正しいものに〇，誤っているものに×をつけよ。
1 遺伝性は認められない場合がほとんどである。
2 薬物としてリルゾール（グルタミン酸遊離抑制）が用いられる。
3 進行は遅く，発症10年以上生存する。
4 感覚障害，眼球運動障害などが現れる。
5 他の疾患との鑑別診断が極めて重要である。

解答・解説

1 〇
2 〇
3 ×　進行は速く，発症5年以内に呼吸筋の麻痺により死亡する症例がほとんどである。
4 ×　一般的に，感覚障害，眼球運動障害などの陰性兆候が現れない。
5 〇

| 国試問題 select： | （第 98 回国家試験問題：問 187） |

50 歳男性。徐々に筋力低下および筋萎縮を認めた。検査の結果，委縮は神経原性と判明した。以下の疾患のうち該当する疾患はどれか。1 つ選べ。

1. 多発性筋炎
2. 遠位型ミオパチー
3. 筋萎縮性側索硬化症
4. 筋強直性ジストロフィー
5. 進行性筋ジストロフィー

解説

1. ×　多発性筋炎は，骨格筋の壊死・再生と炎症性細胞の浸潤を主体とする自己免疫性の炎症性筋疾患である。
2. ×　ミオパチーとは，その原因が筋自体にあって，神経によるものではない骨格筋障害のうち炎症をいう。
3. ○
4. ×　筋強直性ジストロフィーは，筋細胞膜の被刺激性が亢進しており，わずかな刺激により筋肉が容易に収縮し，その後弛緩しにくくなる現象（ミオトニア）を主徴とする遺伝性ミオパチーの一種である。
5. ×　進行性筋ジストロフィーは，慢性・進行性に経過し，骨格筋の変性・壊死と筋力低下を主徴とする遺伝性ミオパチーの一種である。Duchenne 型，Becker 型などがある。

解答　3

16 髄膜炎 meningitis

> 疾患概念

- 一般に軟膜の炎症を指す。
- 病原体は，くも膜下腔を通じて，脳，脊髄，視神経，脳室へと広がり，脳実質をも侵す（つまり脳炎を併発する）ことがある。

> 症　状

- 自覚症状：頭痛，発熱（稽留熱：39℃を超え，1日の体温差が1℃以下），嘔吐
- 他覚症状：項部硬直，ケルニッヒ徴候（Kernig 徴候）
　　　　　　比較的徐脈（脳圧亢進による）
　　　　　　意識障害，けいれん

ケルニッヒ徴候は，仰臥位で股・膝関節を 90°にまで曲げ，そこから下腿を伸展させようとしても痛みで伸展できない状態を指す。

※小児，高齢者では項部硬直を欠くことがある！

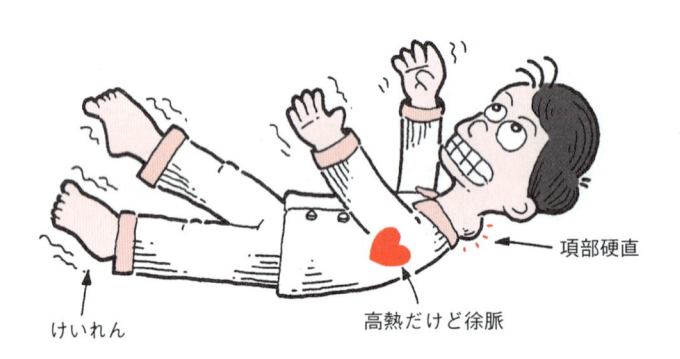

> 検査・診断

- 髄膜炎の鑑別診断：髄液検査による！

	細胞	糖	その他
細菌性	多核球↑	↓	混濁
ウイルス性	単核球↑	～	
結核性	単核球↑	↓	Cl↓
真菌性	単核球↑	↓	

治療

【薬物療法】

- グラム陽性菌
    - 肺炎球菌：カルバペネム系抗菌薬，第三世代セフェム系抗菌薬＋バンコマイシン
    - B群連鎖球菌：第三世代セフェム系抗菌薬，アンピシリン
    - ブドウ球菌（MRSA）：バンコマイシンまたは第三，四世代セフェム系抗菌薬，カルバペネム系抗菌薬
- グラム陰性球菌
    - 髄膜炎菌：第三世代セフェム系抗菌薬
- グラム陽性桿菌
    - リステリア菌：アンピシリン
- グラム陰性桿菌
    - インフルエンザ菌：第三世代セフェム系抗菌薬，メロペネム
- 緑膿菌：第三，四世代セフェム系抗菌薬，カルバペネム系抗菌薬
- 大腸菌群：第三，四世代セフェム系抗菌薬，カルバペネム系抗菌薬

これらの抗菌薬に加えて，ステロイド薬を併用する場合が多い。
近年，細菌の耐性獲得が大きな問題となってきている。
ウイルス性髄膜炎は，自然に軽快する場合が多い。

治療のポイント

- 輸液の管理，抗生物質の投与は確実に！
- 光などの刺激を避け，安静にする。
- 回復してきても，頭蓋内圧亢進やバイタルサインのチェックはこまめに行う。
- 髄液検査（腰椎穿刺）後，髄液が漏れることによる低髄液圧性頭痛が生じるので，頭痛については要チェックである。

Pick UP コラム

【ウォーターハウス・フリードリヒセン症候群（Waterhouse-Friderichsen症候群）】

髄膜炎菌性敗血症に伴う出血性急性副腎不全でショック，DICをきたし予後不良である。悪寒，動悸，高熱とともに急激に血圧が低下し昏睡，ショックに陥る。皮膚に大きな多数の出血斑が出現するので電撃性紫斑病とも呼ばれる。

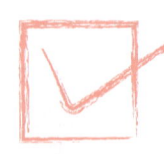

症例 Check test　髄膜炎

問 髄膜炎について，正しいものに〇，誤っているものに×をつけよ。
① 細菌以外にウイルスや真菌が原因となる場合もある。
② 発熱，項部硬直，意識障害が髄膜炎の三徴である。
③ 細菌性髄膜炎の死亡率は5%程度である。
④ 肺炎球菌による髄膜炎にカルバペネム系抗菌薬を用いることがある。
⑤ ワクチン接種後には，髄膜炎は発症しない。

解答・解説

① 〇
② 〇
③ ×　10〜30%と高い。
④ 〇
⑤ ×　ワクチン接種後に無菌性髄膜炎になる症例もある。

国試問題 select：（予想問題）

髄膜炎にみられる身体所見はどれか。1つ選べ。
① 除脳硬直
② テタニー
③ 企図振戦
④ 羽ばたき振戦
⑤ ケルニッヒ徴候

解説
① ×　除脳硬直は脳血管障害・脳腫瘍が原因となることが多い。
② ×　テタニーは低カルシウム血症で起こる。
③ ×　企図振戦は小脳障害で起こる。
④ ×　羽ばたき振戦は主に肝性脳症でみられる。
⑤ 〇　ケルニッヒ徴候は髄膜炎における髄膜刺激症状の1つで，重要な身体所見である。

解答　⑤

17 脳腫瘍 brain tumor

疾患概念

- 脳腫瘍は頭蓋内に発生する腫瘍であり，その実質から発生する原発性脳腫瘍と頭部以外の組織に発生した腫瘍が転移した転移性脳腫瘍がある．本項では原発性脳腫瘍について述べる．
- 脳実質に生じる腫瘍は，神経膠細胞由来の神経膠腫（30％）や神経上皮細胞由来の髄芽腫（3％）などが知られている．これらはすべて悪性腫瘍である．
- 脳実質外にできる腫瘍として，髄膜腫（25％），下垂体腺腫（10％），神経鞘腫（9％）があげられる．これらはすべて良性腫瘍である．
- 発生年齢は高齢者65歳以上に多い．次に14歳以下の小児に好発する．

症状

- 臨床的症状の特徴は，頭蓋内圧亢進症状で，頭痛，嘔気，うっ血乳頭（視神経乳頭の浮腫）などが起こる．良性腫瘍は成長が遅いのでこれらの症状は出にくい．
- 腫瘍の存在部位による局所症状
  ・運動麻痺：運動野・錐体路障害⇒運動麻痺
  ・けいれん：脳細胞障害⇒けいれん
  ・視野障害
  ・めまい，失調

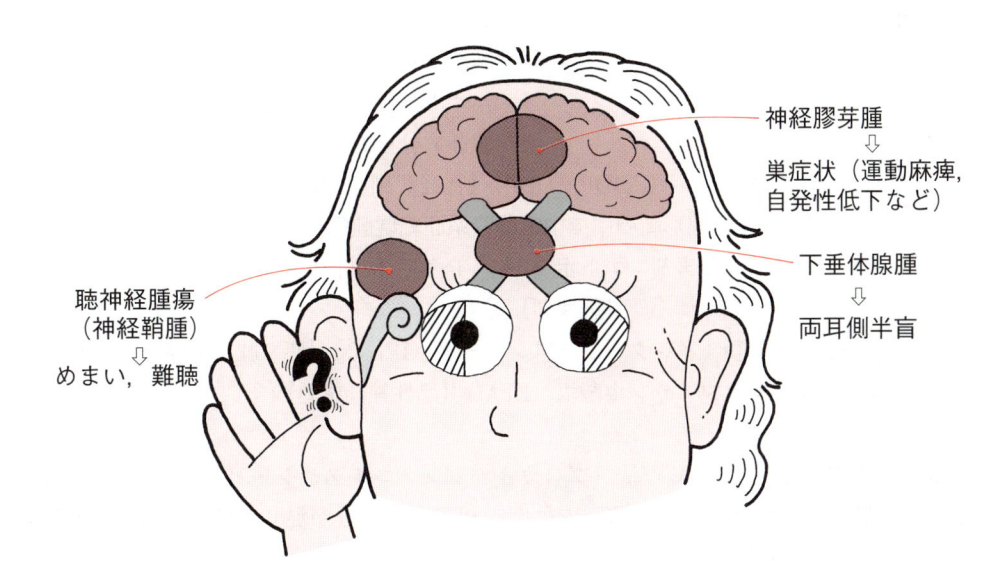

神経膠芽腫
⇩
巣症状（運動麻痺，自発性低下など）

下垂体腺腫
⇩
両耳側半盲

聴神経腫瘍（神経鞘腫）
めまい，難聴

> 検査・診断

1) 腫瘍マーカーの検査

発現部により種々のマーカーによって判定する。下垂体腫瘍ではプロラクチン，成長ホルモン，副腎皮質ホルモン，胚細胞系腫瘍，ヒト絨毛ゴナドトロピン（HCG）とαフェトプロテイン（AFP）が重要である。

2) 画像診断

MRIとCTによって行われる。

> 治療

悪性腫瘍の場合は，まず第一に手術による摘出，放射線療法，化学療法がある。

良性腫瘍では，摘出術ならびにガンマナイフを用いた治療が行われる。主に外科的摘出手術が行われるが，摘出不能の部位もあり，薬物療法が行われる。

【薬物治療】

多くの抗悪性腫瘍薬があるが代表的な治療薬を述べる。

1) アルキル化剤
  - マスタード類：シクロホスファミド（CPA，CPM）【神経腫瘍】，イホスファミド（IFM）【神経芽腫】，テモゾロミド【悪性神経膠腫】，プロカルバジン塩酸塩（PCZ）【ニムスチン塩酸塩，ビンクリスチン硫酸塩との併用療法で悪性星細胞腫，乏突起膠腫成分を有する神経膠腫】
  - ニトロソウレア類：ニムスチン塩酸塩（ACNU）【脳腫瘍】，ラニムスチン（MCNU）【膠芽腫】

2) 微小管阻害薬（ビンアルカロイド）：ビンクリスチン硫酸塩（VCR）【小児腫瘍の中で神経芽腫，ドキソルビシン・デキサメタゾンリン酸エステルナトリウムとの併用療法で悪性星細胞腫，乏突起膠腫成分を有する神経膠腫】

3) 白金製剤：シスプラチン（CDDP，DDP）【神経芽細胞腫】，カルボプラチン（CBDCA）【小児悪性固形腫の中で中枢神経系胚細胞腫瘍】

4) トポイソメラーゼⅡ阻害剤：エトポシド（VP-16）【併用療法で小児悪性固形腫瘍の中で神経芽腫】

5) インターフェロン類：インターフェロンベータ（IFNβ）【膠芽腫，星細胞腫，髄芽腫】

6) 抗生物質類：ブレオマイシン塩酸塩（BLM）【悪性神経膠腫】

多剤併用療法としてPAV療法（プロカルバジン・ニムスチン・ビンクリスチン）【乏突起神経膠腫】あるいは悪性星細胞腫で乏突起神経膠腫成分が混じっている場合，ICE療法（イホスファミド・シスプラチン・エトポシド），CE療法（シスプラチン・エトポシド），PE療法（カルボプラチン・エトポシド）【小児髄芽腫や胚細胞性腫瘍に使用される】

【手術ならびに放射線療法】

> **治療のポイント**
> - 術後の頭蓋内圧亢進防止のために，**水分摂取制限**やマンニトール投与を行う。
> - バイタルサインに注意
> - 運動麻痺などが残ることが多いので，リハビリも十分行えるよう，患者と家族に十分説明する。
> - 諸種症状に対する薬物療法的管理は，脳血管障害，くも膜下出血の項を参照（p.259，264）

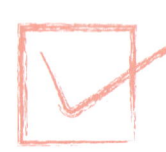

症例 Check test 脳腫瘍

問 脳腫瘍の薬物治療について，正しいものに○，誤っているものに×をつけよ．

1. メトトレキサートは微小管を阻害し，細胞分裂中の紡錘糸を消失させることにより，腫瘍細胞を死滅させる．
2. テモゾロミドは血液脳関門を通過するので経口投与でき，悪性神経膠腫に用いられる．
3. エトポシドはトポイソメラーゼⅠを阻害し，DNAとの薬物複合体を作ることにより安定化させ，DNA合成を阻害する．
4. インターフェロンベータは腫瘍脂肪のDNAおよびRNA合成を阻害するとともに，NK細胞活性やADCC（抗体依存性細胞障害）活性の増強により抗腫瘍作用を起こす．
5. ブレオマイシン塩酸塩は放線菌の培養液から発見されたもので，DNA鎖切断作用より抗腫瘍効果を起こす．

解答・解説

1. × 葉酸はチミジンやプリン核合成に必須であるが，メトトレキサートはジヒドロ葉酸レダクターゼと不可逆的に結合し，還元型葉酸を枯渇させることによりDNA合成阻害を起こす．標記はビンブラスチンなどの説明である．
2. ○
3. × トポイソメラーゼⅠを特異的に阻害するものはイリノテカンである．エトポシドはトポイソメラーゼⅡの特異的阻害薬である．
4. ○
5. ○

> **国試問題 select：** （第 92 回国家試験問題：問 197 一部改変）
>
> **中枢神経疾患に関する記述のうち，誤っているのはどれか。2 つ選べ。**
> 1. パーキンソン病では，振戦，筋固縮，無動などの運動症状や便秘などの自律神経症状が現れる。
> 2. アルツハイマー病では，脳の海綿状変性が特徴的に認められる。
> 3. パーキンソン病およびアルツハイマー病では，精神症状や認知機能障害が現れる。
> 4. てんかんの確定診断は，磁気共鳴撮像（MRI）にて行う。
> 5. 脳腫瘍では，頭痛や嘔吐などの頭蓋内圧亢進症状が現れる。
>
> **解説**
> 1. ◯
> 2. ×　脳の海綿状変性は，狂牛病あるいはクロイツフェルト・ヤコブ病に特徴的である。アルツハイマー病では脳の委縮が認められる。
> 3. ◯
> 4. ×　てんかんは脳の神経細胞の異常活動に由来し，その確定診断は，脳波所見や臨床症状などにより総合的に行う。
> 5. ◯
>
> **解答**　2，4

第6章　内分泌代謝疾患

1. メタボリックシンドローム ……… 330
2. 糖尿病 ……… 334
3. 高尿酸血症・痛風 ……… 344
4. 脂質異常症（高脂血症）……… 349
5. 甲状腺機能亢進症（バセドウ病）……… 355
6. 甲状腺機能低下症 ……… 361
7. 亜急性甲状腺炎 ……… 367
8. クッシング症候群 ……… 370
9. アジソン病 ……… 375
10. 原発性アルドステロン症 ……… 379

1 メタボリックシンドローム metabolic syndrome

疾患概念

　虚血性心疾患になる重要な因子として，いままで内臓脂肪症候群，シンドロームX，死の四重奏，インスリン抵抗性症候群などという疾患名であった．これらの疾患を引き起こす因子が軽度の異常でも複数の因子が重なると相乗的に働いて動脈硬化症の発症頻度が高まることから，これらを統括してメタボリックシンドロームと呼ぶようになった．

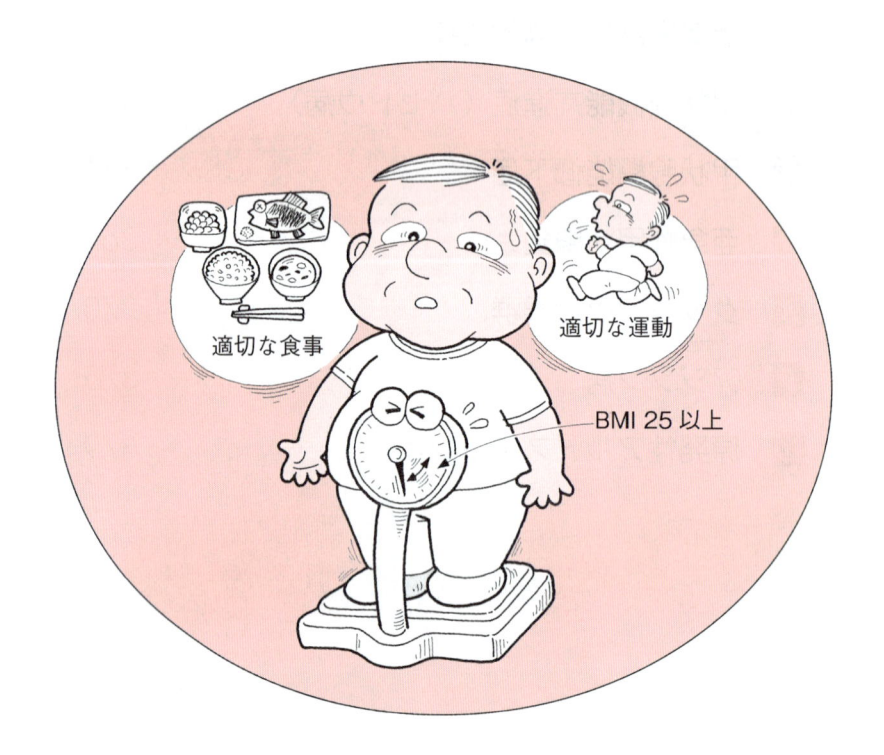

適切な食事

適切な運動

BMI 25 以上

症　状

　基本的には，症状は現れることはなく，健康診断などで数値の異常が明らかになるケースが多い．4つの因子のうち2つ以上指摘されると動脈硬化に進展するリスクが高くなる．また治療を怠ると，虚血性心疾患を発症する確率が高くなる．

検査・診断

　基本的に腹部肥満が必須条件である．腹部肥満は，立位でお腹に力をいれず臍の周囲を測定す

る。男性 85 cm 以上，女性 90 cm 以上がめやすになっている。また場合によっては腹部 CT 検査によって内臓脂肪面積が 100 cm^2 以上を内臓脂肪型肥満と診断する。

これに加えて，高血圧，高血糖，脂質異常症（高トリグリセリド血症，低 HDL コレステロール血症）の 4 つの項目のうち 2 項目以上あることが条件である。注意しなければならないのは，ウエストサイズで女性の場合，91 cm なら異常，89 cm なら正常ということではなく，太っていても脂肪蓄積はなく 4 つの因子も正常であればメタボリックシンドロームとはならない。内臓脂肪蓄積があるかどうかが重要である。

腹部肥満	ウエスト周囲径	男性 ≧ 85 cm 女性 ≧ 90 cm

＋

血圧	収縮期血圧 ≧ 130 mmHg かつ/または拡張期血圧 ≧ 85 mmHg
空腹時血糖値	≧ 110 mg/dL
トリグリセリド値	≧ 150 mg/dL
HDL コレステロール値	< 40 mg/dL

治療

基本的に予防が最善の治療であり，主体となるのは食事療法と運動療法である。

【食事療法】

①摂取カロリーは標準体重〈kg〉× 25 kcal 程度
　ただし男性 1,600 kcal，女性 1,400 kcal を下限とする。
②栄養のバランスを考える。標準体重 1 kg あたり 1.0〜1.2 g のタンパク，最低 100 g の糖質は必要。脂質も 1 日最低 20 g は摂取する。
③食事時間を規則的に 3 食制を守ること

【運動療法】

1 日約 300 kcal の運動療法は食事療法の効果を高め，その効果を維持させる。

- 薬物療法は，高血圧症，脂質異常症の項を参照（p.51〜52，351〜352）

治療のポイント

- 食事，運動とも生活習慣の長期的な改善には本人の強い意志が必要となる。強いモチベーション作りのため，グループ作成などの精神的サポートが欠かせない。
- 肥満は疾患であるという概念を植えつけることが大切である。
- 食事指導・栄養相談は必須

症例 Check test　メタボリックシンドローム

問 メタボリックシンドローム（内臓脂肪症候群）ついて，正しいものに○，誤っているものに×をつけよ。

① ウエスト周囲径において，男性が ≧ 85 cm，女性が ≧ 90 cm あればメタボリックシンドロームという。
② メタボリックシンドロームの診断基準では HDL コレステロールが，＞ 40 mg/dL である。
③ 内臓の脂肪はほとんど関係ない。
④ 治療では，薬物療法が中心である。
⑤ メタボリックシンドロームの診断基準では拡張期血圧が，≧ 85 mmHg である。

解答・解説

① × ウエスト周囲径だけではいえない。内臓脂肪の蓄積や診断基準として血圧，空腹時血糖，トリグリセリド，HDL コレステロールなどの異常値が必要
② × HDL コレステロールが，＜ 40mg/dL である。
③ × メタボリックシンドロームでは，内臓脂肪の蓄積が重要である。
④ × 食事療法や運動療法がある。
⑤ ○

国試問題 select： （第 98 回国家試験問題：問 129 一部改変）

生活習慣病に関する記述のうち，正しいのはどれか。2 つ選べ。
1. 精神疾患は，生活習慣病に含まれる。
2. 虚血性心疾患は，我が国における心疾患による死亡の主な原因である。
3. 喫煙は，歯周病のリスク要因とはならない。
4. 肥満は，高血圧症のリスク要因である。
5. 糖尿病を有する者は，メタボリックシンドロームの診断から除外される。

解説
1. × 現段階では，生活習慣病には含まれていないが，精神疾患の 1 つでうつ病が増えていることから生活習慣病と関係があるのではと一部ではいわれているが，精神疾患全体を生活習慣病に入れるには無理がある。
2. ○
3. × 一般にたばこを吸う人は，吸わない人に比べ 3 倍も歯周病になりやすいといわれている。また本数が多いほど重症化しやすい。たばこのニコチンが血管を収縮するため，歯肉への酸素や栄養が供給されにくい。
4. ○
5. × 空腹時血糖値が ≧ 110 mg/dL なので，当然糖尿病を有する者も含まれる。

解答 2, 4

2 糖尿病 diabetes

疾患概念

- インスリンの合成・分泌障害，あるいはインスリンの作用の低下により，血糖が慢性的に上昇する疾患。インスリンは，膵臓のランゲルハンス島B細胞から分泌される。

【分類】
① 1型糖尿病（インスリン依存型糖尿病）
  ・インスリンの合成・分泌障害により血糖が上昇する。
  ・ケトアシドーシスの発症防止のために毎日インスリン注射が必要
② 2型糖尿病（インスリン非依存型糖尿病）
  ・インスリンの作用の低下（インスリン分泌量がケトン体産生を抑制する程度ではあるが，高血糖を防止するには十分ではない）により血糖が上昇する。
  ・つまり大切なのは，このタイプにおいてはインスリン分泌があるが十分なインスリン量を確保できていないという相対的インスリン不足の状態を生じているということ
  ・インスリン注射を毎日は必要としない。
③ その他の特定の機序，疾患によるもの
④ 妊娠糖尿病

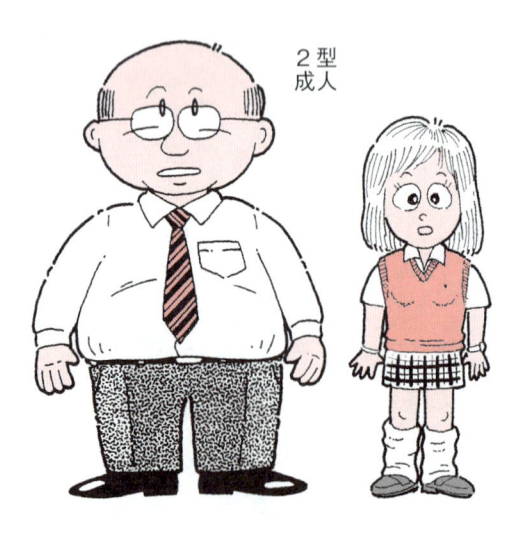

症　状

- 症状はインスリンの不足，ひいては高血糖がもたらす影響を考えれば理解できる。

①多尿，口渇，多飲：高血糖⇒糖の尿中排泄量増加（尿糖陽性）⇒浸透圧利尿⇒多尿⇒口渇⇒多飲

②多食，体重減少：糖の尿中排泄量増加⇒糖喪失⇒体重減少⇒多食⇒糖の尿中排泄量増加⇒糖喪失⇒………

③全身倦怠感：インスリンの不足⇒細胞内への糖（＝エネルギー源）取り込み低下⇒全身倦怠感

④糖尿病性昏睡

　A．糖尿病性ケトアシドーシス
　　・インスリン不足のため血糖，ケトン体が増加し，ケトアシドーシスになり，昏睡に陥る。
　　・病因の主たるものがケトン体の上昇であるから，ケトン体産生をおさえられないインスリン依存型糖尿病にみられる。

　　　症　状
　　・多尿（脱水），口渇，多飲：高血糖⇒糖の尿中排泄量増加（尿糖陽性）⇒浸透圧利尿⇒多尿⇒口渇⇒多飲
　　・悪心，嘔吐
　　・アセトン臭：インスリンの不足⇒脂肪分解促進⇒血中遊離脂肪酸上昇⇒ケトン体（アセトンなど）産生増加⇒血中ケトン体（アセトンなど）上昇
　　・クスマウルの大呼吸（深くて大きい呼吸）：インスリンの不足⇒脂肪分解促進⇒血中遊離脂肪酸上昇⇒血中ケトン体上昇⇒代謝性アシドーシス（ケトンは酸（H^+）を放出する）⇒クスマウルの大呼吸（深くて大きい呼吸）
　　※深くて大きい呼吸をすることによって，CO_2の排泄が亢進すると，下記の平衡式を保つため反応が左に進み，体内のH^+が減る。すなわちアシドーシスが改善する。
　　　　　$H^+ + HCO_3^- \Leftrightarrow H_2CO_3 \Leftrightarrow H_2O + CO_2$

　B．非ケトン性高浸透圧性昏睡
　　・インスリン分泌量がケトン体産生を抑制する程度ではあるが，高血糖を防止するには十分でない場合に起こる昏睡

　　　症　状
　　・多尿（脱水），口渇，多飲
　　・悪心・嘔吐

　C．乳酸アシドーシス
　　・ビグアナイド系経口血糖降下剤により，乳酸が血中に蓄積するために起こる昏睡：ビグアナイド剤⇒嫌気性解糖を促進⇒乳酸産生増加⇒血中乳酸上昇⇒代謝性アシドーシス（乳酸は酸（H^+）を放出する）

⑤慢性合併症（3大合併症：triopathy）

　A．糖尿病性網膜症（diabetic retinopathy）
　　・失明：高血糖⇒血小板凝集亢進⇒細小血管（網膜の血管）病変⇒血管新生⇒硝子体と絡まって引っ張られる⇒網膜剥離⇒失明

　B．糖尿病性腎症（diabetic nephropathy）

・腎不全（タンパク尿，浮腫，高血圧）：高血糖⇒血小板凝集亢進⇒細小血管（糸球体の血管）病変⇒腎不全

C. **糖尿病性神経障害**（diabetic neuropathy）：高血糖⇒神経組織内のポリオール代謝亢進⇒ソルビトール増加⇒細胞内浸透圧上昇⇒細胞膨化⇒細胞破壊

・四肢末端の知覚鈍麻
・単神経障害（動眼神経麻痺，腓骨神経麻痺）
・筋萎縮
・自律神経障害（起立性低血圧，膀胱麻痺，消化管運動低下）

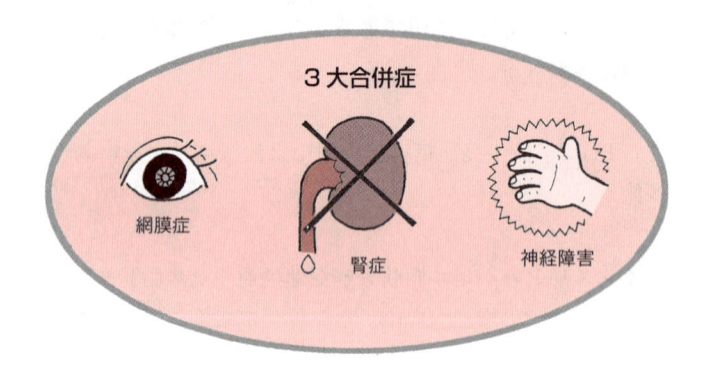

3大合併症
網膜症　腎症　神経障害

検査・診断

・糖尿病の新しい診断基準が，2010年7月1日から施行した。特にヘモグロビンA1cが加わった。

糖尿病の臨床診断のフローチャート

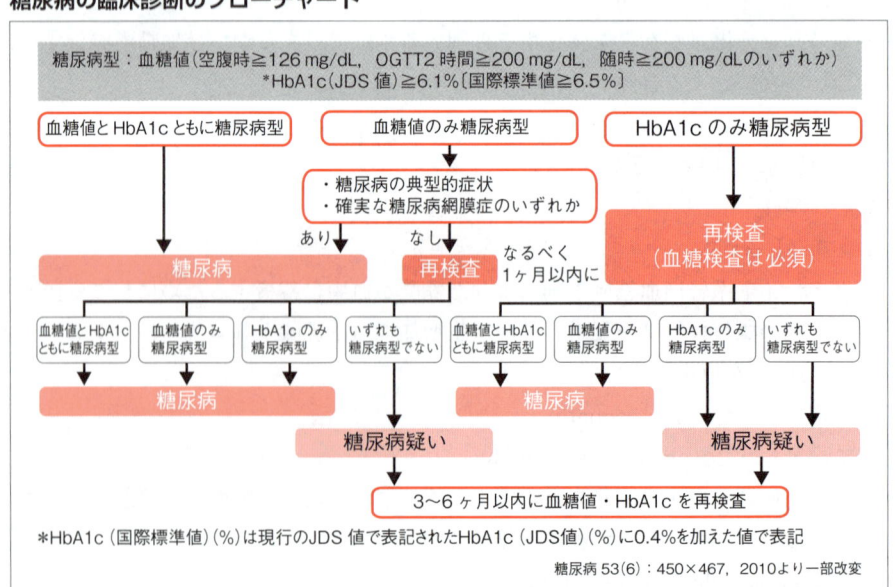

糖尿病型：血糖値（空腹時≧126 mg/dL，OGTT2時間≧200 mg/dL，随時≧200 mg/dLのいずれか）
＊HbA1c（JDS値）≧6.1%〔国際標準値≧6.5%〕

- 血糖値とHbA1cともに糖尿病型 → 糖尿病
- 血糖値のみ糖尿病型 → ・糖尿病の典型的症状 ・確実な糖尿病網膜症のいずれか
  - あり → 糖尿病
  - なし → 再検査（なるべく1ヶ月以内に）
- HbA1cのみ糖尿病型 → 再検査（血糖検査は必須）

再検査後：
- 血糖値とHbA1cともに糖尿病型／血糖値のみ糖尿病型／HbA1cのみ糖尿病型 → 糖尿病
- いずれも糖尿病型でない → 糖尿病疑い
- 血糖値とHbA1cともに糖尿病型／血糖値のみ糖尿病型 → 糖尿病
- HbA1cのみ糖尿病型 → 糖尿病疑い
- いずれも糖尿病型でない → 糖尿病疑い

3〜6ヶ月以内に血糖値・HbA1cを再検査

＊HbA1c（国際標準値）(%)は現行のJDS値で表記されたHbA1c（JDS値）(%)に0.4%を加えた値で表記

糖尿病 53(6)：450×467, 2010より一部改変

治療

1型糖尿病では，インスリン療法が中心であるが，2型糖尿病では，食事療法と運動療法を併用して血糖値のコントロールをするが，コントロールができなければ薬物療法となる。

①食事療法：過食や栄養素の偏りを避け規則正しい食事を行う。各栄養素の配分は，糖質：55～60％，脂質：20～25％，タンパク質：15～20％ が望ましい。成長過程の若年者は，糖質50％，脂質30％，タンパク質20％ が基本となる。

②運動療法：肥満を防ぎ，筋肉での糖の利用を円滑にする。運動は食後の高血糖時に行う。1回の運動所要時間は20分以上は必要

※低血糖に注意（速やかに糖を補給できるように，キャンデー，角砂糖などを常時携帯させる）：運動，マッサージ⇒血流促進⇒皮下注射したインスリンの吸収速度促進⇒低血糖

③薬物療法：インスリン療法と経口血糖降下薬がある。

【インスリン製剤】

インスリン製剤は，皮下注射後の効果の持続時間により，超速効型，速効型，中間型，混合型そして持効型に分類される。インスリン製剤では，低血糖に注意する。低血糖症状として動悸，発汗，手指振戦，顔面蒼白などが現れ血糖値が 30 mg/dL 以下になると意識レベルが低下する。

インスリン製剤	特　徴
超速効型インスリン 　・インスリンアスパルト 　・インスリングルリジン 　・インスリンリスプロ	・持続時間：4～6 時間 ・インスリン分子のアミノ酸配列の一部を置換して6量体の形成を抑制しているので吸収は早い。 ・食直前に注射する。
速効型インスリン 　・生合成ヒト中性インスリン 　・ヒトインスリン	・持続時間：6～10 時間 ・インスリン分子が6量体を形成し組織間液により希釈され2量体あるいは単量体になってから血中に移行する。 ・食事30分前に注射する。
中間型インスリン 　・中間型インスリンリスプロ	・持続時間：12～20 時間
混合型インスリン 　・二相性プロタミン結晶性インスリンアナログ水性懸濁 　・インスリンリスプロ	・速効型と中間型を混合
持効型インスリン 　・インスリングラルギン 　・インスリンデテミル	・持続時間：20～24 時間 ・長時間安定した効果が得られるので，インスリンの基礎分泌を補充するのに適している。

2型糖尿病治療薬（経口血糖降下薬）

治療薬	特　徴
スルホニル尿素薬（SU薬） ・グリクラジド ・グリベンクラミド ・グリメピリド	・現在用いられているSU薬は，第二世代と第三世代の薬物で第一世代はほとんど用いられていない。 ・SU薬は，膵β細胞を刺激してインスリンを分泌させる。 ・作用が強いので低血糖をきたしやすい。 ・長時間の使用により膵β細胞が疲弊しインスリン分泌は低下する。 ・肥満になりやすい。
速効型インスリン分泌促進薬 ・ナテグリニド ・ミチグリニドカルシウム水和物 ・レパグリニド	・膵β細胞のSU薬受容体とATP感受性Kチャネルを抑制してインスリン分泌を促す。 ・食後に高血糖なりやすい患者に適している。
ビグアナイド薬（BG薬） ・ブホルミン塩酸塩 ・メトホルミン塩酸塩	・BG薬は，膵臓からの糖放出抑制，末梢での糖取り込みの促進，消化管からの糖吸収抑制により血糖値を低下させる。 ・肥満型糖尿病に適している。 ・副作用：乳酸アシドーシスに注意
α-グルコシダーゼ阻害薬 ・アカルボース ・ボグリボース ・ミグリトール	・腸での二糖類分解酵素の作用を競合的に阻害し，単糖類への分解を抑制して糖の吸収を遅らせる。 ・副作用：腹痛，腹部膨満感，便秘
チアゾリジン薬（TZD） ・ピオグリタゾン塩酸塩	・脂肪細胞に作用し，肥大化した脂肪細胞を減少させ小型脂肪細胞を増やし，インスリン抵抗性を改善させる。 ・インスリン抵抗性に適応
選択的DPP-4阻害薬 ・アログリプチン安息香酸塩 ・シタグリプチンリン酸塩水和物 ・ビルダグリプチン ・リナグリプチン	インクレチンが膵β細胞の受容体に結合すると低血糖ではインスリン分泌能はないが高血糖ではインスリンが分泌される。しかし血中にあるDPP-4によってインクレチンが不活性化され短時間しか作用しない。そこで長時間作用させるためDPP-4阻害薬が開発された。
GLP-1受容体作動薬 ・エキセナチド ・リラグルチド	膵ランゲルハンス島B細胞膜上のGLP-1受容体（イレクレチン受容体）に作用してインスリン分泌を促進
アルドース還元酵素阻害薬 ・エパルレスタット	高血糖によって生じる細胞内ソルビトール蓄積を減少させるため，糖尿病性末梢神経障害に伴う自覚症状（しびれ感，疼痛）の改善

DPP-4：dipeptidyl peptidase-4，GLP-1：glucagon-like peptide

【妊娠糖尿病】

- 妊娠を契機として糖尿病が発症したり（分娩後正常化することもある），妊娠によって糖尿病が悪化したりすることがある。
- 妊娠7週までの糖尿病のコントロールが悪いと胎児奇形の頻度が高くなる。
- 2型糖尿病には家族歴があるので，妊婦の親が糖尿病だと発症しやすい。
- 妊娠が糖尿病に及ぼす影響
    - 糖尿病の発症，悪化：糖に対する耐容性の低下⇒血糖上昇⇒糖尿病の発症，悪化
    - インスリン需要量の増加：妊娠⇒インスリン拮抗物質の増加，インスリン分解促進⇒インスリン需要量増加

- ・糖尿病性合併症の悪化：糖に対する耐容性の低下⇒血糖上昇⇒糖尿病性合併症の悪化
- **糖尿病が妊娠分娩に及ぼす影響**
  - ・羊水過多：胎児尿への糖の排泄増加⇒尿浸透圧上昇⇒多尿
  - ・妊娠高血圧症候群
  - ・流産，早産
  - ・**巨大児**
  - ・奇形児
  - ・新生児低血糖：母体の高血糖⇒胎児の高血糖⇒胎児のインスリン分泌亢進⇒分娩⇒新生児低血糖
  - ・周産期死亡
  - ・糖尿病合併妊娠の治療薬
  - ・インスリン製剤（経口血糖降下薬は催奇形性があるので禁忌）

治療のポイント

- 食事療法，運動療法について十分説明する。
- 低血糖発作と高血糖発作時の対処の方法を説明する。
  （低血糖の症状）
  - ・手指振戦，頭痛，嘔吐，けいれん発作，心悸亢進，冷汗，顔面蒼白など
- インスリン療法の管理方法

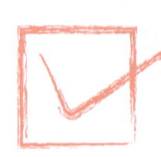

症例 Check test　糖尿病

問 糖尿病の病態と治療について，正しいものに○，誤っているものに×をつけよ．
1. ピオグリタゾン塩酸塩は，インスリン抵抗性を改善する．
2. スルホニル尿素薬は，ビグアナイド薬の効果が不十分な場合あるいは副作用等により継続できない場合に限って使用される．
3. 2型糖尿病は，メタボリックシンドロームと関連し，肥満を伴う場合が多い．
4. ケトアシドーシスでは，呼気にアンモニア臭を伴う．
5. ナテグリニドは，速効性のため，食事の30分以上前に投与すると低血糖症状を起こす可能性があるので，必ず食直前に服用する．

解答・解説

1. ○
2. ×　基本的にスルホニル尿素薬は，第1選択として使用され，血糖のコントロールがきかないときに，ビグアナイド薬が使用される．肥満による糖尿病の場合は，インスリン抵抗性改善薬が優先に使用されることがある．
3. ○
4. ×　アセトン臭である．
5. ○

国試問題 select： （第92回国家試験問題：問206 一部改変）

糖尿病とその治療に関する記述のうち，正しいのはどれか。2つ選べ。

1. 糖尿病合併症の発症に，タンパク質の糖化反応やポリオール経路活性の亢進が関与している。
2. 糖尿病性腎症では，はじめに血清クレアチニン値が上昇し，その後にタンパク尿が生じる。
3. 糖尿病性腎症の発症や進展を防止するには，アルドース還元酵素阻害薬の使用が推奨される。
4. 2型糖尿病の薬物治療を開始する指標として，ヘモグロビンA1c（HbA1c）値，空腹時血糖値および食後2時間血糖値がある。
5. 糖尿病の血清脂質管理において，低比重リポタンパク質コレステロール（LDL-C）値は有用な指標ではない。

解説

1. ○
2. ×　糖尿病性腎症では，初期に微量アルブミン尿が認められる。その後，病状の進行に伴い腎機能が低下して持続的タンパク尿を生じ，最終的には腎不全へと移行する。腎不全期になると糸球体ろ過量（GFR）が著明に低下しクレアチニンの腎排泄が低下するため，血清クレアチニン値が上昇する。
3. ×　糖尿病性腎症の発症や進展を防止するには，アンジオテンシン変換酵素阻害薬やアンジオテンシン受容体遮断薬の使用が推奨される。なお，アルドース還元酵素阻害薬は，糖尿病性末梢神経障害の治療に使用される。
4. ○
5. ×　糖尿病の血清脂質管理において，低比重リポタンパク質コレステロール（LDL-C）値は有用な指標となる。

解答　1，4

国試問題 select： （第 93 回国家試験問題：問 144 一部改変）

糖尿病治療薬の作用に関する記述のうち，正しいのはどれか。2 つ選べ。

①グリベンクラミドは，ATP 感受性 K$^+$ チャネルを活性化する。
②トルブタミドは，膵 β 細胞の電位依存性 Ca^{2+} チャネルを直接遮断し，インスリンの分泌を促進する。
③ミチグリニドは，α-グルコシダーゼを阻害して，消化管における多糖類の分解・吸収を遅らせる。
④インスリンは，チロシンキナーゼを内蔵するインスリン受容体に結合し，細胞内へのグルコースの取り込みを促進する。
⑤エパルレスタットは，アルドース還元酵素を阻害し，高血糖持続時にみられるソルビトール蓄積による末梢神経障害を改善する。

解説

① ×　グリベンクラミドは，膵 β 細胞の ATP 感受性 K$^+$ チャネルを遮断し，インスリン分泌を促進する。
② ×　トルブタミドは，膵 β 細胞の ATP 感受性 K$^+$ チャネルを遮断し，インスリン分泌を促進する。
③ ×　ミチグリニドは，速効型インスリン分泌促進薬で，SU 剤同様の作用機序により，インスリン分泌を促進する。
④ ○
⑤ ○

解答　④，⑤

国試問題 select： （第 94 回国家試験問題：問 195 一部改変）

50 歳男性。5 年前に職場の検診で尿糖を指摘されたが放置してきた。3 日前から足のむくみに気づき来院した。現在，薬物治療を受けていない。

身体所見：身長 177 cm，体重 80 kg，下肢に浮腫を認める。脈拍 68/分，血圧 188/90 mmHg。

尿検査：タンパク（2＋），糖（2＋），ケトン体（－）。

血液生化学検査：空腹時血糖 200 mg/dL，尿素窒素（BUN）27 mg/dL，クレアチニン 1.4 mg/dL，総コレステロール 277 mg/dL，トリグリセリド 250 mg/dL，Na 144 mEq/L，K 3.8 mEq/L，Cl 108 mEq/L。

この患者の治療薬として誤っているのはどれか。2 つ選べ。

1. メトプロロール酒石酸塩
2. トルブタミド
3. トリクロルメチアジド
4. シンバスタチン
5. カプトプリル

解説

本症例では，身体所見・尿検査・血液生化学検査から 2 型糖尿病，さらに高血圧と脂質異常症を合併していると推測できる。

糖尿病の推測：職場の検診で尿糖を指摘，糖（2＋），空腹時血糖 200 mg/dL
2 型糖尿病の推測：ケトン体（－）
高血圧の推測：血圧 188/90 mmHg
脂質異常症の推測：総コレステロール 277 mg/dL，トリグリセリド 250 mg/dL

上記より，選択すべき治療薬は，「糖尿病」「高血圧」「脂質異常症」を改善するものである。

1. × メトプロロール酒石酸塩は，アドレナリン β_1 受容体遮断薬であり，高血圧に適応されるが，脂質代謝や糖代謝に悪影響を及ぼすおそれがあるため，適当ではない。
2. ○ トルブタミドは，膵 β 細胞の ATP 感受性 K^+ チャネルを遮断し，インスリン分泌を促進するスルホニル尿素系の経口血糖降下薬である。
3. × トリクロルメチアジドは，チアジド系利尿薬であり，高血圧に適応されるが，副作用として脂質代謝異常や耐糖能の低下を起こすことがあるため，適当ではない。
4. ○ シンバスタチンは，HMG-CoA 還元酵素を阻害し，肝でのコレステロール合成を低下させ，その結果肝細胞への血中 LDL-コレステロール取り込みを促進し，血中コレステロールを低下させる脂質異常症治療薬である。
5. ○ 糖尿病に合併する高血圧治療には，カプトリルなどのアンジオテンシン変換酵素阻害薬のほか，アンジオテンシン受容体遮断薬が推奨される。

解答　1，3

3 高尿酸血症・痛風 hyperuricemia・gout

疾患概念

- 高尿酸血症：核酸に含まれるプリンの代謝産物である尿酸の産生過剰や排泄障害により血中尿酸濃度が上昇した状態
- 痛風：高尿酸血症が持続したために，尿酸塩が体内組織に沈着して，繰り返し起こり重症化する急性関節炎，皮下結節，腎障害，尿路結石を生じるもの。
- 関節炎は，関節腔内の尿酸塩結晶に対する免疫反応により炎症反応が生じたためである。
- 中年の肥満男性に多いが，まれに女性にも生じる。その場合は，ほとんどが閉経後の中年女性
- 合併症：糖尿病，脂質異常症

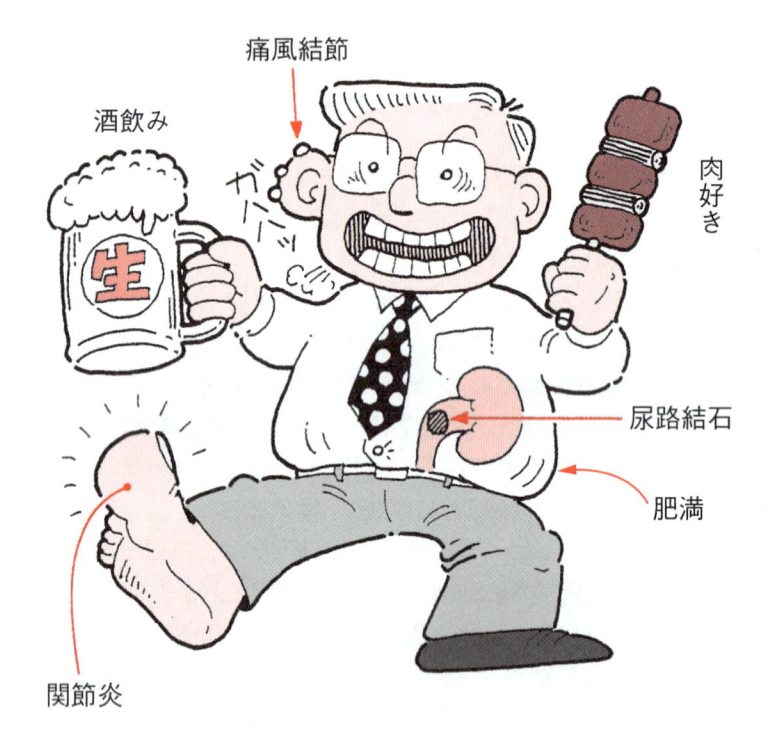

検査・診断

- 血清尿酸値の基準は男性で 3.0〜7.0 mg/dL。女性で 2.5〜6.5 mg/dL
- 一般に 7.0 mg/dL 以上を高尿酸血症という。

症状

①無症状高尿酸血症期
②急性痛風発作期
・第一中足趾関節（母趾）に発赤・腫脹を伴う激しい自発痛で突然発症
・夜間に多く，アルコール，食事が誘因となることがある．
・痛風発作は通常1日たつと炎症は沈静化に向かい，1週間もすれば軽快する．
③間欠期
・症状はまったくない
④慢性痛風期
・尿酸塩結晶が組織に沈着−皮下結節（耳輪，腱に好発）
・尿路結石
・痛風腎

治療

【薬物療法】

- **痛風関節炎の治療**

  発作予兆時にはコルヒチンを用いる．コルヒチンは，細胞の微小管形成に必要なタンパク質チュブリンに結合して，形成を阻害し，炎症発生部位への好中球遊走を抑制する．鎮痛および抗炎症作用はなく，尿酸値にも影響しない．

- **痛風発作時の鎮痛**

  非ステロイド性抗炎症薬（NSAIDs）を用いるが，痛風に適用のある医薬品は，インドメタシン，ナプロキセン，プラノプロフェン，オキサプロジンである．なお，アスピリンは発作を増悪，遷延化するので，痛風発作には適用できない．また，NSAIDsが適用できないとき，効果がないときには，プレドニゾロンなどステロイド薬を用いる．

- **高尿酸血症の治療**

  尿酸値を下げる治療の開始後，最初の1ヶ月に急性発作が起こる傾向があるので，そのような治療はコルヒチンまたはNSAIDsを毎日投与し，鎮静期に入ってから始めるべきである．目標は，血清尿酸値を6 mg/dL以下に保つことである．

  ①尿酸排泄促進薬⇒尿酸排泄促進による腎での尿酸値上昇，尿酸結石生成に注意
  ・プロベネシド：尿酸の腎尿細管での再吸収を抑制する．尿細管分泌過程において，有機酸（有機アニオン）輸送系を競合阻害する．
  　　　　　　　相互作用⇒インドメタシン，メトトレキサート，ペニシリン系（セフェム系）抗菌薬などの排泄を低下させて血中濃度を上昇する．
  ・ベンズブロマロン：尿細管における尿酸の再吸収を阻害するが，プロベネシドのように有機アニオン輸送系の分泌機能には影響しない．しかし，「警告」として劇症肝炎があり，投与開始後少なくとも6ヶ月間は必ず，定期的に肝機能検査を行うなど観察を十分に行い，肝機能検査値の異常，黄疸により投与中止となる．

- ブコローム：抗炎症作用，抗リウマチ作用に加えて，尿酸排泄作用（主作用）を有する。
- トリグリセリド（中性脂肪）の高い脂質異常症と尿酸排泄低下型の高尿酸血症を併発しているときには，フェノフィブラートが適する。尿酸排泄促進作用を示すため。

②尿アルカリ化剤⇒尿酸排泄促進薬使用時には，尿量を2L以上維持できるように水を飲むことを指導する。また，酸性尿では尿酸結石を生じやすいので，尿をアルカリ化する。そのために，クエン酸ナトリウム−クエン酸カリウム製剤を用いる。クエン酸は代謝されて重炭酸イオンを生成し，尿をアルカリ化する。

③尿酸生成抑制薬⇒尿酸産生過剰型の高尿酸血症，腎機能低下時や尿酸結石時に適用
- アロプリノール：キサンチン酸化酵素の阻害を機序とする。キサンチン酸化酵素はプリン塩基の最終段階の代謝（キサンチンから尿酸を生成する）酵素である。腎機能低下時には尿酸排泄促進薬が適用できない場合があるので，代替薬としてアロプリノールを適用する。

【生活指導】
- 生活改善として，肥満の解消，食事療法，アルコール摂取制限，適度な運動，ストレスの解消などを指導する。
- 食事療法では肥満の解消とともに，プリン体の食事制限を図る。薬物治療は血清尿酸値を下げるのにきわめて有効であるのに対し，食事療法はあまり有効ではないが，プリン体の豊富な食物を多量に摂取することは避けるべきである。

治療のポイント

- 痛風関節炎の発症，尿酸沈着による腎障害や尿酸結石の発症進展を防止する。
- 痛風の急性発作の治療には抗炎症薬を使用する。
- 発作はNSAIDsおよびコルヒチンの単独あるいは併用で防止し，高尿酸血症をアロプリノールまたは尿酸排泄促進薬で治療および予防する。
- 尿酸はプリン塩基から代謝されて産生するので，食事内容のコントロールが必要になる（食事療法）。
- 肉類，モツ類などプリン体を多く含む食品は避ける。
- アルコール，特にプリン体の多いビールの過飲は避ける。
- 水分を十分にとり，尿路結石を予防する。
- 発作時用にコルヒチンを携帯するよう指示する。

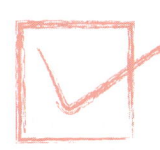

症例 Check test 高尿酸血症・痛風

問

高尿酸血症治療薬について、正しいものに〇、誤っているものに×をつけよ。

1. プロベネシドは、近位尿細管での尿酸の再吸収を抑制し、尿中排泄を促進することにより血中尿酸値を低下させる。
2. コルヒチンは、炎症組織への白血球や好中球の遊走を促進することにより、痛風発作を抑制する。
3. アロプリノールは、キサンチンオキシダーゼを活性化し、尿酸排泄を促進する。
4. ブコロームは、尿酸排泄促進作用に加えて、毛細血管透過性抑制による抗炎症作用および抗リウマチ作用を示す。

解答・解説

1. 〇
2. ×　炎症組織への白血球や好中球の遊走を抑制する。
3. ×　キサンチンオキシダーゼを競合的に阻害し、尿酸生成を抑制する。
4. 〇

問

44歳、男性、体重80 kg、左母趾の付け根部分の激痛、同部の腫脹と発赤で来院した。消炎鎮痛薬の投与により痛みは軽減した。10年前からタンパク尿、5年前から高血圧を指摘されていたが、放置していた。検査結果は以下の通りであった。

血圧 177/107 mmHg、脈拍 77/分・整、尿所見：タンパク（＋）、糖（－）、沈渣で赤血球 15〜20/視野、血液生化学検査：総タンパク質 6.4 g/dL、尿素窒素 66 mg/dL、クレアチニン 3.8 mg/dL、尿酸 11.1 mg/dL、Na 133 mEq/L、K 5.5 mEq/L、Cl 93 mEq/L

この患者に対する適切な治療薬はどれか。2つ選べ。

1. ベンズブロマロン
2. スピロノラクトン
3. ヒドロクロロチアジド
4. ニフェジピン
5. アロプリノール

解答・解説

この患者は痛風発作であること，検査の結果，尿酸値の高値からは高尿酸血症であること，クレアチニンの高値およびタンパク尿と血尿から腎炎などの腎機能障害，高血圧であることがわかる。そのため，痛風治療のために非ステロイド性抗炎症薬を用いるが，腎機能低下には禁忌となる可能性がある。そのときには副腎皮質ステロイドの適用となる。また，尿酸排泄促進薬は腎機能低下のために尿酸排泄が低下し，腎での高濃度になった尿酸の結晶化が考えられるので適用できない。この場合，尿酸生成抑制薬を用いる。高血圧の治療には，高尿酸血症に影響しないカルシウム拮抗薬が適する。

① × ベンズブロマロンは尿酸排泄促進薬
② × スピロノラクトンはカリウム保持性利尿薬であり，この患者の血清カリウム値は上限になっているので，適用しないほうがよい。
③ × ヒドロクロロチアジドはチアジド系利尿薬であり，高尿酸血症を悪化させる。糖尿病や脂質異常症の併発時にも用いられない。
④ ○ ニフェジピンはカルシウム拮抗薬
⑤ ○ アロプリノールは尿酸生成抑制薬

国試問題select： （第92回国家試験問題：問144 一部改変）

痛風・高尿酸血症治療薬に関する記述のうち，正しいのはどれか。2つ選べ。
① コルヒチンは，チュブリンと結合して微小管重合を阻害し，局所組織への好中球の遊走を抑制する。
② アロプリノールは，キサンチンオキシダーゼを競合的に阻害し，尿酸産生を抑制する。
③ プロベネシドは，尿酸再吸収を抑制せず，尿酸分泌を促進する。
④ ブコロームは，ステロイド性抗炎症薬で，尿酸排泄促進作用を示す。

解説
① ○
② ○
③ × プロベネシドは，尿酸再吸収を阻害することにより尿酸排泄を促進する。また，プロベネシドは，尿細管分泌も阻害するため，ペニシリンなど尿細管分泌により排泄される薬物の血中濃度に影響を与える。
④ × ブコロームは尿酸排泄促進作用を有し，高尿酸血症に適応される。さらに，抗炎症作用も有することから関節リウマチなどにも適応される。非ステロイド性抗炎症薬である。

解答 ①，②

4 脂質異常症（高脂血症） dyslipidemia

疾患概念

- 善玉である HDL コレステロール値は低いほうが心疾患のリスクが高いため，「高脂血症」と呼ぶのはふさわしくないという理由から，脂質異常症と改称された（日本動脈硬化学会，2007）。
- 脂質異常症とは，血中の LDL コレステロールや中性脂肪（トリグリセリド）が異常に増加している状態，あるいは HDL コレステロールが異常に減少している状態で，原発性と続発性に分けられる。
- 原発性では家族性が多く，家族性高コレステロール血症は常染色体優性遺伝で出現頻度が高い。
- 続発性では，甲状腺機能低下症，ネフローゼ症候群，クッシング症候群，神経性食思不振症などにみられるが，閉経後や妊娠中もリスク要因になる。

【診断基準による分類】

(mg/dL)

疾患分類	診断基準	基準値
高 LDL コレステロール血症	140 以上	70〜139
高中性脂肪（トリグリセリド）血症	150 以上	50〜149
低 HDL コレステロール血症	40 未満	40 以上

症状

- 脂質異常症自体の自覚症状はほとんどない。
- 次のような特徴的な身体所見を認めることがあるが，脂質異常をきたしていても身体所見に異常がない者も多数存在する。
  - ・黄色腫：黄色の丘疹として眼瞼，手掌，腱，関節などに認められる。
  - ・角膜輪：角膜の周囲に白色の混濁がみられる。
  - ・アキレス腱の肥厚：アキレス腱に黄色腫ができて肥厚する。
- 脂質異常症が進行すれば，虚血性心疾患や膵炎などが合併しやすい。

黄色腫

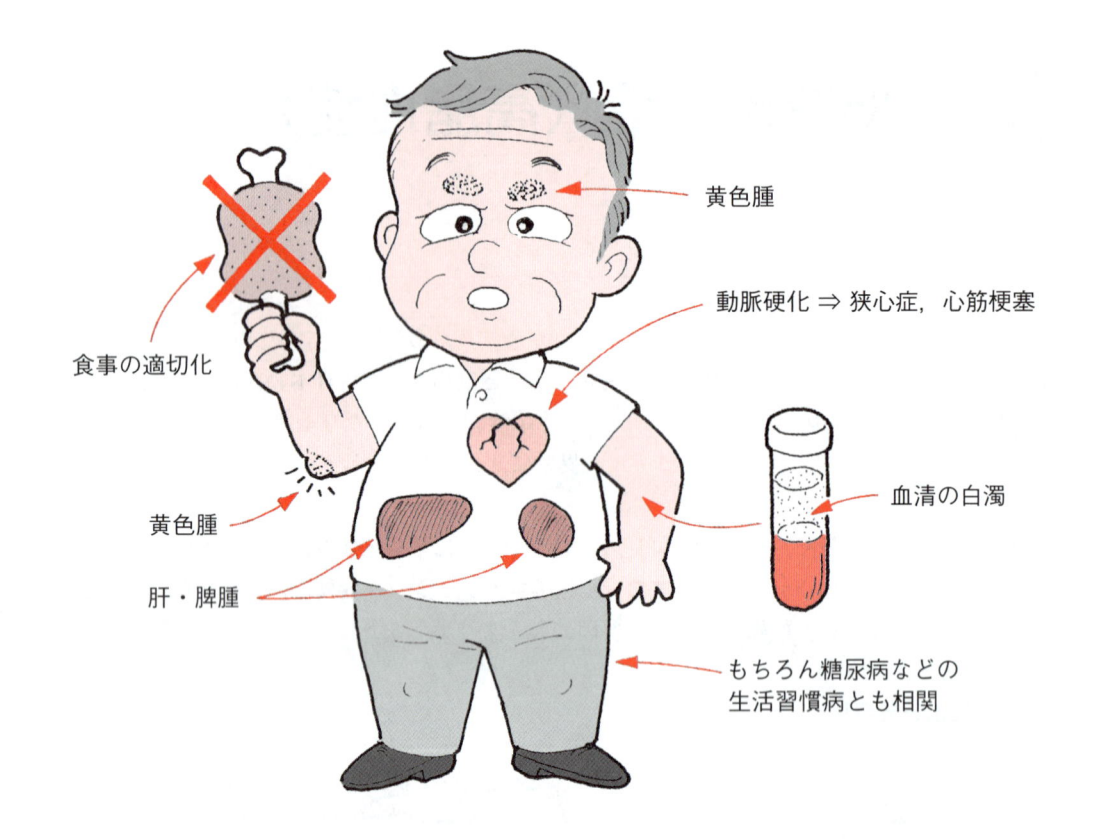

動脈硬化 ⇒ 狭心症，心筋梗塞

食事の適切化

血清の白濁

黄色腫
肝・脾腫

もちろん糖尿病などの生活習慣病とも相関

検査・診断

高 LDL コレステロール血症	LDL コレステロール	≧ 140 mg/dL
低 HDL コレステロール血症	HDL コレステロール	< 40 mg/dL
高トリグリセライド血症	トリグリセライド	≧ 150 mg/dL

日本動脈硬化学会ガイドライン 2007 年版より

内分泌代謝疾患

治療

【食事療法】

- 何よりも大切なのは食事療法である。エネルギーの適切化が重要である。
- 検査値が高い場合は，薬物療法も取り入れる。

〈食事療法の基本〉

適正なエネルギーを摂取する。 エネルギーを摂取しすぎると，余分なエネルギーは肝臓で中性脂肪に合成されるため，摂取エネルギーが消費エネルギーを超えないようにする。
コレステロールの多い食品を控える。 卵類，肉類，レバー，ウナギなどに多く含まれているので，これらの摂取を控える。
食物繊維を十分に摂取する。 食物繊維は血管壁へのコレステロールの沈着を防止する。イモ類，穀類，根菜類，海藻類の摂取を心がける。
炭水化物の摂りすぎに注意する。 炭水化物を過剰に摂取すると，ショ糖などが血清中性脂肪を増加させる。菓子類，果物，ジュースなどは控える。
飽和脂肪酸の摂取を控える。 獣肉やバターなどに多く含まれている飽和脂肪酸は血清コレステロールを増加させるので摂取を控える。
一価不飽和脂肪酸，多価不飽和脂肪酸を積極的に摂取する。 一価不飽和脂肪酸はオリーブ油，ピーナッツなどに多く，HDLを減少させないでLDLを減少させる。多価不飽和脂肪酸はサバやイワシなどの青魚に多く，血清コレステロールを減少させる。

【運動療法】

- 可能な範囲で勧める。無理なく継続可能な有酸素運動をし，脂肪を燃やすためには，筋肉をつけるレジスタンス運動も取り入れる。

【薬物療法】

- 病態にあわせ脂質異常症改善薬が用いられる。

医薬品	機序	特徴・注意
HMG-CoA 還元酵素阻害薬（スタチン系） ・アトルバスタチンカルシウム水和物 ・シンバスタチン ・ピタバスタチンカルシウム ・プラバスタチンナトリウム ・フルバスタチンナトリウム ・ロスバスタチンカルシウム	コレステロール合成の律速酵素である HMG-CoA 還元酵素を阻害する。	・高コレステロール血症に適する。 ・コレステロール合成は，夜間に亢進するので夕食後の服用が望ましい。 ・副作用：横紋筋融解症，肝障害 ・相互作用：フィブラート系薬やニコチン酸などと併用すると横紋筋融解症の発症率が高まる。 ・禁忌：妊婦，授乳婦
陰イオン交換樹脂 ・コレスチミド ・コレスチラミン	腸管内で胆汁酸と結合して，小腸での胆汁酸の再吸収を抑制	・血中コレステロールを低下させる。 ・スタチン，ジギタリス，ワルファリン，サイアザイド系薬剤，甲状腺薬と併用する時は服用間隔をあける。 ・副作用：腸閉塞，便秘 ・禁忌：胆道完全閉塞
フィブラート系薬 ・クリノフィブラート ・クロフィブラート ・フェノフィブラート ・ベザフィブラート	肝において脂肪酸の合成を抑制 リポタンパクリパーゼの活性を高め VLDL の分解を促進	・血中トリグリセリドを低下させる。 ・HMG-CoA 還元酵素と併用すると横紋筋融解症の発症率が高まる。 ・副作用：横紋融解症 ・禁忌：妊婦，授乳婦
小腸コレステロールトランスポーター阻害薬 ・エゼチミブ	小腸において胆汁性および食事性コレステロールの吸収を選択的に阻害	・血中コレステロールを下げる。 ・副作用：横紋筋融解症 ・禁忌：重篤な肝機能障害
ニコチン酸誘導体 ・ニコモール ・ニセリトロール	肝での VLDL 合成を抑制 リポタンパクリパーゼ活性を高めて VLDL や TG の加水分解を促進	・血中コレステロールを低下 ・血中トリグリセリドを低下 ・副作用：顔面紅潮 ・禁忌：重症低血圧症，出血が持続
その他 プロブコール	コレステロールの胆汁中への異化排泄促進作用	・血中コレステロールを低下 ・副作用：QT 延長に伴う心室性不整脈
その他 イコサペント酸エチル	肝臓でのトリグリセリドの生合成抑制	・血中トリグリセリドを低下 ・禁忌：出血
その他 デキストラン硫酸ナトリウム	毛細血管壁のリポタンパク質リパーゼが活性化し血中トリグリセリドが分解される。	血中トリグリセリドを低下

治療のポイント

- 家族型のものは仕方ないが，食生活あるいは生活習慣の改善により治療効果が上がることを理解させることである。
- 運動は積極的に勧めるべきである。
- 連日の体重測定を徹底させる。
- 食事指導・栄養相談は必須

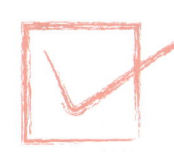

症例 Check test　脂質異常症（高脂血症）

問　脂質異常症の病態と治療について，正しいものに〇，誤っているものに×をつけよ。
1. 脂質異常症治療の目的は，動脈硬化症の予防である。
2. アキレス腱の黄色腫は，家族性高コレステロール血症の診断上，重要な所見である。
3. 重篤な脂質異常症の治療には，シンバスタチンとベザフィブラートとの併用が推奨される。
4. フィブラート系薬は，主として高トリグリセリド血症の改善に用いる。
5. プラバスタチンは，HMG-CoA還元酵素を活性化することで脂質異常症の治療に用いられる。

解答・解説

1. 〇
2. 〇
3. ×　副作用に両薬物とも横紋筋融解症を持つため併用は禁忌である。
4. 〇
5. ×　プラバスタチンは，HMG-CoA還元酵素を抑制させで脂質異常症の治療に用いられる。

国試問題 select： （第 92 回国家試験問題：問 143 一部改変）

脂質異常症治療薬に関する記述のうち，正しいのはどれか。2 つ選べ。

1. ニコモールは，胆汁酸と結合して脂肪吸収を抑制し，コレステロールの異化を促進する。
2. アトルバスタチンは，ヒドロキシメチルグルタリル CoA（HMG-CoA）還元酵素を活性化し，血清中の低比重リポタンパク質（LDL）を低下させる。
3. フェノフィブラートは，ペルオキシソーム増殖因子活性化受容体α（PPARα）に結合し，リポタンパク質リパーゼ（LPL）の活性を増大させる。
4. プロブコールは，動脈内膜下で LDL の酸化を抑制し，抗動脈硬化作用を示す。
5. コレスチラミンは，脂肪細胞のアデニル酸シクラーゼを阻害し，遊離脂肪酸生成を抑制する。

解説

1. × コレスチラミンに関する記述である。
2. × アトルバスタチンは，ヒドロキシメチルグルタリル CoA（HMG-CoA）還元酵素を阻害し，血清中の低比重リポタンパク質（LDL）を低下させる。
3. ○
4. ○
5. × ニコモールに関する記述である。

解答　3，4

5 甲状腺機能亢進症（バセドウ病） hyperthyroidism (Basedow's disease)

疾患概念

- 甲状腺刺激物質（甲状腺刺激免疫グロブリン）により，甲状腺からの**甲状腺ホルモン**（サイロキシン：T_4，トリヨードサイロニン：T_3）の分泌が**亢進**する疾患

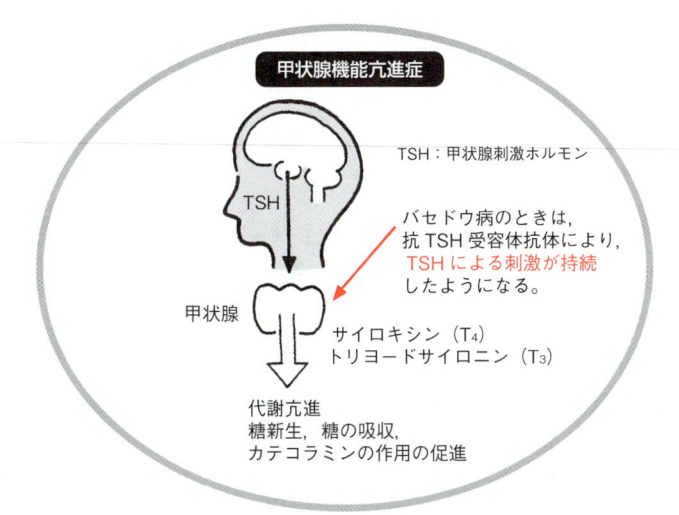

甲状腺機能亢進症

TSH：甲状腺刺激ホルモン

バセドウ病のときは，抗TSH受容体抗体により，**TSHによる刺激が持続**したようになる。

甲状腺 → サイロキシン（T_4） トリヨードサイロニン（T_3）

代謝亢進
糖新生，糖の吸収，カテコラミンの作用の促進

症状

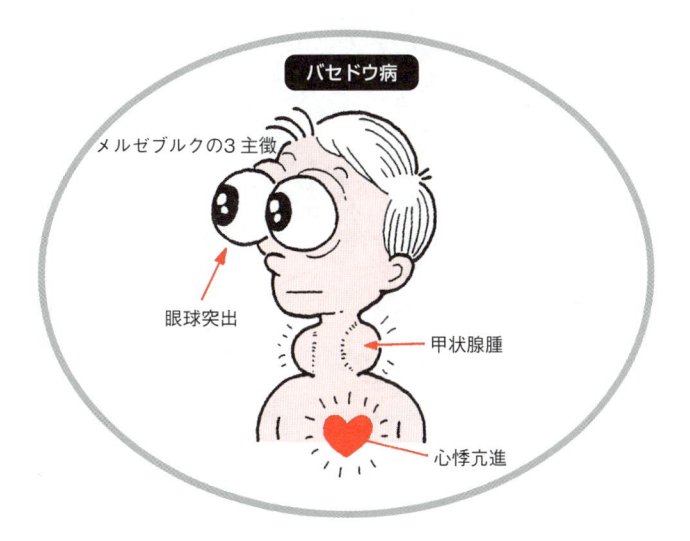

バセドウ病

メルゼブルクの3主徴

- 眼球突出
- 甲状腺腫
- 心悸亢進

内分泌代謝疾患

- 症状は甲状腺ホルモンの生理作用を考えれば理解できる。
- メルゼブルク（Merseburg）の3主徴（甲状腺腫，眼球突出，心悸亢進）は有名
  - 代謝亢進：酸素消費，熱産生増大⇒基礎代謝率（basic metabolism rate：BMR）上昇
  - 甲状腺腫：ホルモンの過剰産生⇒甲状腺はびまん性に腫脹
  - 眼球突出：外眼筋の腫脹⇒眼球が前に押し出される
  - 心悸亢進：カテコラミンの作用の促進⇒頻脈（心臓がドキドキする）
  - 発汗過多：熱産生増大⇒発汗亢進（汗っかき）
  - 高血圧：カテコラミンの作用の促進⇒血圧上昇
  - 振戦：カテコラミンの作用の促進⇒手指振戦
  - 高血糖：糖新生・消化管からの糖吸収増大⇒血糖上昇
  - 精神症状：網様体賦活系の活性化⇒情緒不安定
  - 多食にもかかわらず"るいそう（やせ）"：代謝亢進⇒空腹⇒やせ⇒多食⇒代謝亢進⇒…

検査・診断

　血中遊離型 T_3，T_4 の上昇，血中 TSH 低下，総コレステロール低下。抗甲状腺刺激ホルモン受容体抗体が陽性のときはバセドウ病。陰性のときは亜急性甲状腺炎あるいは無痛性甲状腺炎

【亜急性甲状腺炎について】
　数週から数ヶ月に遷延する甲状腺炎であり，甲状腺ホルモンが血中に一時的に上昇し，甲状腺機能亢進症が一過性に現われるが，予後は良好である。炎症マーカーである CRP および赤血球沈降速度（赤沈）値が高くなる。感冒様症状に続き，甲状腺の肥大と痛みが現われ，発熱，頸部痛，のどの痛み，嚥下痛，耳後部痛，全身倦怠感がある。

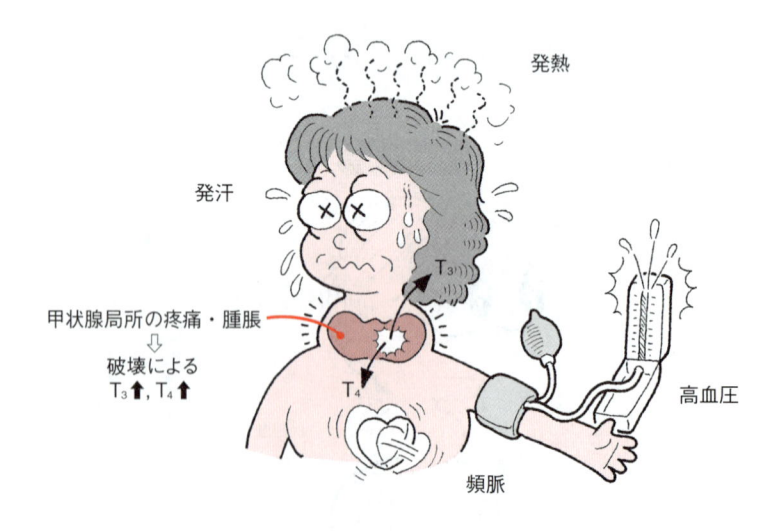

治 療

薬物療法〈第1選択〉，手術療法，アイソトープ（放射線ヨード）療法がある。

亜急性甲状腺炎は4〜6ヶ月で自然に寛解するので予後は良好である。薬物治療では，副腎皮質ステロイド剤を用いる。軽度では非ステロイド性抗炎症薬を投与する。なお，甲状腺機能亢進に起因する頻脈ではβ遮断薬を用いる。

【薬物療法】

①抗甲状腺薬：チアマゾール（効果は高い），プロピルチオウラシル

　機序：甲状腺でのヨウ素の有機化（ヨードチロシンの生成）を競合阻害し，甲状腺ホルモンの生合成を抑制する。

- 少量から開始し，2週間に1度甲状腺ホルモン（遊離型 T_3, T_4）を測定し，正常範囲を維持するように投与量を調整する。効果発現に4〜6週
- 1年間の維持治療が必要となる。寛解率は30〜40%
- 妊婦では投与量を減量または中止（免疫抑制が現れるため），出産後再開
- 妊娠時，チアマゾールは授乳婦には用いないことに注意する。妊娠時にはプロピルチオウラシルを用いる。
- 花粉症時には増量を考える（TRAbが花粉症時に増加する）。
- 「警告」：無顆粒球症（のどの痛み，高熱など）
　　　　　白血球数 $1,000/mm^3$ 以下で好中球がほとんどなく（500以下），血小板も低下
　　　　　投与後2ヶ月間は2週間に1回，血液検査を行う。

②アドレナリンβ受容体遮断薬（プロプラノロール）

- 交感神経興奮症状に適用する。
- 交感神経興奮症状：心悸亢進（動悸，頻脈），息切れ，手指のふるえ（振戦），発汗などがある。ただし，糖尿病を併発しているときに血糖降下薬を適用されているときには低血糖症状として交感神経興奮症状が現われて，患者は低血糖発作であることを自覚できるが，本薬剤を服用中には自覚できないので主治医と協議する。

【放射性ヨードナトリウム（^{131}I，放射性ヨード）】

米国では，^{131}Iが甲状腺機能亢進症の最も一般的な治療である。放射性ヨードは，小児を含め治療の第1選択である。甲状腺の反応が予測できないので，^{131}Iの用量は調節が困難であり，標準量として8 mCiが用いられる。甲状腺機能を正常化するのに十分な^{131}Iが投与されると，患者の約25%で1年後には甲状腺機能が低下し，大半の患者では最終的に甲状腺機能が低下する。しかし，低用量を用いれば再発率が上昇する。10〜15 mCiといった大量投与は6ヶ月以内に甲状腺機能低下症を引き起こすことがしばしばある。放射性ヨードは妊娠中には使用しない。

【外科治療】

抗甲状腺治療後に再発したが ^{131}I 治療を受けない患者，巨大甲状腺腫を有する患者，中毒性甲状腺腫および多結節性甲状腺腫を有する若年患者の一部に適応となる．通常，手術によって正常な機能が回復する．術後の再発率は2～16％であり，甲状腺機能低下症のリスクは手術の範囲と直接関連しており，約1/3の患者に生じる．

治療のポイント

- 甲状腺機能亢進症は機能亢進を早期に正常な状態への回復を目標に初期治療を行う．
- 次いで，十分は維持療法を行い，寛解あるいは治癒を目指す．
- 薬物療法が第1選択とされ，日本では未治療患者の9割以上が抗甲状腺薬による治療を受けている．
- アイソトープ（放射線ヨード）療法もあり，アメリカではこれが主流であるが，甲状腺機能低下症を引き起こすことに注意が必要である．
- 手術による外科治療は抗甲状腺薬治療後に再発した患者で，アイソトープ療法を選択しない患者に適用される．
- 抗甲状腺薬の副作用としての無顆粒球症による感染などに注意する．
- 頻脈などのバイタルサインの変化は病状の変化を知る手がかりになる．
- 手術を受けた患者には頸部の固定，呼吸の状態などチェック．特に甲状腺クリーゼの出現には注意する．

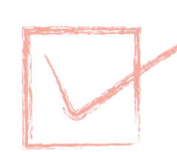

症例 Check test 甲状腺機能亢進症（バセドウ病）

問 41歳，女性。2ヶ月前より，易疲労感，体重減少，動悸を認めたため受診。半年前頃から首が次第に太くなったことを自覚していた。使用される薬物として適切なものはどれか。2つ選べ。

脈拍110/分　整，　FT4：8.92 ng/dL，　FT3：28.19 pg/mL，
TSH：0.01 μU/mL 以下，TSH 抗体陽性。

1. プロピルチオウラシル
2. レボチロキシンナトリウム
3. プロカテロール塩酸塩水和物
4. プラゾシン塩酸塩
5. プロプラノロール塩酸塩

解答・解説

1. ○
2. ×
3. ×
4. ×
5. ○

症状と検査値から甲状腺機能亢進症であることがわかる。首が太くなったのは甲状腺の腫脹である。遊離型 T_4，T_3（FT_4，FT_3）の増加，TSH 抗体陽性からバセドウ病である。選択肢は，それぞれ次の通りである。1 抗甲状腺薬，2 甲状腺ホルモン製剤，3 $β_2$ 刺激薬，4 $α$ 遮断薬，5 $β$ 遮断薬

国試問題 select：　　（予想問題）

甲状腺機能亢進症に関する記述のうち，誤っているのはどれか。2つ選べ。

1. バセドウ病（グレーブス病）では血中のトリヨードチロニン（T_3）やチロキシン（T_4）が高値となるが，甲状腺刺激ホルモン（TSH）は低値となる。
2. 甲状腺機能亢進症の治療に用いられるプロピルチオウラシルは，甲状腺に存在するアルドース還元酵素を阻害することにより，T_3およびT_4の生合成を低下させる。
3. 甲状腺機能亢進症治療薬であるチアマゾールやプロピルチオウラシルの注意すべき副作用としては，無顆粒球症および白血球減少症がある。
4. チアマゾールは，甲状腺のペルオキシダーゼの活性化作用を有し甲状腺機能亢進症の治療に用いられる。
5. バセドウ病（グレーブス病）の放射性ヨード療法では，甲状腺機能低下症を生じることがある。

解説

1. ○
2. ×　プロピルチオウラシルは，甲状腺のペルオキシダーゼを阻害することによりT_3およびT_4の生合成を低下させる。
3. ○
4. ×　チアマゾールは，甲状腺のペルオキシダーゼの阻害作用を有し甲状腺機能亢進症の治療に用いられる。
5. ○

解答　2，4

6 甲状腺機能低下症 hypothyroidism

疾患概念

- 甲状腺ホルモンの分泌が減少し，血中甲状腺ホルモンが減少した状態である。
- つまり，いかなる原因であれ，結果として甲状腺ホルモンが減少した状態にあればよく，以下のように分類される。
- 注意してほしいのは"甲状腺機能低下症"イコール"橋本病"ではないということ。橋本病は自己免疫による慢性甲状腺炎であり甲状腺機能低下症の一部
- また，胎児期あるいは幼少時の甲状腺低下症を"クレチン症"という。クレチン症は新生児マス・スクリーニングの対象であり，約5,000人に1人の頻度で発見されている。

【甲状腺機能低下症の分類】

- 以下の分類を理解するために，まず，甲状腺ホルモンの分泌が視床下部-下垂体-甲状腺という系で調節されていることを押えておこう。視床下部から甲状腺刺激ホルモン放出ホルモン（TRH）が分泌され，下垂体前葉からの甲状腺刺激ホルモン（TSH）の分泌を促進する。TSHは甲状腺を刺激して甲状腺ホルモンの分泌を促進する。

①原発性（甲状腺の障害によるもの）⇒甲状腺ホルモン⬇による
  ・慢性甲状腺炎（橋本病）
  ・先天性甲状腺欠損症
  ・酵素欠乏
    その他
      ・医原性（放射線，手術 etc.）
      ・食餌性（ヨード不足）

②二次性（下垂体性）⇒ TSH⬇による
  ・下垂体前葉機能低下症 etc.

③三次性（視床下部性）⇒ TRH⬇による

④甲状腺ホルモン不応症
（甲状腺ホルモンの分泌はあるが細胞が反応しない結果，甲状腺ホルモン不足と同様の状態となる）

症 状

- ホルモン不足（T_3，T_4の低下）の結果，代謝低下⇒寒がり，緩慢，嗄声，便秘，月経過多
- 浮腫状顔貌，眉毛の脱毛，舌肥大，四肢の浮腫，皮膚の乾燥（クレチン症では発育障害）
- 徐脈，低血圧，心嚢水の貯留
  ⇒つまり身体全体がむくんで元気がなくなる方向へ
- 橋本病では甲状腺腫あり

・寒がり
・顔面のむくみ
・眉毛の脱毛
・肥大した舌
・四肢のむくみ
・皮膚の乾燥

カサカサ

浮腫

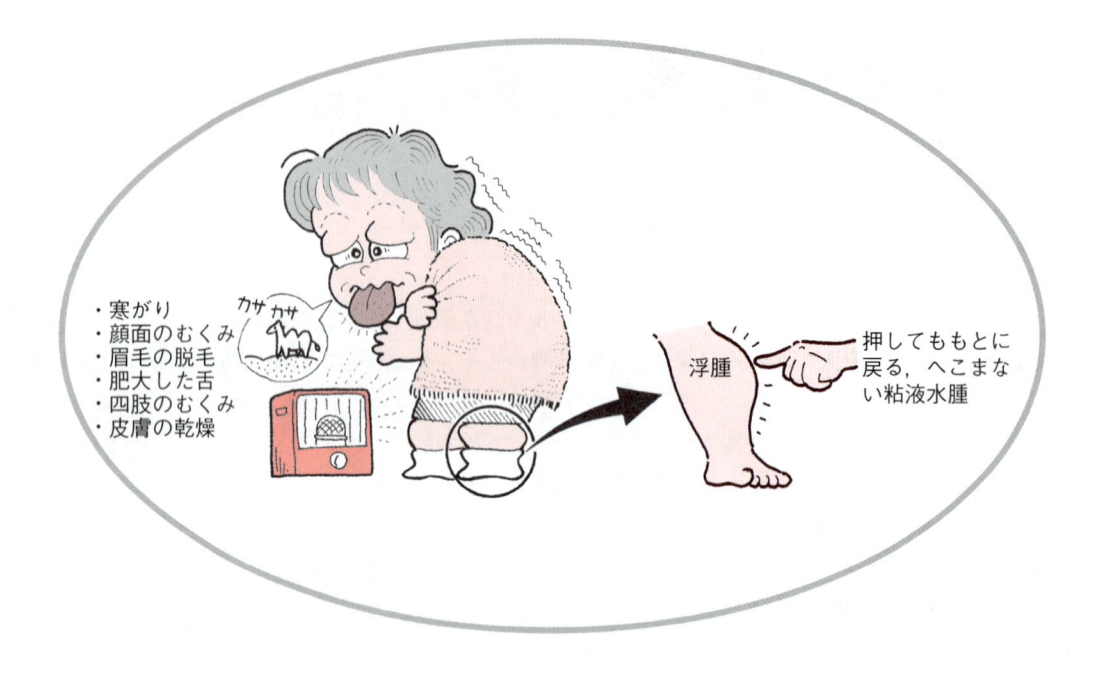

押してももとに戻る，へこまない粘液水腫

検査・診断

- T_3 ↓，T_4 ↓：当たり前であるがよくみられる所見である。
- TSH の値は大まかにいって原因が甲状腺にあれば上昇，そうでなければ低下
- アキレス腱反射の延長
- 橋本病では自己抗体（抗サイログロブリン抗体と抗ミクロゾーム抗体）が陽性

治療

分類にかかわらず，甲状腺ホルモンを投与する補充療法が適用される。体内水分バランスと正常な排尿の維持を目標として，T_3，T_4 製剤を投与する（一生続ける必要がある）。

【薬物療法】

甲状腺ホルモン製剤
- 乾燥甲状腺末
- レボチロキシンナトリウム（T_4）水和物：1日1回投与で T_3，T_4 を一定に維持できる（維持療法）。
- リオチロニンナトリウム（T_3）：効果の出現は早い。作用時間は短い。緊急投与に適する。

　　※両剤とも心負荷が増大するため，新鮮な心筋梗塞患者には禁忌となる。

【注意点】

①副腎皮質不全を合併する患者では，副腎クリーゼを助長する危険があるので，最初にステロイド薬を投与し，その後に甲状腺ホルモン製剤を投与する。

②原発性では一過性の場合があるので，補充療法を不要とする場合があるので注意する．
③高齢者や虚血性心疾患の場合には，少量から開始する．

> **治療のポイント**

- 甲状腺ホルモンの合成および分泌低下により，血中の甲状腺ホルモン濃度が減少して，甲状腺ホルモンが組織に作用しないことによる症状を呈する．そのため，甲状腺ホルモンを投与する補充療法が適用される．
- 体内水分バランスと正常な排尿の維持を目標として，レボチロキシンナトリウム（T_3）水和物，リオチロニンナトリウム（T_4）製剤を投与する（ただし，一生続ける必要がある）．
- プロピルチオウラシル，チアマゾールおよびヨードによる甲状腺機能亢進症において，これらの薬剤を過剰に投与されたため生じる甲状腺機能低下症は，治療を中止すると軽快する．
- 慢性の疾患であり定期的な服薬が必要など患者の理解を深める努力を！
- 精神活動の低下など，病状の進行を示す身体所見に注意するべきである．
- クレチン症では適切な治療を受ければ予後のよいことを説明する．

症例 Check test 甲状腺機能低下症

問 甲状腺機能低下症について，正しいものに〇，誤っているものに×をつけよ。

1. 甲状腺ホルモンの作用は，主として T_3 であり，血中半減期が T_4 に比べて短く，調節性に富むため，通常 T_3 が用いられる。
2. 女性に多くみられ，嗄声を生じることがある。
3. 高齢者に対してレボチロキシンナトリウム水和物を投与するときは，維持量より投与してもよい。
4. 副腎皮質不全を合併する患者では，最初に副腎皮質ホルモンを投与し，その後，甲状腺ホルモンを投与する。
5. 高齢者において，精神鈍麻，記憶や思考力の低下がみられたら，本症も疑う必要がある。

解答・解説

1. × 甲状腺ホルモンの作用は T_3 のほうが T_4 に比べて強いが，T_4 は体内で T_3 に変換される。T_4 製剤のレボチロキシンナトリウム水和物が調節性に富むため，第1選択薬として用いられる。
2. 〇
3. × 高齢者に対してレボチロキシンナトリウム水和物を投与するときは，維持量よりも少ない量から開始する。
4. 〇
5. 〇

問 甲状腺機能異常症について，正しいものに〇，誤っているものに×をつけよ。

1. バセドウ病は自己免疫疾患で，甲状腺のびまん性腫大，眼球突出，頻脈を主徴とする。
2. 甲状腺機能低下症では，グリコサミノグリカンの蓄積・沈着による粘液水腫の症状を呈する。
3. プロピルチオウラシルは，無顆粒球症を起こすおそれがある。
4. 慢性甲状腺炎では，甲状腺刺激ホルモンおよび甲状腺ホルモンの分泌不全を呈する。
5. 甲状腺ホルモン補充維持療法では，チアマゾールが用いられる。

解答・解説

1. ○ バセドウ病は自己免疫疾患で，甲状腺機能亢進症である。甲状腺のびまん性腫大，眼球突出，頻脈を主徴とする。
2. ○ 甲状腺機能低下症の粘液水腫は，ムコ多糖であるグリコサミノグリカンの蓄積・沈着による。
3. ○ プロピルチオウラシルは，抗甲状腺薬であり，甲状腺機能亢進症の治療に用いる。無顆粒球症を起こすおそれがある。
4. × 慢性甲状腺炎は原発性甲状腺機能低下症となる。甲状腺ホルモンの分泌不全を呈するが，フィードバックが機能して甲状腺刺激ホルモン（TSH）は上昇する。
5. × 甲状腺機能低下症に対する甲状腺ホルモン補充維持療法にはレボチロキシンナトリウム（T_4）水和物，リオチロニンナトリウム（T_3）を用いる。チアマゾールは抗甲状腺薬なので，甲状腺ホルモンの補充には適用されない。

国試問題 select : （第 94 回国家試験問題：問 199 一部改変）

甲状腺機能低下症に関する記述のうち，正しいのはどれか。2つ選べ。

① 甲状腺ホルモンの作用は，主として T_3 であり，血中半減期が T_4 に比べて短く調節性に富むため，通常 T_3 が用いられる。
② 男性に多くみられ，嗄声を生じることがある。
③ 高齢者に対してレボチロキシンナトリウム水和物を投与するときは，維持量より投与してもよい。
④ 副腎皮質不全を合併する患者では，最初に副腎皮質ホルモンを投与し，その後，甲状腺ホルモンを投与する。
⑤ 高齢者において，精神鈍麻，記憶や思考力の低下がみられたら，本症も疑う必要がある。

解説

① × 甲状腺ホルモンは T_3，T_4 があるが，大部分の T_4 は脱ヨウ素化され T_3 となり作用を示す。T_3 は作用が速い（速効性）が，持続性に欠けるため緊急処置の際に投与される。一方，T_4 は 1 日 1 回投与で遊離 T_3，T_4 濃度をほぼ一定に維持できる（調節性に富む）ため，通常，甲状腺機能低下症には T_4 を用いる。

② × 甲状腺機能低下症は女性に多くみられ，嗄声を生じることがある。

③ × 甲状腺ホルモンを投与する場合には少量から投与を開始し，甲状腺ホルモン値の検査を実施しながら，この値が正常範囲を保つよう投与量を調節するのが一般的である。高齢者の場合には，生体機能が低下しており，常用量でも基礎代謝の亢進により心負荷の増大や，狭心症などをきたすおそれがあるため，さらに少量から投与を開始し，通常よりも投与間隔を延長するなど，患者の状態を観察しながら慎重に投与する。

④ ○ 副腎皮質不全を合併する患者に，甲状腺ホルモンを投与すると副腎皮質不全を悪化（副腎クリーゼの誘発）させショックなどを起こすことがあるため，副腎皮質不全の改善（副腎皮質ホルモンの投与）を十分に図ってから投与する。

⑤ ○ 本症の初期は無症状であるが，しだいに無気力，易疲労感，皮膚の乾燥症状がみられる。さらに，病状悪化に伴い，筋力低下や心筋障害，消化器症状，ムコ多糖類沈着による粘液水腫などの症状がみられ，特に高齢者の場合には，これらの症状と併せて精神鈍麻，言語緩徐，記憶や思考力の低下などを認める。

解答 ④，⑤

7 亜急性甲状腺炎 subacute thyroiditis

疾患概念

- ウイルス説などがあるが原因はまだはっきりしていない。何らかの外的因子により甲状腺に亜急性の炎症が生じる。
- 甲状腺部は炎症により疼痛・腫脹を伴い，また破壊された甲状腺より漏出した甲状腺ホルモンにより一時的に甲状腺中毒の状態となる。通常は自然に軽快する。

症　状

- 頸部腫脹，疼痛：甲状腺炎⇒甲状腺腫脹⇒頸部腫脹，疼痛
- 発熱，頻脈，体重減少（いわゆる甲状腺中毒症状）：甲状腺炎⇒甲状腺破壊⇒甲状腺ホルモン放出⇒発熱，頻脈，体重減少

検査・診断

- 検査所見上大切なのは炎症所見としての CRP と赤沈の亢進をはじめ，破壊された甲状腺からのホルモン漏出による T_3，T_4，free T_3，free T_4 の亢進などがある。一部では甲状腺機能低下症の状態となるため TSH（甲状腺刺激ホルモン）が高値となる。

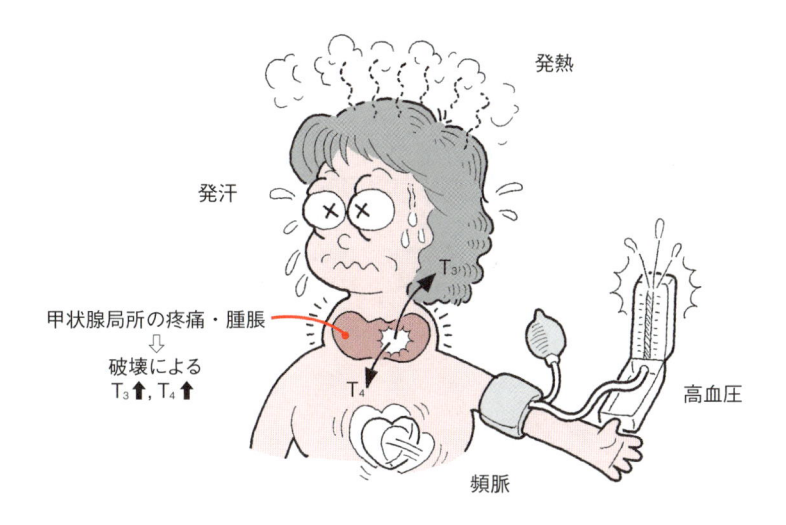

発熱
発汗
甲状腺局所の疼痛・腫脹
⇩
破壊による
$T_3↑$，$T_4↑$
T_3
T_4
高血圧
頻脈

治療

【薬物療法】

- 発熱や頸部の痛みが軽い例では経過観察として，特に治療する必要はない。2～3ヶ月で改善することが多い。
- 患者からの要望などによる発熱や頸部の痛みへの対応には，非ステロイド性抗炎症薬を使用することが一般的である。
- 炎症症状が強い場合には，プレドニゾロンなどの副腎皮質ステロイド剤を用いる。
- 甲状腺濾胞細胞の破壊にともなう甲状腺機能亢進症の症状を現わすため，抗甲状腺薬は奏功しないので無効である。
- 手指の振戦（ふるえ）や頻脈などの交感神経興奮症状に対してはβ遮断薬を対症的に用いる。
- 寛解後には甲状腺機能低下症を発症したとき，T_4製剤を投与するが，一過性のため漫然と投与しない。

治療のポイント

- 亜急性甲状腺炎は4～6ヶ月で自然に寛解するので予後は良好である。
- 薬物治療では，副腎皮質ステロイドを用いる。軽度では，非ステロイド性抗炎症薬を投与する。なお，甲状腺機能亢進に起因する頻脈ではβ遮断薬を用いる。
- 最も大切なのは疾患を理解し，薬物治療が著効することを理解させ，いたずらに不安を増強しないことである。
- 炎症の強い時期は，発熱などの症状に加えて一般的甲状腺中毒症状（頻脈など）が生じ，患者の精神状態が不安定になりがちであるため注意が必要

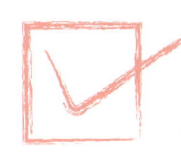

症例 Check test　亜急性甲状腺炎

問

亜急性甲状腺炎について，正しいものに○，誤っているものに×をつけよ。

1. 頸部に疼痛がある。
2. 発症の初期には，血中濃度 TSH 値は高値を示す。
3. 放射性ヨウ素（^{131}I）の摂取率は低値を示す。
4. 甲状腺機能亢進症を発症するので，抗甲状腺薬を投与する。
5. 炎症が強い場合には，β遮断薬を用いる。

解答・解説

1. ○
2. ×　発症の初期には，甲状腺濾胞細胞が破壊されため，T_3，T_4 が血中へ漏れ出して，高値を示し，フィードバックにより血中 TSH 値は低値を示す。
3. ○　甲状腺組織が破壊されているので，^{131}I の組織への摂取は減少する。
4. ×　甲状腺組織が破壊されるため，抗甲状腺薬は奏功しない。
5. ×　炎症が強い場合には，副腎皮質ステロイド剤を用いる。

国試問題 select：（予想問題）

30歳女性。1週前から頸部痛，発熱および発汗が出現し前頸部右側が腫脹し自発痛があり，次第に左方へ及んできたと訴えている。診察時，頸部に硬く腫大した甲状腺を触知し圧痛が認められ亜急性甲状腺炎と診断された。

予測される検査成績で正しいのはどれか。1 つ選べ。

1. 白血球数が著明に増加している。
2. 血中 TSH 値は高値を示す。
3. ^{131}I 摂取率は低値を示す。
4. 甲状腺の生検により未分化細胞が検出される。

解説

1. ×　白血球の増加は 10～20% の例でみられるにすぎない。
2. ×　血中 T_3，T_4 の上昇により血中 TSH は高値とはならない。
3. ○
4. ×　炎症細胞の浸潤，甲状腺，濾胞細胞上皮の破壊像がみられる。

解答　3

8 クッシング症候群 Cushing's syndrome

疾患概念

- 副腎皮質からの副腎皮質ホルモン（糖質コルチコイド）の分泌が亢進し，それに基づくさまざまな臨床症状を呈する疾患。女性によくみられる。
- 原因による分類（これだけではないが，下記の2つによるものがほとんどなので，ここでは他は省略する）
  ① クッシング病：下垂体腺腫（ほとんどが好塩基性下垂体腺腫）からの副腎皮質刺激ホルモン（ACTH）の分泌亢進により，副腎皮質過形成が起こり，副腎皮質ホルモンの分泌が亢進する。
  ② 副腎腫瘍（腺腫，がん）：副腎皮質にできた腫瘍が副腎皮質ホルモンを過剰に分泌するもの。ACTHはnegative feedbackによって抑制される。

症　状

- 症状は糖質コルチコイドの生理作用を考えれば理解できる。
  - 肥満：脂肪細胞からの脂肪分解促進⇒幹に脂肪沈着（中心性肥満；四肢よりも腹壁，顔面，上背部に分布）
    ※顔面⇒満月様顔貌（moon face），上背部⇒脂肪沈着（buffalo hump）
- 皮膚線条：皮下脂肪の増加⇒皮膚が引っ張られる⇒線条痕
- 高血圧：鉱質コルチコイド作用⇒腎臓の遠位尿細管におけるNa^+の再吸収とK^+，H^+の分泌⇒Na^+の体内貯留⇒血圧上昇
  ※糖質コルチコイドにもわずかに鉱質コルチコイド作用は存在し，糖質コルチコイドの生理的分泌量では鉱質コルチコイドの作用は出現しないが，過剰分泌時にはその作用が出現してくる。
  ※昇圧物質であるアンジオテンシンⅡに対する感受性の増加によるともいわれている。
- 易受傷：タンパク分解促進⇒タンパク欠乏⇒皮膚，粘膜，筋肉の発達不良⇒傷つきやすく，治りにくい。筋力低下
- 易感染性：免疫抑制⇒易感染性
- 骨粗しょう症：ビタミンDと拮抗⇒腸管からのカルシウムの吸収抑制，尿中排泄促進⇒骨組織の溶解
- 性機能異常：下垂体性ゴナドトロピン抑制⇒種々の性機能障害，異性化徴候
  ※月経障害，性欲減退，多毛，音声低下など

ムーンフェイス

多毛

四肢のやせ

タンパク異化

骨折

皮膚線条

感染しやすい

・高血糖，耐糖能異常
・高血圧

中心性肥満

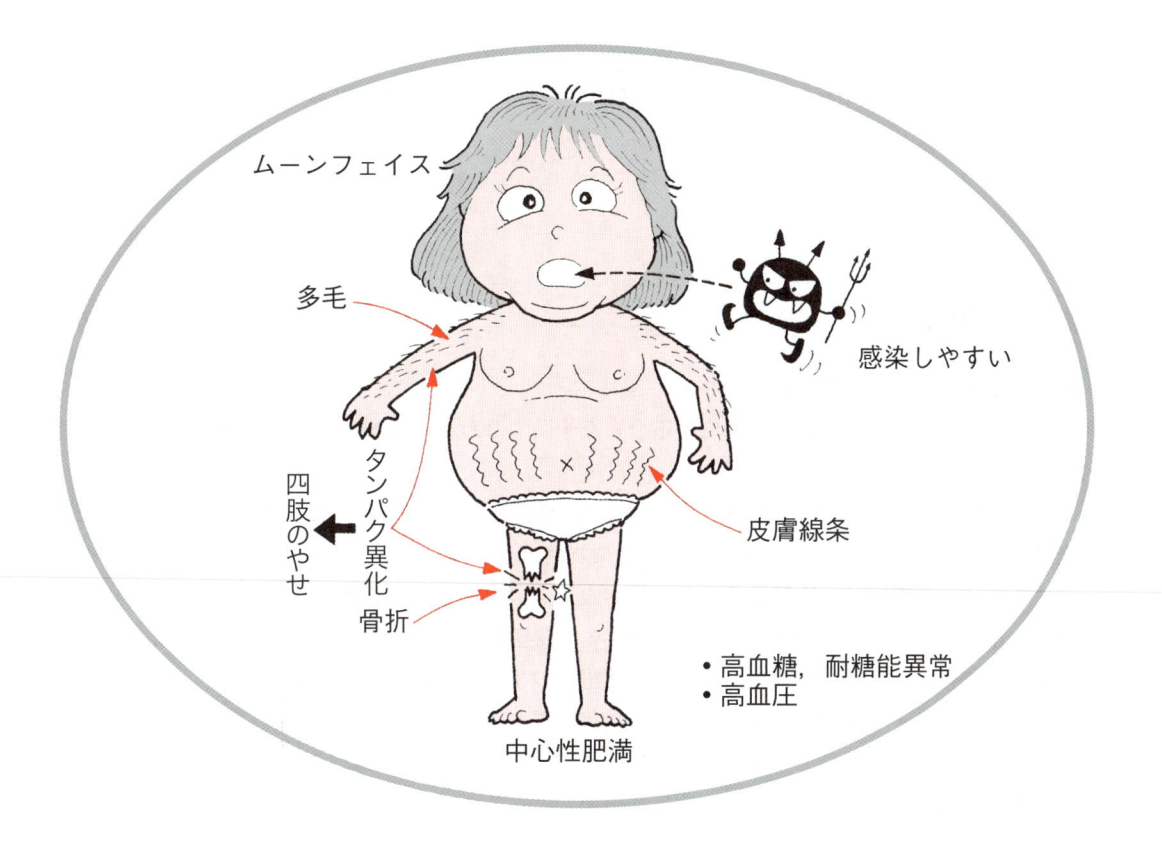

検査・診断

	血中ACTH	デキサメタゾン抑制試験	CRH試験
正常	正常	0.5 mgで抑制	上昇
［クッシング症候群］クッシング病	増加	0.5 mgで抑制されず 8 mgで抑制	過剰に上昇
副腎性クッシング症候群	低下	抑制されない	無反応
異所性ACTH産生腫瘍	著明に増加	抑制されない	無反応

デキサメタゾン抑制試験はフィードバック機能によるコルチゾールの分泌抑制を検査する。

治療

　クッシング症候群は，副腎の過形成，副腎腫瘍，下垂体腺腫が原因であり，下垂体（好塩基性細胞）腺腫に対して，外科的な腫瘍の摘出が第1選択となる。手術後の副腎クリーゼ（急性副腎皮質不全）を予防するために副腎皮質ホルモンの補充療法を行う。

【外科治療】
・下垂体腺腫：経蝶形骨洞下垂体腺腫摘出術（Hardy手術）
・異所性ACTH産生腫瘍：原発巣の腫瘍摘出
・副腎腺腫・副腎がん：腺腫摘出術

【薬物療法】

- ACTH 分泌抑制薬：カベルゴリン，バルプロ酸ナトリウム，ブロモクリプチンメシル酸塩
- 副腎皮質ステロイド合成抑制薬：ミトタン，トリロスタン

　なお，ACTH 分泌抑制薬は「保険適用外」であり，無効時には副腎皮質ステロイド合成抑制薬に変更

治療のポイント

- 外科的な腫瘍の摘出が第1選択となる。
- 手術後の副腎クリーゼ（急性副腎皮質不全）を予防するために副腎皮質ホルモンの補充療法を行う。
- 手術が適用できない場合や腺腫を切除しきれない場合，下垂体腺腫には放射線照射と薬物治療，副腎原発腺腫が異所性 ACTH 産生腫瘍には薬物治療を行う。
- 小児での下垂体腺腫には放射線照射が成長ホルモンの分泌を減少させるため，ときに性的早熟の原因となる。なお，特殊な施設では約 100 Gy を投与する重粒子線照射がしばしば奏効し，単回照射として行われる単一集束ビーム放射線治療法つまり放射線手術も同様である。
- 放射線療法に対する反応が得られるまでに数年を要することもある。
- 患者は易出血性，骨粗しょう症により骨折しやすいので，外傷などに気をつける。
- 易感染症であるので，身体，室内の環境に気をつける。
- 食事は低ナトリウム，高カリウム，高タンパク食とする。

Pick UP コラム

【副腎皮質ホルモン】

　副腎皮質ホルモンの生理作用を理解することは，クッシング症候群を理解するのみならず，治療薬としての副腎皮質ホルモンを理解するうえでも大切である。以下のようなものがある。

①糖代謝：末梢での糖利用↓，肝でのグリコーゲン合成↑，糖耐性低下⇒糖尿⊕
②タンパク代謝：タンパク同化↓，クレアチン↑，尿酸の排泄↑
③脂質代謝：血中脂肪酸↑
④電解質：K↓，Na↑
⑤血液成分：総白血球↑，好酸球↓，赤血球↑
⑥神経系：興奮性↑，抑うつ↑
⑦消化器系：胃液分泌↑
⑧免疫系：サイトカイン↓，抗体産生↓，細胞性免疫↓
⑨炎症反応：白血球遊走↓，肉芽腫形成↓

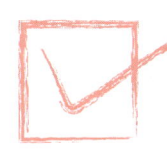

症例 Check test　クッシング症候群

問　クッシング症候群について，正しいものに○，誤っているものに×をつけよ．
1. 副腎髄質からグルココルチコイドが，慢性的に過剰分泌される．
2. 中心性肥満，水牛様脂肪沈着などの症状がある．
3. 血中コルチゾールの日内変動が消失する．
4. クッシング病では，デキサメタゾン大量抑制試験でも，コルチゾールの分泌抑制が起こらない．

解答・解説

1. ×　副腎髄質ではなく，副腎皮質からグルココルチコイドが，慢性的に過剰分泌される．
2. ○　糖の脂肪化亢進，脂肪細胞から脂肪の分解亢進，沈着により，中心性肥満，水牛様脂肪沈着などの症状がある．
3. ○　持続的なコルチゾールの分泌および分泌刺激を受けるので，血中コルチゾールの日内変動が消失する．
4. ×　クッシング病では，デキサメタゾン大量（8 mg）抑制試験により，コルチゾールの分泌抑制が起こる．

問　副腎性クッシング症候群について，正しいものに○，誤っているものに×をつけよ．
1. 副腎皮質刺激ホルモン（ACTH）は高値を示す．
2. 副腎皮質腺腫や下垂体腫瘍が原因となる．
3. 少量投与によるデキサメタゾン抑制試験では，陰性を示す．
4. 皮膚の増殖に伴い赤紫色の皮膚線条が出現する．
5. 成人男性に多く，アンドロゲンの分泌過剰による多毛症を併発する．

解答・解説

1. ×　副腎皮質刺激ホルモン（ACTH）はコルチゾールによるネガティブフィードバックにより抑制されて低値を示す．
2. ○　副腎皮質腺腫や下垂体腫瘍が原因となる．

③ ○ 少量投与によるデキサメタゾン抑制試験では，陰性を示す。
④ × 皮膚の増殖ではなく，脂肪が体幹に集中的に沈着することで，赤紫色の皮膚線条が出現する。顔面に脂肪が沈着すると，ムーンフェイスになる。
⑤ × 成人女性に多い。アンドロゲンの分泌過剰による多毛症を併発する。

国試問題 select： （第 94 回国家試験問題：問 193 一部改変）

クッシング症候群に関する記述のうち，正しいのはどれか。2 つ選べ。
① 糖質コルチコイドの慢性的な過剰分泌または投与によって発症する。
② 副腎皮質腺腫や下垂体腫瘍が原因となる。
③ 少量投与によるデキサメタゾン抑制試験では，陽性を示す。
④ 皮膚の増殖に伴い赤紫色の皮膚線条が出現する。
⑤ 成人男性に多く，アンドロゲンの分泌過剰による多毛症を併発する。

解説
① ○
② ○
③ × デキサメタゾン抑制試験は，デキサメタゾンを投与し，その後の血中コルチゾール値を測定する試験である。正常人では，デキサメタゾンを投与すると，負のフィードバックにより血中コルチゾール値は低値を示す（デキサメタゾン抑制試験陽性）。しかし，クッシング症候群患者では，負のフィードバック機構が破綻しているため，血中コルチゾール値は高値を示す（デキサメタゾン抑制試験陰性）。
④ × 本症では，糖質コルチコイドの作用であるタンパク異化作用により，皮膚のタンパク異化が促進し皮膚の菲薄化（皮膚が薄く乏しくなる）により，赤色または赤紫色の皮膚線条が出現する。
⑤ × 本症の男女比は 1：4 前後であり，20～40 歳代の成人女性に多く発症する。本症は，副腎皮質から，糖質コルチコイドのほか，アンドロゲンの過剰分泌も認められるため，女性の男性化や多毛症を併発することがある。

解答 ①，②

9 アジソン病 Addison's disease

疾患概念

- アジソン病とは副腎に起因する慢性の副腎機能低下症である。
- 副腎皮質が破壊されることにより副腎皮質で作られる全ステロイドホルモン（アルドステロン，コルチゾール，性ホルモンであるアンドロゲン）が脱落する。
- その症状はこれらのホルモンの生理的作用が失われた状態と理解される。

症　状

- コルチゾール欠乏状態（糖質コルチコイド作用の欠如）⇒低血糖および低血圧状態
- コルチゾールによる下垂体へのネガティブフィードバックがなくなる⇒ACTH，β-LPH，γ-LPH などのペプチドの下垂体よりの分泌↑⇒皮膚粘膜の色素沈着
- アルドステロン（鉱質コルチコイド）欠乏により腎の遠位尿細管での Na^+ の再吸収↓，K^+，H^+ の排泄抑制⇒Na の体外排泄と K の体内貯留
- 副腎アンドロゲン（性ホルモン）の減少⇒女性において腋毛，恥毛の減少

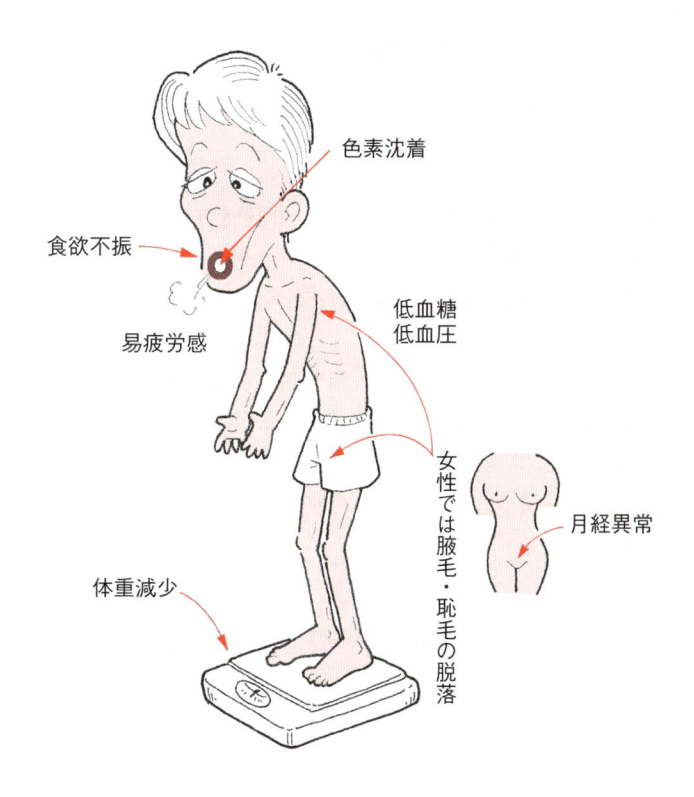

内分泌代謝疾患

検査・診断

検査所見は前記のホルモン動態を反映したもの
- 血中コルチゾール（17 OHCS, 17 KS）低値
- ACTH 負荷試験無反応
- 血中 ACTH 高値（コルチゾール，アルドステロンのネガティブフィードバックがはずれたため）

治療

【薬物療法】

・副腎皮質ホルモンの欠乏を補うため，ホルモン補充療法を行う。糖質コルチコイド（コーチゾン），その代謝物，ACTH およびレニン活性で効果を確認する。

- ヒドロコルチゾンの投与
  コルチゾール，アルドステロン両作用を有する。コルチゾールの補充が不十分な場合にはデキサメタゾンを用いる。正常ではコルチゾールの分泌は早朝に最大となり夜は最小となる。したがってヒドロコルチゾン 10 mg を通常，午前中に経口投与し，最大でその半量を昼食時および夕方に投与する。1日の総用量は通常 15〜30 mg である。不眠症をもたらすことがあるので，夜の投与は一般に避けるべきである。

- フルドロコルチゾン酢酸エステル（合成鉱質コルチコイド製剤）
  低ナトリウム血症・高カリウム血症に対して，食事からの塩分摂取やヒドロコルチゾンの効果が不十分なときに用いる。
  フルドロコルチゾン酢酸エステル（合成鉱質コルチコイド製剤）を用いる。

治療のポイント

- 副腎に起因して原発する副腎皮質機能低下症であり，両側副腎皮質細胞が何らかの原因により破壊されて機能不全になる。その結果，コルチゾール，アルドステロン，アンドロゲン等の分泌機能が低下する。したがって，治療では，副腎皮質ホルモンの欠乏を補うため，ホルモン補充療法を行う。
- 最も大切なのは急性副腎不全（副腎クリーゼ）の予防である。患者に対し十分な理解をすすめることが大切である。できればアジソン病であるということを表示するカードなどを持たせ，緊急時の処置に備えることが望ましい。
- 副腎皮質ステロイド（特に糖質コルチコイド）の補充は絶対に必要である。生命の危険もあるためこの指導は徹底すべきである。

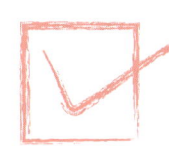

症例 Check test　アジソン病

問　次の記述に該当する疾病名として正しいのはどれか。1つ選べ。

副腎の結核によるものが多く，血中ACTH上昇，血中アルドステロンの低下，血中レニン活性の増加があり，血清電解質の異常として低ナトリウム血症・高カリウム血症がある。治療薬としてヒドロコルチゾンを投与する。

1. アジソン病
2. クッシング病
3. クッシング症候群
4. 原発性アルドステロン症
5. ネフローゼ症候群

解答・解説

1. ○
2. ×
3. ×
4. ×
5. ×

アジソン病の特徴が記載されている。副腎の結核によるものが多い，クッシング病でも血中ACTH上昇があるが，アルドステロンは分泌が亢進されるので増加する。この点はアジソン病と異なる。また，クッシング症候群や原発性アルドステロン症では，高ナトリウム血症・低カリウム血症を示す。低ナトリウム血症・高カリウム血症はアジソン病の症状である。さらに，アジソン病では，血中アルドステロンの低下，血中レニン活性の増加があり，治療薬としてヒドロコルチゾンを投与する。本記述にネフローゼは関係しない。

国試問題 select： （第 97 回国家試験問題：問 192）

低血圧を示す疾患はどれか。1 つ選べ。
1. 原発性アルドステロン症
2. クッシング病
3. 原発性副甲状腺機能亢進症
4. アジソン病
5. 甲状腺機能亢進症

解説

1. × 原発性アルドステロン症は，アルドステロンの過剰分泌が原因の疾患であり，遠位尿細管での Na^+，水の過剰な再吸収によって循環血流量が増加するため，血圧は上昇する。
2. × クッシング病は，下垂体からの ACTH 分泌亢進が原因となるコルチゾール過剰症である。コルチゾールが過剰となると，コルチゾールの鉱質コルチコイド様作用（アルドステロン様作用）も強く発現し，Na^+ や水の貯留が生じ血圧は上昇する。
3. × 原発性副甲状腺機能亢進症は，副甲状腺ホルモン（PHT）の過剰生産により生じる障害である。PHT の分泌促進により骨吸収や Ca^{2+} 吸収が亢進され，高 Ca^{2+} 血症となる。また，リンの排泄が促進されて低 P 血症も生じる。血圧に明らかな変化はみられないことが多い。
4. ○
5. × 甲状腺機能亢進症では，心機能も亢進されて収縮期高血圧を示す。また，頻脈や心房細動を生じることもある。

解答 4

10 原発性アルドステロン症 primary aldosteronism（PA）

疾患概念

- **副腎皮質の腺腫あるいは過形成**により，アルドステロン（鉱質コルチコイド）の分泌が亢進する疾患
- コン症候群（Conn症候群）とも呼ばれている。

症　状

- 症状はアルドステロンの生理作用を考えれば理解できる。
  - **高血圧**：腎臓の遠位尿細管におけるNa^+の再吸収とK^+，H^+の尿中への分泌⇒Na^+の体内貯留⇒血圧上昇
  - **筋力低下，周期性四肢麻痺**：腎臓の遠位尿細管におけるNa^+の再吸収とK^+，H^+の分泌⇒K^+の喪失⇒低カリウム血症⇒筋力低下，周期性四肢麻痺
  - **多尿，口渇，多飲**：低カリウム血症⇒腎臓のADH不応性濃縮力障害⇒多尿⇒口渇⇒多飲

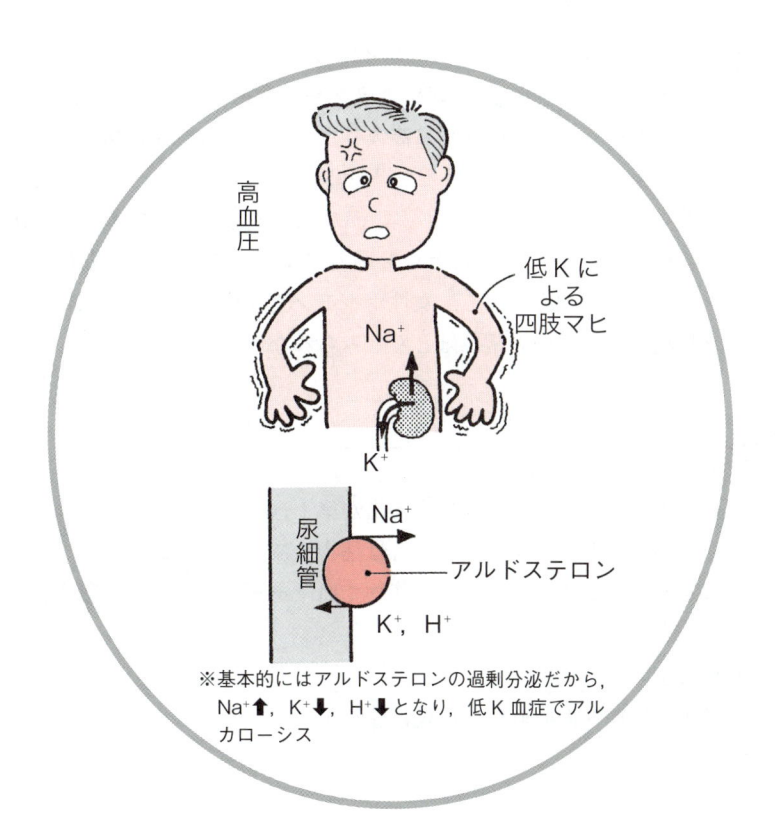

※基本的にはアルドステロンの過剰分泌だから，Na^+↑，K^+↓，H^+↓となり，低K血症でアルカローシス

検査・診断

【原発性アルドステロン症の場合】
- 血圧：上昇
- 血清レニン活性：低下
- 血中アルドステロン：上昇
- 血清カリウム：低下

治　療

手術による腫瘍摘出が第1選択。手術不能，腫瘍確認不可能および過形成の場合は薬物治療が適用される。

【外科治療】
- 腫瘍は腹腔鏡下で切除する（腹腔鏡下副腎摘出術）。
- 腺腫の切除後には全患者で血圧が低下し，完全寛解は 50～70% に認められる。
- 副腎過形成では両側副腎摘除後も 70% が高血圧のままとなるので，外科手術は推奨されない。これらの患者のアルドステロン症は通常スピロノラクトンで制御できる。

【薬物療法】
- 高血圧と低カリウム血症には，スピロノラクトンが適用される。スピロノラクトンはアルドステロン拮抗薬であり，単独，あるいは，アンジオテンシン変換酵素（ACE）阻害薬やアンジオテンシンⅡ受容体拮抗薬を併用する。副作用に高カリウム血症，女性型乳房がある。
- スピロノラクトンを使用できない場合，トリアムテレンを用いる。
- エプレレノンは，選択的アルドステロン阻害薬であり，鉱質コルチコイド受容体に結合，その後，レニン-アンジオテンシン-アルドステロン系のアルドステロンを阻害して，降圧作用を示す。スピロノラクトンより選択性が高く，女性ホルモン受容体への拮抗作用はスピロノラクトンより低いので，女性型乳房や月経異常はほとんどみられない。

治療のポイント

- 治療は原因によって異なる。手術による腫瘍摘出が第1選択
- 手術不能，腫瘍確認不可能および過形成の場合は薬物治療が適用される。
- 過形成ではスピロノラクトンまたは関連する薬物で血圧を正常化し，他の臨床特徴を取り除くことができる。
- 血圧の管理（食塩の制限など）
- 低カリウム血症による周期性四肢麻痺の出現に注意！

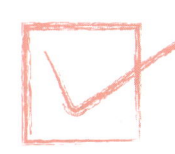

症例 Check test　原発性アルドステロン症

問 原発性アルドステロン症について，正しいものに〇，誤っているものに×をつけよ。
1. 低血圧症を示す。
2. 血中レニン活性が高い。
3. 低カリウム血症を示し，その影響として，筋力低下および周期性四肢麻痺を起こす。
4. 代謝性アシドーシスを起こす。
5. エプレレノンは，鉱質コルチコイド受容体を選択的に遮断し，腎でのNa^+再吸収を抑制する。

解答・解説

1. × 原発性アルドステロン症は高血圧症を示す。
2. × 原発性アルドステロン症の場合，レニン-アンジオテンシン系はアルドステロン上昇によるフィードバックを受けるため，レニン活性は低い。レニン分泌を刺激する試験（フロセミド負荷，ACE阻害薬負荷試験など）で陰性（−）を示す。
3. 〇 血清カリウムの低下は，筋力低下および周期性四肢麻痺を起こす。
4. × 代謝性アルカローシスを起こす。遠位尿細管でのK^+，H^+の排泄が促進されるので，低カリウム血症および代謝性アルカローシスを起こす。
5. 〇 エプレレノンは，鉱質コルチコイド受容体を選択的に遮断し，アルドステロンの結合を阻害する。その結果，腎でのNa^+再吸収を抑制する。スピロノラクトンより選択性が高く，女性ホルモン受容体への拮抗作用はスピロノラクトンより低い。

> **国試問題select：** （第84回国家試験問題：問132 一部改変）

下記の高血圧を示す疾患とその治療における第1選択薬として考慮される薬物について，正しい組合せはどれか。2つ選べ。

	疾　患	第1選択薬
1	原発性アルドステロン症	スピロノラクトン
2	褐色細胞腫	ブナゾシン塩酸塩
3	高尿酸血症を伴う高血圧	ヒドロクロロチアジド
4	除脈を伴う老人の高血圧	プロプラノロール塩酸塩
5	本態性高血圧	ドパミン塩酸塩

解説

1 ○

2 ○

3 × ヒドロクロロチアジドはチアジド系利尿薬であり，体液を減少させるため高血圧に有効であるが，チアジド系利尿薬は，血中尿酸値を上昇させる副作用がある。したがって，高尿酸血症を伴う高血圧には不適当である。

4 × プロプラノロールは，非選択的β_1受容体遮断薬であり，本態性高血圧，労作性狭心症，頻脈性不整脈に有効である。副作用として除脈，気管支収縮，うっ血性心不全などがあるので，これらの症状を伴う高血圧症には不適当である。

5 × ドパミン塩酸塩は，カテコラミンであり，心原性ショックやうっ血性心不全に有効である。急性の心原性ショックによる循環不全に第1選択薬として点滴静注される。

解答　1，2

Pick UP コラム 【周期性四肢麻痺】

	低K性	高K性
症状	発作時に四肢近位筋の脱力が生じ，一定時間後回復（安静時に多い，早朝）	
特徴	① 麻痺は重い ② 過食，多飲が誘因 ③ バセドウ病，原発性アルドステロン症，尿細管性アシドーシスが原因	麻痺は軽い
治療	K保持性利尿薬（スピロノラクトン）	グルコン酸カルシウム

第7章　アレルギー・膠原病

1. アレルギー ……………………… 384
2. じん麻疹 ………………………… 389
3. アレルギー性鼻炎 ……………… 393
4. アトピー性皮膚炎 ……………… 397
5. 接触皮膚炎 ……………………… 402
6. 関節リウマチ（RA） …………… 406
7. シェーグレン症候群 …………… 412
8. 全身性エリテマトーデス（SLE） … 416
9. 全身性硬化症（強皮症） ……… 420
10. 多発性筋炎・皮膚筋炎 ………… 424
11. ベーチェット病 ………………… 427
12. アナフィラキシーショック …… 431

1 アレルギー allergy

Coombs と Gell による分類

	Ⅰ型	Ⅱ型	Ⅲ型	Ⅳ型
別名	即時型	細胞障害型	免疫複合体型	T細胞依存型, 遅延型
抗体	IgE	IgG, IgM	IgG, IgM, その他	——
細胞	肥満細胞 好塩基球	赤血球, 白血球 血小板など	宿主の組織細胞	宿主の組織細胞
作用機序	薬理学的活性物質の放出	抗体の結合 補体による細胞融解	免疫複合体による組織や血管の障害	サイトカインの産生とマクロファージの活性化による組織の障害
疾患例	アナフィラキシー 気管支ぜん息 食物アレルギー じん麻疹 アレルギー性鼻炎 アトピー性皮膚炎	輸血の副作用 SLE 自己免疫性溶血性貧血（AIHA）	急性糸球体腎炎 アレルギー性血管炎 SLE	接触皮膚炎 腫瘍免疫
臨床検査	RK反応 RAST, RIST ヒスタミン遊離テスト そう皮(単刺)反応 吸入誘発試験 皮内反応(即時型)	Coombs試験	皮内反応(アルツス型) ゲル内二重拡散法 (沈降抗体)	ツベルクリン反応 皮内反応(遅延型) 貼布試験 マクロファージ遊走阻止試験 リンパ球幼若化試験

疾患概念

- アレルギーの反応は上の表に示すように，その成因別にⅠ型～Ⅳ型に分かれる。

【Ⅰ型】

即時型アレルギー反応と呼ばれる。肥満細胞や好塩基球の細胞表面の **IgE-Fc受容体とIgE抗体が結合し，ここに抗原が反応することにより化学伝達物質（ヒスタミンをはじめとする）が遊離**し，アレルギー反応を生じる。

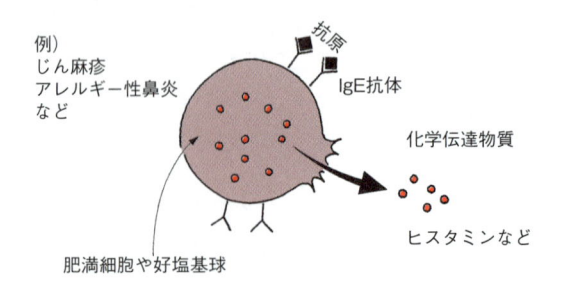

例）
じん麻疹
アレルギー性鼻炎
など

抗原
IgE抗体
化学伝達物質
ヒスタミンなど
肥満細胞や好塩基球

384 アレルギー

【Ⅱ型】

抗体が結合した細胞が補体などの働きにより直接障害され破壊される。つまり自己成分に対する抗体（自己抗体）が直接細胞を障害する。

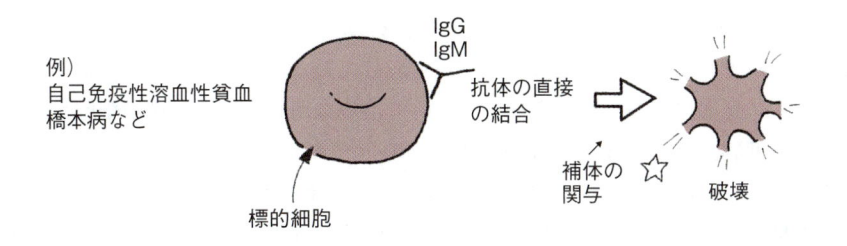

例）
自己免疫性溶血性貧血
橋本病など

【Ⅲ型】

抗原と抗体が結合し形成された抗原抗体複合体（免疫複合体）が基底膜などに沈着し，補体系が活性化されて生じる組織障害反応である。抗原抗体複合体型反応，免疫複合体型反応などと呼ばれる。

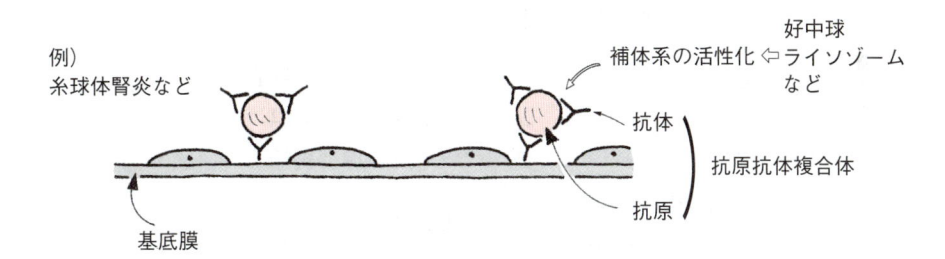

例）
糸球体腎炎など

【Ⅳ型】

感作されたリンパ球と抗原が反応して生じる。抗体や補体は関与せず細胞性免疫のみが関与する。最も代表的なのはツベルクリン反応。遅延型反応と呼ばれる。

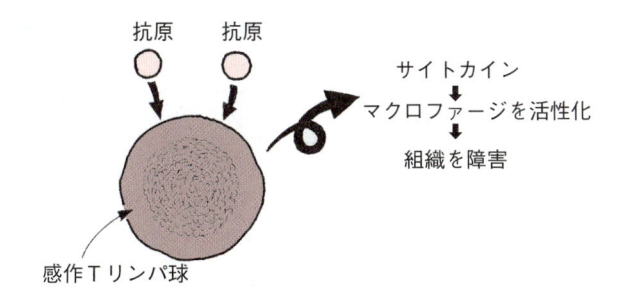

免疫機構は生体にとって必須であり，病原微生物や悪性腫瘍の脅威から身を守る働きを担っている。しかし一方で，こういった免疫系が過剰に働いたりあるいは自己を構成する成分に対して誤って反応したりすると，正常な組織を破壊して疾病の発症を招くことがある。このように，本来生体にとって有益かつ必須なはずの免疫が，逆に障害をもたらす場合を"アレルギー allergy"と呼んでいる。

治療

【薬物療法】

　肥満細胞の顆粒中に既に保持され，主にⅠ型アレルギー反応によって放出されるヒスタミン，トロンボキサン A_2，ロイコトリエンなどの生理活性物質は，血管透過性亢進や気管支平滑筋収縮といった種々のアレルギー症状を引き起こすことが知られている。抗アレルギー薬は一般に，このようなⅠ型アレルギー反応に基づく症状を抑える目的で治療に用いられる。肥満細胞からのヒスタミン遊離を抑制する薬物，ヒスタミンの作用を阻害するヒスタミン H_1 受容体拮抗薬，トロンボキサン A_2 合成阻害薬，およびロイコトリエン受容体拮抗薬に大別される（表1）。

　なお，Ⅱ～Ⅳ型アレルギー反応が関与する疾患の治療薬は様々で，以下の各項目で述べる。

表1　抗アレルギー薬

薬物分類	主な薬物名
メディエーター遊離抑制薬	クロモグリク酸ナトリウム トラニラスト
ヒスタミン H_1 受容体拮抗薬	クロルフェニラミンマレイン酸塩 ジフェンヒドラミン，アゼラスチン塩酸塩 ケトチフェンフマル酸塩
トロンボキサン A_2 合成阻害薬	オザグレル塩酸塩水和物
ロイコトリエン受容体拮抗薬	プランルカスト水和物 モンテルカストナトリウム

【非薬物療法】

　アレルゲンを特定し，患者の衣食住に留意して，生活環境からアレルゲンを排除する。薬物アレルギーの場合は速やかに投与を中止し，症状が重症薬疹などに進展しないよう注意する。この場合は，必要に応じて血液浄化療法や副腎皮質ステロイド剤のパルス療法（大量静脈内投与法）なども考慮する。アナフィラキシーの場合は，エピネフリン投与による昇圧や気道の確保を心がける。

治療のポイント

- アレルゲンの特定のため，衣食住を再チェックさせる。
- 薬に対する正確な知識，副作用に対する説明を徹底する。
- 特にアトピー性皮膚炎の患者には正しいスキンケアの指導をする。
- アナフィラキシーの場合は生命の危険に晒される場合があるので，気道の確保や急激な血圧の低下に速やかに対応する必要がある。

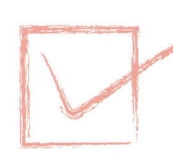

症例 Check test　アレルギー

問 アレルギーと治療薬について，正しいものに〇，誤っているものに×をつけよ。

① 花粉症の発症機序として，IgEが関与するⅠ型アレルギー反応が重要である。
② アナフィラキシーショックはⅣ型アレルギー反応により発症する。
③ Ⅳ型アレルギー反応には抗体と補体が関与する。
④ ジフェンヒドラミンは，肥満細胞からのヒスタミンの遊離を抑制する。
⑤ プランルカスト水和物は，ロイコトリエンの作用に拮抗して治療効果を示す。

解答・解説

① 〇　スギなどの植物の花粉がアレルゲンとなってIgEが関与するⅠ型（即時型）アレルギー反応が起こり，肥満細胞からヒスタミン等のケミカルメディエーターが遊離される。これらが，くしゃみ，鼻汁，目のかゆみなどの花粉症の症状を引き起こす。
② ×　IgEが関与するⅠ型アレルギー反応により発症する。肥満細胞などから放出されたヒスタミンが，血圧低下や呼吸困難などの重篤な症状を引き起こす。
③ ×　遅延型過敏反応ともいわれ，T細胞が関与する細胞性免疫により発症する。
④ ×　ヒスタミンH_1受容体拮抗作用により，抗アレルギー効果を示す。
⑤ 〇　プランルカスト水和物は，選択的ロイコトリエン受容体拮抗薬である。

国試問題 select： （第 88 回国家試験問題：問 206 一部改変）

アレルギー性疾患に関する記述のうち，正しいのはどれか．2 つ選べ．

1. アトピー性疾患に最も関係する抗体は IgA である．
2. アナフィラキシー性ショックの成立機序は，Ⅰ型アレルギーによる．
3. 気管支ぜん息とは，種々の程度の気道閉塞と気道の炎症によって特徴づけられる．
4. アナフィラキシー性ショックと判断した時は，ただちにノルアドレナリンを急速に静脈内に投与する．
5. 自己免疫性溶血性貧血は，Ⅰ型アレルギーに属する．

解説

1. ×　アトピー性疾患はⅠ型アレルギーで，IgE が関連する疾患である．
2. ○
3. ○
4. ×　アナフィラキシーショックの治療法として，アドレナリン皮下注または筋注が行われる．重篤な場合，点滴静注や静注も行うことがある．
5. ×　自己免疫性溶血性貧血は，Ⅱ型アレルギー疾患に分類される．

解答　　2，3

2 じん麻疹 nettle rash hives

疾患概念

- 薬剤，食餌などを原因とし，これらが抗原となることで生じる即時型アレルギーによるものが主体
- その他，機械的刺激・日光・寒冷などによっても生じる皮膚のそう痒を伴う膨疹
- 出現，消退を繰り返すのがポイント
- 1ヶ月以上膨疹が再発するものを慢性じん麻疹という。

症状

- 突然身体の各所に膨疹を生じる。かつ1個の膨疹に限れば数時間のうちに消退する。
- 重症のものは皮膚のみならず喉頭などにも浮腫を生じ呼吸困難（アナフィラキシー）となることもある。

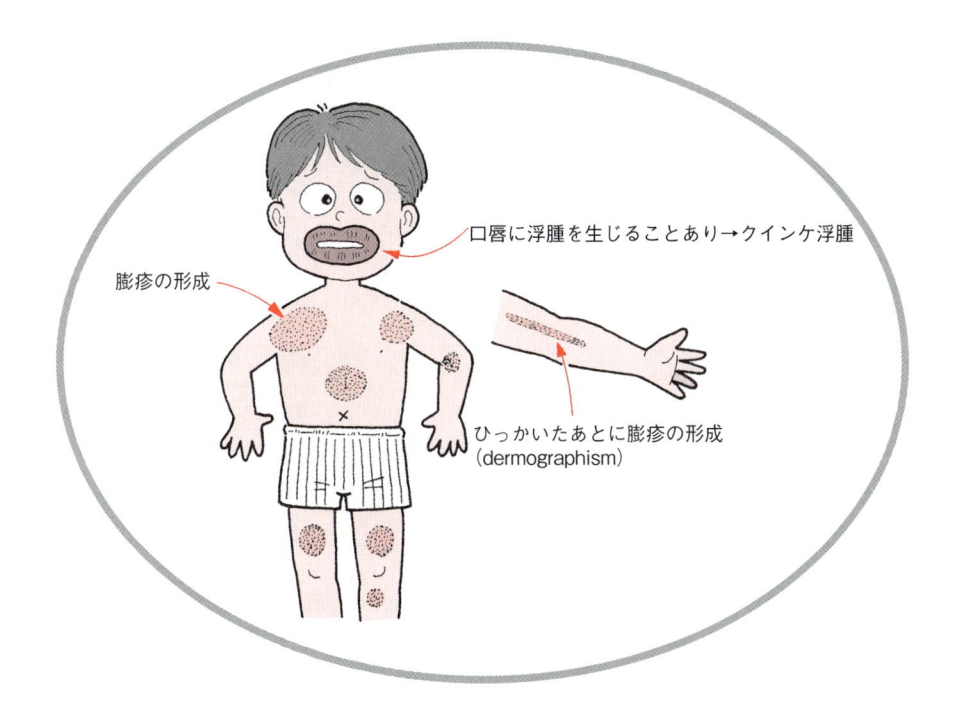

膨疹の形成

口唇に浮腫を生じることあり→クインケ浮腫

ひっかいたあとに膨疹の形成（dermographism）

アレルギー・膠原病

治療

【薬物療法】

クロルフェニラミンマレイン酸塩，ジフェンヒドラミン，あるいはアゼラスチン塩酸塩などの，ヒスタミンH_1受容体拮抗薬が主な治療薬である。

【非薬物療法】

食餌性，薬剤性など原因のはっきりしているものは，これを避けるよう留意する。重症例やアナフィラキシーの疑いがある場合は，前述の「アレルギー」の項【非薬物療法】（p.386）に示す治療を行う。

治療のポイント

- 患者が最も困るのはそう痒である。クーリングなど対策を教える。
- そう破により症状がますます悪化することを教える。
- 重症例（アナフィラキシー）においては呼吸困難などの症状の出現に注意する。

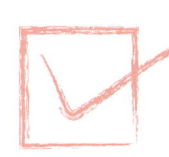

症例 Check test　じん麻疹

問 じん麻疹と治療薬について，正しいものに○，誤っているものに✕をつけよ。
① じん麻疹の発症にはすべて IgE が関与する。
② 皮膚の肥満細胞などから遊離したヒスタミンにより，膨疹が発現する。
③ 膨疹は，発症後通常数時間以内に消退する。
④ じん麻疹に伴うそう痒には，クロルフェニラミンマレイン酸塩が有効である。
⑤ 合成副腎皮質ステロイド薬の内服が治療の第 1 選択である。

解答・解説

① ✕ 　IgE が関与する即時型（Ⅰ型）アレルギー反応によって起こる場合と，即時型アレルギー反応以外の機序で起こる場合がある（非免疫的じん麻疹）。
② ○ 　膨疹はヒスタミンの血管透過性亢進作用や血管拡張作用によって生ずる。
③ ○ 　膨疹は通常数時間以内に消退する。炎症性細胞の浸潤がみられる場合は 24 時間以上持続することもあるが，頻度は少ない。
④ ○ 　ヒスタミン H_1 受容体拮抗作用によりそう痒感を抑える。
⑤ ✕ 　有効であるが副作用も種々あるため，第 1 選択薬はヒスタミン H_1 受容体拮抗薬や抗アレルギー薬などである。

国試問題 select： （予想問題）

じん麻疹に関する記述のうち，正しいのはどれか。2つ選べ。

1. じん麻疹の原因の多くは，アレルゲンにより，肥満細胞（マスト細胞）からヒスタミンなどのケミカルメディエーターが遊離することによる。
2. じん麻疹は，強いかゆみを伴って突然，赤い膨疹が現れ，数時間後には跡形もなく消失する一過性のものが多い。
3. じん麻疹治療の第1選択は副腎皮質ステロイドの経口投与である。
4. じん麻疹患者に対して血中IgGの測定がよく行われる。
5. じん麻疹治療の第1選択は副腎皮質ステロイドの外用薬である。

解説

1. ○
2. ○
3. × じん麻疹に対しては，抗ヒスタミン薬の投与が治療の第1選択となる。
4. × じん麻疹はⅠ型アレルギー反応により発症する疾患であり，患者に対しては血中IgEの測定がよく行われる。
5. × じん麻疹に対しては，抗ヒスタミン薬の投与が治療の第1選択となる。

解答 1，2

3 アレルギー性鼻炎 allergic rhinitis

疾患概念

- さまざまなものが抗原となり生じる**即時型アレルギーによる鼻炎**。花粉が抗原の場合は花粉症となる。

症状

- 3大症状は，①くしゃみ発作，②水性鼻漏，③鼻閉（くしゃみ，はなみず，はなづまり！）
- 発症には体質（アトピー素因 etc.），感作因子の存在と曝露，局所通過性が大切である。
- 感作因子としてはスギ花粉，ハウスダスト，真菌などが重要

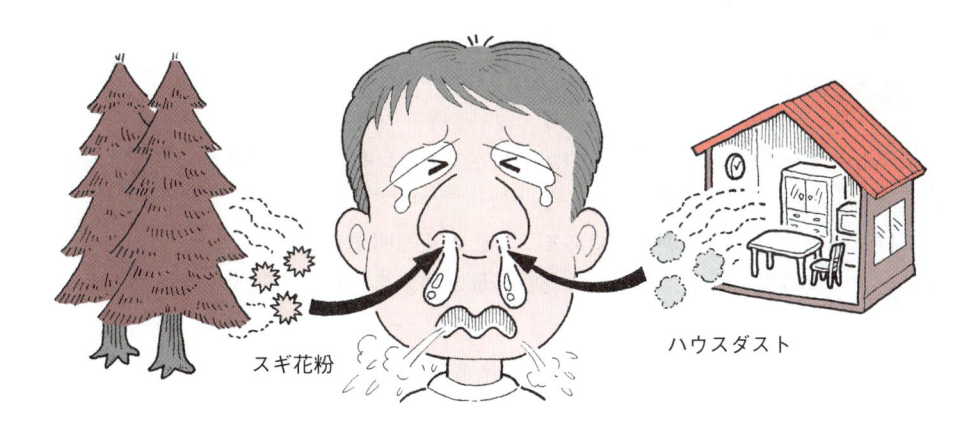

スギ花粉　　ハウスダスト

くしゃみ，はなみず，はなづまり

検査・診断

- 検査としては，鼻汁好酸球検査，スクラッチテスト，皮内反応などの皮膚反応，推定抗原による誘発テスト，RAST法（ラジオイムノアッセイによるアレルゲン検査）などがある。

治療

【薬物療法】

主な症状は，**即時型（Ⅰ型）アレルギー反応**によって放出されたヒスタミンに基づくものである。したがって，**ヒスタミン H_1 受容体拮抗薬**や，肥満細胞からのヒスタミン等の生理活性物質の放出を抑制する薬物が，薬物療法の中心となる。

クロルフェニラミンマレイン酸塩，ジフェンヒドラミン，あるいはアゼラスチン塩酸塩は，ヒスタミン H_1 受容体拮抗作用により治療効果を示す。また発症の予防には，クロモグリク酸ナトリウムやトラニラストなどの**メディエーター遊離抑制薬**が有効である。

【非薬物療法】

外出時にはマスクの着用を徹底したり，帰宅時には入室前に外で花粉をよく払い落とすなどの注意をする。また，部屋の掃除をこまめに行うなど花粉やハウスダストなどのアレルゲンを生活環境から排除することが肝要である。なお，皮膚反応や誘発試験などの検査によってアレルギー反応の原因となるアレルゲンが特定できた場合は，生活環境から抗原を除去するかあるいは抗原特異的な減感作療法を行う場合もある。

治療のポイント

- 最近は抗アレルギー薬も眠気の弱いものが出てきており，持続的に服用することによりかなり症状を抑えることができるようになったことは知っておいてほしい。
- できるだけ抗原を避けることが大切であることをよく説明する。
- メディエーター遊離抑制薬は，大気中の花粉の量が増える前から予防的に投与する。

Pick UP コラム 【花粉症】

近年，花粉症患者の数が急増しており，日本ではすでに2,000万人にも及んでいるといわれている。最近は副作用の少ない抗アレルギー薬も登場してきているが，ずっと内服するのも面倒であり，今や国民的問題である。その原因はまだよく分かっていないが，①タンパク食により免疫反応が過剰に起こるようになっている，②大気汚染，③スギ花粉の量自体が増えている，などが原因としてあげられている。

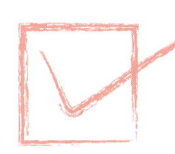

症例 Check test　アレルギー性鼻炎

問 アレルギー性鼻炎と治療薬について，正しいものに〇，誤っているものに×をつけよ。

① 花粉やハウスダストが発症の原因となる。
② 肥満細胞などから遊離したヒスタミンが，鼻粘膜の血管を収縮して発症する。
③ 遅延型過敏反応によって症状が発現する。
④ マスクの着用は，原因アレルゲンの吸入を遮断するため予防に有効である。
⑤ トラニラストは，すでに鼻炎の症状が発現している場合有効ではない。

解答・解説

① 〇　これらが主なアレルゲンとなって即時型（Ⅰ型）アレルギー反応を誘発する。
② ×　ヒスタミンが，鼻粘膜の血管拡張作用や血管透過性亢進作用を介して，くしゃみや水性鼻漏を誘発する。
③ ×　IgE が関与する即時型（Ⅰ型）アレルギー反応によって起こる。
④ 〇
⑤ 〇　ヒスタミンの遊離を抑制する抗アレルギー薬なので，すでにヒスタミンが肥満細胞から放出されて症状が発現している場合は無効である。

国試問題 select： （第 98 回国家試験問題：問 63）

アレルギー性鼻炎の治療薬として，正しいのはどれか。1 つ選べ。
1 シメチジン
2 タクロリムス水和物
3 クラリスロマイシン
4 レバミピド
5 セチリジン塩酸塩

解説
1 × シメチジンは，ヒスタミン H_2 受容体に拮抗して胃酸分泌を抑制するため，消化性潰瘍治療薬として用いられる。
2 × タクロリムス水和物は，活性化 T 細胞からのインターロイキン-2 産生を阻害して，T 細胞の増殖を抑制する免疫抑制薬である。アトピー性皮膚炎などで用いられる。
3 × クラリスロマイシンは，マクロライド系抗菌薬で，マイコプラズマやヘリコバクターピロリ等の病原微生物に対して増殖抑制効果を示す。
4 × レバミピドは，胃粘膜のプロスタグランジン量を増加させ，胃粘膜保護作用や活性酸素抑制作用を示す。
5 ○

解答 5

4 アトピー性皮膚炎 atopic dermatitis

疾患概念

- 気管支ぜん息・アレルギー性鼻炎などのアトピー素因を有する個体に生じる特殊な皮膚炎をアトピー性皮膚炎という。
- "アトピー性皮膚炎"という発疹はなく，アトピー素因のある人に生じる湿疹や皮膚炎をアトピー性皮膚炎と呼ぶのだということに注意してほしい。
- 皮膚のバリア障害と発症との関連が注目されている（フィラグリン遺伝子異常）。

症　状

- アトピー性皮膚炎は年齢により臨床像がかなり異なる。

①乳児期
- 生後2～3ヶ月後に被髪頭部に鱗痂皮，顔にそう破痕などにより発症し，次第に体幹，四肢に拡大していく。激しいそう破のため湿潤・結痂する。

②小児期
- 顔は蒼白となる。口唇は乾燥し口唇周囲に舌なめずりによる皮膚炎を生じる。耳ぎれを生じやすい。肘窩・膝窩に皮疹を生じやすい。乳児期も浸潤・結痂よりも苔癬化（苔が密生したように丘疹が集簇する状態）になりやすい。

③学童期
- 足趾先端にキレツを生じやすい。顔面，体幹に単かい鱗屑を伴う粃糠疹を生じやすい。

④成人期
- 顔，頸，前胸部，背部，手に乾燥した苔癬化局面が生じる。そう痒が激しくそう破痕が発疹より著明なときもあるほどである。重症化となり紅皮症の状態となることもある。

検査・診断

- 診断はそう痒を伴う左右対称性の湿疹局面（特に小児では関節屈側面に生じる），アトピー素因の存在，血中 IgE の高値，好酸球増多，RAST などによる。成人ではハウスダスト，ダニなどの RAST が陽性となることが多い。

乳児期：頭部，顔面に湿潤結痂あり

小児期〜学童期：耳ぎれ／眼囲の湿疹／手のキレツ／屈側の皮疹

成人期：顔面の発赤／広範囲な苔癬化局面

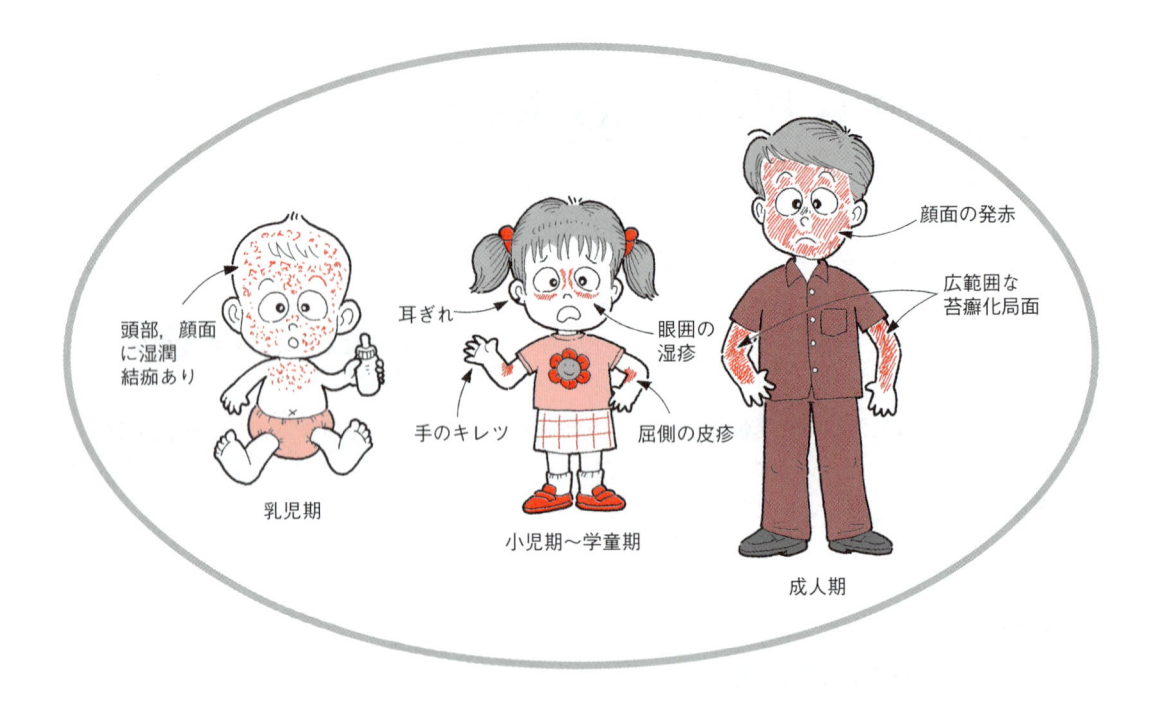

治療

【薬物療法】

　主な症状は，即時型（I型）アレルギー反応によって放出されたヒスタミンに基づくものであるが，IV型（遅延型）アレルギー反応が関与する場合もあり，病態が単純でない場合が多い。ヒスタミン H_1 受容体拮抗薬や，肥満細胞からの生理活性物質の放出を抑制する薬物（「アレルギー」の項表1（p.386）参照）のほか，表2に示す副腎皮質ステロイドあるいは免疫抑制薬の一種であるタクロリムス水和物の外用薬が治療に用いられる。

表2　アトピー性皮膚炎の治療に用いられる主な薬物[*]

薬物分類と薬物名	薬理作用，使用上の注意など
副腎皮質ステロイド 　ベタメタゾン吉草酸エステル 　フルオシノロンアセトニド 　トリアムシノロンアセトニド	強力な抗炎症作用により症状を抑える。 細菌，真菌，ウイルスなどの感染症がある場合は禁忌 同上 同上
免疫抑制薬 　タクロリムス水和物	活性化T細胞からのIL-2産生を抑制して，アトピー性皮膚炎における細胞性免疫異常を是正し，治療効果を示すと考えられる。びらん・潰瘍面への使用は禁忌

[*] いずれも外用薬（軟膏）として用いる。

【非薬物療法】

　ダニやハウスダストなどのアレルゲンを生活環境から排除することが肝要である。

　時としてストレスが症状を悪化させる場合があるので，仕事や人間関係の改善が治療に好ましい

効果をもたらすことがある。

> **治療のポイント**
>
> - まず慢性に経過する疾患であり，治療は根治を目指すのではなく，対症療法をしていくことをよく説明しなければならない。
> - 日常のスキンケアが大切であることを納得させること

Pick UP コラム

【RAST】

RASTとは radio allergo sorbent test の略。ラジオイムノアッセイによるアレルゲンの検査法。採血のみでできる簡便な検査である。アレルゲン物質をペーパディスクに結合させたものと患者血清を反応させて，特異的IgEの量を定量する。アトピー性皮膚炎の成人では，ハウスダスト，ダニ，カビなどに陽性を示す症例が多い。

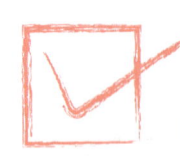

症例 Check test アトピー性皮膚炎

問 アトピー性皮膚炎と治療薬について，正しいものに〇，誤っているものに×をつけよ。

1. 病態には，IgA抗体と補体が関与する。
2. 発症に遺伝的素因は無関係である。
3. 薬物アレルギーが主な原因となる。
4. 副腎皮質ステロイドは，免疫抑制効果が強いため用いるべきではない。
5. タクロリムス水和物はT細胞からのIL-2産生を抑制して治療効果を示す。

解答・解説

1. × 即時型（Ⅰ型）アレルギー反応とⅣ型アレルギー反応が関与する。即時型では，IgE抗体が関わっている。
2. × アトピー性素因と呼ばれる遺伝的な素因が，発症に関係している。
3. × ダニやハウスダストが主な原因となる。
4. × 外用薬として治療に用いる。抗炎症作用，免疫抑制作用を併せ持つ。
5. 〇 細胞性免疫の抑制が，Ⅳ型アレルギー反応に基づく症状を改善する。

国試問題 select： （第 92 回国家試験問題：問 198 一部改変）

アトピー性皮膚炎とその治療薬に関する記述のうち，正しいのはどれか．2 つ選べ．
① 左右対側性に出現するそう痒のある湿疹を主な病変とし，増悪と寛解を繰り返す．
② 表皮の角層異常による皮膚の乾燥とバリアー機能亢進を示す．
③ 血液検査では，血中の好酸球の減少を認める．
④ 外用副腎皮質ステロイド製剤の適切な使用が炎症治療の基本であり，有効性も高い．
⑤ タクロリムス水和物軟膏は，皮膚刺激感がなく，顔面部の皮疹に効果的である．

解説
① ○
② ×　アトピー性皮膚炎は，表皮の角層異常による皮膚の乾燥とバリア機能異常という，皮膚の生理学的異常を示す．
③ ×　アトピー性皮膚炎は，Ⅰ型アレルギーの機序により生じる疾患であるため，血液検査では，血中好酸球数の増加を認める．
④ ○
⑤ ×　タクロリムス水和物軟膏は，顔面部の皮疹に効果が高いが，特徴的な副作用として塗布部位に一過性の皮膚刺激感が現れる．

解答　①，④

5 接触皮膚炎 contact dermatitis

疾患概念

- 環境物質が外から皮膚に付いて起こる皮膚炎であり，**一次刺激性のもの**と**アレルギー性のもの**がある．

①**一次刺激性のもの**
- 刺激性の強い物質が皮膚に接触して生じるもの．原因は酸・アルカリなど刺激の強い物質，植物・昆虫の毒などである．皮膚炎の程度は強い．

②**アレルギー性のもの**
- 抗原物質が繰り返し皮膚に接触しているうちに感作され，そののちに皮膚炎を生じるもの．潜伏期間があり皮膚炎の症状は軽い．原因となるのは金属，毛染め，化粧品，植物などである．

症状

- 厳しいそう痒を伴った紅斑，小水疱である．
- 好発部位により，おおよそ原因物質の推定が可能である．

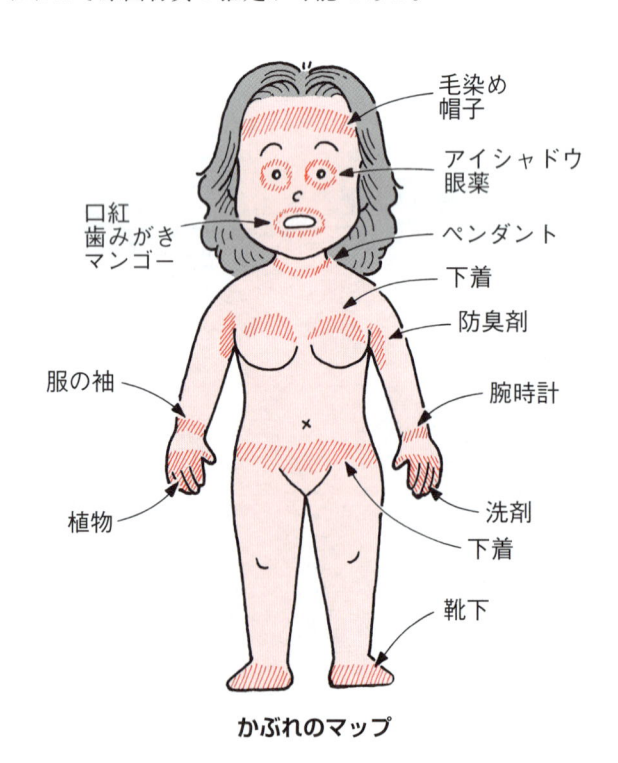

かぶれのマップ

毛染め／帽子
アイシャドウ／眼薬
口紅／歯みがき／マンゴー
ペンダント
下着
防臭剤
服の袖
腕時計
植物
洗剤
下着
靴下

治 療

【薬物療法】

合成副腎皮質ステロイドの外用薬（「アトピー性皮膚炎」の項表2参照（p.398）），あるいは抗ヒスタミン薬や抗アレルギー薬（「アレルギー」の項表1参照（p.386））の内服薬が治療に用いられる。

【非薬物療法】

化粧品，外用剤，植物由来成分，金属など，さまざまな物質が要因となり得る。接触源の確認とその除去が肝要である。光接触皮膚炎には，通常の接触皮膚炎治療に加えて，光線暴露を避けサンスクリーン剤を使用することも考慮する。

治療のポイント

- 原因が判明し，かつそれが除去されれば必ず治るものであることを説明し安心させる。
- 例えば発症時着用していた衣類などは必ず1回洗濯してから着用するなどの生活指導が必要である。

症例 Check test　接触皮膚炎

問 接触皮膚炎と治療薬について，正しいものに○，誤っているものに×をつけよ．
1. 種々の接触源が刺激となって，湿疹性皮膚炎を生ずる病態である．
2. 金属製の装飾品が刺激となって発症する場合がある．
3. Ⅱ型アレルギー反応が主な原因となる．
4. 1度発症すると，接触源を除去しても多くは根治できない．
5. 副腎皮質ステロイドの外用薬が有効である．

解答・解説

1. ○
2. ○　金属，毛髪染料，化粧品など，接触源はさまざまである．
3. ×　T細胞性免疫反応（遅延型過敏反応）が主な原因となる．
4. ×　接触源を除去すれば治癒可能である．
5. ○　Ⅳ型アレルギー反応抑制効果と共に炎症を抑える効果がある．

国試問題 select： （第 98 回国家試験問題：問 120）

アレルギーおよび自己免疫疾患に関する記述のうち，誤っているのはどれか。1 つ選べ。

1. アナフィラキシーショックは，IgE 抗体の関与する I 型アレルギーの機序で引き起こされる。
2. 接触性皮膚炎は，主に活性化された T 細胞やマクロファージによって引き起こされる IV 型アレルギーである。
3. 胎児の赤血球抗原により母体が感作され生成する抗体は，IgM クラスであるため，胎盤を通過しやすく新生児溶血性貧血の原因となる。
4. ニコチン性アセチルコリン受容体に対する自己抗体は，重症筋無力症の発症に関与する。
5. バセドウ病は，甲状腺刺激ホルモン（TSH）受容体に対する自己抗体の作用による甲状腺機能亢進症が原因となる。

解説

1. ○
2. ○
3. ×　胎盤を通過できる抗体は IgG だけである。新生児溶血性貧血は，主に母子間の血液型不適合があるときに，母親に胎児赤血球に反応する IgG 抗体が形成されている場合，それが胎盤を通過して胎児に移行し，II 型アレルギーの機序で胎児赤血球を破壊することによって発症する。
4. ○
5. ○

解答　3

6 関節リウマチ（RA） rheumatoid arthritis（RA）

疾患概念

- **非化膿性多発性関節炎**を主徴とする全身性炎症性自己免疫疾患
- 増悪と寛解を繰り返す。
- 特に関節の変形と破壊が特徴
- **40歳代の女性**に多くみられる。
- メトトレキサートをはじめとする**抗リウマチ薬**の早期導入，抗サイトカイン作用を有する**分子標的薬**の開発により治療法が大きく進歩しつつある。

症　状

- 関節症状
  - **朝のこわばり**（長い時間安静状態を保っていると，指や手首などの関節がこわばって動かなくなる。起床直後の朝は，このこわばりが顕著にみられる）
  - 近位指節間関節（PIP），中手指節関節（MP），中足指節関節（MTP）がほぼ**対称性**に侵される。
  - さらに進行すると手，肘，膝などの大きな関節が侵される。
  - その他，顎関節，椎弓間関節
  - **遠位指節間関節（DIP）は侵されにくい。**

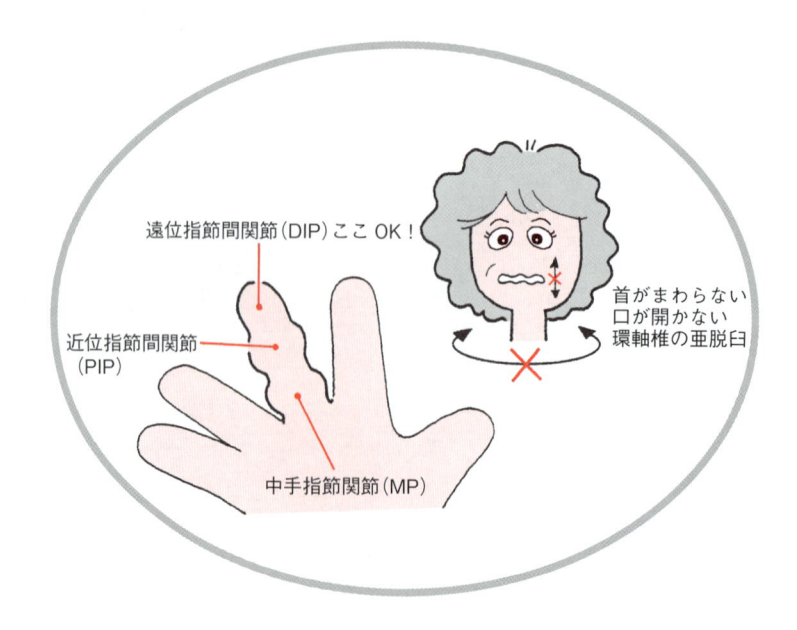

アレルギー・膠原病

- 皮膚症状
  - 皮下結節
  - レイノー症状はまれ

検査・診断

- 検査所見
  - 小球性低色素性貧血
  - リウマトイド因子（＋）（80％）：つまりリウマトイド因子陰性だからといって必ずしもRAでないとはいえない。
  - CRP ↑，血沈 ↑，MMP-3（マトリックスメタロプロテアーゼ-3）↑

RA 診断基準（米国/ヨーロッパリウマチ学会，2010）

腫脹または圧痛関節数（0〜5点）	
1個の中〜大関節	0
2〜10個の中〜大関節	1
1〜3個の小関節	2
4〜10個の小関節	3
11関節以上（少なくとも1つは小関節）	5
血清学的検査（0〜3点）	
RFも抗CCP抗体も陰性	0
RFか抗CCP抗体のいずれかが低値の陽性	2
RFか抗CCP抗体のいずれかが高値の陽性	3
滑膜炎の期間（0〜1点）	
6週間未満	0
6週間以上	1
急性期反応（0〜1点）	
CRPもESRも正常値	0
CRPかESRが異常値	1

上記のスコアの合計が6点以上であればRAと診断される。
（日本リウマチ学会より引用）

治療

【薬物療法】

　近年，関節リウマチの治療法は日進月歩で進んでいる。これにより，かつては不可能であった病態の進行を抑えることが可能になりつつある。治療はガイドラインに基づいて行われ，関節の疼痛や腫脹などの症状の改善のみならず，関節破壊の進行を防止することを目標にする。進行例に対しては，手術を行うことがある。

　疾患修飾性抗リウマチ薬を早期から使用し，非ステロイド性抗炎症薬や少量の副腎皮質ステロイ

ドを補助的に用いる。疾患修飾性抗リウマチ薬で効果不十分の場合には，生物学的製剤を用いる。

①疾患修飾性抗リウマチ薬（DMARDs）
　1）メトトレキサート　2）サラゾスルファピリジン　3）ペニシラミン　など
②免疫調節薬（金製剤）
　1）金チオリンゴ酸ナトリウム　2）オーラノフィン
③非ステロイド性抗炎症薬（NSAIDs）
　1）ロキソプロフェンナトリウム水和物　2）ジクロフェナクナトリウム　3）エトドラグ　など
④生物学的製剤
　1）インフリキシマブ：TNF-αを中和するキメラ型モノクローナル抗体
　2）アダリムマブ：完全ヒト化抗TNF-αモノクローナル抗体
　　　エタネルセプト：完全ヒト型可溶性TNF-α受容体製剤
　3）トシリズマブ：ヒト化抗IL-6受容体モノクローナル抗体
⑤副腎皮質ステロイド
　プレドニゾロン

【手術療法】
進行例に対してはADL（日常生活動作）改善のため手術を行うこともある。

治療のポイント

- 関節破壊の進行を防止することを目標にする。
- キメラ抗体製剤を使用する場合には，メトトレキサートと併用する。
- 全身，局所，精神の安静が保てるようサポートする。
- 激しい運動は避けなければならないが，筋力維持は大切
- 関節は冷えないよう気をつけ，また温熱療法も行う。
- 食事はバランスよく。

Pick UP コラム

【自己免疫学的機序】

そもそも人間には外敵と自己を認識し，外敵を排除して病気（疫）をまぬがれる（免れる）という力がある。これを免疫という。

本来なら自己に対しては，このような免疫の反応は生じないはずであるが，時として，そのような反応が現れることがある。すると，自己を自己で破壊するということになり疾患を発症する。これが自己免疫性疾患である。

関節リウマチでは，こうして生じた自己IgGと患者関節腔内の滑液中にあるリウマトイド因子が免疫複合体を形成することにより，関節腔内においてさまざまな免疫応答が生じ関節が破壊される。

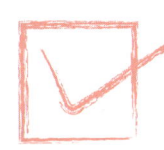

症例 Check test 関節リウマチ（RA）

問 関節リウマチの病態と薬物治療について，正しいものに〇，誤っているものに×をつけよ。

① 関節軟骨から病変が始まる。
② 増悪と寛解を繰り返す全身性炎症性自己免疫疾患である。
③ 初期症状として，朝起きたときの関節のこわばりが特徴である。
④ すべての患者で血清中のリウマトイド因子が陽性となる。
⑤ 主にⅠ型アレルギー機序により発症する。
⑥ 薬物治療は，非ステロイド性抗炎症薬より開始する。
⑦ エタネルセプトを使用するときは，メトトレキサートと併用する。
⑧ インフリキシマブはTNF-αを中和するキメラ型モノクローナル抗体であるため，インフリキシマブに対する中和抗体の産生を抑制するためにメトトレキサートと併用する。

解答・解説

① ×　関節滑膜から病変が始まる。
② 〇
③ 〇
④ ×　リウマトイド因子は，関節リウマチ患者の70〜80％で認められる。
⑤ ×　主にⅢ型アレルギー機序により発症する。
⑥ ×　現在の関節リウマチ治療では，早期より疾患修飾性抗リウマチ薬を使用する。
⑦ ×　エタネルセプトは完全ヒト化製剤であるため，メトトレキサートと併用する必要はない。
⑧ 〇

国試問題 select： （第98回国家試験問題：問64）

関節リウマチに関する記述のうち，誤っているのはどれか。1つ選べ。
1 女性に多い。
2 初期症状に，朝の手指のこわばりがある。
3 関節の炎症は，対称性に起こる。
4 主な関節病変は，髄膜炎である。
5 腫瘍壊死因子α（TNF-α）の産生低下により発症する。

解説
1 ○
2 ○
3 ○
4 ○
5 × 腫瘍壊死因子αは，主にマクロファージが産生する炎症サイトカインの一種である。関節リウマチ患者の関節患部等で産生量が増加し，炎症性病態の形成に深くかかわっている。

解答 5

国試問題 select： （第95回国家試験問題：問186 一部改変）

関節リウマチとその治療に関する記述のうち，誤っているのはどれか。2つ選べ。
1 発症には，遺伝的要因，人種差，地域差および性差は認められない。
2 関節炎などの関節症状と皮下結節などの関節外症状がある。
3 高頻度に貧血が認められ，その治療には鉄剤が有効である。
4 関節の可動性が低下した「こわばり」が，特徴的な症状である。
5 エタネルセプトは，既存薬物治療で効果が不十分な場合に用いられる。

解説
1 × RAは，すべての人種および年齢に発症しうる疾患である。我が国では，発症の地域差に関する報告はない。HLA-DR4が疾患感受性遺伝子とする報告もあるが，それ以上に環境因子の関与が考えられる。
2 ○
3 × RAにおける貧血は自己免疫によるものであり，鉄欠乏が原因ではないため，治療に鉄剤は有効でない。
4 ○
5 ○

解答 1, 3

国試問題 select： （第 97 回国家試験問題：問 61）

関節リウマチの治療薬はどれか。1 つ選べ。
1 セツキシマブ
2 インフリキシマブ
3 トラスツマブ
4 ベバシズマブ
5 ゲフィチニブ

解説

1 ×　セツキシマブは，上皮成長因子受容体（EGFR）を標的とするモノクローナル抗体。EGFR 陽性の治癒切除不能な進行・再発の結腸・直腸がんに用いられる。

2 ○

3 ×　トラスツズマブは，ヒト上皮成長因子受容体タイプ 2（HER2）に対するモノクローナル抗体。HER2 が過剰に発現する乳がんに用いられる。

4 ×　ベバシズマブは，血管内皮増殖因子（VEGF）に対するモノクローナル抗体。血管新生を抑制することによって，がん細胞の増殖を抑制する。治癒切除不能な進行・再発の結腸・直腸がんに用いられる。

5 ×　ゲフィチニブは，上皮成長因子受容体（EGFR）のチロシンキナーゼに対する阻害薬。EGFR 遺伝子変異陽性の手術不能または再発非小細胞肺がんに用いられる。

解答　2

7 シェーグレン症候群 Sjögren's syndrome

> 疾患概念

- 涙腺と唾液腺の分泌低下による乾燥症状を主徴とする自己免疫疾患
- 広くは外分泌腺全体が障害される。
- 中年女性に多い。
- しばしば関節リウマチ，全身性硬化症などに合併する。

> 症　状

全身カサカサ！　全身の分泌力が落ちると考えればよい。
- 涙腺障害：乾燥性角結膜炎 ── 目の異物感，いわゆるドライアイ
- 唾液腺障害：耳下腺腫脹⇒唾液分泌減少⇒口腔内乾燥 ── 虫歯
- その他の外分泌障害
  ・気道分泌低下 ── 肺炎
  ・消化液分泌低下 ── 膵炎
  ・粘膜分泌低下 ── 腟・外陰部乾燥
- 皮疹（環状紅斑）
- 肺線維症
- 尿細管性アシドーシス⇒低 K 血症⇒周期性四肢麻痺

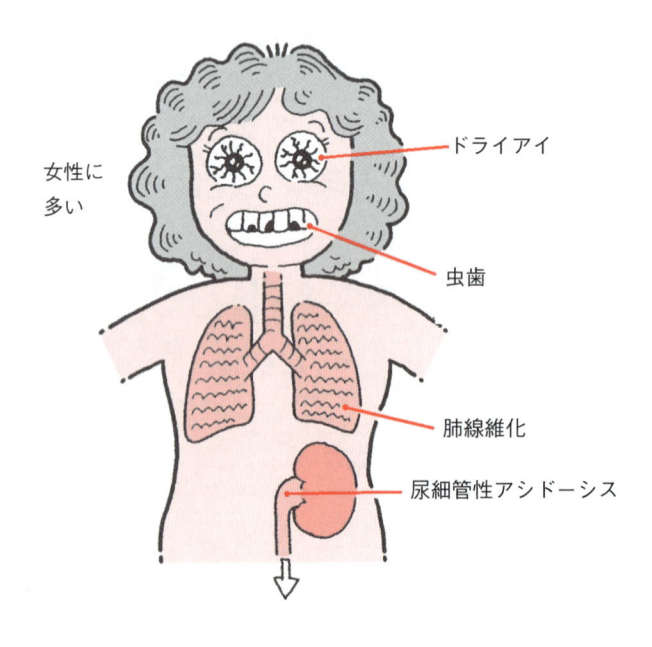

検査・診断

- 特異的検査：シャーマーテスト（涙液の量をみる），ガムテスト（ガムをかませ唾液量を測定する）
- 一般検査：血沈⬆，CRP 値⬆，γ-グロブリン⬆
- 免疫学的検査：リウマトイド因子（＋），**抗 SS-A 抗体**と**抗 SS-B 抗体**の出現

治療

【薬物療法】

　根本的な治療法がないため，対症療法が中心となる。活動性で炎症症状が強い腺外症状や膠原病（関節リウマチ，全身性エリテマトーデスなど）に合併する二次性シェーグレン症候群の場合は，ステロイド療法が基本となる。

1．口腔乾燥症状に対して
- アセチルコリン受容体刺激薬
　ピロカルピン塩酸塩，セビメリン塩酸塩水和物
　作用：唾液腺のムスカリン性アセチルコリン受容体（M3）を刺激し，唾液分泌を促進する。
- 人工唾液
　乾燥した口腔粘膜を，少量で長時間にわたって湿潤させる。

2．眼乾燥症状に対して
- ヒアルロン酸ナトリウム点眼液（乾燥性角膜炎症状の強いときには防腐剤を含有しない点眼薬が望ましい）
　作用：目の異物感を改善し，角結膜上皮を保護する。

3．腺外症状（発熱，反復性唾液腺腫脹，リンパ節腫脹，関節症状）に対して
- 副腎皮質ステロイド
　作用：抗炎症作用および免疫抑制作用により腺外症状を抑制する。
　<u>活動性が高い場合</u>：プレドニゾロン換算で 30〜60 mg/日
　<u>活動性が低い場合</u>：プレドニゾロン換算で 5〜15 mg/日

【非薬物療法】
　口腔内を清潔に保つ。うがいも大切

治療のポイント

- ドライアイなので点眼薬を！
- 口腔内を清潔に保つ。うがいも大切！
- 消化液分泌低下など，食事内容に気をつける。

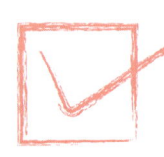

症例 Check test シェーグレン症候群

問 シェーグレン症候群の病態と薬物治療について，正しいものに〇，誤っているものに×をつけよ．

1. 好発年齢は40〜60歳代で，女性に多い．
2. アフタ性潰瘍，陰部潰瘍，皮膚症状を特徴とする．
3. 遺伝が主な原因である．
4. 活動性が高い腺外症状に対しては，非ステロイド性抗炎症薬の投与が治療の中心となる．
5. 口腔乾燥症状に対して，アドレナリンβ_2受容体刺激薬であるサルブタモールを投与する．

解答・解説

1. 〇
2. × アフタ性潰瘍，陰部潰瘍，皮膚症状を特徴とするのは，ベーチェット病である．
3. × 同一家族内にシェーグレン症候群が発症する確率は2%程度と低い．シェーグレン症候群は多彩な自己抗体の出現を認める自己免疫疾患である．
4. × 腺外症状に対しては，副腎皮質ステロイドの投与が治療の中心となる．
5. × ムスカリン性アセチルコリン受容体（M3）刺激薬であるピロカルピン塩酸塩やセビメリン塩酸塩水和物を投与し，唾液分泌を促進させる．

PickUPコラム 【抗SS-A抗体，抗SS-B抗体】

免疫血清学的検査のうちの抗核抗体検査で，シェーグレン症候群に高頻度に認められる．抗SS-A抗体は約80%，抗SS-B抗体は約50%にみられるが，抗SS-B抗体の方が疾患特異性が高い．ちなみに抗SS-A，抗SS-BのSSはSjögren's syndromeの略

> **国試問題 select：** （第 83 回国家試験問題：問 187 一部改変）

次の病態に関する記述と処方から考えられる疾患名はどれか。1 つ選べ。

患者の消化管壁には全層にわたる炎症性の変化があり，深い潰瘍が認められる。原因は不明であるがアレルギーとの関連が疑われている。症状としては長期にわたり臍（へそ）周囲の痛みと間欠熱，下痢，嘔吐などがあり，体重減少，貧血が現れる。潰瘍性の病変は口から肛門までの消化管のあらゆる部位に起こり，消化管以外（特に皮膚）にもみられることがある。初期の病変はベーチェット病（症候群）との鑑別が困難である。

処方　プレドニゾロン錠（5 mg）　1 回 6 錠（1 日 6 錠），1 日 1 回　朝食後服用
　　　メサラジン（5-アミノサリチル酸）錠（250 mg）　1 回 4 錠（1 日 12 錠），1 日 3 回　食後服用

1. ダンピング症候群
2. クローン病
3. サルコイドーシス
4. シェーグレン症候群
5. 潰瘍性大腸炎
6. 全身性エリテマトーデス

解説

1. ✗　ダンピング症候群は，摂取した食物が急激に dump（下行）するために生じる疾患。胃がん摘出後の患者にみられる病態である。発汗，動悸，めまい，脱力感などの症状がみられる。
2. ○　クローン病は若年者に発症する原因不明の炎症性腸疾患であり，何らかのアレルギー性の機序が関与していると推測されている。腹痛，下痢，下血，慢性の炎症に基づく発熱，体重減少，貧血などの症状がみられる。
3. ✗　サルコイドーシスはアレルギー性の機序に基づく肉芽腫症で，両側性肺門リンパ節腫脹，肺線維症，結節性紅斑などの皮膚症状，ブドウ膜炎，不整脈，顔面神経麻痺などの多彩な症状がみられる。ただし，腸管粘膜に潰瘍を生じることはまれである。
4. ✗　シェーグレン症候群は膠原病の一種で，しばしば関節リウマチを合併する。全身の腺組織を侵すことによる口腔内乾燥症，乾燥性角結膜炎，リンパ節腫脹などがみられる。
5. ✗　潰瘍性大腸炎は大腸粘膜に潰瘍を生じる疾患で，比較的若年者に多く，自己免疫性疾患と考えられている。その症状は潰瘍による腹痛，下痢，下血，慢性の炎症に基づく発熱，体重減少，貧血などがみられる。
6. ✗　全身性エリテマトーデス（SLE）は膠原病の一種で，何らかの理由で自己抗体が産生され，自己の体内成分を抗原として免疫複合体を形成し，それが組織に沈着することによって炎症を引き起こす（III 型アレルギーによる）と考えられている。丘状性紅斑などの皮膚症状，光線過敏症，レイノー症状，関節炎，腎症，精神障害，心内膜炎など多彩な症状がみられる。

解答　2

8 全身性エリテマトーデス（SLE） systemic lupus erythematosus (SLE)

アレルギー・膠原病

疾患概念

- **20歳代の女性**に好発する自己免疫疾患
- **抗DNA抗体**や**抗Sm抗体**などの**自己抗体**が産生され，Ⅱ型，Ⅲ型のアレルギーにより組織障害を生じる。
- 全身臓器が侵され，特に**中枢神経・腎障害・血管炎を伴う例は予後が悪い**。
- 発症誘因：感染症，妊娠分娩，紫外線の曝露など
- 厚生労働省の特定疾患治療研究の対象疾患に指定されている。

症　状

- 皮膚症状
  ・**顔面蝶形紅斑**
  ・円板状ループス疹
  ・脱毛
  ・光線過敏症
  ・レイノー症状
- 関節症状：関節炎
  ⇒関節痛（ただし**関節変形はまれ**）
- 腎症状：ループス腎炎
  ⇒**腎不全（死因の第1位）**
- 精神・神経症状：中枢神経ループス
  ⇒予後不良

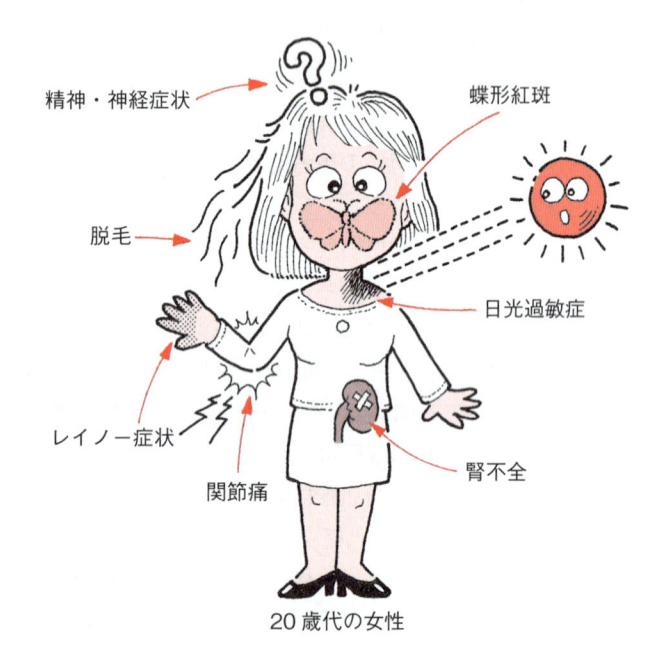

精神・神経症状　蝶形紅斑　脱毛　日光過敏症　レイノー症状　関節痛　腎不全
20歳代の女性

検査・診断

- 各種自己抗体：抗核抗体，**抗DNA抗体**，抗SS-A抗体，**抗Sm抗体**など・**汎血球減少**
- 梅毒反応の偽陽性
- **補体価低下**（抗DNA抗体とならんでSLEの活動性の指標となる）
- 尿タンパク，血尿

治療

　SLEでは，免疫異常によって全身に炎症が起こっているので，炎症を抑える治療が中心となる。炎症を起こしている臓器，重症度，活動性によって治療は異なるが，基本的には急性期の症状を抑えるだけでなく，重篤な内臓の機能障害を阻止し，必要最小限の治療薬で長期間良好な状態を維持し，社会復帰できることを目指す。

【薬物療法】

　副腎皮質ステロイドが第1選択薬となる。ステロイド抵抗性を伴う場合は，メチルプレドニゾロンを3日間点滴静注するステロイドパルス療法または免疫抑制薬を投与する。また，合併症や副作用により副腎皮質ステロイドが投与できない場合には，免疫抑制薬を投与する。

①副腎皮質ステロイド
　1）プレドニゾロン　2）メチルプレドニゾロン

②免疫抑制薬
　1）アザチオプリン　2）シクロホスファミド　3）ミゾリビン　4）メトトレキサート

③非ステロイド性抗炎症薬
　1）ロキソプロフェンナトリウム水和物　2）ジクロフェナクナトリウム　3）エトドラグ　など

【血漿交換療法】

　副腎皮質ステロイドや免疫抑制薬で十分な効果が得られない場合に用いる。血液中の自己抗体や免疫複合体，炎症に関っている物質を機械的に除去し，病態を改善する。

治療のポイント

- 急性期
  - 心身の安静をはかる。
  - 副腎皮質ステロイドの副作用（感染症，消化性潰瘍，糖尿病など）に注意する。
- 緩解期
  - 患者・家族に疾患について十分に理解させる。
  - 疲労を感じたら安静をとらせる。
  - 日光を避けるようにする。
  - 感染，外傷，分娩など再燃の誘因となるので十分留意させる。

症例 Check test　全身性エリテマトーデス（SLE）

問　全身性エリテマトーデス（SLE）の病態と薬物治療について，正しいものに〇，誤っているものに×をつけよ．

① 蝶形紅斑や口腔潰瘍が認められる．
② 多くの患者が関節の変形や骨破壊を伴う関節症状を発症する．
③ ループス腎炎は，高頻度に併発する臓器障害である．
④ 血液生化学所見で，抗二本鎖DNA抗体や抗抗核抗体などが陽性となる自己免疫疾患である．
⑤ 血液生化学所見で，補体価が低下する．
⑥ 全身性の炎症が起こり，白血球が増加する．
⑦ 疾患活動性が高い場合には，第1選択薬として非ステロイド性抗炎症薬が用いられる．
⑧ 副腎皮質ステロイドの副作用に，易感染症，消化性潰瘍，高血糖，骨粗しょう症などがある．
⑨ ステロイド療法施行中の患者の空腹時血糖値が上昇した場合には，ステロイド療法を中止する．
⑩ 高用量副腎皮質ステロイドを服用して症状が改善したときには，副作用の観点から服用を直ちに中止する．

解答・解説

① 〇
② ×　多くの患者が関節症状を発症するが，関節リウマチとは異なり関節の変形や骨破壊には至らない．
③ 〇
④ 〇
⑤ ×　補体が消費されるため，血清補体価が低下する．
⑥ ×　免疫複合体が血球に沈着するため，汎血球減少となる．
⑦ ×　疾患活動性が高い場合には，副腎皮質ステロイドや免疫抑制薬が用いられる．
⑧ 〇
⑨ ×　副作用である高血糖が認められた場合でも，全身性エリトマトーデスの治療を優先する．
⑩ ×　高用量副腎皮質ステロイドを服用している患者が，急に服用を中止するとステロイド離脱症状（副腎クリーゼ）が出現する．そのため，副腎皮質ステロイドを中止する場合には，時間をかけて投与量を減少させる必要がある．

国試問題 select： （第 89 回国家試験問題：問 186 一部改変）

全身性エリテマトーデス（SLE）とその治療に関する記述のうち，正しいのはどれか。2つ選べ。

① 全身の組織成分に対する自己抗体が産生され，これらの抗体がⅠ型アレルギー機序で臓器に慢性の炎症を引き起こす。
② 血液学的検査では，白血球数の減少，血小板数の減少が認められ，免疫学的検査では，抗DNA抗体，抗核抗体などが陽性となる。
③ 蝶形紅斑，光線過敏による皮疹，口腔潰瘍などが出現する。
④ 第1選択薬としては非ステロイド性抗炎症薬（NSAIDs）が用いられる。
⑤ ネフローゼ症候群や中枢神経症状を呈する重症例に対しては，副腎皮質ステロイドの使用は控えるべきである。

解説
① × SLEは，自己抗体により形成された免疫複合体が組織に沈着して起こる，Ⅲ型アレルギー疾患である。
② ○
③ ○
④ × 第1選択薬としては副腎皮質ステロイドが用いられる。
⑤ × 重篤な内臓病変を合併した場合は，副腎皮質ステロイドの大量投与やパルス療法を行う。

解答 ②，③

9 全身性硬化症（強皮症） systemic sclerosis (PSS)

> 疾患概念

- 全身性に皮膚・内臓（腎・肺・消化管・小血管など）の硬化（線維化）を生じ，自己免疫学的機序によるコラーゲンの過剰沈着が原因といわれている。
- 30〜60歳代の女性に多い。予後不良
- 厚生労働省の特定疾患治療研究の対象疾患に指定されている。

> 症　状

- 体の外も中もカチカチ！　全身が固くなってしまう病気と考えればよい。
- 皮膚症状
    - レイノー症状（患者の90％にみられ，ほとんどがこれで初発する）
    - 手指のソーセージ様腫脹（浮腫期）⇒皮膚の硬化，関節運動の低下，仮面様顔貌，口周囲のしわ（硬化期）⇒真皮層の線維化，皮膚の色素沈着，関節の屈曲拘縮（萎縮期）
- 皮膚硬化は遠位から近位へ
- 関節炎：関節周囲への線維化⇒関節炎
- 肺病変：両下肺野肺線維症
- 食道病変：平滑筋の線維化⇒嚥下困難，逆流性食道炎・腎病変：強皮症腎
- 心病変：心筋線維化⇒心筋障害，心膜炎

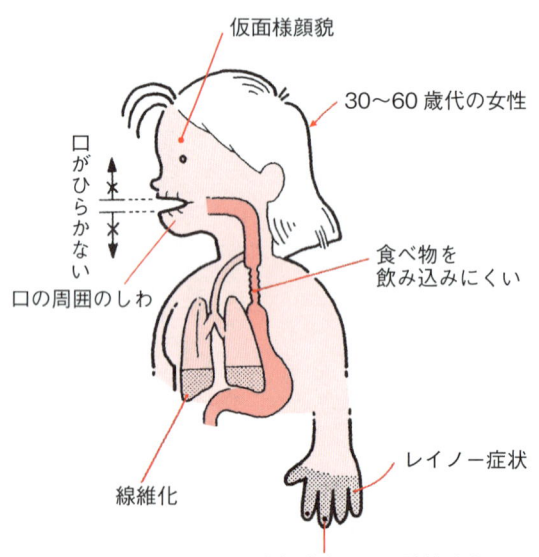

アレルギー・膠原病

検査・診断

- 赤沈⬆，γ-グロブリン⬆
- 抗核抗体の出現（抗 Scl-70 抗体，抗セントロメア抗体）

治療

治療法は確立されていない。治療目標は生命予後の改善，機能障害の軽減，QOL の向上である。

【薬物療法】

臓器の線維化や血管病変を未然に防ぐ，または進行を遅らせる疾患修飾療法が基本となり，副腎皮質ステロイドや免疫抑制薬が用いられる。また，それぞれの臓器障害に対する対症療法を実施する。

①副腎皮質ステロイド
　1）プレドニゾロン
②免疫抑制薬
　1）シクロスポリン　2）シクロホスファミド

【対症療法】

①末梢循環障害（レイノー症状）に対して
- カルシウム拮抗薬（アムロジピンベシル酸塩，徐放性ニフェジピンなど）
- アドレリン $α_1$ 受容体遮断薬（プラゾシン塩酸塩など）
- プロスタグランジン製剤（ベラプロストナトリウム，アルプロスタジルなど）

②間質性肺疾患に対して
- 副腎皮質ステロイド（プレドニゾロン）
- 免疫抑制薬（シクロスポリン，シクロホスファミド）

③強皮症腎に対して
- アンジオテンシン変換酵素阻害薬（カプトプリル，エナラプリルマレイン酸塩など）

治療のポイント

- レイノー症状では寒冷を避け，家事，洗面時はぬるま湯を使うよう指導する。
- 嚥下困難を生じてくるので，食事内容と方法に気を配る。

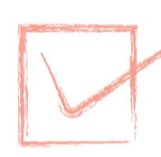

症例 Check test 全身性硬化症（強皮症）

問 全身性硬化症（強皮症）の病態と薬物治療について，正しいものに〇，誤っているものに×をつけよ。

1. 30〜60歳代の男性に多い。
2. 初発症状として，レイノー症状が最も多い。
3. 皮膚硬化は体幹部から始まることが多い。
4. 抗核抗体が陽性となる。
5. 病因には，線維芽細胞の活性化，血管障害，免疫異常が関わっていると考えられている。
6. 肺線維化の抑制を目的に，シクロホスファミドを投与する。
7. レイノー症状の改善を目的に，β遮断薬を投与する。
8. 強皮症腎の治療目的で，α遮断薬を投与する。

解答・解説

1. × 30〜60歳代の女性に多い。
2. 〇
3. × 顔面や手指の硬化で始まる。
4. 〇
5. 〇
6. 〇
7. × アドレナリンβ受容体遮断薬は，末梢の血流を低下させるためレイノー症状を悪化させる。レイノー症状の改善には，末梢血管を拡張するカルシウム拮抗薬やプロスタグランジン製剤が用いられる。
8. × 強皮症腎の治療にはアンジオテンシン変換酵素阻害薬が用いられる。

国試問題 select： （予想問題）

全身性硬化症（強皮症）に関する記述のうち，誤っているのはどれか。2つ選べ。
1. 全身性硬化症は 30～60 歳代の女性に多い。
2. 皮膚硬化は体幹部から始まることが多い。
3. 特徴的皮膚症状は顔面や上肢の皮膚硬化と色素沈着である。
4. レイノー現象が現れやすい。
5. 低 γ-グロブリン血症が特徴である。

解説
1. ○　男性の 6～7 倍
2. ×　顔面や手指の皮膚硬化で始まる。
3. ○
4. ○　90％ に認める。
5. ×　高 γ-グロブリン血症がみられる。

解答　2，5

Pick UP コラム

【レイノー症状】
寒冷刺激やストレスにより発作的に四肢末梢の細動脈がれん縮をきたすために虚血状態に陥り，皮膚の色調がまず蒼白化，次に紫色，回復してくると赤色を呈するというもの。全身性硬化症（SSc）のほか，SLE（約 30％）や多発性筋炎・皮膚筋炎（PM/DM）（20％）などでも生じる。

【強皮症腎】
強皮症の症例にみられる特異な腎病変のことをいう。組織学的に悪性腎硬化症と区別がつかない。急速に悪性高血圧を生じ，短期間のうちに腎不全に進行する。アンジオテンシン変換酵素阻害薬を主とする強力な降圧療法と透析治療を行う。

10 多発性筋炎・皮膚筋炎 polymyositis・dermatomyositis

疾患概念

- 多発性筋炎：骨格筋を主病変とし，他の内臓病変を伴った非化膿性炎症性疾患
- 皮膚筋炎：上記に皮膚病変を伴ったもの
- 厚生労働省の特定疾患治療研究の対象疾患に指定されている。
- 40歳代の女性に多い。50歳以上では50％以上に悪性腫瘍（肺，胃，乳腺，卵巣，大腸など）の合併がみられる。

症状

- 髪にくしを入れる，トイレで立つ，階段を昇る，などの運動がしにくくなる。
- 筋症状
  - 症状に先行して血清CK ↑，アルドラーゼ ↑
  - 近位筋の筋力低下
  - 筋肉痛
- 皮膚症状
  - ヘリオトロープ疹（両上眼瞼部にできる薄紫色の浮腫性紅斑）
  - ゴットロン徴候（手指小関節伸側の紅斑）
  - ポイキロデルマ（皮膚萎縮，色素沈着）
  - レイノー症状（強皮症に比べれば軽症）

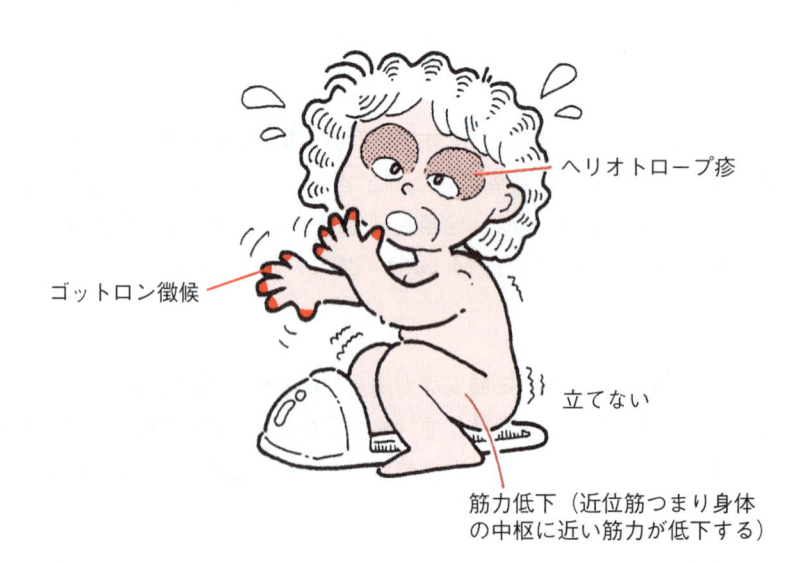

治療

発病後，できるだけ早く治療を開始して筋力の回復を目指す。

【薬物療法】

基本は大量ステロイド療法（プレドニゾロン）である。ステロイド抵抗性の場合には，ステロイドパルス療法の実施または免疫抑制薬の投与を行う。次いでγ-グロブリン製剤を考慮する。

①副腎皮質ステロイド
　1）プレドニゾロン　2）メチルプレドニゾロン

②免疫抑制薬（保険適応外）
　1）メトトレキサート　2）アザチオプリン　3）シクロホスファミド

③γ-グロブリン製剤（保険適応外）

治療のポイント

- 急性期では，できるだけ安静にして筋肉に負担をかけないよう指導する。
- 近位筋の筋力低下が目立つので，日常生活において事故などに気を配る。
- 50歳以上では悪性腫瘍の合併がみられるので検診するよう指導する。

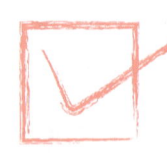

症例 Check test 多発性筋炎・皮膚筋炎

問 多発性筋炎・皮膚筋炎の病態と薬物治療について，正しいものに〇，誤っているものに×をつけよ。

① 消化管平滑筋を主体とする原因不明の全身性炎症性疾患である。
② 50歳以上の患者では約半数以上に悪性腫瘍を合併する。
③ 血清CKの上昇が認められる。
④ 大量ステロイド療法が治療の基本である。

解答・解説

① ×　骨格筋を主体とする原因不明の全身性炎症性疾患である。
② 〇
③ 〇
④ 〇

国試問題select： （予想問題）

多発性筋炎・皮膚筋炎に関する記述のうち，誤っているのはどれか。1つ選べ。

① 内臓の悪性腫瘍を合併することが多い。
② 顔面片側に浮腫性紅斑を認める。
③ 皮膚筋炎はCKの上昇を示す。
④ 多発性筋炎は骨格筋の病変がみられる。

解説
① 〇
② ×　両上眼瞼に特徴的皮疹を認める（ヘリオトロープ疹）。
③ 〇
④ 〇
解答　②

11 ベーチェット病 Behçet's disease

疾患概念

- 血管炎によると考えられる再発性口腔粘膜・外陰部潰瘍，皮膚病変，眼病変などを主徴とする予後不良の非化膿性慢性疾患
- 厚生労働省の特定疾患治療研究の対象疾患に指定されている。
- 20～30歳代に多い。シルクロードに沿った地域に多く，日本にも多い。

症状

〈主症状〉
- 口腔粘膜：再発性アフタ性潰瘍（90％，初発症状）
- 皮膚病変：結節性紅斑様皮疹，毛のう炎様皮疹，血栓性静脈炎
- 外陰部病変：有痛性潰瘍
- 眼病変：ブドウ膜炎，前房蓄膿，角膜潰瘍

〈副症状〉
- 消化器病変：回盲部に多発性潰瘍-穿孔-腹膜炎
- 血管病変：動脈瘤，閉塞性血栓性静脈炎
- 中枢神経病変：精神・神経症状

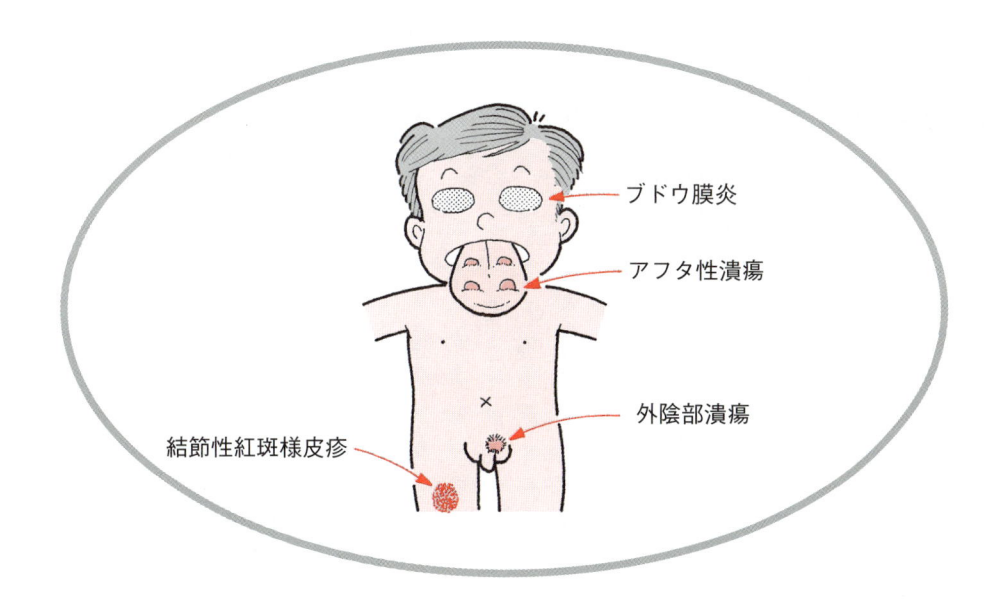

アレルギー・膠原病

治療

　ベーチェット病の原因は解明されておらず，根本的な治療法も確立されていないため，対症療法が治療の中心となる。治療は，出現している主な病変部とその重症度を考慮し，治療薬を選択する。

【薬物療法（対症的）】
　関節炎などの軽度の症状に対しては，好中球の機能を抑制するコルヒチンを用い，臓器病変や重篤な眼病変には副腎皮質ステロイドや免疫抑制薬を用いる。
①眼症状に対して
- 副腎皮質ステロイドの点眼薬
- 免疫抑制薬（ステロイド抵抗性の場合）
　上記治療薬に抵抗性の難治性眼病変に対してインフリキシマブ
②皮膚粘膜症状（口腔粘膜の再発性アフタ性潰瘍，外陰部病変）に対して
- 副腎皮質ステロイドの外用薬
③関節炎に対して
- コルヒチン
　継続使用することにより好中球の機能を抑制し，関節炎を抑制する。
④血管病変に対して
- 副腎皮質ステロイド，免疫抑制薬（アザチオプリン，シクロホスファミド，シクロスポリン）
⑤腸管病変に対して
- 副腎皮質ステロイド，炎症性腸疾患治療薬（スルファサラジン，メサラジン）
⑥中枢性病変に対して
- 副腎皮質ステロイド，免疫抑制薬

治療のポイント

- 疾患に関する患者，家族への教育
- 治療薬の副作用に対する説明

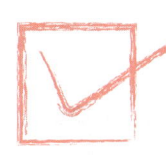

症例 Check test　ベーチェット病

問 ベーチェット病の病態と薬物治療について，正しいものに〇，誤っているものに×をつけよ。

1. 多くの患者が再発性アフタ性潰瘍を発症する。
2. 粘膜，皮膚，眼に限局した障害を起こす。
3. 関節炎による疼痛に対して，コルヒチンを頓服で用いる。
4. 難治性眼病変に対してインフリキシマブを投与する。
5. 外陰部病変に対して副腎皮質ステロイドを用いる場合に，抗菌薬との合剤を選択する。

解答・解説

1. 〇
2. ×　血管，神経，腸管などにも障害を起こす。
3. ×　コルヒチンは，好中球の活動を抑制する目的で継続的に投与する。
4. 〇
5. 〇

国試問題 select： （第 91 回国家試験問題：問 200 一部改変）

口腔および耳鼻咽頭疾患とその治療に関する記述のうち，誤っているのはどれか。1つ選べ。

1. 急性副鼻腔炎は，インフルエンザ桿菌，肺炎球菌などが原因菌となることが多い。
2. メニエール病は内耳の内リンパ水腫による内耳機能障害で，回転性のめまいが生じる。
3. アフタ性口内炎は，ベーチェット病やクローン病患者で出現することがある。
4. 口腔カンジダ症の治療には，マクロライド系抗生物質が用いられる。
5. かぜ症候群に罹患中の小児が耳痛を訴えるようなら，急性中耳炎の発症が疑われる。

解説
1. ○
2. ○
3. ○
4. ×　口腔カンジダ症の治療薬にはアムホテリシン B，アゾール系抗生物質のミコナゾールなどの抗真菌薬が用いられる。
5. ○

解答　4

12 アナフィラキシーショック anaphylactic shock

> 疾患概念

- アナフィラキシー：I型（即時型）アレルギー反応の重症型である。
- 呼吸困難，血圧低下，じん麻疹，嘔吐，下痢などさまざまな症状を呈する。
- アナフィラキシーショック：アナフィラキシーのうち，特に低血圧など循環器症状を伴ったものをいい，生命にかかわる重篤な症状を示す。
- 食物摂取（そば，卵，牛乳など）のほか，薬物投与やハチ毒によっても起こる。

> 症　状

初期症状：生あくび，口唇のしびれ，悪心・嘔吐，腹痛，じん麻疹など
循環器症状：低血圧
呼吸器症状：咽頭浮腫，呼吸困難
その他の症状：下痢，多尿，チアノーゼなど

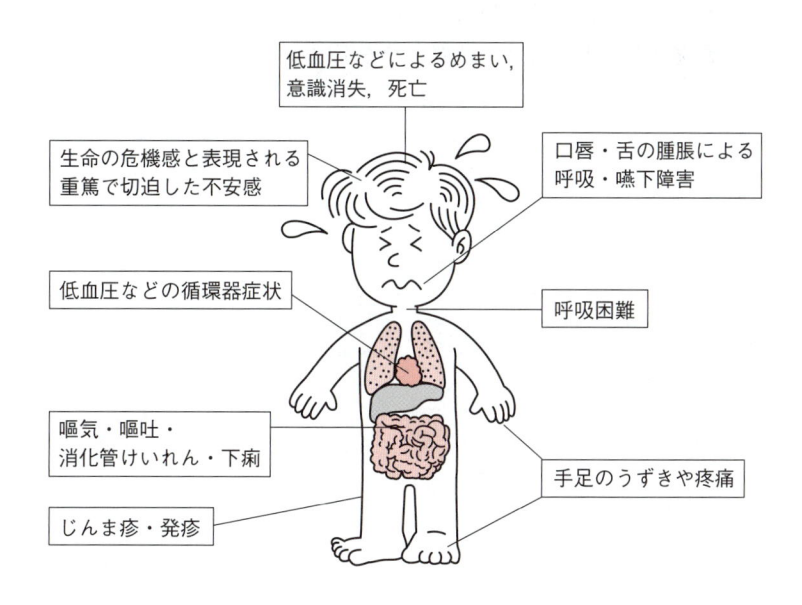

- 低血圧などによるめまい，意識消失，死亡
- 生命の危機感と表現される重篤で切迫した不安感
- 口唇・舌の腫脹による呼吸・嚥下障害
- 低血圧などの循環器症状
- 呼吸困難
- 嘔気・嘔吐・消化管けいれん・下痢
- 手足のうずきや疼痛
- じんま疹・発疹

> 検査・診断

- 抗原特異的IgE抗体
- 皮膚試験（プリックテスト）
- 血清ヒスタミン量⬆

治療

　アナフィラキシーショックは，発症が非常に急激で，かつ気道の閉塞を伴なうため，治療目標は，呼吸と循環を緊急に改善することである。

【薬物療法】
　アナフィラキシーショックによる循環不全および気道閉塞の改善にアドレナリン，気道閉塞の改善にアミノフィリン，またアナフィラキシーの増悪・延長を改善するために副腎皮質ステロイドが用いられる。
①アドレナリン（皮下注，筋注）
②気道拡張薬
- アミノフィリン（静注）

③副腎皮質ステロイド
- ヒドロコルチゾン

治療のポイント

- 感作されている物質（抗原）を避ける。
- 迅速な治療を行う。
- 緊急時用にアドレナリン自己注射薬が使用できる。
- アナフィラキシーが発症したときには，頭部をやや下げる体位で，脳血流低下を防ぐ。

症例 Check test　アナフィラキシーショック

問　アナフィラキシーショックの病態と薬物治療について，正しいものに〇，誤っているものに×をつけよ。

① Ⅰ型アレルギーの重症型である。
② 薬物，そばや卵などの食物，ハチ毒により誘発されることがある。
③ アナフィラキシーのうち，低血圧などの循環器症状を伴うものをアナフィラキシーショックという。
④ 血圧低下や呼吸困難改善を目的として，副腎皮質ステロイドを投与する。
⑤ 血圧低下や呼吸困難改善を目的として，β刺激薬を静脈内投与する。
⑥ 呼吸困難の改善を目的に，アミノフィリンを投与する。

解答・解説

① 〇
② 〇
③ 〇
④ ×　効果発現までに数時間を要し，速効性は期待できない。
⑤ ×　アドレリンαおよびβ受容体を共に刺激するアドレナリンを投与する。β刺激薬を投与すると，血圧が低下してしまう。
⑥ 〇

国試問題 select： （第 91 回国家試験問題：問 187 一部改変）

8 歳の男児，幼児期よりアトピー性皮膚炎を指摘されていたが，外用薬の塗布のみで経過観察していた。本日，家族で夕食に出かけ，そばを食べた。食後すぐに気分が悪くなり，その後，強いぜん鳴が出現し，ショック状態で救急外来に運び込まれた。直ちに使用すべき薬物とその投与方法のうち，誤っているのはどれか。2 つ選べ。

1. クロモグリク酸ナトリウムの吸入
2. 0.1％ アドレナリンの皮下投与
3. ヒドロコルチゾンコハク酸エステルナトリウムの静脈内投与
4. アミノフィリンの緩徐な静脈内投与
5. ニカルジピン塩酸塩の静脈内投与

解説

1 ×　クロモグリク酸ナトリウムは，抗アレルギー薬であるがメディエーター遊離抑制薬で，ぜん息の長期管理薬として予防的に用いられる。アナフィラキシーショックには用いられない。

2 ○

3 ○

4 ○

5 ×　ニカルジピン塩酸塩は，ジヒドロピリジン系カルシウム拮抗薬である。本態性高血圧に適応がある。アナフィラキシーショックには用いられない。

解答　1，5

第8章　腎・泌尿器疾患

1. 急性腎不全 …… 436
2. 慢性腎不全 …… 442
3. ネフローゼ症候群 …… 447
4. 尿路感染症 …… 452
5. 腎細胞がん …… 456
6. 急性糸球体腎炎 …… 459
7. 膀胱がん …… 464
8. 前立腺がん …… 468
9. 尿路結石 …… 473

1 急性腎不全 acute renal failure（ARF）

疾患概念

- **可逆的**で急速な**腎機能の低下**を示す疾患。**乏尿期⇒利尿期⇒回復期**を経て腎機能が回復する。
- 原因別に，**腎前性・腎性・腎後性**に分けられる。

腎前性	腎性	腎後性
出血，ショック，脱水などによる腎血流量低下⇒糸球体濾過値低下，尿量の低下	急性尿細管壊死（腎実質の障害）⇒水の再吸収，尿濃縮力の障害	尿管結石，尿管への腫瘍の浸潤⇒水腎症（尿流の停滞）

症状

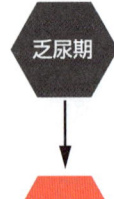

乏尿期
- 代謝性アシドーシス
- 高カリウム血症⇒心室細動
- 高血圧

腎性では中には非乏尿性もありうる。

利尿期
- 1日2L以上の多尿が約10日続く。

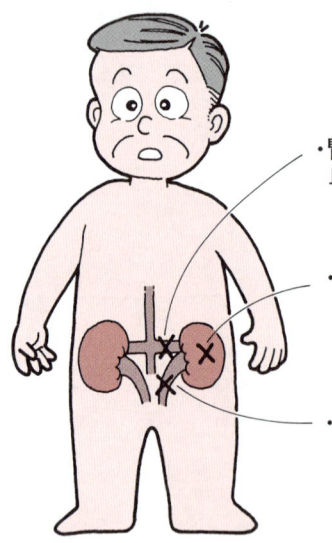

- **腎前性** 血流低下で乏尿
- **腎性** 抗生物質，抗がん剤などで急性尿細管壊死
- **腎後性** 結石や腫瘍で水腎症

検査・診断

- 血清クレアチニン上昇
  - 腎機能低下⇒糸球体濾過量（GFR）低下⇒尿中クレアチニン排泄量減少⇒クレアチニン・クリアランス低下⇒血清クレアチニン上昇
- 血清尿素窒素（BUN）上昇
  - 腎機能低下⇒糸球体濾過量（GFR）低下⇒尿中窒素代謝産物排泄量減少⇒血清尿素窒素（BUN）上昇
- 高カリウム血症
  - 腎からのカリウム排泄低下⇒高カリウム血症
  - 代謝性アシドーシス⇒細胞内へのH$^+$の流入による細胞外へのK$^+$の流出⇒高カリウム血症
- 低カルシウム血症
  - 腎機能低下⇒糸球体濾過量（GFR）低下⇒尿中リン排泄量減少⇒高リン血症⇒低カルシウム血症（骨量減少）
  - 腎機能低下⇒ビタミンD活性化の低下⇒低カルシウム血症

治療

原疾患の治療と血圧維持や体液量の管理など保存療法が基本となる。血圧，尿量，電解質，酸・塩基バランスなどモニタリングしながら管理する。

【栄養管理】

- 高カロリー食（25～30 kcal/kg 標準体重/日程度）
- 低タンパク食（0.8 g/kg 標準体重/日：尿素窒素の上昇を抑えるため）
- 減塩（6 g/日：Naによる高血圧に対処するため）

【体液量管理】

- 血圧，尿量，体重の変化から体液量の過不足を予測して，輸液や利尿薬（ループ利尿薬：体液過剰の是正目的）投与を行う。

【電解質，酸・塩基平衡管理】

- 高カリウム血症の是正
  ① カリウム拮抗作用があるカルシウム製剤（カルチコール）をゆっくり静脈投与する。
  ② アシドーシスによって高カリウム血症が助長⇒アルカリ製剤：メイロン（7%炭酸水素ナトリウム）をゆっくり静脈投与する。
  ③ 糖・インスリン同時投与（10%ブドウ糖液500 mL＋レギュラーインスリン10単位使用）GI療法：一時的に高カリウム血症の改善をはかれる。
  ④ イオン交換樹脂（ポリスチレンスルホン酸Na，ポリスチレンスルホン酸Ca）を経口投与あるいは注腸投与する。

- 代謝性アシドーシスの是正
  - 重曹（炭酸水素ナトリウム 2〜3 g/日）投与する．重症例は点滴で 7％ 炭酸水素ナトリウム（メイロン 50〜100 mL）を持続投与する．
- 低カルシウム血症の是正
  - 炭酸カルシウム製剤に必要に応じて，活性型ビタミン D_3 製剤投与する．

【その他】

高カリウム血症（6.0 mEq/L 以上），肺水腫，心不全など重篤な状態では，早期に血液透析を行う：過剰な水分と老廃物の除去，カリウムやアシドーシスなど電解質や酸・塩基平衡バランスの是正効果が最も有効である．

治療のポイント

- 乏尿から心不全症状を示すので注意
- 電解質異常と尿毒症を十分管理する．
- 消化管出血に注意
- 高カリウム血症は致死的になるため，心電図モニター装着で早期発見を

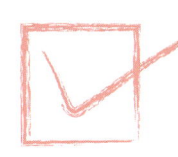

症例 Check test　急性腎不全

問　急性腎不全（ARF）について，正しいものに〇，誤っているものに×をつけよ。
① ARFの半数は腎機能が回復するため予後良好な疾患である。
② 高カリウム血症などで重篤な不整脈が出現した場合，血液透析が有効である。
③ 栄養管理のポイントは，高カロリー・高タンパク食である。
④ 尿中 Na15 mEq/L，BUN/Cr 比＝40 から，腎前性 ARF が考えられる。
⑤ 熱傷患者で急激な腎機能低下がみられた場合，腎性腎不全が疑われる。

解答・解説

① ×　ARF の半数は腎不全，末期腎不全に移行し，死亡率も高いことから予後不良な疾患である。
② 〇
③ ×　栄養管理のポイントは，高カロリー・低タンパク食である。
④ 〇
⑤ ×　熱傷患者で急激な腎機能低下がみられた場合，腎前性腎不全を考える。

国試問題select： （予想問題）

急性腎不全とその治療に関する記述のうち，誤っているのはどれか。2つ選べ。
① 乏尿，無尿，血清クレアチンおよび尿素窒素の急激な上昇などで診断される。
② 横紋筋融解症に合併する急性腎不全は，筋細胞由来のミオグロビンが糸球体内血管を閉塞させることにより発症する。
③ 溶血性尿毒症症候群による急性腎不全の病因として，血管内血液凝固があげられる。
④ 急性間質性腎炎では，間質および尿細管が障害されており，急性腎不全の原因となりうる。
⑤ 人工透析療法は，治療として用いられない。

解説

① ○ 急性腎不全は，日～週の単位で急激に腎機能が低下し，体内の恒常性が破綻する一方，原因の除去により原則として回復する可逆性の腎機能障害である。一般的な症状として乏尿・無尿，血清クレアチニンや血清尿素窒素の急激な上昇がみられる。また，代謝性アシドーシスや高カリウム血症を呈することもある。

② × 横紋筋融解症によって筋肉細胞より流出したミオグロビンは糸球体を通過し尿細管腔に達し，尿細管特異タンパク質のタム・ホースフォールムコタンパク質と結合し尿細管内で尿細管を閉塞するような栓を形成する。この栓の形成により尿の流出が妨害され，腎不全を引き起こす。また，ミオグロビンは直接尿細管細胞を障害することによっても腎不全を引き起こす。

③ ○ 溶血性尿毒症症候群（HUS）は，微小血管症性溶血性貧血と血小板減少によって特徴づけられる消費性凝固障害である。HUSは，血小板減少，微小血管障害性溶血性貧血，腎不全を3徴候とする。O-157による腸炎に続発する例が多く，発症の90％以上が小児である。HUSでの腎不全の原因として，腎小動脈と輸入細動脈の内膜肥厚と内膜下のフィブリン沈着による易血栓性や血小板凝集亢進などによる血流障害が考えられる。

④ ○ 急性間質性腎炎は，病理学的には間質の浮腫を特徴とし，炎症性細胞の浸潤が認められ炎症性の変化が生じている状態である。間質の炎症が重症になると，急性腎不全を引き起こすこともある。急性間質性腎炎は，例として急性腎盂腎炎，薬剤性間質性腎炎，特発性間質性腎炎などがあげられる。薬剤性間質性腎炎は，薬剤によるアレルギー反応に基づいて起こるものが多く，代表的な薬剤としてβ-ラクタム系や，NSAIDsなどがある。

⑤ × 急性腎不全は，多くのものが可逆性であるが，重症の場合は一過性の透析療法や慢性透析が必要となることがある。

解答 ②，⑤

国試問題 select： （第 95 回国家試験問題：問 203 一部改変）

急性腎不全に関する記述のうち，正しいのはどれか。2 つ選べ。
① 発症すると，血清クレアチニン値や BUN 値が上昇する。
② 腎性急性腎不全では，尿中ナトリウム排泄率が増大する。
③ 高窒素血症で尿比重や尿浸透圧が低ければ，腎前性腎不全が疑われる。
④ 腎性急性腎不全では，尿中クレアチニン/血中クレアチニン比が増大する。

解説

① ○
② ○
③ × 溶血性尿毒症症候群（HUS）は，微小血管症性溶血性貧血と血小板減少によって特徴づけられる消費性凝固障害である。HUS は，血小板減少，微小血管障害性溶血性貧血，腎不全を 3 徴候とする。O-157 による腸炎に続発する例が多く，発症の 90％ 以上が小児である。HUS での腎不全の原因として，腎小動脈と輸入細動脈の内膜肥厚と内膜下のフィブリン沈着による易血栓性や血小板凝集亢進などによる血流障害が考えられる。
④ × 急性間質性腎炎は，病理学的には間質の浮腫を特徴とし，炎症性細胞の浸潤が認められ炎症性の変化が生じている状態である。間質の炎症が重症になると，急性腎不全を引き起こすこともある。急性間質性腎炎は，例として急性腎盂腎炎，薬剤性間質性腎炎，特発性間質性腎炎などがあげられる。薬剤性間質性腎炎は，薬剤によるアレルギー反応に基づいて起こるものが多く，代表的な薬剤として β-ラクタム系や，NSAIDs などがある。

解答　①，②

2 慢性腎不全 chronic renal failure（CRF）

> 疾患概念

- 慢性に経過する不可逆的な腎機能の低下を示す疾患

【病期分類】
- 第Ⅰ期：腎予備力低下期で，糸球体濾過値（GFR）が 50 mL/分以上，クレアチニン値 0.5～1.0 mg/dL。症状はまだ出ていない。
- 第Ⅱ期：腎機能障害期で，GFR は 30～50 mL/分，クレアチニン値 1.3～2.0 mg/dL。血清尿素窒素（BUN）が軽度上昇。尿の濃縮力障害のために夜間多尿となる。貧血が出現
- 第Ⅲ期：GFR は 10～30 mL/分，クレアチニン値 2.0～6.0 mg/dL で腎不全期といわれる。BUN の高度上昇と高度な貧血を認め，種々の電解質異常をきたす。
- 第Ⅳ期：尿毒症期で GFR は 10 mL/分以下，クレアチニン値 6.0 mg/dL 以上となる。尿毒症による多彩な全身症状（下記参照）を呈する。

> 検査所見・症状

- 血清クレアチニン上昇
- BUN 上昇⇒尿素症
- 高カリウム血症⇒心室細動
- 低カルシウム血症⇒腎性骨異栄養症，続発性副甲状腺機能亢進症
- 腎性貧血
  - 腎機能低下⇒エリスロポエチン分泌減少⇒腎性貧血
- 尿毒症症状：多種多様な症状があるが，内科の分類に対応させれば覚えやすい。
  - 神経内科：知覚障害
  - 呼吸器内科：呼吸障害
  - 循環器内科：心不全症状
  - 消化器内科：悪心，嘔吐，下痢，消化管出血
  - 血液内科：貧血，出血傾向，易感染性

貧血　吐く　出血傾向　心不全　出血　下痢

身体のすべてがボロボロ

治 療

腎機能が破綻すると多彩な症状をきたし，末期腎不全に至ると尿毒症症状を呈する．高血圧，浮腫，心不全徴候が増悪し，頭痛，意識障害など中枢神経症状，不整脈，肺水腫，口臭，悪心，食欲不振など消化器症状といった尿毒症症状を認める．

治療は CKD ステージ分類に応じて

1) 生活習慣の改善：肥満の是正，禁煙，適度な運動
2) 食事療法：減塩，低タンパク食，K（カリウム）・リン制限食を中心に，摂取エネルギーは，標準体重を維持できるエネルギー量を年齢，生活強度をもとに算出し，肥満があればこれよりカロリーを減らす．CKD ステージ 5 の透析患者は透析によって尿素などの老廃物が除去されるので，厳格なタンパク制限がなくなる．かわりに減塩，カリウム・リン制限が厳しくなる．
3) 薬剤による降圧療法：原則 ACE 阻害薬（エナラプリルマレイン酸塩，ベナゼプリル塩酸塩），ARB（バルサルタン）投与（降圧目標：130/80 mmHg 未満，タンパク尿 1.0 g/日以上では 125/75 mmHg 未満）
4) 原疾患に対する治療：特に糖尿病に対しては，血糖降下薬やインスリン投与による血糖コントロール（管理目標：HbA1c 6.9% 未満）を目指す．脂質代謝異常に対しては，スタチン製薬による脂質コントロール（管理目標：LDL コレステロール 120 mg/dL 未満）を目指す⇒心血管病変（CVD）の予防
5) 合併症に対する薬物治療：図 1 参照
6) ステージ 5 では腎代替療法（血液維持透析あるいは腹膜透析，腎移植）を考慮する．

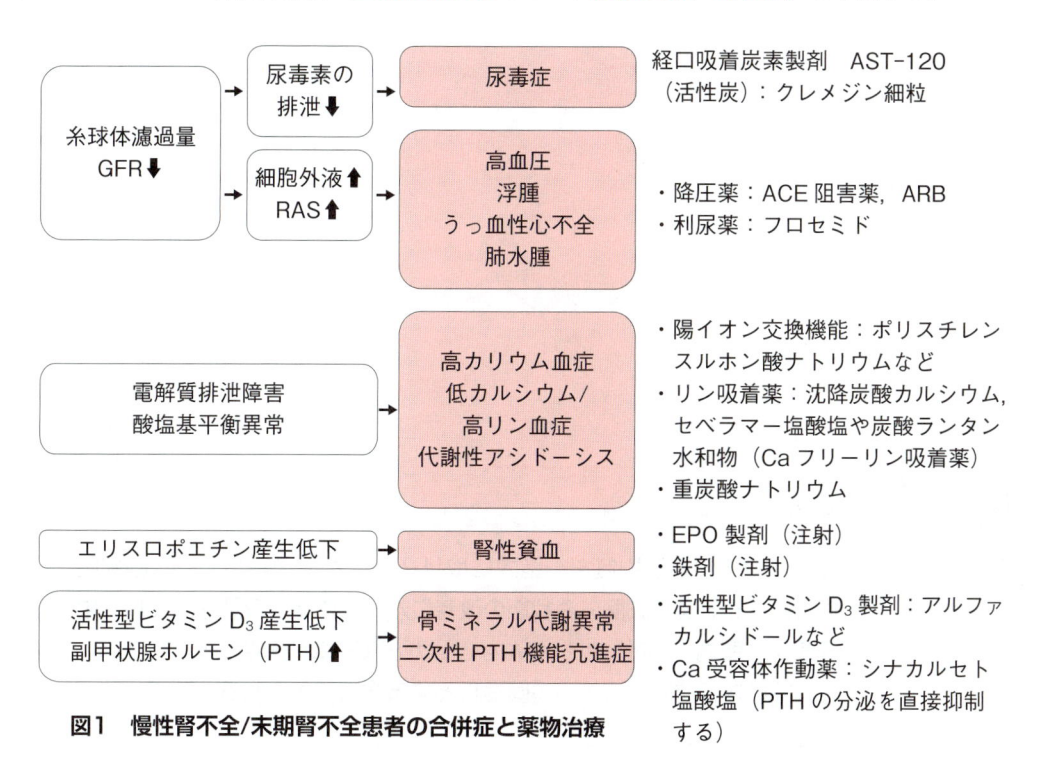

図1 慢性腎不全/末期腎不全患者の合併症と薬物治療

> **治療のポイント**

- 自分の病状を十分理解させる。
- 食生活（低タンパク・低塩食，高カロリー食），運動制限などをはじめとする日常生活の指導をする。
- 透析についての理解を促す。血液透析中の不均衡症候群に注意する。

> **Pick UP コラム　【不均衡症候群】**
> 尿毒症状態に浸透圧物質を細胞内に取り込むことで適応していた脳細胞が，透析による急激な細胞外液状態の改善に対処できずに浮腫を起こし，中枢神経症状（頭痛，嘔吐，けいれんなど）が出てくる症候群。予防として，初回透析時に透析時間の短縮，頻回透析とする方法がとられる。

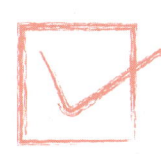

症例 Check test 慢性腎不全

問 慢性腎不全（CRF）について，正しいものに〇，誤っているものに×をつけよ。

① CRF は CKD のステージ 3〜5 に相当する。
② 透析患者の食事療法は厳格なタンパク制限が必要である。
③ 高リン血症是正にポリスチレンスルホン酸ナトリウムを投与する。
④ 原疾患が糖尿病の場合，血糖管理目標の指標として空腹時血糖値をみる。
⑤ 腹部エコー検査による腎サイズの萎縮は CRF を特徴とした画像所見である。

解答・解説

① 〇
② × 厳格なタンパク制限がなくなり，減塩，カリウム・リン制限が厳しくなる。
③ × 高リン血症是正には，沈降炭酸カルシウム，セベラマー塩酸塩，炭酸ランタン水和物などを投与する。沈降炭酸カルシウムによる高カルシウム血症に対しては，カルシウムフリーのセベラマー塩酸塩や炭酸ランタン水和物への変更を考慮する。
④ × 糖尿病の場合は，血糖管理指標として HbA1c（< 6.9％）が目安になる。
⑤ 〇

国試問題 select： （第86回国家試験問題：問194 一部改変）

慢性腎不全で認められる症候とその治療薬のうち，<u>誤っている</u>組み合わせはどれか。2つ選べ。

　　　　　症　候　　　　　　　　治療薬
① 腎性貧血 ──────── 炭酸カルシウム
② 腎性骨胃栄養症 ──── 活性型ビタミン D_3 製剤
③ 代謝性アシドーシス ── 炭酸水素ナトリウム
④ 高尿酸血症 ─────── アロプリノール
⑤ 高リン血症 ─────── ポリスチレンスルホン酸ナトリウム

解説

① × 腎性貧血は，腎機能の低下によるエリスロポエチンの酸性低下が主因であり，貧血を改善するために，エリスロポエチン製剤を投与する。

② ○

③ ○

④ ○

⑤ × 慢性腎不全による高リン血症の治療には沈降炭酸カルシウムを投与する。ポリスチレンスルホン酸ナトリウムは急性および慢性腎不全による高カリウム血症に用いられる。

解答　①，⑤

3 ネフローゼ症候群 nephrotic syndrome

疾患概念

- 糸球体の濾過機能障害により，高度のタンパク尿と低タンパク血症と浮腫をきたす疾患

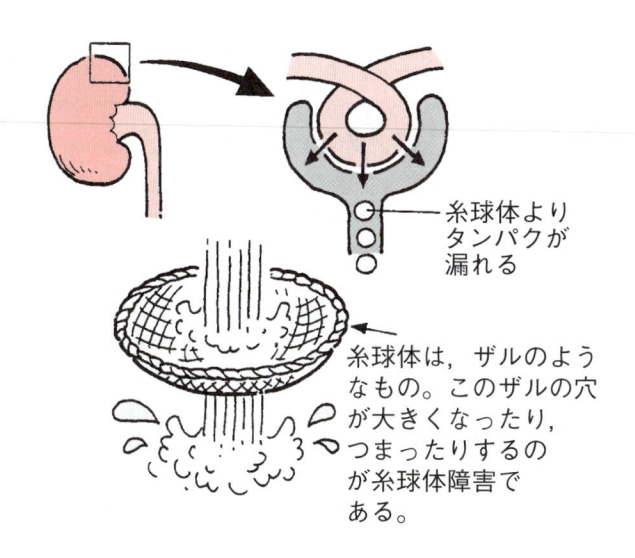

糸球体よりタンパクが漏れる

糸球体は，ザルのようなもの。このザルの穴が大きくなったり，つまったりするのが糸球体障害である。

検査所見・症状

- タンパク尿（3.5 g/日以上）
  - 糸球体における透過性の亢進⇒タンパク尿
- 低タンパク血症，低アルブミン血症（血清総タンパク 6.0 g/dL 以下，血清アルブミン 3.0 g/dL 以下）
- 糸球体における透過性の亢進⇒タンパク尿⇒低タンパク血症⇒低アルブミン血症
- 脂質異常症（血清総コレステロール 250 mg/dL 以上）
  - 低タンパク血症，低アルブミン血症⇒肝臓でのアルブミン（脂質運搬タンパク）の産生亢進⇒同時に肝臓でリポタンパク産生亢進⇒脂質異常症
- 浮腫
  - 低タンパク血症⇒血漿膠質浸透圧低下⇒浮腫

※タンパク尿と低タンパク血症・低アルブミン血症は診断上必須条件となる。

治療

1）微小変化型ネフローゼ症候群　minimal change nephrotic syndrome（MCNS）

【臨床的特徴】
　小児期に好発する疾患（成人にも多い）。急激な浮腫の出現（顔面，下腿など），体重増加がみられる。検尿では，血尿はほとんどみられず，高度のタンパク尿で尿タンパクの選択性が高い。血液検査では，血清アルブミン⬇，血清LDL⬆を認める。腎生検による組織所見はほぼ正常所見であり，蛍光抗体法では陰性である。90％以上の症例でステロイド療法に反応し，予後良好である。

【治療】
　薬物治療が中心である。
①副腎皮質ステロイド（プレドニゾロン：最大60 mg/日）経口投与が第1選択薬。再発例や難治例では免疫抑制薬（シクロホスファミド，ミゾリビン，シクロスポリン）を併用する。
②抗血小板薬（ジピリダモール）：タンパク尿減少作用がある。
③浮腫：安静，飲水・塩分制限，利尿薬（フロセミド）投与など
④血栓症予防⇒抗凝固薬（ワルファリン），脂質異常是正⇒HMG-CoA還元酵素阻害薬（スタチン製薬），エゼチミブを使用する。
⑤高血圧合併例：ACE阻害薬（エナラプリルマレイン酸塩，ベナゼプリル塩酸塩），ARB（ATⅡ受容体拮抗薬：バルサルタン）などRAS抑制薬を使用する。

2）膜性腎症　membranous nephropathy（MN）

【臨床的特徴】
　病態は免疫複合体の沈着と補体活性化による糸球体基底膜の反応性変化である。中高年齢，男性に好発（成人ネフローゼ症候群で最も多い。小児発症例もある）。無症状で，潜行性症例は，健康診断で指摘されることが多い。浮腫，体重増加がみられることもあるが，ゆっくり発症する。ネフローゼ症候群合併例は，ステロイド抵抗性であることが多い。尿所見は，ネフローゼ症候群合併例は，高度のタンパク尿，顕微鏡的血尿は50％に認められる。血液検査では，血清アルブミン⬇，血清LDL⬆を認める。予後は比較的よく，約30％は無治療で自然によくなる（自然寛解）。一方，ネフローゼ症候群合併例の腎機能予後は不良である。腎生検による組織所見は，糸球体基底膜の肥厚とスパイク形成が特徴で，蛍光抗体法での基底膜に沿ったIgGの沈着がみられる。

【治療】
　二次性の場合，原因疾患として，悪性腫瘍の検索と治療が重要である。抗リウマチ薬の薬物が疑われた場合ただちに中止する。
　ネフローゼ症候群非合併例は，経過観察か，薬物治療として抗血小板薬を投与（タンパク尿減少効果を期待）。ネフローゼ症候群合併例は微小変化群とほぼ同じである。

3）巣状分節性糸球体硬化症　focal segmental glomerulosclerosis（FSGS）

【臨床的特徴】

　一部の糸球体（巣状）でかつ部分的な（分節性）硬化病変を認め，治療抵抗性のネフローゼを呈して多くは腎不全に進行する疾患

　若年者発症が多い（各年齢にわたって発症する）。高血圧は50％以上に伴う。急激な浮腫（顔面と下腿）の発現と体重増加がみられる。尿所見では，高度の尿タンパク（20 g/日），血尿もみられる。血液検査では，血清アルブミン⬇，血清LDL⬆を認める。初診時腎機能低下がみられ，腎機能予後不良な疾患である。

【治療】

　経口ステロイド療法（重症例はステロイドパルス療法：メチルプレドニゾロン）を中心に，ステロイド抵抗性では，免疫抑制薬（シクロホスファミド，ミゾリビン，シクロスポリン）の併用を行う。浮腫に対しては，安静，飲水・塩分制限そして利尿薬（ループ利尿薬）を投与する。血栓症予防には抗凝固薬（ワルファリン），脂質異常にはスタチン製薬，エゼチミブを使用する。高血圧合併例にはACE阻害薬（エナラプリルマレイン酸塩，ベナゼプリル塩酸塩），ARB（ATII受容体拮抗薬：バルサルタン）などRAS抑制薬が有効である。高度の脂質異常に対しては，LDL吸着療法が適応（12回まで）

4）膜性増殖性糸球体腎炎　membranoproliferative glomerulonephritis（MPGN）

【臨床的特徴】

　臨床的には高度なネフローゼ症候群を呈する。光顕上，糸球体基底膜の肥厚とメサンギウム細胞増殖が同時に認められる。小児〜若年者発症が多く，半数が高度なネフローゼ症候群を呈し，高血圧や肉眼的血尿もしばしば認める。

　検尿では大量のタンパク尿と血尿が必ず認められる。血清補体値（C_3, CH_{50}）低下は約20％で持続性にみられる。

【治療】

　経口ステロイド療法（重症例はステロイドパルス療法：メチルプレドニゾロン）を中心にカクテル療法（ステロイド薬＋免疫抑制薬＋抗凝固薬＋抗血小板薬）を行う。高血圧にはRAS抑制薬が投与される。診断時すでに腎機能低下がみられ，予後は10年で約半数が腎不全になるなど不良である。

治療のポイント

- 機能の低下した腎機能を保護するため，休養，安静を勧める。
- 電解質平衡を維持し，タンパク質の喪失を補うように食事に注意する。
- 感染など合併症を防止するための生活指導を行う。
- ステロイド薬の確実な投与と薬の作用・副作用を観察する。

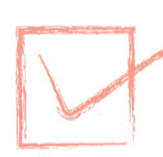

症例 Check test　ネフローゼ症候群

問 ネフローゼ症候群について，正しいものに〇，誤っているものに×をつけよ．
① ネフローゼ症候群の診断に浮腫は必須項目である．
② 微小変化型ネフローゼ症候群ではステロイドの反応が良好である．
③ ネフローゼ症候群を呈する膜性腎症は自然寛解する．
④ ネフローゼ症候群に合併した高血圧に対しACE阻害薬は有効である．
⑤ 膜性腎症のネフローゼ症状は急激に発症することが特徴である．

解答・解説

① ×　浮腫と脂質異常は必須項目ではない．
② 〇
③ ×　ネフローゼ症候群を呈する症例の腎機能予後は不良である．
④ 〇
⑤ ×　膜性腎症の発症はゆっくり発症し，初めは必ずしもネフローゼ症状を呈さないことが多い．

国試問題 select： （第 94 回国家試験問題：問 207 一部改変）

ネフローゼ症候群に関する記述のうち，誤っているのはどれか。2 つ選べ。

① タンパク尿（3.5 g/ 日以上）と低タンパク血症（血清総タンパク質量 6.0 g/dL 以下，血清アルブミン量 3.0 g/dL 以下）が診断の必須条件である。
② 肝臓での脂質合成が低下するため，血清総コレステロールは低値を示す。
③ 低アルブミン血症により血漿膠質浸透圧が低下するため浮腫が生じる。
④ 微小変化型群には，副腎皮質ステロイドが有効である。
⑤ 初期治療は免疫抑制薬から開始し，副腎皮質ステロイドの使用は控える。

解説

① ○ 腎糸球体の障害により基底膜のタンパク質透過性が増し，低タンパク血症および高度タンパク尿を生じる。これらはネフローゼ症候群の確定診断に必須である。

② × 低タンパク血症に基づいて肝臓でのタンパク合成が増加する。これに伴い肝臓の脂質合成も増加するため，血清総コレステロールは高値を示す。ネフローゼ症候群では，脂質異常症（高コレステロール血症）を発症しやすい。

③ ○ 低タンパク血症により血漿膠質浸透圧が低下する。膠質浸透圧の低下は，血管からの組織間質側への水分の移動を促進させるため浮腫が生じる。

④ ○ ネフローゼ症候群は，タンパク尿⇒低タンパク血症⇒浮腫や脂質異常症という順序で発症する。このため，治療には最初の段階であるタンパク尿を改善するため副腎皮質ステロイドが用いられる。特に微小変化群は，副腎皮質ステロイドによる治癒率が高いといわれている。微小変化群は，ネフローゼ症候群の症状を呈しながら光学顕微鏡下で有意な病理学的変化を見いだせない症例のことで，小児に多くみられる。

⑤ × ネフローゼ症候群の治療には，タンパク尿減少作用を有する副腎皮質ステロイドが用いられる。それでもタンパク尿の改善がみられないときには，副腎皮質ステロイドに免疫抑制薬，抗血小板薬を併用する。

解答　②，⑤

4 尿路感染症 urinary tract infection（UTI）

疾患概念

- 主として細菌感染による膀胱，腎盂，腎杯，腎間質の炎症性疾患
- 女性に多い。
- 多くは膀胱炎が先行し，膀胱尿管逆流現象などにより上行性（逆行性）に感染する（腎盂腎炎）。
- 原因菌：グラム陰性桿菌，特に大腸菌が多い。

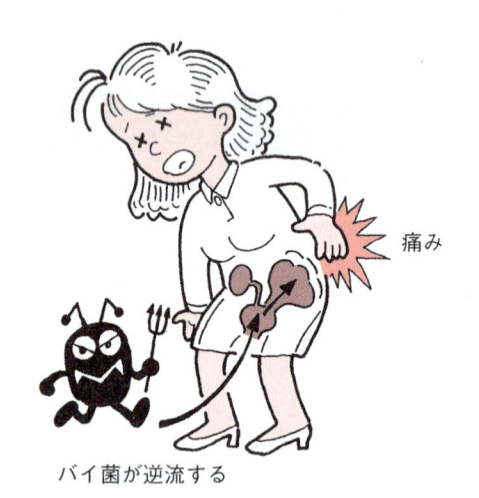

バイ菌が逆流する
痛み

腎盂腎炎	疼痛の部位・症状	膀胱炎	
＋	発　熱	－	☞ ここが大事
腰背部痛，CVA tenderness*	疼痛の部位	排尿痛	☞ これが Trias
膿尿	尿の性状	膿尿，頻尿	
＋	尿濃縮力低下	－	

＊第 12 肋骨と脊椎の作る三角部を CVA といい，これを叩くと痛いことを CVA tenderness（叩打痛）という。

治　療

- 水分多量摂取，抗生物質投与

治療のポイント

- 安静が保てるよう協力する。
- 抗生物質の確実な投与が行われているかの確認。またその効果と副作用のチェックを忘れずに！
- 飲水・補液の量を管理する。
- 尿は我慢させない。
- 反復して起こすことが多いので飲水励行を指導する。

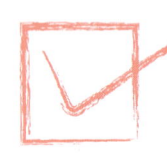

症例 Check test 尿路感染症

問 尿路感染症について,正しいものに○,誤っているものに×をつけよ。
1. 膀胱炎は発熱,排尿痛が特徴である。
2. 尿路感染症は男性に多い。
3. 尿路感染症の原因菌は大腸菌が多い。
4. 腎盂腎炎は発熱と腰背部痛が特徴である。
5. 尿路感染症のときは安静と水分多量摂取が大切である。

解答・解説

1. ×　膀胱炎では発熱がないことが鑑別のうえで重要である。
2. ×　一般的に尿路感染症は女性に多い。
3. ○
4. ○
5. ○

国試問題 select： （第 90 回国家試験問題：問 204 一部改変）

尿路感染症に関する記述のうち，正しいのはどれか。2 つ選べ。
① 膀胱炎の症状として残尿感が出現することは，まれである。
② 急性単純性下部尿路感染症の原因菌は，大腸菌が大部分を占める。
③ 一般に，男性の方が女性よりも膀胱炎を起こしやすい。
④ 急性腎盂腎炎では，発熱と腰背部痛が出現することが多い。

解説
① ×　膀胱炎は，細菌感染による膀胱の炎症であり，急性と慢性に大別される。膀胱炎の症状として残尿感，排尿時痛，頻尿，尿混濁などが出現する。
② ○　尿路感染症は，腎，尿管，尿道などの尿路の感染症の総称であり，経過により急性と慢性に，また基礎疾患のない単純性と，尿路結石，前立腺肥大や尿路腫瘍などの基礎疾患をもつ複雑性に分類される。急性単純性下部尿路感染症の原因菌は，大腸菌が大部分を占める。
③ ×　女性は，解剖学的に外尿道口が汚染しやすい部位に開口しており，尿道も短いため男性よりも膀胱炎を起しやすい。
④ ○　急性腎盂腎炎は，悪寒，高熱，腰背部痛などが主な症状であり膀胱炎を合併することも多い。

解答　②，④

5 腎細胞がん renal cell carcinoma

疾患概念

- 腎細胞がんは，尿細管上皮由来の腺がんである。
- 60歳以降の高齢男性に多い（男：女＝2：1）。

症　状

- 古典的 Trias（3主徴）
  ①血尿　②腫瘤感　③疼痛
  血尿は初発症状となるので注意が必要！
- 腎外の主症状
  ・発熱　・貧血（時に多血）　・高ハプトグロビン血症

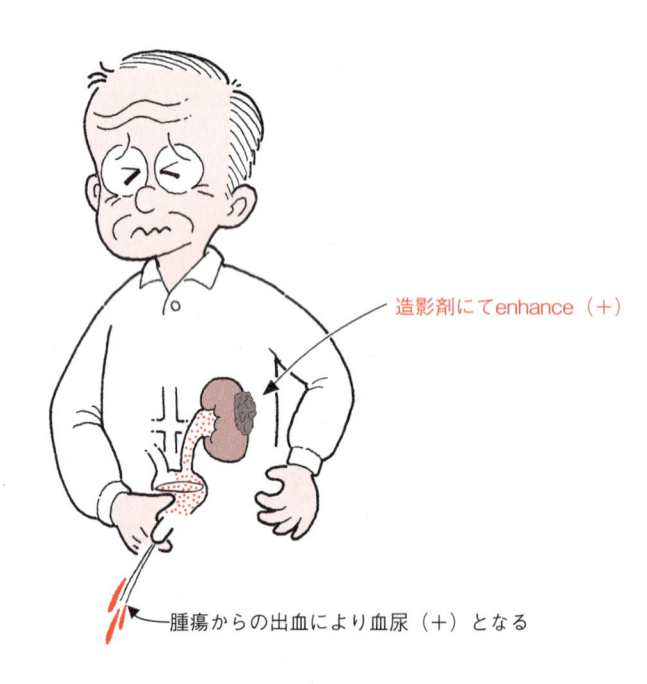

造影剤にてenhance（＋）

腫瘍からの出血により血尿（＋）となる

検査・診断

- エコー
- CT，造影 CT，MRI

- 選択的腎動脈造影⇒hypervascularityを示す（腫瘍内に血管が豊富）。
- 生検は行わない（腫瘍をばらまくことになるから）。
- 尿細胞診は行わない（陽性率が低いから）。

治療

【外科的治療】
可能な限り手術による摘出術を行う。

【薬物療法】
手術による摘出困難な場合，遠隔転移がある場合に行う。
①サイトカイン：インターフェロンα，インターロイキン2
②分子標的治療薬：ソラフェニブトシル酸塩（サイトカイン不応例の第1選択薬），スニチニブリンゴ酸塩（低・中リスク例の第1選択薬）⇒VEGFRチロシンキナーゼ阻害作用とPDGFRを標的とした血管新生阻害作用が主な作用点

治療のポイント

- 治療の前に症状を十分に説明する。
- 抗がん剤使用時には副作用などに注意する。

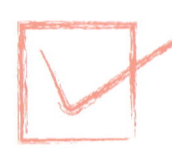

症例 Check test　腎細胞がん

> **問** 腎細胞がんについて，正しいものに○，誤っているものに×をつけよ。
> 1 腎細胞がんは扁平上皮がんである。
> 2 腎細胞がんの初発症状として血尿は重要である。
> 3 腎細胞がんの確定診断のため生検を行う。
> 4 腎細胞がんは高齢男性に多い。
> 5 薬物治療としてマイトマイシン C が適応である。

解答・解説

1 ×　腎細胞がんは腺がんである。
2 ○
3 ×　生検は行わない。
4 ○
5 ×　サイトカインや分子標的治療薬（ソラフェニブトシル酸塩など）が適応

国試問題 select： （予想問題）

腎細胞がんについて，誤っているのはどれか。1 つ選べ。
1 成人の腎実質腫瘍は腎細胞がんが最も多い。
2 グラヴィッツ腫瘍は腎臓に発生したがんである。
3 腎実質の腫瘍の検査として静脈性腎盂造影を用いる。
4 腎細胞がんの診断として，生検を行う。
5 腎細胞がんの 3 大症状は血尿，腫瘤，疼痛である。

解説
1 ○
2 ○
3 ○
4 ×　腫瘍をばらまくことになるので生検は行わない。
5 ○
解答　4

6 急性糸球体腎炎 acute glomerulonephritis（AGN）

疾患概念

- 多くは，A群レンサ球菌による上気道，皮膚感染のあとに，菌体成分が抗原となり，血中あるいは糸球体局所で産生された抗体と結合して，抗原抗体複合体（免疫複合体）という大きな分子のカタマリが沈着することにより生じる糸球体障害のこと
- 病理（腎生検）の所見は，管内増殖性糸球体腎炎（糸球体メサンギウム領域の浮腫状の拡大と富核，つまりたくさん細胞がつまってむくんでいるようにみえる状態。だから増殖なのだ！）を示す。

症　状

- A群レンサ球菌の先行感染の1～3週間後（多くは約2週間後），急激に発症し，血尿，高血圧，浮腫，乏尿（4大症状）を呈する。
- もちろんすべての症状が出そろうことは多くないが，血尿はほぼ全例に出現するので大切。また尿タンパク検査でも多くは陽性を示す。
- 咽頭培養でA群レンサ球菌，血清ASO上昇，一時的な低補体血症，血中に免疫複合体が証明されたりする。しかし，最終的な確定診断には腎生検が大切

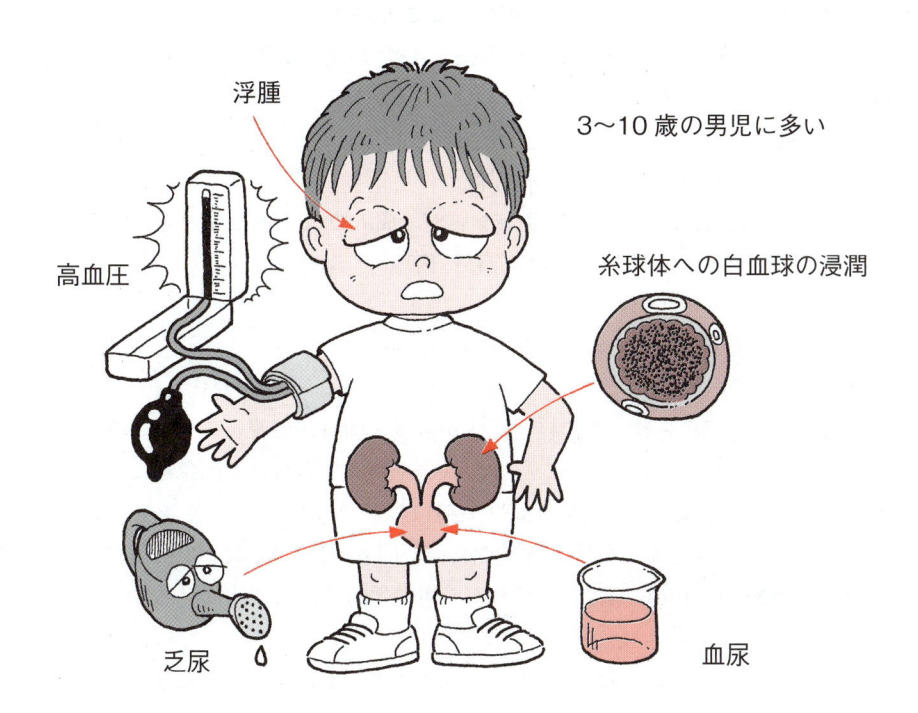

浮腫
高血圧
3～10歳の男児に多い
糸球体への白血球の浸潤
乏尿
血尿

治療

1) 溶連菌感染後急性糸球体腎炎　poststreptococcal acute glomerulonephritis（PSAGN）

【臨床的特徴】

　　小児（特に3～10歳）の男児に多い。扁桃炎など上気道感染や，皮疹などが先行感染し，10日～2週間の潜伏期間がある。原因菌は，約80%以上がA群β溶血連鎖球菌感染と関連がある。

【症状と検査所見】

　　3徴：浮腫，高血圧，血尿が突然出現する。
　　腎機能低下：一時的な乏尿は一過性（1週以内に利尿期になり，血清Crは約1ヶ月で正常化）
　　　　　　　で改善⇒予後良好なARFの経過
　　タンパク尿：ネフローゼ症候群（10%以下）
　　血尿：顕微鏡的血尿100%，肉眼的血尿30～50%でみられる。
　　検査所見：一過性のBUN↑，Cr↑，血清補体価低下（CH_{50}↓，C_3↓）とASO↑が特徴的である。
　　咽頭培養：A群β溶血連鎖球菌陽性が多い。

【予後】

　　小児では90%以上が3ヶ月以内に自然治癒と予後良好だが，成人例は30%が慢性化する（急性腎炎症候群⇒慢性腎炎症候群へ移行）。

【治療】

　　急性期は，安静と保温，減塩食など食事制限，血圧管理，体液管理を中心に行う。
　　薬物治療として
- 乏尿や浮腫に対して：ループ利尿薬（フロセミド）
- 高血圧に対して：急性期RASは抑制状態であることが多い⇒Ca拮抗薬（ニフェジピンなど）を第1に使用。ACE阻害薬，ARBの使用は限られる⇒高K血症懸念のため
- 溶連菌感染に対して：抗菌薬（ペニシリン系抗菌薬が第1選択薬）

　　症状が遷延した場合は
- 抗血小板薬（ジピリダモール：タンパク尿減少作用）
- プレドニゾロン（経口）：小児では必要がないが，成人では少量投与の必要がある場合がある（慢性腎炎症候群移行例）。

2) 半月体形成性糸球体腎炎　crescentic glomerulonephritis

【臨床的特徴】

　　血清中に自己抗体が認められ，この自己抗体が直接・間接的に腎炎の病態に関連している。
　　臨床的には発熱，全身倦怠感，ネフローゼ症候群や肺出血を合併し，急速に腎不全になる予後不良な疾患である（多くは予後不良なARFへ移行）。
　　原因自己抗体は，①抗糸球体基底膜抗体，②抗dsDNA抗体，③抗好中球細胞質抗体（ANCA：MPO-ANCA，PR3-ANCA）がある。病理学的には糸球体に半月体がみられる。

【治療】

　　多量のステロイド（ステロイドパルス療法：メチルプレドニゾロン）投与に，免疫抑制薬＋抗

凝固薬＋抗血小板薬併用など強力な薬物療法（カクテル療法）を必要とする。

免疫抑制薬：シクロホスファミド，アザチオプリン，ミゾリビンが使用される。

その他，血液透析療法（急性腎不全に対して），血漿交換療法（自己抗体除去のため）なども必要とされる。

3）IgA 腎症　IgA nephropathy

【疾患概念】

メサンギウム細胞増殖，メサンギウム基質増加を主体とする慢性腎炎のうち，メサンギウム領域に IgA が沈着するものを IgA 腎症という。我が国の慢性腎炎の中で最も多い（慢性糸球体腎炎の 40〜50％）。

【臨床的特徴】

発症年齢は小児から成人まで幅広い。健康診断で偶然発見されることが多く，進行は遅い。尿所見は持続的顕微鏡的血尿やタンパク尿が主体，時に肉眼的血尿を認める。ネフローゼ症候群（10％ 程度），血清 IgA 値↑（約半数）

【予　後】

20 年間で約 40％ の症例が末期腎不全へ進行する（比較的予後不良）。

【治　療】

重症度によるリスク群に応じた治療法がある。

生活管理：必要に応じて食事制限（減塩，タンパク制限）や運動制限など行う。

薬物治療として

①抗血小板薬（ジラゼプ塩酸塩水和物，ジピリダモール）が標準治療

②タンパク尿 0.5 g/日以上，eGFR 60 mL 以上では，経口ステロイド療法の適応

③タンパク尿 1 g/日以上，Cr 1.5 mg/dL 以下では，ステロイドパルス療法が有効

④Cr 1.5 mg/dL 以上，進行性症例では，免疫抑制剤（シクロホスファミド，アザチオプリン）の併用使用が有効

最近では，尿タンパク減少効果に加え腎保護作用がある RAS 抑制薬：ACE 阻害薬（エナラプリルマレイン酸塩，ベナゼプリル塩酸塩），ARB（バルサルタン）が多用される。

治療のポイント

- とにかく一番大切なのは安静である。これを徹底して指導することが大切
- 再発や二次感染の危険が少なく，予後は悪くない疾患であるので安心するように説明する（医師と相談のうえ）。

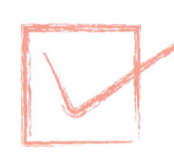

症例 Check test　急性糸球体腎炎

問　糸球体腎炎について，正しいものに〇，誤っているものに×をつけよ。
1. IgA 腎症の治療薬として ACE 阻害薬は腎保護作用が期待できる。
2. 溶連菌感染後急性糸球体腎炎は予後不良な ARF に移行する。
3. IgA 腎症はネフローゼ症候群を呈することはない。
4. 半月体形成性糸球体腎炎の病態には自己抗体が関与する。
5. 急性腎炎症候群はステロイド療法が第 1 選択薬である。

解答・解説

1. 〇
2. ×　溶連菌感染後急性糸球体腎炎の ARF は経過良好であることが多い。
3. ×　ネフローゼ症候群は 10% 程度発症する。
4. 〇　①抗糸球体基底膜抗体，②抗 dsDNA 抗体，③抗好中球細胞質抗体（ANCA：MPO-ANCA, PR3-ANCA）など
5. ×　急性腎炎症候群の多くは安静など保存的治療で改善することが多いので初めからステロイドを投与することはない。

国試問題 select： （第 86 回国家試験問題：問 204 一部改変）

耳鼻・咽頭疾患に関する記述のうち，誤っているのはどれか。2 つ選べ。

1. 急性副鼻腔炎は，急性上気道感染に引き続いて起こり，起炎菌としてはインフルエンザ菌，肺炎球菌，ブドウ球菌などが多い。
2. 急性副鼻腔炎の第 1 選択薬として，エリスロマイシンやクラリスロマイシンなどのマクロライド系抗菌薬が使用される。
3. 咽頭や扁桃の A 群 β 溶血性連鎖球菌感染症は，急性糸球体腎炎の原因となることがある。
4. ミコナゾールのゲル経口用剤は，口腔カンジダ症に対して用いられ，口腔内に塗布後はできるだけ長く含んだ後，嚥下する。
5. メニエール病では，内耳の内リンパ水腫によって中枢前庭性の非回転性めまいが生じる。

解説

1. ○
2. ×　急性副鼻腔炎に有効な薬物としては，ペニシリン系あるいはセフェム系抗菌薬が第 1 選択薬となる。
3. ○
4. ○
5. ×　メニエール病は，めまい，吐き気，嘔吐，耳鳴り，難聴などを伴う疾患で，内リンパ水腫が原因の 1 つと考えられ，メニエール病のめまいは末梢性めまいに分類される。

解答　2，5

7 膀胱がん bladder cancer

疾患概念

- 膀胱の上皮に原発する**移行上皮がん**（膀胱の悪性腫瘍の90％）である。
- 男：女＝4：1と**男性**に多い。

症状

- 無症候性血尿として，まず来院する。無症候性血尿とは，他に異常な症状がないのに血尿だけ出るというもの
- 腫瘍による ┌ 尿管の閉塞⇒水腎症（背部痛），尿路感染症（発熱）
　　　　　　└ 尿道の閉塞⇒尿閉（下腹部の膨満感）

検査・診断

- 尿沈渣：血尿
- **尿細胞診**：尿路の腫瘍で陽性率は高い（腎細胞がんはダメ）。
- 膀胱鏡検査：膀胱がんは乳頭状に増殖している。

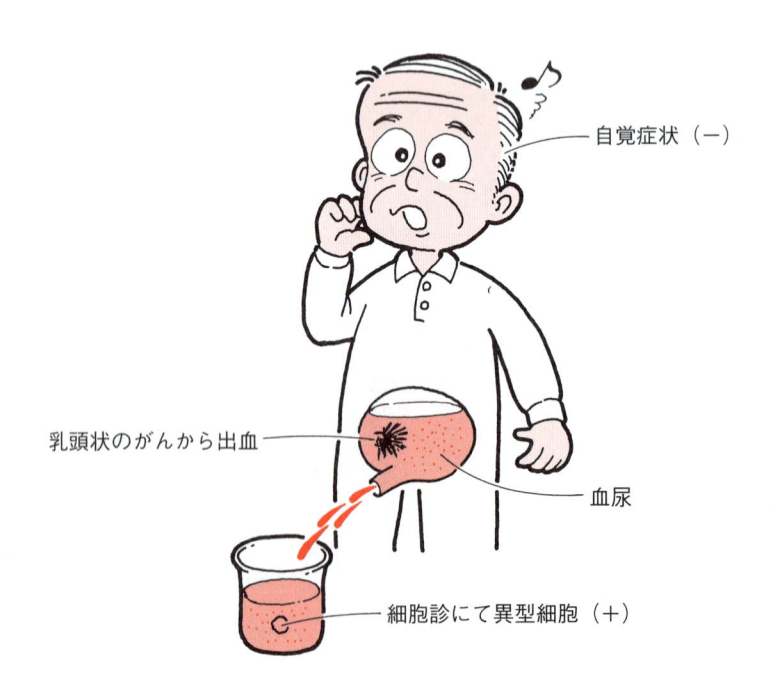

自覚症状（−）
乳頭状のがんから出血
血尿
細胞診にて異型細胞（＋）

治　療

1) 筋層非浸潤がん：経尿道的膀胱腫瘍切除術，再発予防に抗がん剤（マイトマイシンC，アドリアマイシン）膀胱内注入やBCG膀胱内注入法（上皮内がんの第1選択）を行う．
2) 筋層浸潤がん：根治的膀胱摘出術＋術前化学療法
3) 進行がん，手術困難例：化学療法や放射線療法を行う．

【化学療法の一次治療】
① MVAC療法（メトトレキサート，ビンブラスチン，アドリアマイシン，シスプラチン）従来の一次治療
② GC療法（ゲムシタビン，シスプラチン）：副作用が少ない⇒現在の一次治療に移行

治療のポイント

- 尿路変更術に伴うストーマケアについて十分説明する．

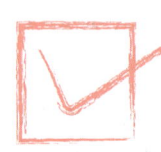

症例 Check test 膀胱がん

問 泌尿器系悪性疾患の記述について，正しいものに〇，誤っているものに×をつけよ。

1. 腎細胞がんの発症危険因子に肥満と喫煙がある。
2. 前立腺がんのホルモン療法はLH-RHアゴニストと抗アンドロゲン薬の併用（CAB療法）が中心である。
3. 膀胱がんの初発症状で顕微鏡的血尿は重要な所見の1つである。
4. 膀胱がんの組織学的特徴は扁平上皮がんである。
5. 腎細胞がんに対してGC療法（ゲムシタビン，シスプラチン）が行われる。

解答・解説

1. 〇
2. 〇
3. 〇
4. ×　組織学的には90％以上が尿路上皮がん（移行上皮がん）である。
5. ×　GC療法（ゲムシタビン，シスプラチン）は膀胱がんの一次治療薬である。

国試問題 select： （予想問題）

膀胱がんに関する記述のうち，誤っているのはどれか。2つ選べ。

1. 年齢階級別罹患率は男女とも 40 歳以降で増加する。
2. 膀胱がんの 90％以上が腺がんであり，扁平上皮がんはごくわずかである。
3. 浸潤性膀胱がんは膀胱全摘術を行っても予後不良であり，肺，骨，リンパ節，肝への転移をきたしやすい。
4. 肉眼的または顕微鏡的血尿は 80％以上で認められ，膀胱刺激症状は上皮内がんの 70〜80％に認められる。
5. BCG の膀胱内注入療法は経尿道的膀胱腫瘍切除術（TUR-Bt）後の再発予防効果に優れており，悪性度の高い上皮内がんに対して第 1 選択である。

解説

1. ×　60 歳以降で増加する。
2. ×　90％以上が移行上皮がんで，扁平上皮がん 5％，腺がんが 1％以下である。
3. ○
4. ○
5. ○

解答　1，2

8 前立腺がん prostate cancer

疾患概念

- 前立腺の**外腺**（外科的被膜）由来の，アンドロゲン依存的（エストロゲンは抑制的に作用する）に増殖する悪性腫瘍

症状

- 初期には**無症状**
- 進行すると尿道を圧迫するために，頻尿⇒残尿⇒水腎症となってくる。
- 転移：**骨転移**が多くみられ，骨痛（+）。転移は腰椎が多い。

検査・診断

- まず，**直腸指診**（これで発見されることが多い。ただし，腫瘍の小さい初期段階では硬くふれることはない）
- **経直腸的超音波断層法**（早期発見に有効）
- 腫瘍マーカー：血清**酸性ホスファターゼ**，**γ-セミノプロテイン**，**前立腺特異抗原（PSA）**⇒これらも早期発見に有効
- 生検（これで確定診断）

〈転移部位の検索には〉

- ^{99m}Tc-diphosphate
- 単純X線撮影

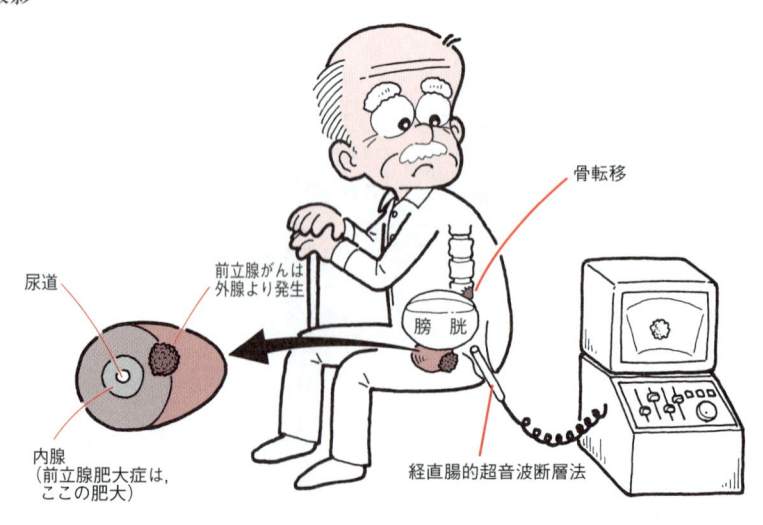

治療

病期，がん悪性度，PSA 値，年齢などを考慮して治療方針が決定される。

1）前立腺内にがんがとどまる場合

悪性度が低い，PSA 値が低い，腫瘍が小さいなどの場合：PSA 値を測定し経過観察を行う（PSA 監視療法）。

悪性度高い，PSA 値が高いなどの場合：根治的前立腺摘出術，放射線療法内分泌療法を組み合わせる。

高齢者の場合：内分泌療法を行う。

2）前立腺外にがんが浸潤する場合

内分泌療法＋放射線療法の併用

3）リンパ節転移や遠隔転移（骨など）がある場合

内分泌療法

【内分泌療法とは】（図1参照）

前立腺は男性ホルモン依存性臓器で，腺がんの発育に必要とする。アンドロゲンががん細胞に到達しないよう阻止する治療法が内分泌療法である。

適応は①転移がある場合，②根治手術療法の補助・併用目的，③根治手術療法ができない場合である。

薬物療法には，①脳下垂体に作用して，精巣への男性ホルモン分泌刺激を抑制させる注射（LH-RH アゴニスト：リュープロレリン酢酸塩），女性ホルモン剤（エストロゲン製剤），②男性ホルモン作用を直接抑える内服薬（非ステロイド性抗アンドロゲン薬：フルタミド，ビカルタミド，ステロイド性抗アンドロゲン薬：クロルマジノン酢酸エステル）がある。

CAB（combined androgen blockade）療法：現在では，LH-RH アゴニストと抗アンドロゲン薬を併用したホルモン療法 CAB 療法が中心である。

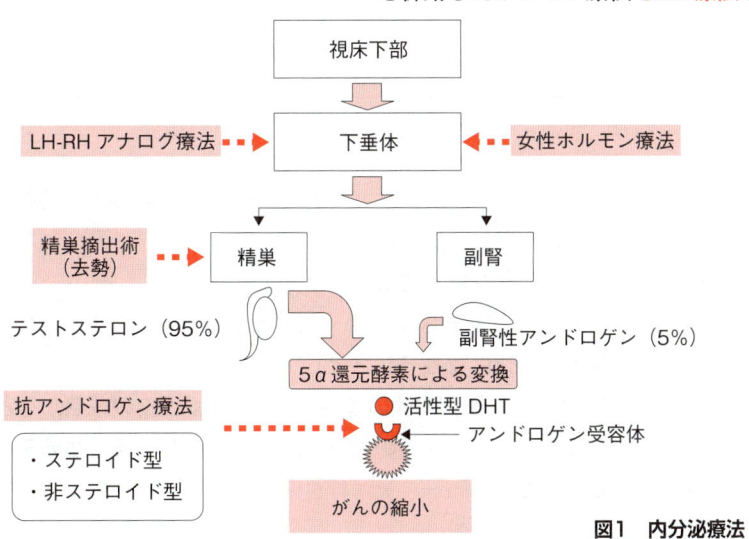

図1 内分泌療法

治療のポイント

- 術後の合併症として，次の症状がみられる。
  - ・インポテンス　・尿失禁　・尿道狭窄
- これらについての精神的サポートや日常生活での注意事項を指導する。

腎・泌尿器疾患

Pick UP コラム

【アンドロゲンとエストロゲン】

　アンドロゲンとエストロゲンは，それぞれの性に特有の身体的特徴や生殖器の発達に密接に関連している。
　例えば，アンドロゲンは男性らしさとして，
　1）声を太くする，2）多毛にする，3）筋骨たくましくする，など
　一方，エストロゲンは女性らしさとして，
　1）乳腺の発育，2）子宮内膜の増殖，3）腟粘膜上皮の成熟，など
　よって，これらの各性に特有の臓器の組織ががん化するとホルモン依存性増殖をするのである。

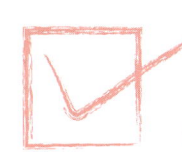

症例 Check test 前立腺がん

問 前立腺がんについて，正しいものに○，誤っているものに×をつけよ。

1. LH-RH療法は，薬剤としてゴセレリン酢酸塩などが使われ，投与方法は3週に1回の投与で済む利点がある。
2. 抗アンドロゲン療法には，ステロイド性アンドロゲン剤と非ステロイド性アンドロゲン剤があり，クロルマジノン酢酸エステルは非ステロイド性アンドロゲン剤である。
3. 前立腺全摘出術は，がん病巣が前立腺に限局しており，全身状態が良好な70歳未満の症例である。
4. 前立腺がん（再燃がん）の標準化学療法は，ドセタキセルとプレドニゾロンの併用療法である。
5. スクリーニングとしてCTとPSAの基準値は4 ng/mL未満である。

解答・解説

1. ×　ゴセレリン酢酸塩の投与方法は，4週に1回の投与である。
2. ×　クロルマジノン酢酸エステルは，ステロイド性アンドロゲン剤である。
3. ○
4. ○
5. ×　スクリーニングは触診とPSAが重要である。

国試問題 select： （第91回国家試験問題：問193一部改変）

前立腺がんとその治療薬に関する記述のうち，誤っているのはどれか。2つ選べ。
① 日本人の罹患率は欧米人よりも高い。
② 骨転移を起こしやすい。
③ アロマターゼ阻害薬のファドロゾール塩酸塩水和物が用いられる。
④ 病期が進行した症例では，血清産生ホスファターゼ値が上昇することが多い。
⑤ 内分泌療法としてリュープロレリン酢酸塩が用いられる。

解説
① × 人種間の発生頻度を比較すると，欧米人に多く，日本人を含むアジア人には少ない。
② ○
③ × ファドロゾール塩酸塩水和物などのアロマターゼ阻害薬は，閉経後乳がんの治療に用いられる。
④ ○
⑤ ○

解答 ①，③

9 尿路結石 urolithiasis

疾患概念

- 腎盂・腎杯，尿管，膀胱，尿道といった尿路に結石が生じたもの
- 特に尿管の生理的狭窄部位（3ヶ所）に多い。
- 男：女＝3：1で成人に多い。
- シュウ酸カルシウム結石が最も多い。
- 結石による疼痛や尿うっ滞に由来する尿路感染症が合併する。

尿管の生理的狭窄部（ここが好発部位）

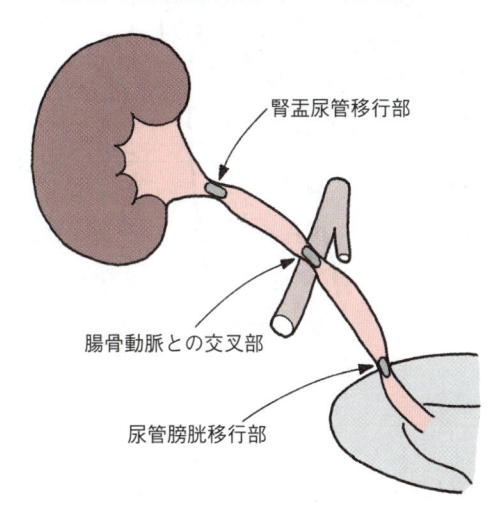

- 腎盂尿管移行部
- 腸骨動脈との交叉部
- 尿管膀胱移行部

症状

- 側腹部の疝痛（間欠痛）
- 血尿　　　　　　　　　　これが Trias（3主徴）
- 結石の排出
- 背部の肋骨椎骨角の叩打痛

検査・診断

- 腹部単純 X 線
  - カルシウム結石は陽性

- X線に写らない結石：尿酸結石，キサンチン結石，シスチン結石
・CT，エコー
  - X線陰性結石はこれらの検査で明らかになる。

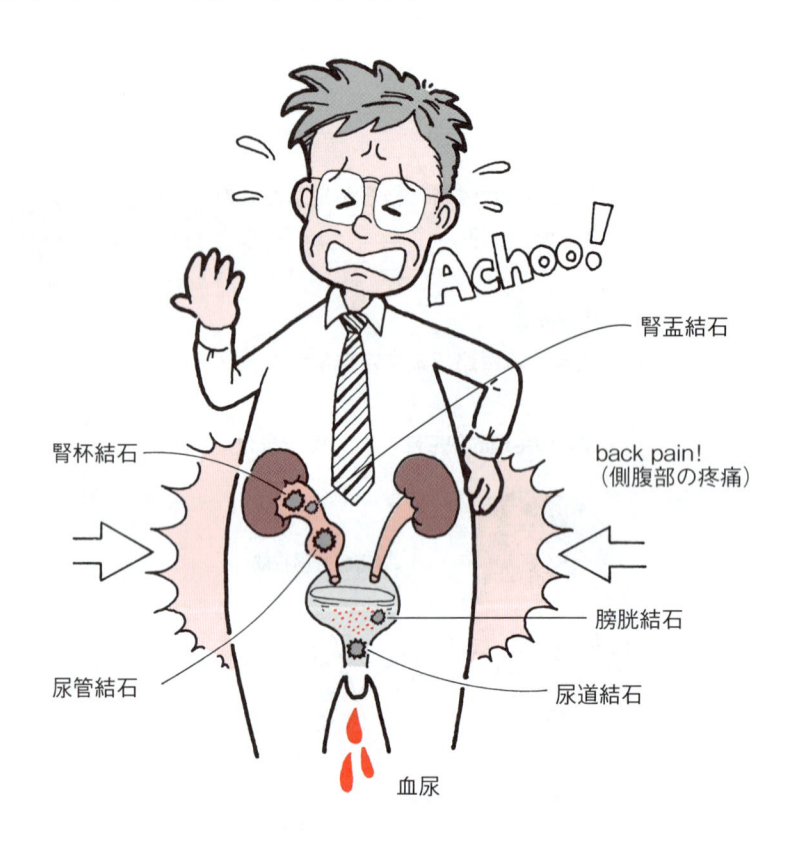

治療

疼痛に対する治療：疼痛が激しい場合は鎮痛薬，鎮痙薬による疼痛緩和を行う。NSAIDs（インドメタシン）経口・座薬投与，非麻薬性鎮痛薬（ペンタゾシン）筋注，鎮痙薬（ブチルスコポラミン臭化物）静注投与など

- 結石の大きさが5 mm以下：自然排石が期待できるため，水分摂取量を増やし（1日2,000〜2,500 mLが目安）薬物療法として，結石排出促進薬（ウラジロガシエキス，猪苓湯など），Ca結石には，サイアザイド系利尿薬（尿細管でのCa再吸収を促進し，尿中Ca濃度を低下させる）を投与する。尿酸結石に対する溶解，再発予防としては，尿アルカリ化薬（クエン酸製剤，重曹：尿pH 7を超えないように注意）や尿酸生成抑制薬（アロプリノール）を高尿酸血症が認める場合に投与する。

- 自然排石ができない場合（10 mm以上の結石）：ESWL（体外衝撃波砕石装置），内視鏡（経尿道的，経皮的）を用いた砕石を行う。

尿路感染合併例には抗生物質経口投与や点滴投与をする。

【その他】
　結石の再発予防のために，生活習慣を改善し，水分摂取を多めにし，栄養指導による食事療法を行う。栄養指導：動物性タンパク質，シュウ酸，脂肪，炭水化物過剰摂取制限と野菜摂取をすすめる。

治療のポイント
- 発作予防のため生活習慣の改善と食事指導が重要である。
- 水分を十分摂取させるなど再発予防の指導を行う。

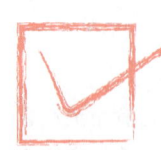

症例 Check test　尿路結石

> **問** 尿路結石について，正しいものに○，誤っているものに×をつけよ。
> ① 尿路結石で最も多いのは尿酸結石である。
> ② シュウ酸 Ca 結石は腹部単純レントゲン写真で判別できる。
> ③ 検尿でタンパク尿所見は尿管結石を疑わせる所見である。
> ④ 尿路結石の予防に生活習慣の改善は必要である。
> ⑤ 尿酸結石の薬物治療薬にサイアザイド系利尿薬が適応である。

解答・解説

① ×　シュウ酸 Ca 結石が最も多い。
② ○
③ ×　尿潜血所見が重要所見である。
④ ○
⑤ ×　サイアザイド系利尿薬は尿酸値上昇の副作用があるので使用しない。サイアザイド系利尿薬は Ca 結石に対して適応がある。

国試問題 select： （第 90 回国家試験問題：問 204 一部改変）

尿路結石症に関する記述のうち，正しいのはどれか。2 つ選べ。

1. 腎・尿管結石を上部尿路結石といい，膀胱・尿道結石を下部尿路結石というが，下部尿路結石の方が頻度が高い。
2. 下部尿路結石は，前立腺肥大症や尿道狭窄などによる尿の停滞が原因となることが多い。
3. リン酸カルシウムやリン酸マグネシウムアンモニウムは，アルカリ尿になると不溶性となり，結石を生じやすくなる。
4. 尿酸結石の治療には，尿酸が酸性尿中で溶解性が高まるため，尿の pH を下げることが重要である。
5. シュウ酸カルシウムを含む結石の頻度は低い。

解説

1. ×　尿路結石は，結石の発症部位によって，腎結石，尿管結石のような上部尿路結石と，膀胱結石，尿道結石のような下部尿路結石に大別されるが，上部尿路結石が 95％ を占め頻度は高い。
2. ○　下部尿路結石は，尿路結石の 5％ を占め，前立腺肥大症や尿道狭窄などによる尿の停滞が原因となることが多い。
3. ○　リン酸カルシウムやリン酸マグネシウムアンモニウムは，アルカリ性で不溶性となり結石を生じやすくなる。
4. ×　尿酸は，アルカリ性尿中で溶解性が高まるため，尿の pH を上げることが重要である。
5. ×　シュウ酸カルシウムを含む結石は，全体の 80〜90％ を占め，頻度は高い。

解答　2，3

第9章　感覚器疾患

1. 緑内障 …………………………… 480
2. 白内障 …………………………… 484
3. 流行性角結膜炎 ………………… 488
4. めまい …………………………… 490
5. メニエール病 …………………… 493
6. 副鼻腔炎 ………………………… 495

1 緑内障 glaucoma

疾患概念

- 房水の排泄障害によって眼圧の相対的な上昇をきたし，視神経障害を生じる病気である。
- 大きく分けて，房水の流出路となる隅角が狭くなる閉塞隅角緑内障と，隅角は狭くなっていないにもかかわらず，房水の流出障害により眼圧が上昇する開放隅角緑内障とがある。

症状

- **頭痛，眼痛**：眼圧の上昇⇒眼痛，頭痛，吐き気
- **失明**：眼圧の上昇⇒視神経圧迫（障害）⇒視野欠損⇒失明

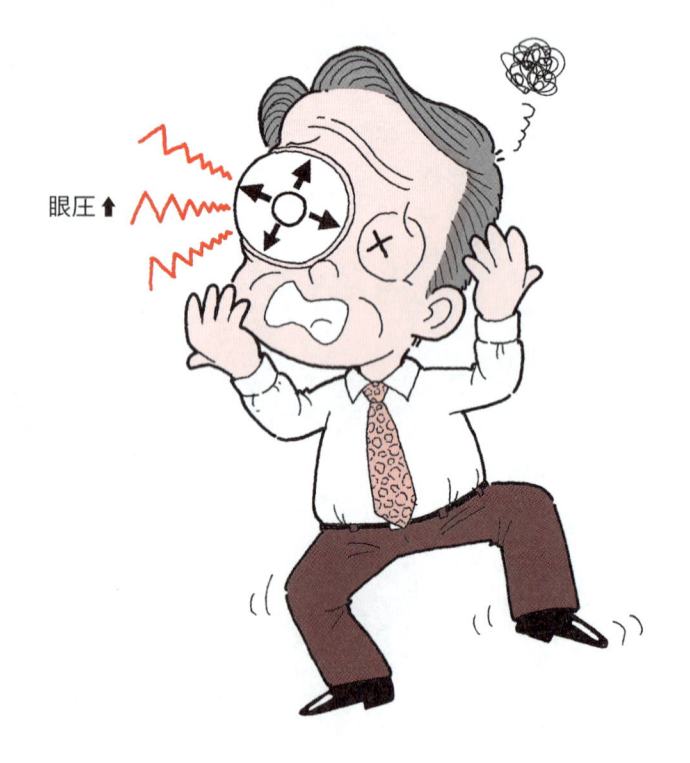

検査・診断

- ゴールドマン型眼圧計：**診断基準は 21 mmHg 以上**
- 眼底鏡：**視神経乳頭陥凹の拡大**，乳頭血管の走行異常などを認める。
- **視野検査**：鼻側階段，弓状暗点などを認める。
* 緑内障の初期の視野異常は静的視野検査が適している。視野検査は緑内障の診断のみならず，治療効果の判定にも欠かせない重要な検査である。

治療

- 閉塞隅角緑内障：**レーザー虹彩切開術が原則**。予後により，レーザー隅角形成術やトラベクロトミー（生理的房水流出路の再建），トラベクレクトミー（非生理的房水流出路の作製）がある。
- 開放隅角緑内障：**薬物治療が原則**
1) 房水排出促進
   ぶどう膜，強膜経路：$PGF_{2\alpha}$ 製剤，α 遮断薬
   線維柱帯経路：副交感神経作動薬，交感神経作動薬
2) 房水産生抑制
   β 遮断薬
   炭酸脱水酵素阻害薬
3) ぶどう膜，強膜経路排泄促進＋房水産生抑制：$\alpha_1\beta$ 遮断薬

治療のポイント

- 医師の指示に従い，適宜縮瞳薬などの点眼を行い，眼痛をやわらげる努力をする。
- 術前には睫毛を切る。
- 努責や感情の高ぶりなど，眼圧を上昇させることは避けるように指示する。

Pick UP コラム 【隅角と房水】

　水晶体，角膜の栄養補給，老廃物の運搬，眼圧の調節をしている房水は，毛様体突起の上皮細胞から産生され，隅角（虹彩の根部の空間）のシュレム管，ひいては集合管を通って上強膜静脈内に流れ込んでいる。したがって，散瞳により虹彩が収縮すると，隅角はせまくなり，房水の流出路が障害され，眼圧は上昇する。

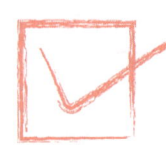

症例 Check test　緑内障

問 緑内障について，正しいものに○，誤っているものに×をつけよ．

1. 緑内障は，眼内圧の上昇などで視神経が圧迫され，視神経萎縮を起こし，視力低下・視野障害を起こす疾患群である．
2. 眼圧が正常範囲内（正常10～21 mmHg）にあれば，視神経障害，視野障害を起こすことは少ない．
3. 房水の流出経路は，毛様体上皮細胞→後房→前房→線維柱帯→シュレム管→細静脈の順である．
4. 緑内障は，日本において後天的失明の第1位である．
5. 閉塞隅角緑内障の治療は，薬物療法が第1選択である．
6. 緑内障では眼圧が正常より高い．
7. 緑内障の症状として，視野が欠損する．
8. 緑内障は水晶体が混濁する．
9. 緑内障では，眼内に新生血管が伸展する．
10. 急性緑内障では眼痛が特徴的であり頭痛，悪心，嘔吐を合併することが多い．

解答・解説

1. ○
2. ×　眼圧が正常範囲内（正常10～21 mmHg）であっても，相対的に高い状態では，視神経障害，視野障害等の緑内障症状が起こる．正常眼圧緑内障という．
3. ○　房水は，眼循環を経て済静脈から全身へ分布するため，点眼薬の全身への作用に注意が必要である．
4. ○　2007年の調査結果（厚生労働省研究班の調査報告書）によると，日本において後天的失明の第1位は緑内障，第2位が糖尿病網膜症である．
5. ×　閉塞隅角緑内障の治療は，手術が第1選択である．
6. ×　正常眼圧緑内障がある．
7. ○　視神経乳頭が圧迫され，視野障害が起こる．
8. ×　水晶体の混濁は，白内障の症状
9. ×　眼内に新生血管が伸展する疾患は，増殖糖尿病網膜症
10. ○　頭痛で受診することも多いので要注意である．

国試問題 select : （第 91 回国家試験問題：問 199 一部改変）

緑内障の治療に関する記述のうち，誤っているのはどれか。2 つ選べ。
① チモロールマレイン酸塩の全身性副作用を軽減するために，点眼後 1～5 分間閉瞼して涙のう部を圧迫させた後，開瞼するよう指導する。
② チモロールマレイン酸塩の持続性点眼液は，気管支ぜん息患者にも安全に使用できる。
③ ラタノプロストは，虹彩に色素沈着を起こすことがある。
④ アセタゾラミドは，毛様体上皮に存在する炭酸脱水酵素を阻害することにより房水産生を抑制して眼圧を低下させる。
⑤ ピレノキシンの点眼剤が適応となる。

解説
① ○
② ×　点眼によっても全身性の β 遮断作用が現れることがあるため，気管支ぜん息には禁忌
③ ○
④ ○
⑤ ×　ピレノキシン点眼液は，初期老人性白内障に適応がある。

解答　②，⑤

国試問題 select : （第 91 回国家試験問題：問 199 一部改変）

緑内障とその治療に関する記述のうち，正しいのはどれか。2 つ選べ。
① 主な発症原因は，水晶体タンパク質の変性による眼圧の上昇である。
② 中心視野の障害は比較的少ないため，進行末期まで視野異常や視力低下を自覚しないことがある。
③ イソプロピルウノプロストンは，毛様体上皮に存在する炭酸脱水酵素を阻害することにより，眼圧を低下させる。
④ チモロールマレイン酸塩は，主に房水産生を抑制することにより眼圧を低下させる。
⑤ 急性発作時には，副腎皮質ステロイドの経口薬が用いられる。

解説
① ×　緑内障は，眼房水の流出性が低下して，眼圧が上昇することにより視機能が低下する疾患。水晶タンパク質の変性が原因で起こる眼疾患は白内障である。
② ○
③ ×　イソプロピルウノプロストンはプロスタグランジン誘導体で，眼房水流出促進作用により眼圧を低下させる。選択肢の記述はアセタゾラミドである
④ ○
⑤ ×　急性発作時には，ピロカルピン塩酸塩の点眼による縮瞳，アセタゾラミド内服，高浸透圧性利尿（マンニトール，グリセロール）薬急速静注が有効である。

解答　②，④

2 白内障 cataract

疾患概念

- 白内障とは水晶体が混濁した状態をいい，加齢性白内障，先天性白内障，外傷性白内障，ステロイド白内障，全身病に合併する白内障などがある。

分類

- 水晶体の濁り方によって大きく3つに分類される（図参照）。
  1) 皮質白内障
  2) 後嚢下白内障
  3) 核白内障
- 加齢性白内障は皮質白内障が多く，混濁は，一般的に水晶体周辺部から始まる（初発白内障，皮質白内障）。

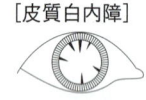

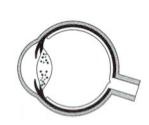

［皮質白内障］

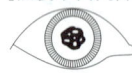

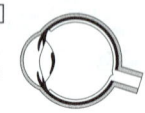

［後嚢下白内障］

［核白内障］

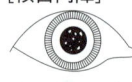

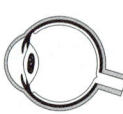

症状

- 視力低下：水晶体の混濁⇒視力低下
- ＊眼の疲れや車を夜間運転しているときに対向車のヘッドライトでみえにくいといった症状で受診することも多い。

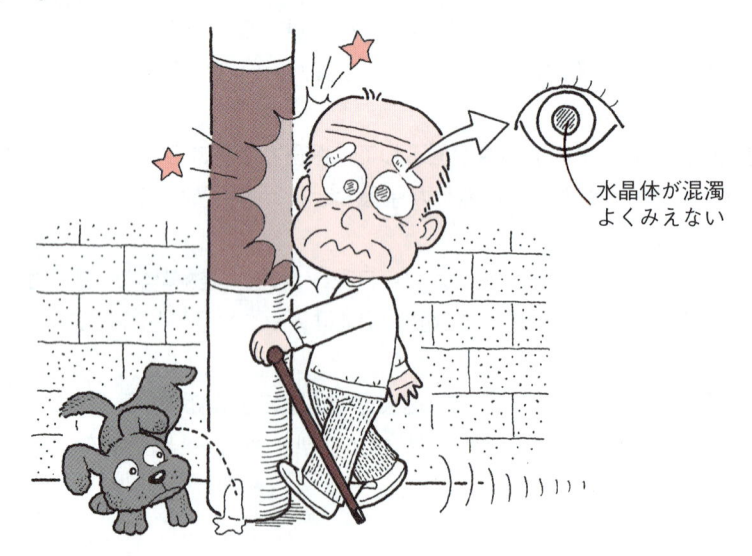

水晶体が混濁
よくみえない

検査・診断

- 細隙灯顕微鏡による観察で診断する。
- ＊散瞳していないと初期状態の診断が難しいので，必ず散瞳下に観察する。

治療

- 主として人工レンズ挿入手術
- 有効と評価された薬物療法はない。

治療のポイント

- 患者が高齢者であることが多いので，手術前後の説明を十分にする。
- 術前には睫毛を切る。
- 術直後は眼に力を入れてはならないので，自分で頭を動かさないように指示する。また直射日光をさけるため，病室のカーテンで適当な暗さを保つ。
- 術後の眼痛，出血，悪心，嘔吐はすぐに医師に伝える。

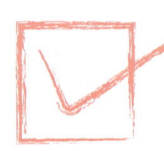

症例 Check test　白内障

問 白内障について，正しいものに〇，誤っているものに×をつけよ。
1. 加齢
2. 酸化ストレス
3. 副腎皮質ホルモンの大量投与
4. 糖尿病
5. 眼圧上昇

解答・解説

1. 〇　加齢により，発症頻度は高まる。
2. 〇　水晶体混濁の原因の1つといわれている。
3. 〇　代表的な副作用の1つである。
4. 〇　糖尿病に合併することが多い。
5. ×　緑内障の原因である。白内障では起こらない。

問 加齢性白内障の自覚症状について，正しいものに〇，誤っているものに×をつけよ。
1. 初期は無症状
2. 眼痛
3. 頭痛
4. 視力低下
5. 視野欠損

解答・解説

1. 〇　発症初期は，自覚症状はほとんど感じない。
2. ×　急性緑内障発作の症状
3. ×　急性緑内障発作の症状
4. 〇　進行すると視力低下が起こる。
5. ×　緑内障の症状

国試問題 select： （予想問題）

白内障とその治療に関する記述について，正しいのはどれか。2つ選べ。
1 白内障では，水晶体が混濁し，光の透過性障害を起こし，視力が低下する。
2 白内障の原因として，水晶体を構成するタンパク質の凝集があげられる。
3 白内障の治療は，主に薬物療法である。
4 眼内は免疫寛容の状態なので，白内障手術時は，細菌感染への心配はない。
5 世界的にみた場合，白内障による後天的失明は，第2位である。

解説
1 ○ 混濁は白い場合もあるが，加齢性の場合，黄色を呈することもある。
2 ○ 主にクリスタリンというタンパク質の異常による。ピレノキシンが治療薬としてあげられるが，推奨グレードはCである。
3 × 手術による眼内レンズ挿入が一般的である。
4 × 眼内は免疫寛容状態なので，細菌感染には最大の注意を払わなければならない。
5 × 開発途上国では発症頻度が高く，手術の普及が遅れているため，白内障は世界的には後天的失明原因の第1位である。

解答 1，2

3 流行性角結膜炎 epidemic keratoconjunctivitis（EKC）

疾患概念

- **アデノウイルス8，19，37型**などによる感染が原因である。
- 伝染力が非常に強く，5～7日の潜伏期間ののちに発症する。

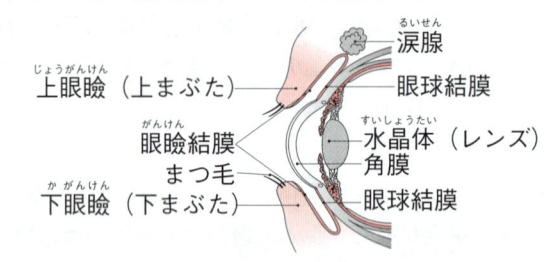

症状

- 羞明，充血，流涙，異物感

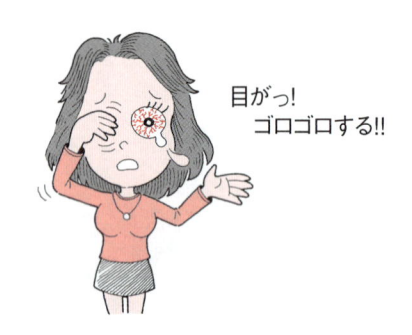

治療

アデノウイルス全般について有効な治療薬はない。対症療法的に抗炎症薬の点眼を行い，さらに角膜に炎症，混濁がみられるときは，副腎皮質ステロイドを点眼する。
感染症法における取り扱い：5類感染症定点把握疾患に定められている。

治療のポイント

- 院内での感染を防ぐため，診察，処置時に使用した器具の処理に注意する。
- 点眼薬の健眼へのたれこみによる感染を防ぐために十分に注意を促す。
- 医療従事者が罹患あるいは伝染した場合は，完治するまで休職させる。

症例 Check test 流行性角結膜炎

> **問** 流行性角結膜炎について，正しいものに○，誤っているものに×をつけよ。
> 1 細菌感染である。
> 2 潜伏期は1週間である。
> 3 患者と接触で感染する。
> 4 抗生物質による治療が効果的である。

解答・解説

1 ×　原因はアデノウイルス8型
2 ○　発病後2〜3週間で治癒
3 ○　タオルなどは別々に使う。
4 ×　二次的感染の予防として抗生物質の点眼を行うことはある。

国試問題 select：（第94回国家試験問題：問191 一部改変）

眼疾患とその治療に関する記述について，誤っているのはどれか。2つ選べ。
1 白内障の視力低下は，徐々に進行する。
2 流行性角結膜炎は，主として細菌による感染症である。
3 高血圧の合併症に，眼底出血がある。
4 炭酸脱水酵素阻害薬は，房水産生を抑制し，眼圧を低下させる。
5 ジピベフリン塩酸塩点眼薬は，原発性閉塞隅角緑内障の治療に用いられる。

解説
1 ○
2 ×　流行性角結膜炎は，アデノウイルスによって起こるウイルス性結膜炎。別名「はやり眼」
3 ○
4 ○
5 ×　薬物治療が第1選択なのは，開放隅角緑内障。ジピベフリン塩酸塩は，開放隅角緑内障，高眼圧症に用いられる。閉塞隅角緑内障は，手術が第1選択となる。

解答　2，5

4 めまい dizziness

> 疾患概念

- 自己ないし外界の空間における異常知覚

> 分類と症状

a) 患者自身の表現に従った分類
1) 回転性めまい（眼がぐるぐると回る状態）
2) 動揺型めまい（身体がふわふわと揺れる状態）
3) 失神型めまい（眼前暗黒感，失神感）

b) 病変部位による分類
1) 前庭性めまい
　末梢性：内耳から前庭神経核までの部位の障害により起こる。
　中枢性：前庭神経核から小脳までの部位の障害により起こるもの
2) 非前庭性めまい
　1) 以外に原因のあるもの

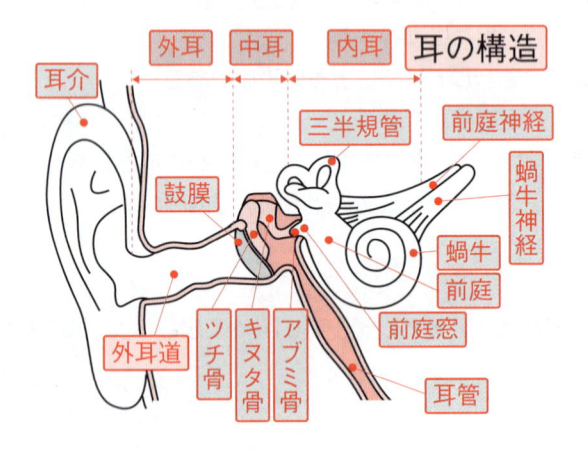

耳の構造

外耳／中耳／内耳

耳介、鼓膜、外耳道、ツチ骨、キヌタ骨、アブミ骨、三半規管、前庭窓、前庭、蝸牛、前庭神経、蝸牛神経、耳管

病　態

a）末梢前庭性めまい

　　　薬物中毒（アミノ配糖体系抗菌薬，シスプラチン，ループ利尿薬など）

　　　内耳疾患（メニエール病，内耳炎，中耳炎など）

　　　聴神経障害（耳性帯状発疹）

b）中枢前庭性めまい：脳梗塞，脳出血，一過性脳虚血発作など脳血管循環障害，薬物中毒（フェニトイン，カルバマゼピンなど）

c）非前庭性めまい：低血圧，貧血，低血糖，低酸素，心因性（心身症，うつ病）など

治療薬

1) 急性期：対症療法（吐気や嘔吐などの自律神経症状）
   - 内服が困難な場合：電解質輸液に炭酸水素ナトリウム，制吐薬添加
   - 内服が可能な場合：脳血管拡張薬（内耳の毛細血管を拡張，血流量増加），イソプレナリン塩酸塩，ジフェニドール塩酸塩，ベタヒスチンメシル酸塩

2) 間欠期：積極的に頭位を換え，ストレスがかからないよう生活指導

治療のポイント

- 発症にはさまざまな要素が関わっているので，一人ひとりにあった治療を心がける。
- 急性期には，激しいめまいに悪心，嘔吐を合併するため，内服が不可能な場合，静注あるいは点滴が行われる。
- めまい発作への不安に対して，抗不安薬が使用される。

症例 Check test　めまい

問 末梢性めまいについて，正しいものに〇，誤っているものに✕をつけよ。
1. ストレプトマイシン服用による薬剤性めまい
2. てんかん発作によるめまい
3. アルコールの過度摂取によるめまい
4. メニエール病によるめまい

解答・解説

1. 〇　末梢前庭性めまいである。
2. ✕　中枢性めまいである。
3. ✕　中枢性めまいである。
4. 〇　末梢性めまいである。

国試問題 select：（第83回国家試験問題：問210 一部改変）

めまいに関する記述のうち，正しいのはどれか。2つ選べ。
1. 脳の平衡中枢や内耳の前庭からなる平衡維持機構に障害があると，自覚症状としてめまいが起こる。
2. 血管拡張薬であるニコチン酸製剤は，末梢性めまいに有効である。
3. メニエール病は，中枢性のめまいの約10％を占める。
4. アミノグリコシド系抗菌薬により，内耳障害に起因するめまいや平衡障害が起こることがある。

解説
1. 〇
2. ✕　ビタミン製剤のニコチン酸やニコチン酸アミドは，抗めまい薬として必ずしも一般的に使用されていない。
3. ✕　メニエール病は，めまい，吐き気，嘔吐，耳鳴あるいは難聴を伴う疾患で，原因は不明。メニエール病のめまいは，内耳の病変に起因すると考えられ，末梢性めまいに分類される。
4. 〇

解答　1，4

5 メニエール病 Ménière's disease

疾患概念

- 内リンパ水腫など，内耳迷路の過大刺激により耳鳴り，回転性めまいが発作的にみられる病態

病態

- ストレス，自立神経障害，血行障害など。性格と環境が織りなす病気
- 内耳にリンパ液が溜まる（内リンパ水腫）による内圧の上昇

症状

発病早期（発症6ヶ月から1年以内）の症状
　耳閉感，低音性耳鳴（時に高音）や
　難聴，回転性めまいの反復
不可逆期：全音域に及ぶ難聴，頑固な耳閉感
　や耳鳴，めまいを常時訴える。
進行期：難聴が高度に進行，浮動性めまいや
　不定愁訴を訴える。

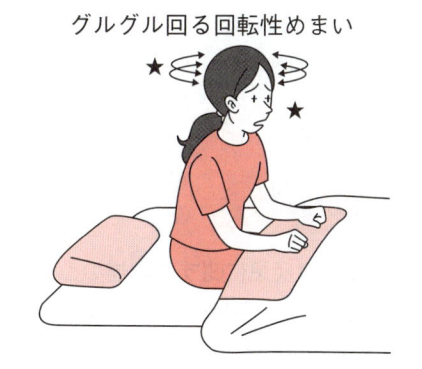

グルグル回る回転性めまい

治療

a) 急性期：メトクロプラミド皮注，ジアゼパム皮注
b) 慢性期：イソソルビド（水腫除去の目的）内服
　　脳血管拡張薬（内耳の毛細血管を拡張，血流量増加）
　　　イソプレナリン塩酸塩，ベタヒスチンメシル酸塩，ジフェニドール塩酸塩
　　　ジメンヒドリナート，ペルフェナジン，アセタゾラミド
　　抗ヒスタミン薬や精神安定薬，利尿薬などが用いられる。

治療のポイント

- メニエール病ではストレスなどの精神的影響が発作の原因にもなるので，環境を整えることも忘れずに。

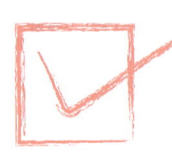

症例 Check test　メニエール病

問 メニエール病について，正しいものに○，誤っているものに×をつけよ。
1 中枢前庭性のめまいが生じる。
2 動揺性めまいである。
3 内リンパの減少が関与する。
4 初期に低音域の難聴を認める。

解答・解説

1 ×　末梢前庭性めまいである。
2 ×　回転性めまいである。
3 ×　内リンパ水腫など，内耳迷路の過大刺激が原因と考えられている。
4 ○

国試問題 select：（第 92 回国家試験問題：問 199 一部改変）

感覚器とその疾患に関する記述のうち，<u>誤っているのはどれか。2 つ選べ</u>。
1 緑内障では，視神経乳頭・網膜が障害される疾病で，正常眼圧でも発症することがある。
2 眼房水は毛様体で産生され，瞳孔を通って前眼房内に達し，主に隅角にある線維柱帯から排出される。
3 隅角検査は，眼圧上昇の原因を明らかにし，緑内障の病型を診断するうえで必須である。
4 白内障では，硝子体が混濁し視力障害をきたす。
5 メニエール病では，内耳のリンパ液が減少しめまいが起こる。

解説
1 ○
2 ○
3 ○
4 ×　白内障とは，水晶体が混濁する疾患。高齢者に多くみられる。
5 ×　メニエール病の患者の内耳では，内リンパ腔という部分の拡大（内リンパ腫）がみられ，その結果，めまい等の各症状が引き起こされる。リンパ液が減少するわけではない。

解答　4，5

6 副鼻腔炎 sinusitis

> **疾患概念**

　副鼻腔の粘膜が，細菌やウイルスの感染，ハウスダストや花粉などのアレルギーが原因で炎症を起こし，膿，粘液が排泄されず，副鼻腔にたまる状態

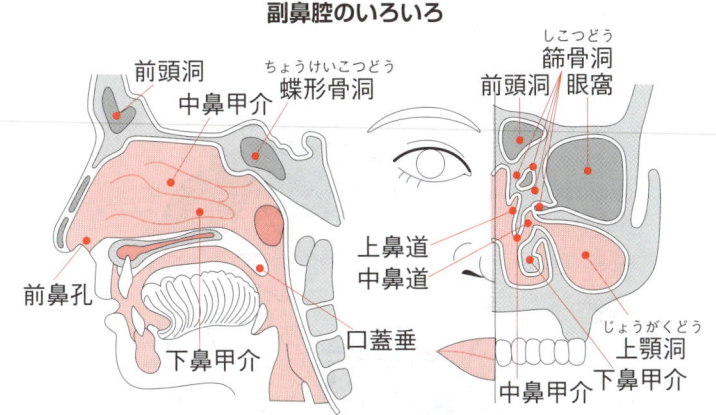

副鼻腔のいろいろ

前頭洞　中鼻甲介　蝶形骨洞（ちょうけいこつどう）　篩骨洞（しこつどう）　前頭洞　眼窩
前鼻孔　上鼻道　中鼻道
下鼻甲介　口蓋垂　中鼻甲介　上顎洞（じょうがくどう）　下鼻甲介

鼻腔をとりかこむ上顎洞，前頭洞，篩骨洞，蝶形骨洞は副鼻腔と総称される。

> **分　類**

1）急性副鼻腔炎
a）病因：かぜ症候群に引き続き起こるものが多い。ウイルスにより鼻腔から副鼻腔にかけての粘膜が障害を受け，障害部位に細菌が感染し炎症を起こす。炎症が原因で粘膜が腫れ，膿がたまる。多くの場合，上顎洞に炎症が生じるが，前頭洞に及ぶことも多い。
b）症状：かぜ様症状（発熱，頭痛，鼻汁・鼻つまり，鼻閉感）。頬部痛（上顎洞炎），前頭部痛（前頭洞炎），眼窩部や鼻根部の痛み
c）治療：起炎菌は肺炎球菌，インフルエンザ菌，黄色ブドウ菌であることが多く，ペニシリン系やセフェム系抗菌薬が第1選択薬
　　　炎症を起こしている粘膜部位に噴霧器（ネブライザー）による吸入や副鼻腔投与する方法もある。

2）慢性副鼻腔炎（蓄膿症と呼ばれることもある）
a）病因：繰り返し起こる急性副鼻腔炎のほか，アレルギー，生活習慣，遺伝的体質などが複雑に関与し慢性化した副鼻腔の炎症。徐々に鼻腔内の粘膜が変化し，ポリープ（鼻茸）

が形成される。
b）症状：鼻漏，嗅覚障害，頭痛，頭重感。鼻閉（粘膜の肥厚やポリープが原因で起こる慢性副鼻腔炎に特徴的な症状）。注意力散漫，記憶力減退
c）薬物治療：マクロライド系抗菌薬を少量長期投与。抗アレルギー薬の併用

症　状

- 鼻漏：副鼻腔における慢性炎症⇒分泌物貯留⇒鼻漏（鼻汁が後方に向かう後鼻漏が多い）
- 鼻閉：慢性炎症⇒中鼻甲介の腫脹，鼻茸の形成⇒鼻閉
- 嗅覚障害：嗅裂の閉鎖⇒嗅覚障害
- 頭重感：慢性炎症⇒頭重感

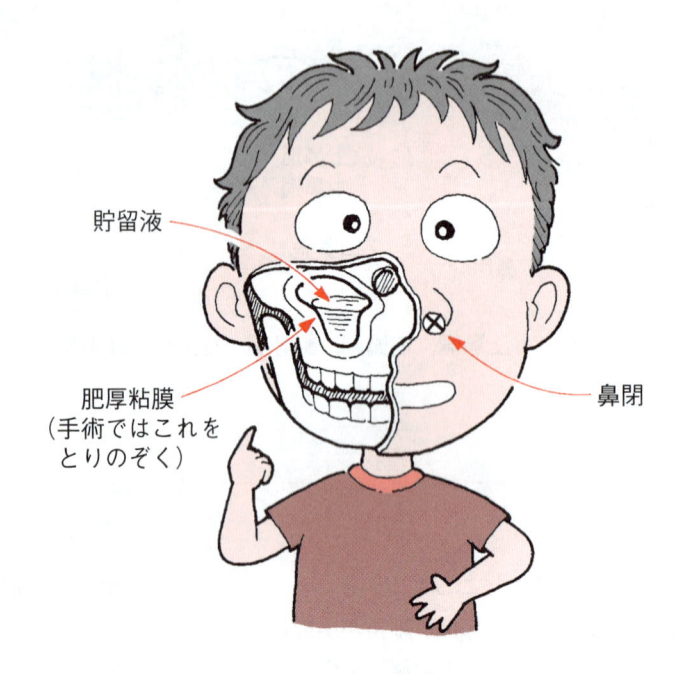

検査・診断

- 鼻鏡検査：中，上鼻道の膿汁，中鼻甲介の腫脹，鼻茸の存在を確認する。
- レントゲン：膿貯留陰影，粘膜肥厚を確認する。
- 洗浄検査：上顎洞の自然孔の開存度，膿汁の有無を確認することで治療方針の決定にも役立つ。

治　療

- 薬物療法：抗生物質，消炎薬，タンパク分解酵素などの投与を行う。しかし，抗生物質は慢性期では効果が少ない。
- 上顎洞穿刺：上顎洞内の膿汁を除去し，洗浄，抗生物質の注入を行う。
- ファイバースコープ手術：主に小児や高齢者に対して行われる。鼻茸の摘出，鼻中隔矯正などが行われる。
- 手術療法：不可逆性の粘膜病変を完全に除去する（コールドウェル・ルック法）。

治療のポイント

- 含嗽を励行し，口腔内の清潔を保ち，後鼻漏は吐き出させるようにする。
  ＊術後の頻回の含嗽は患部を刺激するため，やりすぎないように指導しよう。
- 症状の慢性化による精神的苦痛が強いため，適宜症状をとる努力をする。
- 上気道炎は副鼻腔炎の増悪因子なので，外出時のマスクを勧める。

症例 Check test　副鼻腔炎

問 急性副鼻腔炎の好発部位はどこか。
1. 篩骨洞
2. 蝶形骨洞
3. 上顎洞
4. 前頭洞

解答・解説

1. ×
2. ×
3. ○
4. ×

急性の場合，罹患率が最も高い副鼻腔は上顎洞，ついで篩骨洞，前頭洞の順である。

国試問題 select： （第88回国家試験問題：問204 一部改変）

副鼻腔と扁桃に関する記述のうち，**誤っている**のはどれか。2つ選べ。
1. 副鼻腔は，鼻腔と連なり，吸気の加湿や除塵を補助する。
2. 副鼻腔炎は，顔面痛，頭痛，眼精疲労の原因となる。
3. 原因不明の鼻づまりや鼻汁の症状が出現した場合は，直ちに抗菌薬を投与する。
4. 扁桃炎は，各種細菌やウイルスによる感染よりも，アレルギー性の炎症が多いので，第1選択薬は抗アレルギー薬である。
5. 重症の扁桃炎では，血中のC反応性タンパク質（CRP）濃度が上昇する。

解説
1. ○
2. ○
3. ×　鼻閉と鼻汁の症状は大別すると，鼻の構造異常（鼻中核湾曲症），細菌感染性とアレルギー性となる。治療薬の投与前にこれらの原因を確かめてから治療を行う。
4. ×　扁桃炎は連鎖球菌，インフルエンザ菌，黄色ブドウ球菌などの細菌感染やインフルエンザウイルス，アデノウイルスなどにより炎症を発症する。よって第1選択薬は抗菌薬，ニューキノロン系である。
5. ○

解答　3，4

第10章　運動器疾患

1　骨粗しょう症 ……………………… 500
2　変形性股関節症 …………………… 505
3　椎間板ヘルニア …………………… 509
4　骨　折 ……………………………… 513

1 骨粗しょう症 osteoporosis

疾患概念

- 骨形成を担う骨芽細胞と骨吸収を担う破骨細胞のバランスが崩れ、骨吸収が優位となり、骨量が病的に減少した状態
- 破骨細胞による骨吸収が増加した状態を高回転骨粗しょう症、骨芽細胞による骨形成が減少した状態を低回転骨粗しょう症という。
- 加齢や閉経などによる原発性骨粗しょう症と薬剤や他の疾患に付随して起こる続発性骨粗しょう症がある。

症状

- 腰痛：脊椎の骨量減少⇒脊椎圧迫骨折⇒腰痛
- 骨量の病的な減少のため、病的骨折（若年者では考えられない骨折）をきたす。転倒による大腿骨頸部骨折や橈骨遠位端骨折など

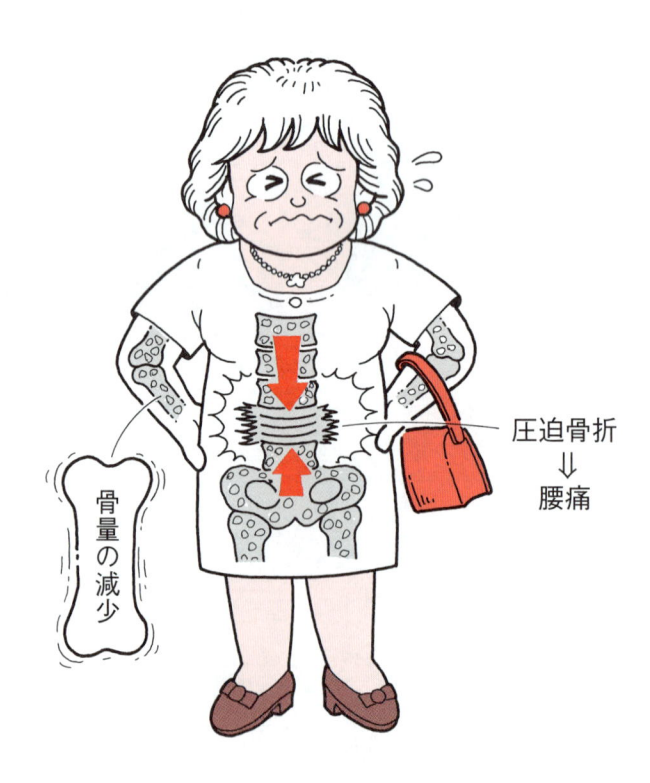

検査・診断

- 骨量検査として，DXA 法（腰椎を X 線撮影），MD 法（両手を X 線撮影），QCT 法（CT 撮影），QUS 法（超音波）がある。
- 血清カルシウム，リン，アルカリホスファターゼは正常範囲内

治療

　骨粗しょう症治療の目的は骨折予防であり，その病態に適した薬物療法や運動療法，食事療法が行われる。食事は骨量を維持するために栄養バランスのとれた食事を心がけ，カルシウム（1 日 800 mg 以上），リン，マグネシウム，ビタミン類を十分に摂取する。運動は可能な限り毎日 30 分程度の軽い歩行や運動を行い，カルシウムの吸収を促すために適度な日光浴も必要である。薬物療法は，骨吸収を抑制し骨強度を改善させることが主体であり，最も強い骨吸収抑制作用を有するビスホスホネート製剤を中心に病態に応じていくつかの薬剤を併用する。テリパラチド製剤は骨形成促進作用があり，骨折リスクの高い骨粗しょう症に適用される。ステロイド性骨粗しょう症のように骨密度に顕著な変化がなく骨強度が低下する骨質劣化型の病態にはビスホスホネート製剤や SERM の使用が推奨される。

骨粗しょう症治療薬の分類と代表的薬物

分類	特徴
【ビスホスホネート製剤】 アレンドロン酸ナトリウム水和物 リセドロン酸ナトリウム水和物	・破骨細胞のアポトーシスを誘導し，骨吸収を抑制する。 ・食後服用により金属イオンとキレートを形成し吸収率が低下するため，起床時（空腹時）に服用する。 ・食道局所での副作用（食道炎や食道潰瘍）を予防するため，服用後 30 分は横にならない。
【SERM（選択的エストロゲン受容体調整薬）】 ラロキシフェン塩酸塩 バゼドキシフェン酢酸塩	・骨に対してエストロゲン様作用を示す。 ・エストロゲン感受性疾患（乳がん，子宮がんなど）の発症リスクが少ない。 ・主な副作用として，静脈血栓塞栓症の発症リスクの増加や浮腫などがある。
【甲状腺ホルモン製剤】 テリパラチド（遺伝子組み換え）	・強力な骨形成促進作用を示し，骨折の危険性が高い骨粗しょう症に適応がある。 ・皮下自己注射製剤であり，投与期間は 24 ヶ月までである。
【活性型ビタミン D_3 製剤】 アルファカルシドール カルシトリオール エルデカルシトール	・腸管からのカルシウムやリンの吸収を促進する。 ・副作用として高カルシウム血症に注意が必要である。 ・肝障害時にはカルシトリオールを適応する。
【ビタミン K_2 製剤】 メナテトレノン	・骨基質タンパクオステオカルシンの Gla（γ-カルボキシグルタミン酸）化を促進し，骨芽細胞を活性化させ骨形成を促進させる。 ・ワルファリン投与中の患者には禁忌である。 ・脂溶性ビタミンのため食後に服用する。
【カルシトニン製剤】 サケカルシトニン	・骨吸収抑制作用を示す。 ・骨粗しょう症における疼痛の除去に効果がある。
【エストロゲン製剤】 エストラジオール	・骨吸収抑制作用を示す。 ・単独使用によりエストロゲン感受性疾患（乳がん・子宮体がん）の発症リスクが増加する。

（処方例）

> 1）老人性骨粗しょう症
>   アルファカルシドールカプセル（0.5 μg）　1回1カプセル　1日1回朝食後
>   メナテトレノンカプセル（15 mg）　　　　1回1カプセル　1日3回朝昼夕食後

> 2）閉経後骨粗しょう症
>   リセドロン酸ナトリウム水和物錠（17.5 mg）　1回1錠　1日1回起床時（1週間に1回）
>   または
>   ラロキシフェン塩酸塩錠（60 mg）　　　　　　1回1錠　1日1回朝食後

> 3）骨折の危険性の高い症例
>   テリパラチド皮下注キット（600 μg）1回20 μg　1日1回皮下注（24ヶ月まで）

治療のポイント

- 薬物療法（患者の年齢，性別，病態にあわせた治療薬を選択）
- 転倒予防（環境の整備，杖・運動靴の使用など）
- 食事指導（骨量維持のためのカルシウム摂取，体重の適正化）
- 生活指導（歩行運動，日光浴，筋力増強運動など）

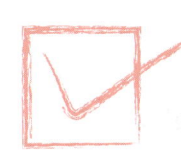

症例 Check test　骨粗しょう症

問 骨粗しょう症について，正しいものに〇，誤っているものに×をつけよ。
1. 骨は主にコラーゲンからなる骨基質にヒドロキシアパタイトが沈着して形成される。
2. 閉経後骨粗しょう症では骨吸収が亢進するために骨量が減少する。
3. 骨折が生じやすい部位は，椎骨，大腿骨，橈骨である。
4. 骨粗しょう症による椎体骨折では，急性の背部疼痛を伴う。
5. メナテトレノンはワルファリンの作用を増強させるため併用禁忌である。
6. ビスホスホネート製剤は副作用として高カルシウム血症が現れることがある。
7. ビスホスホネート製剤は消化器症状を予防するために制酸剤が併用される。
8. ラロキシフェンの重大な副作用として静脈血栓塞栓症がある。

解答・解説

1. 〇
2. 〇
3. 〇
4. ×　骨粗しょう症による椎体骨折の約60〜70％は無症候性であり，「骨折をした」という意識がない場合が多い。
5. ×　メナテトレノンはワルファリンカリウムの作用を減弱させる。
6. ×　ビスホスホネート製剤は強力な骨吸収抑制剤であり，骨から血液中へのカルシウムの遊離を減少させ，血清カルシウム濃度を低下させる。ビスホスホネート製剤の注射剤は，高カルシウム血症の治療薬としても用いられる。
7. ×　ビスホスホネート製剤は，マグネシウム等の金属を含有する経口剤と同時服用するとキレートを形成し吸収が低下する。
8. 〇

国試問題 select： （第 95 回国家試験問題：問 202 一部改変）

骨粗しょう症の病態とその治療に関する記述のうち，正しいのはどれか。2 つ選べ。
1. ビスホスホネート製剤を服用する患者には，食直後に服用するよう指導する。
2. 閉経後の骨粗しょう症患者にエストロゲンの補充療法を行うと，骨量減少が抑制される。
3. ビタミン D が欠乏すると，腸管からのカルシウム吸収が低下し，副甲状腺ホルモン分泌が抑制される。
4. 高齢の骨粗しょう症患者には，腎での活性化を必要としない活性型ビタミン D 製剤の投与が好ましい。

解説
1. × ビスホスホネート製剤は，食物中の金属カチオンとキレートを形成しその消化管吸収が低下するため，食事の影響を受けにくい朝起床時（早朝空腹時）に服用する。
2. ○ 骨粗しょう症は，閉経後に女性ホルモンであるエストロゲン分泌が減少し，エストロゲンによる骨吸収抑制作用が減弱して，骨量を維持できなくなり生じる。そのため，エストロゲンの補充療法を行うと，骨量減少が抑制される。
3. × ビタミン D の欠乏により，腸管からのカルシウム吸収が低下すると，血清カルシウム濃度の低下により副甲状腺ホルモン分泌が促進される。
4. ○

解答 2，4

国試問題 select： （第 95 回国家試験問題：問 147 一部改変）

骨粗しょう症治療薬に関する記述のうち，正しいのはどれか。2 つ選べ。
1. エルカトニンは，エストロゲンの合成および分泌促進により骨吸収を抑制し，骨粗しょう症性疼痛を緩和する。
2. イプリフラボンは，副甲状腺ホルモンの分泌を抑制し，骨吸収を抑制する。
3. ラロキシフェンは，乳腺や子宮のエストロゲン受容体に対しては遮断薬として作用するが，骨においてはエストロゲン様の作用を示す。
4. アレンドロン酸は，骨組織中の破骨細胞に取り込まれ，骨吸収を抑制する。

解説
1. × エルカトニンは，合成カルシトニン製剤であり，破骨細胞による骨吸収を直接抑制する作用に加えて，中枢性鎮痛作用も持つため，骨粗しょう症性疼痛を緩和する。
2. × イプリフラボンは，エストロゲンが有するカルシトニン合成・分泌促進作用を増強させ，骨吸収を抑制するとともに，直接的な骨吸収抑制作用も有する。
3. ○
4. ○ アレンドロン酸は，骨のヒドロキシアパタイトに強い親和性を示し，骨組織中の破骨細胞に取り込まれた後，破骨細胞の機能を抑制（骨吸収を抑制）する。

解答 3，4

2 変形性股関節症 osteoarthritis of the hip

疾患概念

- 変形性股関節症は関節の摩耗と骨増殖性変化を呈する変性疾患で，最終的には強度の股関節の変形と機能障害を生じる。我が国では二次性によるものが多く，その原疾患としては先天性股関節脱臼が約 90% を占める。

症　状

- 股関節の疼痛
- 歩行障害
- 跛　行
- 関節可動域制限による日常生活動作の制限

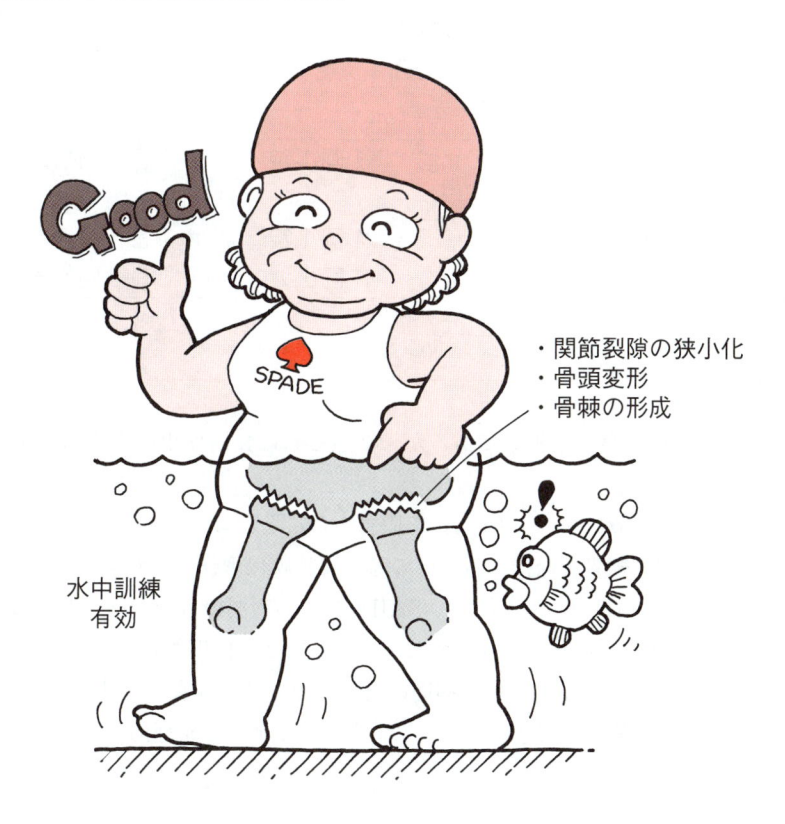

・関節裂隙の狭小化
・骨頭変形
・骨棘の形成

水中訓練有効

運動器疾患

検査・診断

- 関節可動域の測定
- 股関節の単純X線検査：臼蓋形成不全，関節裂隙の狭小化，骨頭の変形，骨棘の形成などがわかる。

本症はX線検査が診断に有用である。

治　療

保存的療法として，日常生活指導（局所安静，減量，杖の使用，補高靴による脚長補正，保温，洋式生活への変更など）や理学療法（運動療法，温熱療法），薬物療法がある。股関節周囲筋（特に外転筋）の強化は有効で水中歩行などの運動が推奨されるが，痛みを伴わない程度で行うこと。現在，愛用者が多いグルコサミン製剤などの各種サプリメントの医学的意義は未解明である。除痛目的で非ステロイド性抗炎症薬（NSAIDs）が使用されるが，あくまでも対症療法のため，長期使用による消化管障害，肝・腎機能障害などの副作用に注意が必要である。また，関節内注入（局所麻酔薬，ステロイド薬，ヒアルロン酸製剤。股関節症に対してヒアルロン酸製剤は適応外使用）は感染のリスクがあるため頻回には行わない。このような保存的治療の効果が不十分の場合は，骨切り術や人工股関節置換術などの手術療法が行われる。

（処方例）

ロキソプロフェンナトリウム（60 mg）	1回1錠	1日3回朝昼夕食後
あるいは		
メロキシカム（10 mg）	1回1錠	1日1回食後
テプレノン（50 mg）	1回1カプセル	1日3回朝昼夕食後

治療のポイント

- 疼痛管理にはNSAIDsが第1選択薬であるが，漫然とした長期使用は副作用の発生率を高めるため避けるべきである。
- NSAIDsはシクロオキシゲナーゼ（COX）を阻害することによりプロスタグランジン（PG）類の生合成を抑制し，鎮痛効果を発揮する。その際，胃粘膜保護作用を有するPGE_2の生合成も抑制されるため胃腸障害が生じる。よって，NSAIDsによる胃腸障害を予防するために胃粘膜保護薬（テプレノン）やPGE誘導体（ミソプロストール）などが併用される。
- 股関節症の多くの患者は体重増加や肥満傾向にあるので，特に保存的療法中は食事指導のほか，肥満防止と筋力増強を目的として水中訓練（水中歩行や水泳）を積極的に行うように奨める。

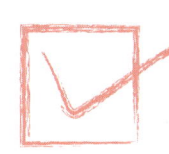

症例 Check test 　変形性股関節症

問　変形性股関節症について，正しいものに〇，誤っているものに×をつけよ．
① 変形性股関節症の主な症状は，歩行時の関節痛や跛行などがある．
② 変形性膝関節症の病態の診断・評価には，単純X線検査が有用である．
③ 手術療法には，骨切り術や人工股関節置換術などがある．
④ 変形性股関節症には，ヒアルロン酸製剤の関節内注入療法が行われる．
⑤ ロキソプロフェンは，胃粘膜障害が弱いため消化性潰瘍患者にも使用される．

解答・解説

① 〇
② 〇
③ 〇
④ ×　変形性股関節症に対するヒアルロン酸製剤の関節内注入療法は保険適応外であり，適応があるのは変形性膝関節症である．
⑤ ×　ロキソプロフェンは，消化性潰瘍患者に禁忌である．

国試問題 select： （第 93 回国家試験問題：問 187 一部改変）

骨・関節疾患とその治療に関する記述のうち，誤っているのはどれか。1 つ選べ。

① 変形性関節症の治療には，副腎皮質ステロイド製剤の経口投与が第 1 選択となる。
② 骨量（骨密度）は，20 歳後半から 30 歳前半で最大に達し，以後，加齢とともに減少していく。
③ ビスホスホネート製剤は，破骨細胞による骨吸収を抑制する。
④ 選択的エストロゲン受容体モジュレーター（SERM）は，骨に対してはエストロゲン様作用を示すが，乳腺に対しては示さない。
⑤ 骨粗しょう症による疼痛には，カルシトニン製剤が適応になる。

解説
① ×　変形性関節症には，ヒアルロン酸ナトリウムが適応である。
② ○
③ ○
④ ○
⑤ ○

解答　①

3 椎間板ヘルニア herniated disc

疾患概念

- 椎間板の老化および変性により線維輪が壊れ，髄核や線維輪が突出または脱出したものが椎間板ヘルニアである。このヘルニアが付近の神経根，硬膜管などを圧迫し，疼痛を生じる。

症状

- 頸部椎間板ヘルニア
  ①好発年齢は30歳以降，多くは40歳以上
  ②好発部位：第5〜6頸椎，第6〜7頸椎，第4〜5頸椎の順で病変が多い。
  ③肩こりや頸部痛から始まり，進行するにしたがって，手のしびれや力が入りにくいなどの症状もみられる。末期には，下肢のれん性麻痺や膀胱直腸障害をみることもある。
- 腰部椎間板ヘルニア
  ①好発年齢は30〜40歳代
  ②好発部位：第4〜5腰椎，第5腰椎〜第1仙椎，第3〜4腰椎の順で病変が多い。
  ③腰痛と片側性の殿部・下肢痛を訴えることが多い。進行すると，下肢のしびれや筋力低下をみることがある。

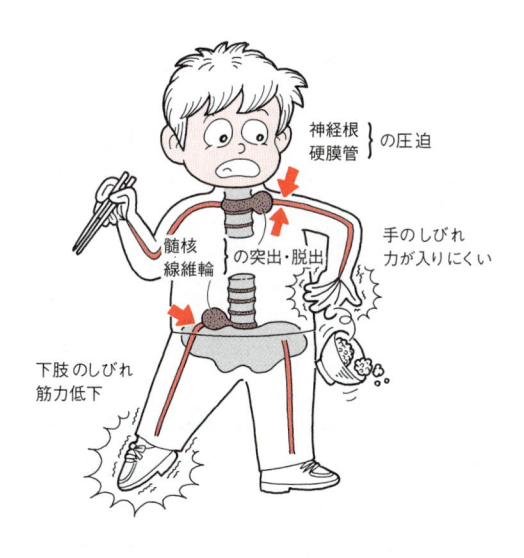

検査・診断

- 頸部椎間板ヘルニア
  ①徒手検査：運動痛，誘発痛（スパーリングテスト：頭を患側に傾けたまま圧迫する。ジャクソンテスト：頸椎を伸展させて圧迫する。レルミット徴候：頸椎前屈による下降性の電撃痛），筋力テスト，知覚テスト，深部反射テスト，病的反射テスト
  ② MRI：椎間板膨隆と脊髄の輝度の変化を観察する。
  ③脊髄造影と CT：椎間板ヘルニアの体積，形態を診断する。
- 腰部椎間板ヘルニア
  ①徒手検査：誘発痛（ラセーグ徴候：脚を伸ばしたまま持ちあげたとき，大腿部後面が痛くなると陽性），大腿神経伸展試験（うつ伏せで股関節を過伸展し，膝関節を屈曲すると大腿前面に疼痛が生じる）
  ② X 線所見：椎間腔の狭小化
  ③ MRI：T_2 強調像で椎間板の輝度低下をみる。

治療

基本は安静などの保存的療法である。装具療法や生活療法として，頸部ソフトカラーや腰部コルセットの使用などが推奨される。薬物療法としては非ステロイド性抗炎症薬（NSAIDs）を用いた除痛療法が，これら保存的療法が無効の場合は椎間板切除術による神経根除圧やヘルニア摘出などの手術療法が行われる。

(処方例)

1）ジクロフェナクナトリウム坐薬（25 mg）	1回1個	1日2回疼痛時
あるいは		
2）メロキシカム錠（10 mg）	1回1錠	1日1回食後
テプレノン（50 mg）	1回1カプセル	1日3回毎食後

治療のポイント

- 疼痛管理にはNSAIDsが第1選択薬であるが，漫然とした長期使用は消化性潰瘍などの副作用の発生率を高めるため避けるべきである。
- テプレノンの処方目的は，変形性股関節症の「治療のポイント」の項参照（p.506）
- 椎間板ヘルニアという病気は，手術の適応になるものは少数であることを説明し，根気よく治療を続けることが大事であることを理解させる。
- 腰部椎間板ヘルニアでは，腰に負担のかからない座り方，立ち方を指導する。

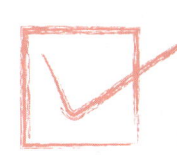

症例 Check test 椎間板ヘルニア

問 椎間板ヘルニアについて，正しいものに〇，誤っているものに×をつけよ。

①頸部椎間板ヘルニアの発症は，70歳以上の高齢者に多い。
②腰部椎間板ヘルニアの診断には，腰椎X線撮影とMRI検査が有用である。
③腰部椎間板ヘルニアは，腰痛以外にも末梢のしびれや筋力低下などが認められる場合がある。
④NSAIDsの代表的な副作用として，胃腸障害や出血傾向がある。
⑤NSAIDsによる胃粘膜障害は，胃の構成型シクロオキシゲナーゼ2（COX-2）の阻害作用による。

解答・解説

① ×　好発年齢は30〜40歳である。
② 〇
③ 〇
④ 〇
⑤ ×　NSAIDsによる胃腸障害はCOX-1阻害作用による。

国試問題 select：　（第98回国家試験問題：問204）

65歳男性。腰痛がひどいため，ガドテル酸メグルミン注射液を用いて造影検査を実施した結果，椎間板ヘルニアと診断され，以下の薬剤が処方された。

（処方1）　エペリゾン塩酸塩錠50 mg　　1回1錠（1日3錠）
　　　　　　　　　　　　　　　　　　　　1日3回　朝昼夕食後　14日分
（処方2）　ケトプロフェンテープ剤30 mg　1回1枚（1日2枚）
　　　　　　　　　　　　　　　　　　　　1日2回　患部に貼付　14日分（全28枚）
（処方3）　ジクロフェナクナトリウム坐剤　1日1個
　　　　　　　　　　　　　　　　　　　　疼痛時　20回分（全20個）

この患者に対する情報提供の内容として，<u>適切でない</u>のはどれか。2つ選べ。

1 造影検査の数日後までに，発熱，発疹，悪心，血圧低下，呼吸困難等が現れたときには，速やかに主治医に連絡する。
2 処方1により，脱力感，ふらつき，眠気等が発現することがあるので，車の運転は控える。
3 処方1の薬の作用が減弱するので，クロレラの摂取を控える。
4 処方2により，光線過敏症を発現することがあるので，本剤の使用中および使用後も当分の間，外出時には貼付部を衣服やサポータなどで遮光する。
5 処方3の薬の作用が減弱するので，グレープフルーツジュースの摂取を控える。

解説

1 ○
2 ○
3 ×　クロレラはビタミンKを多く含んでいるため，ワルファリン服用中の患者では摂取を控える。エペリゾンの禁忌事項に「クロレラの摂取を控える」等の注意事項の記載はない。
4 ○
5 ×　グレープフルーツジュースの摂取を控えるのは，カルシウム拮抗薬や免疫抑制薬など，シトクロームP450CYP3A4で代謝される薬剤である。

解答　3，5

4 骨　折 fracture

総論

骨折とは，何らかの原因で骨の連続性がなくなってしまった状態のこと。直接，外から加わった力（直達外力）と，そうでないもの（介達外力）による。

分類

- 骨折の原因による分類
  - 外傷性骨折：正常な骨に強い力が加わって起こる骨折
  - 病的骨折：骨にある病変により通常では骨折を生じないようなわずかな力によって生じる骨折。骨腫瘍，転移性腫瘍や化膿性骨髄炎などで骨の強度低下が起きたときに生じる。
  - 疲労骨折：正常な骨に，通常では骨折を起こさない程度の力が繰り返し加わって生じる骨折ランナーに生じる走者骨折（脛骨，腓骨），行軍骨折（中足骨）
  - 脆弱性骨折：骨粗しょう症などによって骨が脆弱になってしまったため生じた骨折
- 骨折の程度による分類
  - 完全骨折：骨が連続性を失った骨折（ポッキリ折れた）
  - 不全骨折：骨梁の連続性はないが，骨全体の連続性は保たれている（骨にひびが入った）。亀裂骨折，若木骨折など
- 骨折の部位による分類
  - 長い骨が真ん中で折れた（骨幹骨折），骨の端で折れた（骨端骨折），関節の中で折れた（関節内骨折），脱臼と骨端骨折の組み合わせ（脱臼骨折）
- 骨折のその他の分類
  - どんな力で生じたか（屈曲骨折，圧迫骨折，捻転骨折）
  - 骨折の方向はどうか（横骨折，斜骨折，粉砕骨折）
  - 骨折部と外界とが通じているか（外界との交通がない皮下骨折〈単純骨折〉⇔外界と交通する開放骨折〈複雑骨折〉）

症状

- 腫脹，疼痛，圧痛，機能障害（動かない！　動けない！）
- 変形，異常可動性（動くからといって無理に動かさない！）
- 異常姿勢（痛いのでヘンな姿勢になりますね）

運動器疾患

骨　折　513

運動器疾患

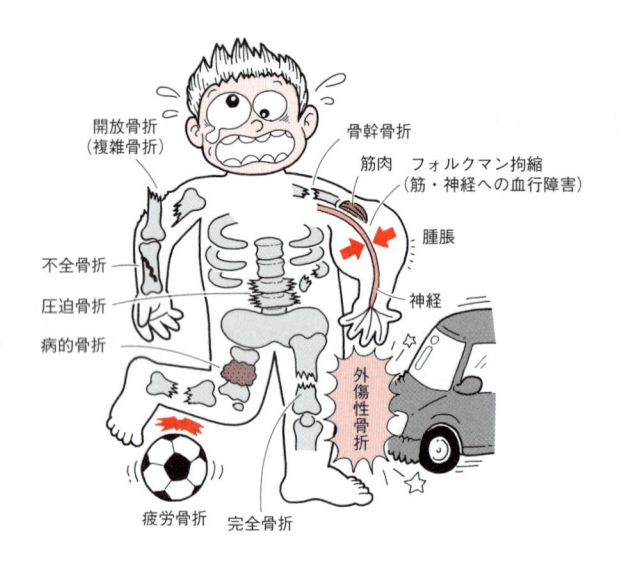

応急処置

- 骨折は事故に伴うことが多く応急処置はきわめて重要。まずは全身状態に注意する。開放骨折の場合は，出血に注意し，もし拍動性の出血であるなら圧迫止血する。
- 骨折部局所の治療はとにかく固定が大切。冷却，圧迫，そして若干挙上する。

整復

- 骨折部の治癒を促進するため，できるだけ骨折部を元の位置に戻す。
- 徒手整復：通常X線透視下に整復する。受傷後早い方がよい。
- 牽引による整復：持続的に牽引することで整復する。キルシュナー鋼線などを骨に直接打ち込み牽引する直達牽引と，テープなどを介して皮膚を牽引する介達牽引がある。
- 観血的整復：手術的に骨折部を整復する。ほとんどの場合内固定を行う。

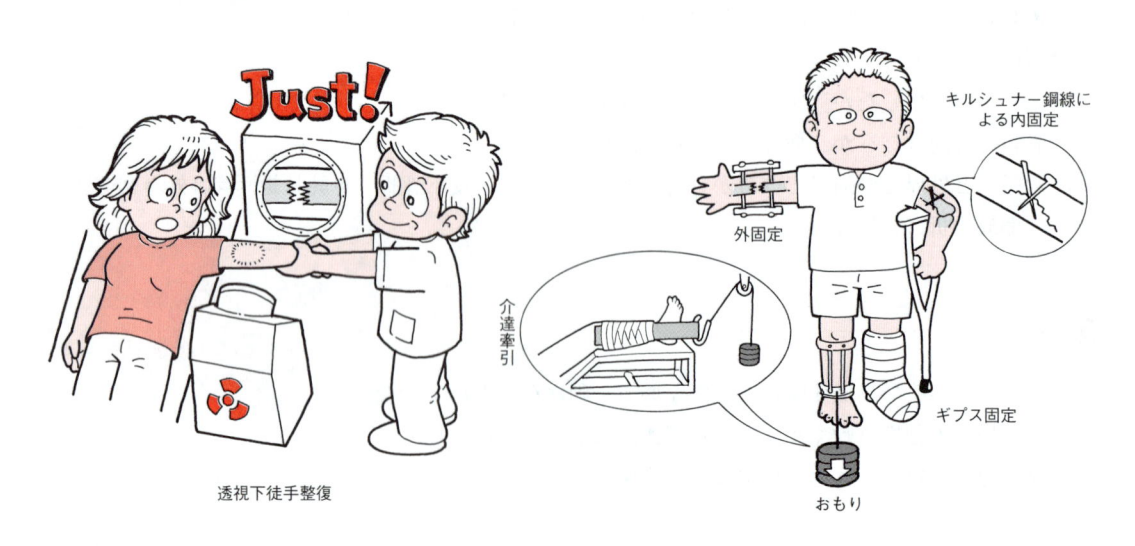

514 骨折

術後合併症

- 骨折の合併症は，急性期のものと晩期のものとに分けることができる。
  〔急性期〕 a) 全身症状を伴うもの
  　　　　　　　出血性ショック，播種性血管内凝固症候群，静脈血栓，脂肪塞栓症候群
  　　　　　b) 局所症状を伴うもの
  　　　　　　　皮膚・血管・神経損傷，破傷風，ガス壊疽などの感染症，コンパートメント症候群
  〔晩　期〕偽関節，治癒の遷延，変形治癒，虚血性骨壊死，関節拘縮・フォルクマン拘縮，小児では骨の発育障害

骨折治癒の病態生理

- 骨折の再生修復反応を仮骨形成と呼ぶ。
  ①炎症期（血腫形成，炎症細胞の遊走，未分化間葉系細胞の増殖）⇒②修復期（軟骨，骨組織の再生）⇒③再造形期（形成された仮骨がしっかりした層板骨に置換される）

治　療

骨折の痛みの除痛治療には非ステロイド性抗炎症薬（NSAIDs）を症状に応じて適宜組み合わせて用いる。

（処方例）

| 1）ジクロフェナクナトリウム坐薬（25 mg）　1回1個　1日2回疼痛時 あるいは |
| 2）エトドラク錠（200 mg）　　　　　　　　1回1錠　1日2回朝夕食後 |
| 　　レバミピド錠（100 mg）　　　　　　　　1回1錠　1日2回朝夕食後 |

治療のポイント

- 局所の安静を保つようきめ細かく指導する。
- 固定中は日常生活動作が制限されるため，患者の清潔を保つよう留意する。また，精神的なサポートを行う。
- 固定具による圧迫症状に注意する。
- 特に下肢の骨折の場合，転倒など二次的外傷の発生を予防する。
- レバミピドの処方目的は，変形性股関節症の「治療のポイント」の項参照（p.506）

鎖骨骨折

【疾患概念】
　介達外力により生じることが多い。上肢を伸展した状態で転倒したり，肩を下にして転倒したときに生じる。骨折が生じるのは中央側1/3の部位がほとんどである。

【症　状】
　鎖骨は肩甲帯を支える働きがあるので，これがなくなると近位骨片は胸鎖乳突筋に引かれ上方へ，遠位骨片は上肢の重みと三角筋の力で下方に引かれ，鎖骨は骨折部で重なり合う。したがって，肩の幅が狭くなる。健側の上肢で患側を支えるような姿勢になる。

【検査・診断】
　外傷の既往。局所の疼痛，変形，異常可動性。X線撮影時には肺尖位撮影を行い胸郭との関係をみる。腕神経叢，血管の損傷の合併に注意する。

【治　療】
　局所麻酔下にできる限り整復しギプス包帯で固定する。骨片が皮膚などを圧迫している場合は固定手術を行う。固定がしっかりしていれば4週間位でギプスを解除し三角巾による固定に切り替えることができる。

肋骨骨折

【疾患概念】
　胸部に対する外力により生じる。肋骨骨折は，交通事故，転落など大事故による鈍的外傷により生じることが多い。損傷がひどい場合には，心臓，肺，そして胸部大血管の損傷を合併していることが多く，慎重な診断が望まれる。

【症　状】
　損傷の程度による。単骨折または数ヶ所までの骨折では局所の疼痛。多数の肋骨が2ヶ所以上で折れた場合には動揺胸郭となり奇異呼吸（吸気時に陥凹し呼気時に隆起する）が認められる。その他，気胸，血胸などによる呼吸困難がみられることもある。特に緊張性気胸（開放性骨折の際にできた創部がチェックバルブとなって吸気時にできた空気が胸腔にたまること）は放置すると致命的である。

【検査・診断】
　胸部X線の情報量が多い。肋骨はX線に写りにくいのでカセットに密着するなどの工夫が必要である。

【治 療】

単なる肋骨骨折では胸壁バンドやテープによる固定。動揺胸郭などは陽圧呼吸による呼吸管理が必要。血気胸合併例では胸腔ドレナージが必須である。

【治療のポイント】

高齢者の肋骨骨折では疼痛のために喀痰の排出が困難になり肺炎を合併することがあり注意が必要

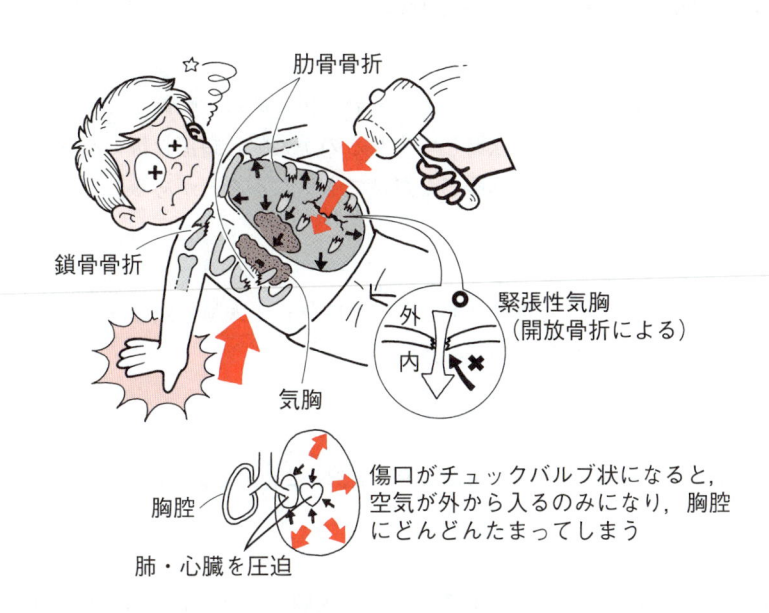

小児に多い上腕骨顆上骨折

【疾患概念】

小児で最も頻度が高い骨折の1つ。ブランコ，跳び箱，滑り台などで遊んでいるうちに，肘関節を伸展した状態で転倒したときに生じる。遠位骨片は後上方に転位

【症 状】

小児が転倒し，肘に疼痛を訴える場合，まずこの骨折を考える。肘関節は自分では動かすことができない。圧痛，他動痛は非常に強く，肘の腫脹も著しい。

【診 断】

臨床像とX線像から診断する。

【治 療】

保存的治療が基本である。全身麻酔下に徒手整復。幼児の場合は牽引療法。神経断裂あるいは血管損傷が疑われる場合は観血的に治療する。

【合併症】
　上腕骨顆上骨折の合併症，フォルクマン拘縮（ギプスなどによる圧迫で前腕が循環障害を生じ，非可逆性の拘縮変形を残したもの）に注意。骨片やギプスによる上腕動脈の圧迫に起因している。前腕の血行不全の結果，前腕の筋肉が瘢痕化，線維変性を生じ，拘縮を生じるものである。早期発見が非常に重要で，緊急手術で筋膜切開などを行い，患部の緊縛を解除する。

高齢者に多い橈骨下端骨折，大腿骨頸部骨折

【疾患概念】
　骨粗しょう症で骨がもろくなっている高齢者に多い骨折である。転倒して手のひらをついたときに生じるのが橈骨下端骨折，歩行中に転倒して生じるのが大腿骨頸部骨折である。大腿骨頸部骨折は転倒しなくても，つまずいて下肢が外旋しただけでも生じることがある。

【症　状】
　基本は疼痛である。大腿骨頸部骨折は，通常，関節内骨折（大腿骨頸部内部骨折）であるため腫脹，皮下出血は目立たないことが多いので注意する。

【検査・診断】
　臨床症状，X線による。大腿骨頸部骨折はMRIも診断に有用である。

【治　療】
　高齢者の場合，廃用萎縮が早くから生じる。また，大腿骨頸部骨折では長期臥床により認知症，呼吸器や尿路系の感染症などが生じる。したがって，積極的に手術的に治療し，早期リハビリを目指すのが治療の原則である。

【治療のポイント】
- 骨折による疼痛管理は非ステロイド性抗炎症薬（NSAIDs）が第1選択薬となる。
- 早期の機能回復をはかるため，積極的に声かけを行う。合併症の出現に注意する。

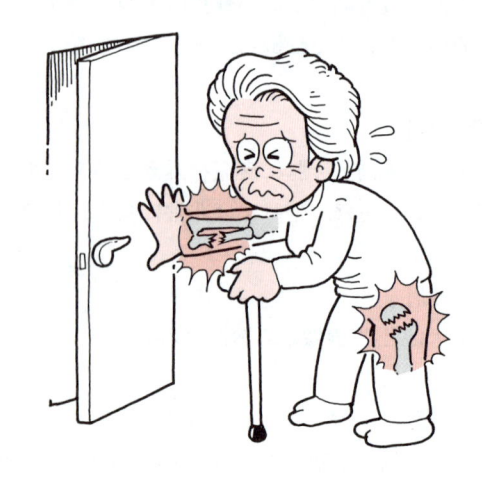

症例 Check test 骨 折

問 骨折について，正しいものに○，誤っているものに×をつけよ．
1. 骨折した部位は，仮骨の形成を経て修復される．
2. 骨折による疼痛には，NSAIDs が第 1 選択薬となる．
3. ジクロフェナクナトリウムは，重篤な肝障害や腎障害患者には禁忌である．
4. エトドラクは，シクロオキシゲナーゼ-2（COX-2）と比較して COX-1 に対する選択性が高い薬剤である．
5. NSAIDs による消化器障害の予防のために，胃粘膜保護薬などが併用される．

解答・解説

1. ○
2. ○
3. ○
4. ×　エトドラクは，COX-2 選択性が高い薬剤である．
5. ○

国試問題 select： （第 97 回国家試験問題：問 256 一部改変）

75 歳女性。脊椎椎体骨折と診断された。投薬に際して，以下の服薬指導が行われた。

起床時にコップ 1 杯の水とともに服用してください。水以外の飲食を避け，他の薬剤の服用も避けてください。服用後少なくとも 30 分経ってから食事をとり，食事を終えるまで横にならないでください。また，歯科を受診する場合には，必ずこの薬を服用していることを医師に伝えてください。

上記の服薬指導が行われた薬剤はどれか。1 つ選べ。

1. アレンドロン酸ナトリウム水和物錠
2. ラロキシフェン塩酸塩錠
3. メナテトレノンカプセル
4. 乳酸カルシウム水和物錠
5. アルファカルシドール錠

解説

1. ○
2. ×
3. ×
4. ×
5. ×

アレンドロン酸などのビスホスホネート製剤は金属とのキレート作用形成があり，また，咽喉頭・食道等の粘膜に対して局所刺激症状を起こすおそれがある。そのため，起床時にコップ 1 杯（約 180 mL）の水とともに服用し，水以外の飲食や他の薬の服用を避け，服用後少なくとも 30 分経ってから食事をとり，食事を終えるまで横にならないよう指導する。さらに，ビスホスホネート製剤による治療を受けている患者に，顎骨壊死・顎骨骨髄炎が現れることがあり，報告された症例の多くが抜歯等の顎骨に対する侵襲的な歯科処置や局所感染に関連して発現しているため，歯科を受診する際には，歯科医師に伝えるよう指導する。

解答 1

第11章　婦人科疾患

- *1* 子宮がん ………………………… 522
- *2* 乳がん …………………………… 530
- *3* 腟　炎 …………………………… 538

1 子宮がん uterine cancer

疾患概念

- 子宮がんは，頸がん（60〜70％）と体がん（30〜40％）をあわせた，子宮原発のがんの総称である。
- 子宮頸がんは，扁平円柱上皮境界（SC Junction）から生じる扁平上皮がんである。
- 子宮体がんは子宮内膜より生じる腺がんである。

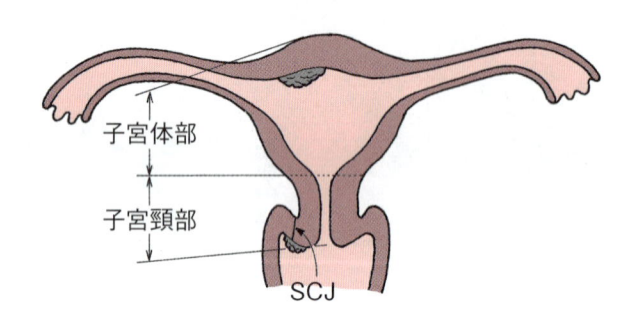

子宮体部
子宮頸部
SCJ

症状

子宮頸がんと子宮体がんの比較

子宮頸がん
- 疫　学：40〜50歳代にピーク。早婚者や性経験が豊富な人に多い。ウイルス（HPV，HSV）感染が関与
- 頻　度：子宮がんの60〜70％
- 組　織：95％は扁平上皮がん
- 症　状：接触出血

子宮体がん
- 疫　学：50〜60歳代の子どものいない（未婚や不妊）婦人に多い。肥満，高血圧，糖尿病などの合併が多い。
- 頻　度：子宮がんの30〜40％，最近増加傾向にあり
- 組　織：90％は腺がん
- 症　状：閉経後の不正性器出血
　　　　　子宮の増大

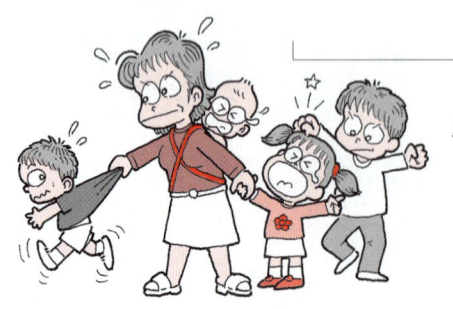

↓
末期では
膀胱・直腸障害

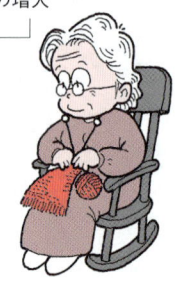

検査・診断

子宮頸がん
細胞診（スメア）
⇩
コルポスコピー
⇩
パンチ生検

子宮体がん
子宮内膜擦過細胞診
⇩
子宮内膜全面組織診
⇩
Stage決めのために
ヒステロスコピー

治療

【子宮頸がん】
子宮頸がんには，薬物治療，外科的治療，放射線治療，の3つの治療法がある。

A. 薬物治療
 1）CPT-11/CDDP 療法 [1]
  シスプラチン [2] 60 mg/m^2（Day1）静注，イリノテカン [3] 60 mg/m^2（Day1, 8, 15）静注 4週ごと6コース
 2）TP 療法
  シスプラチン 50 mg/m^2（Day2）静注，パクリタキセル [4] 135 mg/m^2（Day1）静注 3週ごと6コース
 3）TC 療法
  パクリタキセル 175〜180 mg/m^2（Day1）静注，カルボプラチン [5] AUC：5〜6（Day1）静注 3週ごと6コース

注釈 1）レジメンの名称は，使用される抗がん剤の頭文字を取り命名されている。
 2）シスプラチン注射剤は白金（プラチナ）製剤である。腎毒性が強いためそれを改善したカルボプラチン注射剤が最近使用されている。
 3）イリノテカン注射剤の代表的な副作用に下痢がある。
 4）タキサン系薬剤には，パクリタキセル注射剤以外にもドセタキセル注射剤が使用されている。
 5）カルボプラチンの投与量は，腎機能から投与量を計算するカルバート（Calvert）の式を用いる。投与量（mg/body）= AUC ×（GFR + 25），により算出する。

B. 外科的治療
 1）円錐切除術
  子宮頸部を円錐状に切除する方法。進行を診るための検査としても行われる。
 2）レーザー治療
  上皮内がんに適応
 3）単純子宮全摘出術
  開腹する腹式と腟から摘出する腟式があり，腟式の方が傷が小さく回復も早い。

4）拡大子宮全摘出術

　　子宮と共に周囲の組織や腟の一部などを摘出
5）広汎子宮全摘出術

　　子宮と共に腟，卵巣，卵管などの周囲の組織も広範に摘出
6）骨盤内臓全摘出術

　　生殖器以外に広がっている場合，子宮・腟とともに下部結腸，直腸，膀胱も切除する。

C．放射線治療

　手術不能例あるいは再発例に行うことが一般的である。

【子宮体がん】

子宮体がんには，薬物治療，ホルモン治療，外科的治療，放射線治療がある。

A．薬物治療

子宮体がんにおける標準レジメンはない。しかし，CAP療法，AP療法，TAP療法などの有効性が報告されている。

1）CAP療法[1]

　　シクロホスファミド[2] 500 mg/m^2（Day1）静注，ドキソルビシン[3] 30〜50 mg/m^2（Day1）静注，シスプラチン[4] 50〜75 mg/m^2（Day1）静注，3〜4週ごと6コース

2）AP療法

　　ドキソルビシン 60 mg/m^2（Day1）静注，シスプラチン 50 mg/m^2（Day1）静注，3週ごと8コース

3）TAP療法

　　パクリタキセル[5] 160 mg/m^2（Day2）静注，ドキソルビシン 45 mg/m^2（Day1）静注，シスプラチン 50 mg/m^2（Day1）静注，3週ごと7コース

注釈　1）レジメンの名称は，使用される抗がん剤の頭文字を取り命名されている。ただし，CAP療法，AP療法，TAP療法のAは商品名であるアドリアマイシンのAである。

　　　2）シクロホスファミドの代表的な副作用に出血性膀胱炎がある。出血性膀胱炎の予防には，メスナ注射剤が投与される。

> 注釈　メスナ注射剤
> ●用法および用量
> 　　通常，メスナとして，イホスファミド1日量の20％相当量を1回量とし，1日3回（イホスファミド投与時，4時間後，8時間後）静脈内注射するが，メスナ1日量としてイホスファミド1日量の最大100％相当量まで投与することができる。

　　　3）ドキソルビシン注射剤の代表的な副作用に心毒性がある。したがって，ドキソルビシン塩酸塩の総投与量は 500 mg（力価）/m^2（体表面積）以下とする。

　　　4）シスプラチン注射剤は白金（プラチナ）製剤である。腎毒性が強いためそれを改善したカルボプラチン注射剤が最近使用されている。

　　　5）タキサン系薬剤には，パクリタキセル注射剤以外にもドセタキセル注射剤が使用されている。

B. ホルモン治療

黄体ホルモンのメドロキシプロゲステロン（MPA）などが使用される。

C. 外科的治療

1）単純子宮全摘出術

子宮支持装置と膣管を子宮付着部の近くで切断し，子宮頸部を残さないように膣壁を多少切除する。

2）拡大単純子宮全摘出術

単純子宮全摘出術に加え膣壁を 1～2 cm 切除する。

3）準広汎子宮全摘出術

単純子宮全摘出術に比して基靱帯もより多く切断されるのが特徴である。

4）広汎子宮全摘出術

膀胱側腔，直腸側腔を展開して前，中，後の各子宮支帯を分離切断して膣壁の一部および骨盤結合識を広く摘出，骨盤内所属リンパ節を郭清する。

D. 放射線治療

外照射による全腹部照射・全骨盤照射が中心である。子宮頸がんに比べて放射線感受性が低い。

子宮頸がんの予防

1．HPVs ワクチン

子宮頸がんの高リスクファクターは，ヒトパピローマウイルス（HPV：高危険型：16 型，18 型，52 型および 58 型）への感染，性交渉の相手が多いなどである（p.525 の表 1 参照）。HPVs は主に性交で感染し，多くの女性が一生のうちに 1 度は HPVs に感染するといわれている。感染してもほとんどが自然消滅するが，持続感染で何年か経過することにより異形性を引き起こし，がんが発症すると考えられる。子宮頸がんワクチンにはガーダシル（Gardasil）とサーバリックス（Cervarix）の 2 種類がある。いずれも発がん性 HPV の中でも特に子宮頸がんの原因として最も多く報告されている HPV16 型と 18 型の感染を防ぐワクチンで，ガーダシルは尖圭コンジローマの原因とされる HPV6 型と 11 型の予防にも効果がある。

●サーバリックス水性懸濁注射液（組換え沈降 2 価ヒトパピローマウイルス様粒子ワクチン）

感染を防ぐために 3 回のワクチン接種が必要で，発がん性 HPV の感染から長期にわたって身体を守ることが可能。しかし，このワクチンは，すでに今感染している HPV を排除したり，子宮頸部の前がん病変やがん細胞を治す効果はなく，あくまで接種後の HPV 感染を防ぐものである。

1）用法および用量

10 歳以上の女性に，通常，1 回 0.5 mL を 0，1，6 ヶ月後に 3 回，上腕の三角筋部に筋肉内接種する。

2）用法および用量に関連する接種上の注意

a．本剤の接種上，やむを得ず接種間隔の変更が必要な場合は，2 回目の接種は 1 回目の接種から 1～2.5 ヶ月の間で，3 回目の接種は 1 回目の接種から 5～12 ヶ月の間で調整すること

b．他のワクチン製剤との接種間隔

生ワクチンの接種を受けた者は，通常，27 日以上，また他の不活化ワクチンの接種を受

けた者は，通常，6日以上間隔を置いて本剤を接種すること

● ガーダシル水性懸濁注射液（組換え沈降4価ヒトパピローマウイルス様粒子ワクチン）
　感染を防ぐために3回のワクチン接種が必要で，発がん性HPVの感染から長期にわたって体を守ることが可能。しかし，このワクチンは，すでに今感染しているHPVを排除したり，子宮頸部の前がん病変やがん細胞を治す効果はなく，あくまで接種後のHPV感染を防ぐものである。

1）用法および用量
　9歳以上の女性に，1回0.5 mLを合計3回，筋肉内に注射する。通常，2回目は初回接種の2ヶ月後，3回目は6ヶ月後に同様の用法で接種する。

2）用法および用量に関連する接種上の注意
　a. 接種間隔
　　1年以内に3回の接種を終了することが望ましい。なお，本剤の2回目および3回目の接種が初回接種の2ヶ月後および6ヶ月後にできない場合，2回目接種は初回接種から少なくとも1ヶ月以上，3回目接種は2回目接種から少なくとも3ヶ月以上間隔を置いて実施すること。
　b. 他のワクチン製剤との接種間隔
　　生ワクチンの接種を受けた者は，通常，27日以上，また他の不活化ワクチンの接種を受けた者は，通常，6日以上間隔を置いて本剤を接種すること。ただし，医師が必要と認めた場合には，同時に接種することができる（なお，本剤を他のワクチンと混合して接種してはならない）。

表1　子宮頸がんの高リスクファクター

・ヒトパピローマウイルスに感染している人
・不特定多数の人と性交渉がある人
・ヘルペスウイルスに感染している人
・クラミジアやトリコモナスなど性感染症にかかっている人
・エイズなど免疫力が低下する病気にかかっている人
・臓器移植を行って免疫抑制剤を使用している人
・ステロイド剤を服用している人
・流産を防ぐ薬剤ジエチルスチルベストロールを使用した人やその子ども
・20歳代後半以上の人
・家系に子宮頸がんを発症した人がいる人
・ビタミンAやCが不足している人
・喫煙する人

治療のポイント

【子宮頸がん】
- 子宮頸がんには，外科療法，放射線療法，化学療法の3つの治療法がある。
- 早期がんでは外科療法，Ⅱ～Ⅳ期では外科療法に加えて放射線療法，Ⅲ～Ⅳ期では，放射線療法と化学療法の併用が行われる。

【子宮体がん】
- 治療法には，外科療法，放射線療法，化学療法，ホルモン療法がある。
- Ⅰ～Ⅱ期では，外科療法が中心となり放射線療法を併用する事もある。
- Ⅲ～Ⅳ期では，放射線療法に加えて，プロゲステロン製剤を用いたホルモン療法や化学療法が併用される。

婦人科疾患

Pick UP コラム

【スメアテストとコルポスコピー】

スメアテストは，組織を擦過して細胞の一部を取り，パパニコロウ染色を行って細胞の異型性の度合を調べる検査。この方法は簡便なので，集団検診（スクリーニング）に用いられる。この検査でクラスⅢa以上の異型細胞があれば，コルポスコピー検査に進む。

コルポスコピー検査は，子宮腟部に酢酸を塗ってSC Junctionを観察し，異型移行帯の所見（赤点斑つまり出血，角化上皮などの有無）をみる。

これらの検査により頸がんの診断を進める。

症例 Check test　子宮がん

問　子宮頸がんについて，正しいものに○，誤っているものに×をつけよ。

1. 子宮頸がんは子宮体がんに比べて早期発見率が低い。
2. 子宮頸がんは，腺がんが多い。
3. 子宮頸がんは，子宮体がんに比べて放射線感受性が低い。
4. 子宮頸がんの一般的な化学療法は，CPT-11/CDDP療法やTP療法などである。
5. 子宮頸がんは，年齢別頻度では40歳代から50歳代にピークがあり以後減少する。

解答・解説

1. ×　子宮頸がんは，早期でも不正出血などの症状が出やすく，またがん検診の普及により早期発見率が高い。子宮体がんは進行するまで無症状なことが多く早期発見率は低い。
2. ×　子宮頸がんは，扁平上皮がんが85％である。
3. ×　子宮頸がんは，扁平上皮がんのため子宮体がんに比べて放射線感受性が高い。
4. ○　子宮頸がんの一般的な化学療法は，CPT-11/CDDP療法・TP療法やTC療法などである。
5. ○　早婚者や性経験の多い人でよくみられる。

問　子宮体がんについて，正しいものに○，誤っているものに×をつけよ。

1. 子宮体がんは乳がんとともに増加している。
2. 子宮体がんの発症は閉経後に多く，子宮頸がんより高年齢である。
3. 子宮体がんの確定診断はコルポスコピーと超音波断層法の組合せで行われる。
4. 子宮体がんの背景因子には月経不順，未婚，少ない妊娠回数などがある。
5. 子宮体がんの一般的な化学療法は，CAP療法やAP療法などである。

解答・解説

1. ○　社会的背景に晩婚や少子化という現状がみられ，これらは子宮体がんのリスク因子であるため，子宮体がんは徐々に増加している。
2. ○　子宮体がんは，50～60歳代がピークである。
3. ×　子宮内膜全面組織診により確定診断する。

4 ○ 社会的背景に晩婚や少子化という現状がみられ，これらは子宮体がんのリスク因子であるため，子宮体がんは徐々に増加している。
5 ○ 子宮体がんの一般的な化学療法は，CAP療法・AP療法やTAP療法などである。

国試問題select： （第89回国家試験問題：問206 一部改変）

子宮がんに関する記述のうち，正しいのはどれか。2つ選べ。
1 子宮がんは発生部位によって，子宮頸がんと子宮体がん（子宮内膜がん）とに分類されるが，子宮体がんは近年減少傾向にある。
2 子宮頸がんの多くは，病理組織学的に腺がんである。
3 エストロゲンは，子宮体がんのリスク因子である。
4 子宮体がんのホルモン療法には，メドロキシプロゲステロン酢酸エステルを用いることがある。
5 子宮頸がんは，子宮体がんより放射線感受性が低い。

解説
1 ×　子宮体がんは近年増加傾向にある。
2 ×　子宮頸がんの多くは，病理組織学的に扁平上皮がんである。
3 ○
4 ○　メドロキシプロゲステロン酢酸エステルは，乳がんや子宮体がんに対して有効でDNA合成抑性作用や抗エストロゲン作用などにより抗腫瘍作用を現す。
5 ×　子宮頸がんは，子宮体がんより放射線感受性が高い。

解答　3，4

国試問題select： （第92回国家試験問題：問207 一部改変）

子宮がんとその治療に関する記述のうち，誤っているのはどれか。2つ選べ。
1 日本では，子宮体がんの発症が増加している。
2 子宮頸がんでは腺がんが多く，子宮体がんでは扁平上皮がんが多い。
3 子宮頸がんの発症には，ヒトパピローマウイルスが関与する場合が多い。
4 子宮頸がんの治療の主体は，手術療法と放射線療法である。
5 子宮体がん治療の第1選択は，化学療法である。

解説
1 ○
2 ×　子宮頸がんでは扁平上皮がんが多く，子宮体がんでは腺がんが多い。
3 ○
4 ○
5 ×　子宮体がん治療の第1選択は，手術療法である。

解答　2，5

2 乳がん breast cancer

疾患概念

- 乳腺あるいは乳管上皮から生じる悪性腫瘍
- 40～50歳に多い。
- 初経発来の早い人，閉経するのが遅い人ほど好発する。つまり，長い間エストロゲンに曝露されているとなりやすい。
- 乳房の上部外側1/4（C領域）に多い。

症状

- 乳房の「しこり」として認識される。
- 乳房の「えくぼ」（へこみが生じる）
- 乳首の陥没位置が左右非対称
- 乳房の皮膚が橙皮様になる。
- 血性分泌物
- 腋窩リンパ節へ転移が生じると，腋窩にも「しこり」ができる。

検査・診断

- まず触診
- マンモグラフィー：spicula，微小石灰化
- エコー

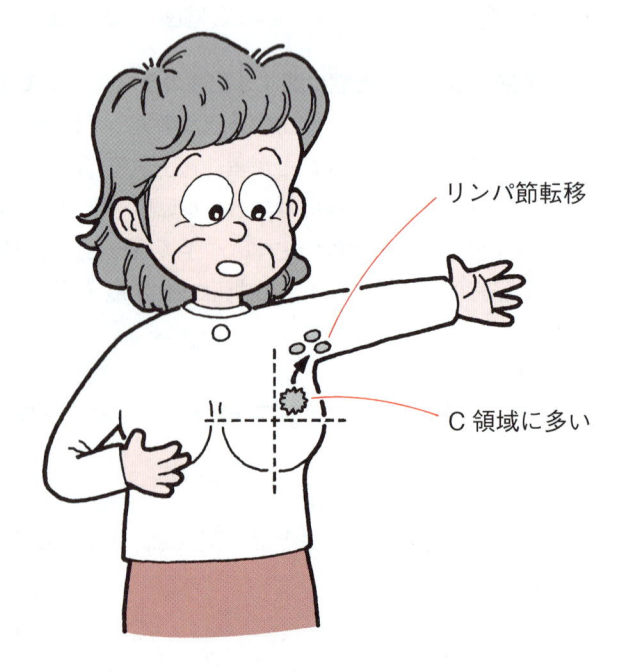

治　療

【薬物療法】

①術前化学療法

　初期の乳がんに対する術前化学療法群と術後化学療法群の比較試験が行われ，再発率・生存率の両群に差はなく，術前化学療法群において乳房温存率が向上した。この結果を基に，術前化学療法は標準治療の1つとして位置づけられるようになった。

　1）AC療法[1]

　　　ドキソルビシン[2] 60 mg/m^2（Day1）静注，シクロホスファミド[3] 600 mg/m^2（Day1）静注　21日ごと4コース

　2）FEC100療法

　　　シクロホスファミド 500 mg/m^2（Day1）静注，エピルビシン 100 mg/m^2（Day1）静注，フルオロウラシル[4] 500 mg/m^2（Day1）静注　28日ごと6コース

②術後化学療法

　再発抑制を目的に，再発リスク，年齢，閉経状況，ホルモン依存性などに応じて選択される。

　1）AC療法

　　　ドキソルビシン 60 mg/m^2（Day1）静注，シクロホスファミド 600 mg/m^2（Day1）静注　21日ごと4コース

　2）CAF療法

　　　シクロホスファミド 500 mg/m^2（Day1）静注，ドキソルビシン 50 mg/m^2（Day1）静注，フルオロウラシル 500 mg/m^2（Day1）静注　21日ごと6コース

　3）CEF療法

　　　シクロホスファミド 100 mg/m^2（Day1～14）経口，エピルビシン 40 mg/m^2（Day1, 8）静注，フルオロウラシル 500 mg/m^2（Day1, 8）静注　28日ごと6コース

　4）Tri-weekly PTX療法

　　　パクリタキセル[5] 175～210 mg/m^2（Day1）静注　21日ごと

　5）Weekly PTX療法

　　　パクリタキセル 80～100 mg/m^2（Day1, 8, 15）静注　28日ごと

　6）ハーセプチン療法

　　　トラスツズマブ[6] 8 mg/kg（初回投与時）静注，トラスツズマブ 6 mg/kg（2回目以降投与時）静注

注釈　1）レジメンの名称は，使用される抗がん剤の頭文字を取り命名されている。ただし，AC療法，CAF療法のAは商品名であるアドリアマイシンのAである。

　　　2）ドキソルビシン注射剤の代表的な副作用に心毒性がある。したがって，ドキソルビシン塩酸塩の総投与量は500 mg（力価）/m^2（体表面積）以下とする。

　　　3）シクロホスファミドの代表的な副作用に出血性膀胱炎がある。出血性膀胱炎の予防には，メスナ注射剤が投与される。

　　　4）フルオロウラシルの代表的な副作用に手足症候群（手掌・足蹠の紅斑，疼痛性発赤腫

脹，知覚過敏等）がある。
5）タキサン系薬剤には，パクリタキセル注射剤以外にドセタキセル注射剤が使用されている。
6）HER2（human epidermal growth factor receptor type2）過剰発現が確認された乳がんに投与される。

③再発または転移性乳がんに対する化学療法
1）FEC療法
シクロホスファミド 400 mg/m^2（Day1, 8）60 min 点滴静注，エピルビシン 50 mg/m^2（Day1, 8）5〜30 min 点滴静注，フルオロウラシル 500 mg/m^2（Day1, 8）5 min 静注　3週間（1サイクル期間）
2）ドセタキセル＋カペシタビン
ドセタキセル 75 mg/m^2（Day1）60 min 点滴静注，カペシタビン 950 mg/m^2 経口　朝夕 1〜14日　3週間（1サイクル期間）
3）GT療法
ゲムシタビン[1] 1,250 mg/m^2（Day1, 8）点滴静注，パクリタキセル 175 mg/m^2（Day1）3hr 点滴静注　3週間（1サイクル期間）
4）ハーセプチン療法
トラスツズマブ 4 mg/kg（初回投与時）90 min 静注，トラスツズマブ 2 mg/kg（2回目以降投与時）30 min 静注

注釈　1）ゲムシタビン1日目はパクリタキセル投与後

④内分泌療法
a. 閉経前の内分泌療法
タモキシフェンと卵巣機能抑制療法（GnRH〈性腺刺激ホルモン放出ホルモン〉アゴニスト，卵巣摘除術）の併用，またはタモキシフェン単独

注釈　GnRH アゴニスト（注射用リュープロレリン酢酸塩 3.75 mg）
●用法および用量
閉経前乳がんの場合
通常，成人には4週に1回リュープロレリン酢酸塩として3.75 mgを皮下に投与する。

b. 閉経後の内分泌療法
・最初からアロマターゼ阻害薬を使用（低リスクでない患者やHER2陽性患者に対して高い支持が得られている）

注釈　アロマターゼ阻害薬（レトロゾール錠 2.5 mg）
●用法および用量
通常，成人にはレトロゾールとして1日1回 2.5 mgを経口投与する。
・タモキシフェン 2〜3年服用後にアロマターゼ阻害薬へ切り替え（最も多くの支持が得られている）

【外科的治療】
　①乳房温存療法
　　　乳房温存療法の適応基準：腫瘍径が4cm以下であり，広範な乳管内進展がなく，明らかな多発がんではない。広範な石灰化がないことである。
　②乳房切除術
　　　単純乳房切除術，胸筋温存乳房切除術など

【放射線治療】
　放射線照射は，乳房温存術後のみならず乳房切除術後の場合も生存率を改善することが明らかとされている。したがって，リンパ節転移が4個以上の乳房切除術後患者では放射線照射が施行される。

治療のポイント

- 術後の患者の喪失感に配慮し，温かい受容的な態度で接する。
- 患者のこれからのQOL（生活の質）を向上させるために援助をしていく。
- 術後のリンパ節浮腫を防止するため，上腕を内転位に保ち，患側上肢をやや挙上させ肘下に枕などを入れて安定させておく。

Pick UP コラム　【乳がん患者のQOL】

　まず乳房切除術を行った患者に対しては，ボディイメージの受容を行えるように援助することが大切である。
　さらに腋窩リンパ節の郭清を行うことで，患側上肢のリンパの流れがうっ滞し，患側上肢の浮腫や感染予防のために注意が必要となってくる。
　この2点を上手にクリアしていくために，1つは，服装の工夫や補正用下着から人工乳房再建術まで様々なサポート体制がとられる。
　もう1つは，自分自身による患側上肢の保護である。
　これらを克服していくことで，術後のQOLが向上すると考えられる。

婦人科疾患

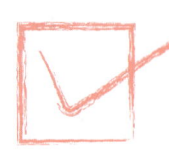

症例 Check test 乳がん

問

乳がんについて，正しいものに〇，誤っているものに×をつけよ。

1. 乳がんの病理組織は腺がんである。
2. 乳がんは骨転移を起こしやすい。
3. 乳がんは乳房の外側上部に好発する。
4. 炎症性乳がんとは乳がんに細菌感染をきたしたものをいう。
5. 乳がんの自己診断実施時期は月経直前がよい。
6. 乳がんでは，手を高挙すると皮膚にえくぼ様の陥凹が生じる。
7. 乳がんでは，乳頭の位置が左右不対称である。
8. 乳房切除術後の腋窩ドレナージは予防的ドレナージである。
9. 乳がんの治療薬にホルモン薬のクロミフェンがある。
10. 乳がんの治療薬として抗アンドロゲン薬を使用する。

解答・解説

1. 〇　乳腺および乳管上皮由来の腺がんである。
2. 〇　骨融解性骨転移をみることが多い。
3. 〇　C領域に多い。
4. ×　乳房の皮膚に急性炎症でみられる「発赤，浮腫，腫脹」を1/3以上の範囲に認める乳がん。多くは浸潤がんで，予後不良
5. ×　月経終了後2〜3日がよい。
6. 〇
7. 〇　腫瘍が周囲の組織をまきこむため，皮膚がひきつれて「えくぼ」ができたり乳頭の位置が左右で異なったりする。
8. 〇　切除側の浮腫などの予防である。
9. ×　タモキシフェンなどの抗エストロゲン薬を使う。クロミフェンは不妊症治療に使う排卵誘発薬である。
10. ×　抗エストロゲン薬が抗乳がん作用をもつ。

国試問題 select： （第 94 回国家試験問題：問 182 一部改変）

乳がんとその治療に関する記述のうち，正しいのはどれか。2 つ選べ。

1. リツキシマブは，HER2（human epidermal growth factor receptor type2）が過剰発現している転移性乳がんに用いられる。
2. リュープロレリン酢酸塩は，閉経後乳がんに適応がある。
3. アナストロゾールは，抗エストロゲン作用により，閉経後乳がんの治療に用いられる。
4. タモキシフェンクエン酸塩は，子宮体がんのリスクを増大させる。
5. パミドロン酸二ナトリウム水和物は，骨転移をきたした場合に用いられる。

解説

1. × トラスツズマブの記述である。
2. × リュープロレリン酢酸塩の頻回投与は，Gn-RH 受容体の down-regulation を起こし，下垂体からのゴナドトロピンの分泌を抑制することにより，エストロゲンの分泌を抑制するため閉経前乳がんに適応される。なお，閉経後乳がんに用いられる薬物には，アロマターゼ阻害薬のアナストロゾールが挙げられる。
3. × アナストロゾールは，アロマターゼ阻害によりアンドロゲンからのエストロゲン生成を阻害し，乳がん細胞の増殖を抑制するため，閉経後乳がんの治療に用いられる。
4. ○ 子宮体がんの危険因子として，閉経年齢が遅い，肥満，糖尿病の既往歴，タモキシフェンクエン酸塩の既往歴などが挙げられる。タモキシフェンクエン酸塩は乳腺のエストロゲン受容体にはアンタゴニストとして作用するため乳がん治療薬として用いられるが，子宮内膜のエストロゲン受容体にはアゴニストとして作用するため子宮体がんの発症リスクを増大させる。
5. ○ パミドロン酸二ナトリウム水和物は，ビスホスホネート製剤であり，破骨細胞に作用し骨吸収を強力に抑制するため，乳がんの溶骨性骨転移に適応される。

解答 4, 5

国試問題 select： （予想問題）

下記の記述のうち，正しいのはどれか。1つ選べ。
1. 乳がんの自覚症状で最も多いのは，乳房の痛みである。
2. 初産年齢が30歳以上だと乳がんの発生リスクが高くなる。
3. アロマターゼ阻害薬は，閉経の前後に関係なく効果がある。
4. 原発乳がんの手術前には主としてホルモン療法が行われる。

解説
1. × 乳がんの自覚症状で最も多いのは，乳房のしこりである。乳がんでは比較的疼痛は少ない
2. ○ 初産年齢が30歳以上の場合や初潮年齢が早く閉経が遅いなど，エストロゲンに曝露される期間が長いほど，乳がんのリスクが高くなる。
3. × アロマターゼ阻害薬は，閉経後に使用されるため閉経前の乳がん患者では高い臨床効果が期待できない。
4. × 現時点においては，術前ホルモン療法は，術後ホルモン療法に比べて予後が同等であるというエビデンスがなく，臨床試験において検証を行う段階としている。

解答 2

国試問題 select： （予想問題）

乳がん治療薬とその副作用として，誤っているのはどれか。次から1つ選べ。
1. アナストロゾール ―――――― 手足症候群
2. タモキシフェンクエン酸塩 ―――― 性器出血
3. LH-RHアゴニスト製剤 ―――― 更年期障害
4. トラスツズマブ ―――――― 心障害

解説
1. × 手足症候群は，カペシタビン
2. ○ 性器出血など婦人科の副作用は，タモキシフェンクエン酸塩にみられやすい。
3. ○ リュープリン投与により，エストロゲンが低下し更年期様症状が現れることがある。更年期様症状は，ホルモン療法薬による共通の副作用である。
4. ○ トラスツズマブの投与により，心不全等の重篤な心障害が現れ，死亡に至った例も報告されている。

解答 1

国試問題select： （予想問題）

60歳女性で，乳がん術後の患者である。閉経。
ホルモン受容体：ER（＋），PgR（＋）
HER2：陰性
リンパ節：転移なし

この患者に薬物療法を開始する場合，適当な薬剤はどれか。1つ選べ。
① アナストロゾール
② タモキシフェンクエン酸塩
③ LH-RHアゴニスト製剤
④ トラスツズマブ
⑤ カペシタビン

解説
　術後，リンパ節転移がないため，一般的には術後化学療法は行わない。閉経で，ホルモン受容体：ER（＋），PgR（＋）のためアナストロゾールが投与される。

解答　①

国試問題select： （予想問題）

乳がんの術後患者に対するカペシタビンの，正しい投与スケジュールはどれか。1つ選べ。
① 連日投与
② 28日間連日投与14日間休薬
③ 21日間連日投与7日間休薬
④ 7日間連日投与21日間休薬
⑤ 5日間連日投与2日間休薬

解説
　21日間連日投与7日間休薬（A法）と14日間連日投与7日間休薬（B法）の2法がある。

解答　③

3 腟炎 vaginitis

> **疾患概念**

　本来，成人女性の腟にはデーデルライン（Döderlein）桿菌による自浄作用が備わっているが，**閉経**によるホルモンバランスの変化，**妊娠**，性行為感染，菌交代現象などにより腟に炎症が生じることがある。これを腟炎という。

主な腟炎と症状

- **カンジダ腟炎**
  - 真菌であるカンジダの感染による。
  - **妊娠**，**糖尿病**などでみられ，またステロイドや抗生物質投与中に菌交代としても認められる。
  - **白色帯下＋そう痒感**
- **トリコモナス腟炎**
  - **原虫**であるトリコモナスの感染による。
  - 性行為感染症なので，夫婦間でのピンポン感染となる。
  - **黄色泡沫状帯下＋そう痒感**
- **萎縮性腟炎（老人性腟炎）**
  - **エストロゲンの減少と自浄能力の消失**による。
  - **腟粘膜の萎縮＋出血**

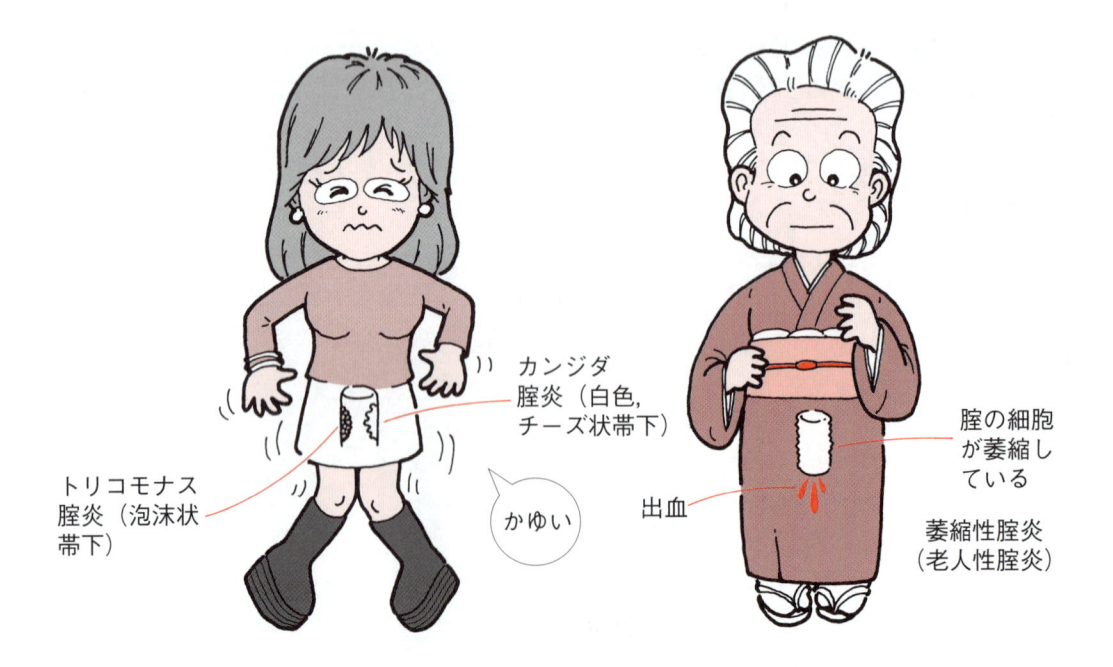

カンジダ腟炎（白色，チーズ状帯下）

トリコモナス腟炎（泡沫状帯下）

かゆい

腟の細胞が萎縮している

出血

萎縮性腟炎（老人性腟炎）

検査・診断

- カンジダ腟炎
  - 検鏡により菌糸を確認
- トリコモナス腟炎
  - 検鏡により原虫を確認
- 萎縮性腟炎（老人性腟炎）
  - 腟粘膜上皮の萎縮をみる。

治療

1）カンジダ症

局所の抗真菌薬を用いる事が多い。

① フルコナゾール（ジフルカン®：100 mg 錠）1回2錠服用
② クロトリマゾール（エンペシド®：腟錠 100 mg）1日1回 100 mg を腟深部に挿入。これを7日間継続使用。あるいは1日2回
③ ミコナゾール（フロリード®：腟坐薬 100 mg）1日1回 100 mg を腟深部に挿入。これを7日間継続使用
④ チニダゾール（ハイシジン®：腟錠 200 mg）1日1回 200 mg を1クール7日間腟深部に挿入

2）トリコモナス症

男性は，無症候性感染者として感染源になりうる。男性も治療する。

① メトロニダゾール（フラジール®：250 mg 錠）1回 250 mg を1日2回を 10 日間経口投与する。
② メトロニダゾール（フラジール®：250 mg 腟錠）1日1回 250 mg を 10〜14 日間腟内に挿入する。

3）細菌性腟症

① メトロニダゾール（フラジール®：250 mg 錠）1回 250 mg を1日3回または1回 500 mg を1日2回　7日間経口投与する。
② メトロニダゾール（フラジール®：250 mg 腟錠）1日1回 250 mg を 7〜10 日間腟内に挿入する。

治療のポイント

- 特に性行為感染症では，感染が蔓延する可能性が高いので，よく説明して十分に治療させる。

症例 Check test　腟　炎

問 腟炎について，正しいものに○，誤っているものに×をつけよ。
① トリコモナス腟炎は抗菌薬の長期使用で発症する。
② 腟タンポンは挿入後，抜去を忘れると感染の誘因となる。
③ トリコモナス腟炎は淡黄色の帯下がみられる。
④ 淋菌性腟炎は子宮頸管炎を合併しやすい。
⑤ トリコモナス腟炎の治療には腟錠が用いられる。
⑥ トリコモナス腟炎は夫婦間の感染に注意する。
⑦ そう痒感が消失しても医師の指示があるまで治療を続けるよう説明した。
⑧ 入浴時は石けんを使用し外陰部を洗うよう説明した。
⑨ カンジダ腟炎は水様性の帯下がみられる。
⑩ 萎縮性腟炎はチーズ状の帯下がみられる。

解答・解説

① ×　トリコモナス感染は性行為感染症である。
② ○　大腸菌などが侵入しやすいから。
③ ○　黄色で悪臭があり，泡沫状の帯下である。
④ ○　不妊の原因となる。
⑤ ○　発泡性腟錠を用いる。
⑥ ○　ピンポン感染（パートナー同士，お互いにうつしたりうつされたりを繰り返すこと。両者同時に治療することが重要）に注意する。
⑦ ○　症状が消失しても，まだ病原微生物は残っている。
⑧ ×　腟内に石けん水が入ると腟のトラブルを引き起こす。
⑨ ×　カンジダ腟炎では，白色で米かす様またはチーズ様帯下で，そう痒感を伴う。
⑩ ×　エストロゲンが低下して発症する萎縮性腟炎では，細菌感染性腟炎と類似し，白～黄色で膿性，血性帯下を混じて悪臭を伴う。

国試問題 select： （予想問題）

チーズ状帯下，強いそう痒感および性交時の出血を訴える女性に考えられるのはどれか。1つ選べ。

① トリコモナス腟炎
② カンジダ腟炎
③ 淋菌性頸管炎
④ クラミジア頸管炎

解説

① × トリコモナス腟炎ではそう痒感の訴えは多いが，帯下は黄色泡沫状である。
② ○ チーズ状などと称される白い帯下，強いそう痒感はカンジダ腟炎の特徴である。
③ × 淋菌性頸管炎の帯下は膿性・黄色であり，そう痒感は弱い。
④ × クラミジア頸管炎はほとんどが無症状であり，慢性に経過することが多い。

解答 ②

索　引

主要ページ：ゴシック体

数字・時計数字

1型糖尿病治療薬　337
2型糖尿病治療薬　338
5-FU　150, 151, 185
5-HT$_3$受容体拮抗薬　133
5類感染症　488
21トリソミー　305
^{131}I　357

ギリシャ文字

α$_1$β遮断薬　52, 481
α$_1$アンチトリプシン欠損症　7
α$_1$受容体遮断薬　52
α-グルコシダーゼ阻害薬　338
α遮断薬　59, 259, 481
αフェトプロテイン　324
β$_1$受容体刺激薬　74, 75, 76
β$_2$刺激薬　3, 8
β遮断薬　51, 52, 53, 58, 59, 63, 68, 69, 75, 76, 101, 368
β受容体刺激薬　69
β受容体拮抗薬　59
β-ラクタマーゼ阻害薬配合ペニシリン系薬　26, 27
γ-グロブリン　175, 425

欧文

A型肝炎　173
A群レンサ球菌性肺炎　25
ABVD療法　231
AC療法　531
ACE阻害薬　52, 53, 63, 64, 75, 76, 443, 448, 449, 460, 461
ACTH　273, 372
ADL　408
ALK阻害薬　44
ALL　223
AML　223
AP療法　524
APL　223
apple core 徴候　150
ARB　443, 448, 449, 460, 461
AT$_1$受容体遮断薬　51, 52, 53, 63, 75, 76
ATII受容体拮抗薬　448, 449
ATL　223
ATRA　223
B型肝炎　173
bolus 5-FU/ロイコボリン療法　150
BPSD　297

C型肝炎　174
Ca^{2+}感受性増強薬　74, 75
Ca^{2+}チャネル遮断薬　51, 52, 53, 53, 58, 68, 69, 82
CA19-9　113
Ca拮抗薬　460
CAB療法　469
CAF療法　531
cAMP誘導体　74
CAP療法　524
CDDP　114
CDHP　114
CE療法　324
CEA　113
CEF療法　531
Child-Pugh 分類　178, 185
CKD ステージ分類　443
CML　223, 224
CoombsとGellによる分類　384
CPT-11　150
CPT-11/CDDP療法　523
d-クロルフェニラミン　21
D-マンニトール　255, 259, 265, 269
DOTS　31
DPA　280
ECT　280
EGFRチロシンキナーゼ阻害薬　44
EPO製剤　443
ERBD　200
FAP療法　97
FEC100療法　531
FEC療法　532
FOLFIRI療法　150, 151
FOLFOX 4 または mFORFOX6療法　150
FOLFOX 4療法　151
Fontaine 分類　250
FP療法　97
GC療法　465
GLP-1受容体作動薬　338
GT療法　532
H$_2$ブロッカー　109, 120
Hardy 手術　371
HBs抗体含有人免疫グロブリン　175
HCFU　150
HMG-CoA 還元酵素阻害薬　352, 448
HPVsワクチン　525
ICE療法　324
IFNβ　324
IgA腎症　461
infusional 5-FU　151
K$^+$チャネル遮断薬　68, 69

K保持性利尿薬　382
LABA　8
LAMA　8
LH-RHアゴニスト　469
L-OHP　150
Low dose FP療法　185
MARTA　280
m-ECT　288
MP療法　236
MVAC療法　465
N-アセチルシステイン　13
Na$^+$チャネル遮断薬　68, 69
NaSSA　286
NMDA受容体アンタゴニスト　259, 293
NSAIDs　21, 127, **474**
OTC薬　21
Oxo　114
PAV療法　324
PDE III阻害薬　74, 76
PE療法　324
PGF$_2$α製剤　481
PPI　91
PSA監視療法　469
PTCD　200
RA診断基準　407
RAS抑制薬　448, 449, 461
RAST　393, **399**
R-Cサイン　100, **102**
RSウイルス　20
SABA　8
SAMA　8
S-Bチューブ　101
SDA　280
SERM　501
SLE　384
SNRI　286
SSRI　285, 286, 297
SST　280
TAP療法　524
TC療法　523
TCA　286
TDM　273
TP療法　523
Tri-weekly PTX療法　531
TS-1　113, 114, 150
TZD　338
UFT　150, 151, 152
VAD療法　236
Weekly PTX療法　531
WPW症候群　67

542

索引

あ

アイソトープ（放射線ヨード）療法　357, 358
アカシジア　279
アカルボース　338
亜急性甲状腺炎　356, 367
悪性症候群　279
悪性新生物による死因　112
悪性貧血　218
悪性リンパ腫　230
アクラトニウム　105
アザチオプリン　13, 215, 417, 425, 428, 461
アジソン病　375
アスピリン　58, 63, 68, 255, 259, 264, 345
アセタゾラミド　493
アセチルコリン　2
アセチルコリン受容体刺激薬　413
アセトアミノフェン　21
アゼラスチン塩酸塩　386, 390, 394
アダリムマブ　408
アデニル酸シクラーゼ活性化薬　74
アデノウイルス　20
アデノシン三リン酸二ナトリウム水和物　255, 259
アテノロール　52, 58, 69
アテローム血栓症　248
アテローム血栓性脳梗塞ならびに嚢状動脈瘤の形成しやすい部　257
アトピー性皮膚炎　397
アドリアマイシン　97, 98, 465, 524
アトルバスタチンカルシウム水和物　352
アドレナリン　432
アドレナリンβ受容体遮断薬　357
アドレリンα₁受容体遮断薬　421
アトロピン　63, 69, 196
アナフィラキシー　384, 386, 431
アバスチン　153
アービタックス　153
アプリンジン　69
アフロクアロン　259
アヘンアルカロイド　86, 196
アマンタジン塩酸塩　255, 259, 297, 301
アミオダロン　69
アミドトリゾ酸ナトリウムメグルミン液　166
アミトリプチリン塩酸塩　286, 302
アミノグリコシド系抗菌薬　92, 128
アミノ配糖体系抗菌薬　491
アミノフィリン　3, 432
アミノレバンEN　181
アムロジピンベジル酸塩　52, 58, 421
アモキサピン　286, 302
アモキシシリン　109, 120
アモスラロール　52

い

アリピプラゾール　280, 287
アルガトロバン水和物　250, 259, 264
アルカリ製剤　437
アルキル化剤　324
アルコール性肝炎　173
アルジオキサ　105
アルダクトンA　180
アルツハイマー型認知症　291, 292
アルテプラーゼ（t-PA）　63, 255, 259
アルドース還元酵素阻害薬　338
アルドステロン拮抗薬　380
アルドステロン受容体遮断薬　75
アルファカルシドール　443, 501, 502
アルブミン製剤　180
アルプロスタジル　421
アレルギー　384, 390
アレルギー性血管炎　384
アレルギー性鼻炎　384, 393
アレルギー性皮膚炎　384
アレルゲン　386
アレンドロン酸ナトリウム　501
アログリプチン安息香酸塩　338
アロチノロール　52
アロプリノール　346, 474
アロマターゼ阻害薬　532
アンジオテンシンⅡ受容体拮抗薬　380
アンジオテンシンⅡ受容体遮断薬　51, 75
アンジオテンシン変換酵素（ACE）阻害薬　51, 75, 380, 421
安静時狭心症　57
アンドロゲン　470
アンピシリン　321
アンブロキソール　8, 21

い

イオン交換樹脂　437
胃潰瘍　108
胃がん　112
イコサペント酸エチル　250, 352
胃酸分泌抑制薬　105
意識障害改善薬　259
意識レベル3-3-9度方式の分類　268
萎縮性腟炎　538
胃食道逆流症（GERD）　104
イソソルビド　58, 259, 493
イソニアジド　31
イソプレナリン塩酸塩　69, 491, 493
Ⅰ型アレルギー　2, 384, 394, 398, 431
胃腸機能調整薬　105, 133
遺伝子組み換え型組織プラスミノゲン・アクチベーター　35
イトプリド塩酸塩　302
胃内視鏡　108
胃内視鏡下食道静脈瘤結紮術　101
胃内視鏡下食道静脈瘤硬化療法　101

胃粘膜保護薬　105
イフェンプロジル酒石酸塩　255, 259
イブジラスト　259
イプラトロピウム　8
イホスファミド　324
いぼ痔　169
イマチニブ　222, 224
イミプラミン塩酸塩　286, 302
イミペネム　195
イリノテカン　113, 150, 151, 523
イリノテカン塩酸塩水和物　44, 114, 151
イレウス　159
イレウス管　160
陰イオン交換樹脂　352
インスリン　334, 437, 443
インスリンアスパルト　337
インスリングラルギン　337
インスリングルリジン　337
インスリン製剤　337, 339
インスリンデテミル　337
インスリンリスプロ　337
インダカテロールマレイン酸塩　8
インダシン　195
インターフェロン　324
インターフェロンα　175, 457
インターフェロンβ　175, 324
インターフェロン療法　236
インターロイキン2　457
インドメタシン　195, 345, 474
院内肺炎　27
インフリキシマブ　408, 428
インフルエンザ桿菌ワクチン　27

う

ウィルヒョウ転移　113
ウエスト症候群　272, 273
ウォーターハウス・フリードリヒセン症候群　321
うつ病　284, 285
ウブレチド　309
ウラシル　150
ウラシル-テガフール　151, 152
ウラジロガシエキス　474
ウリナスタチン　195
ウルソ　179, 180
ウルソデオキシコール酸　179, 180, 190
ウロキナーゼ（u-PA）　255, 259
運動ニューロン　317
運動療法　331, 501, 506

え

エカベト　105
エキセナチド　338
エコノミー症候群　35
エスシタロプラムシュウ酸塩　286, 302

索　引

エストラジオール　501
エストロゲン　470
エストロゲン製剤　469, 501
エゼチミブ　352, 448, 449
エソメプラゾール　105
エタネルセプト　408
エダラボン　255, 259, 264
エタンブトール　31
エトスクシミド　273
エトドラグ　408, 417, 515
エトポシド　44, 324
エドロホニウムテスト　309
エナラプリルマレイン酸塩　52, 75, 421, 443, 448, 449, 461
エパルレスタット　338
エピネフリン　386
エピルビシン塩酸塩　185, 531, 532
エフォーワイ　195
エプレレノン　380
エペリゾン塩酸塩　259, 260
エリスロマイシン　17, 160
エルデカルシトール　501
エルプラット　152
エルロチニブ　44
塩酸セルトラリン　286, 302
炎症性腸疾患治療薬　428
円錐切除術　523
エンタカポン　301
エンペシド®　539
塩類下剤　87

お

黄色腫　350
黄色ブドウ球菌性肺炎　25
黄疸　199
桜皮エキス　21
オキサプロジン　345
オキサリプラチン　150, 151, 152
オキシトロピウム　8
オザグレル塩酸塩水和物　3, 259, 386
オザグレルナトリウム　255, 264, 269
オピアト　196
オマリズマブ　3
オメプラゾール　105, 109, 120
オーラノフィン　408
オランザピン　280, 287, 302
オールトランスレチノイン酸　222, 223
オルプリノン　74
オンダンセトロン塩酸塩　302
温熱療法　506

か

開頭手術　264
潰瘍性大腸炎　137
化学療法　44, 113, 231, 236, 465, 532

核酸アナログ製剤　175
拡大子宮全摘出術　524
拡大単純子宮全摘出術　525
喀痰検査　3, 43
喀痰調整薬　8
カクテル療法　449, 461
仮骨形成　515
かぜ症候群　20
ガーダシル水性懸濁注射液　526
喀血　16
葛根湯　22
活性型ビタミン D_3 製剤　438, 443, 501
カテコール-O-メチルトランスフェラーゼ（COMT）阻害薬　301
カナマイシン硫酸塩　181
過敏性腸症候群　132
カプトプリル　52, 53, 421
かぶれのマップ　402
花粉症　394
ガベキサートメシル酸塩　195
カペシタビン　150, 151, 152, 532
カペシタビン療法　150, 151
カベルゴリン　301, 372
仮面うつ病　288
ガランタミン臭化水素酸塩　259, 260, 293
カリウム保持性利尿薬　52
カルシウム拮抗薬　264, 269, 421
カルシウム製剤　437
カルシトニン製剤　501
カルシトリオール　501
カルチコール　437
カルテオロール　52, 58, 69
カルバート（Calvert）の式　523
カルバペネム系抗菌薬　27, 195, 321
カルバマゼピン　273, 274, 287, 491
カルビプラミン　302
カルベジロール　52, 75, 76
カルペリチド　74
カルボシステイン　8, 21
カルボプラチン　44, 324, 523
カルメロースナトリウム　87
カルモフール　150
肝炎　173
肝炎ウイルス　173
肝がん　184
緩下剤　87, 133, 164
間欠性跛行　248, 250
肝硬変　100, 178
幹細胞移植による血管新生治療　251
肝細胞がん　185
カンジダ症　539
カンジダ腟炎　538
間質性肺炎（肺線維症）　12
肝性脳症　178
関節炎　344
肝切除　186

関節リウマチ（RA）　406
感染症法　488
感染症予防　21
乾燥Ａ型肝炎ワクチン　175
乾燥甲状腺末　362
がん胎児性抗原　113
浣腸　87, 164
眼底鏡　481
カンデサルタンシレキセチル　52, 75
含糖酸化鉄　207
冠動脈ステント術　58
肝動脈化学塞栓術（TACE）　185
肝動脈注療法　185, 186
冠動脈バイパス術　58, 63
肝庇護薬　179, 180
肝不全用経腸栄養剤　181
漢方薬　22, 87
ガンマ-アミノ酪酸　255, 259
カンレノ酸カリウム　180
冠れん縮性狭心症　57

き

期外収縮　67
気管支拡張症　16
気管支拡張薬　9
気管支ぜん息　2, 384
気胸　38
起坐位　4
キサンチン誘導体　3
キニジン　69
気分安定薬　287
気分障害　284
脚ブロック　68
逆流性食道炎　104
急性肝炎　173
急性骨髄性白血病　223
急性糸球体腎炎　384, 459
急性腎不全　436
急性膵炎　194
急性膵炎診断基準　194
急性腸炎　127
急性リンパ球白血病　223
吸入ステロイド　3, 9
吸入ステロイド（ICS）配合剤　8
胸腔穿刺　39
胸腔ドレーン　39
狭心症　57
強直間代発作　272, 273
胸痛　34, 38, 42, 62, 82
強皮症腎　420, 421, 423
鏡面像　160
強力ネオミノファーゲンシー　179, 180
局所麻酔薬　170, 506
巨赤芽球性貧血　218
去痰薬　21, 22
筋萎縮性側索硬化症　316

索引

筋硬直　301
金製剤　408
金チオリンゴ酸ナトリウム　408

く

隅角と房水　481
クエチアピン　287
クエチアピンフマル酸塩　280, 297, 302
クエン酸製剤　474
クエン酸第一鉄ナトリウム錠　207
クエン酸ナトリウム-クエン酸カリウム製剤　346
クスマウルの大呼吸　335
クッシング症候群　370
組換え沈降2価ヒトパピローマウイルス様粒子ワクチン　525
組換え沈降4価ヒトパピローマウイルス様粒子ワクチン　526
くも膜下出血　258, 263
クラミドフィラ肺炎　26
クラリスロマイシン　26, 109, 120
グリクラジド　338
グリセリン　87
グリセロール　255
クリゾチニブ　44
グリチルリチン製剤　179, 180
クリノフィブラート　352
グリベンクラミド　338
グリメピリド　338
クリンダマイシン　27
グルコサミン製剤　506
グルコン酸カルシウム　382
グルタミン酸遊離抑制　317
クルッケンベルグ腫瘍　113
クレチン症　361
クレメジン細粒　443
クロカプラミン塩酸塩水和物　302
クロザピン　280
クロトリマゾール　539
クロナゼパム　273
クロピドグレル硫酸塩　58, 63, 255, 259
クロフィブラート　352
クロミプラミン塩酸塩　286, 302
クロモグリク酸ナトリウム　3, 386, 394
クロラムフェニコール　210
クロルイオンチャネル開口薬　87
クロルフェニラミンマレイン塩酸　386, 390, 394
クロルプロマジン塩酸塩　280, 300, 302
クロルマジノン酢酸エステル　469
クローン病　141

け

経口吸着炭素製剤　443
経口血糖降下薬　337, 338, 339

経口ステロイド療法　449, 461
経口的胆石溶解療法　190
経口ワルファリン治療　251
ケイ酸アルミニウム　92, 128, 129, 133
桂枝湯　22
痙性麻痺改善薬　259
経蝶形骨洞下垂体腺腫摘出術　371
経直腸的超音波断層法　468
経尿道的膀胱腫瘍切除術　465
経皮経肝胆管造影法（PTC）　190
経皮経肝胆管ドレナージ　200
経皮経肝胆道鏡下切石術（PTCSL）　190
経皮経肝的胆道ドレナージ（PTBD）　186
経皮的エタノール注入療法（PEIT）　185, 186
経皮的冠動脈インターベンション（PCI）　58, 63
経皮的心肺補助法　75, 76
経皮的動脈形成術　251
経皮的マクロ波凝固療法（PMCT）　185, 186
経皮的ラジオ波焼灼療法（RFA）　185, 186
けいれん性便秘　86
外科的心膜切開術　80
劇症肝炎　173
下剤　86, 88, 91, 127, 133
血圧下降薬　302
血液希釈療法　255
血液浄化療法　386
血液透析療法　461
結核検査　31
血管拡張薬　52, 250, 255
血管収縮薬　101
結紮切除術　170
血漿交換療法　417, 461
欠神発作　272, 273
血清生化学検査　63
結石排出促進薬　474
血栓溶解薬　35, 63, 255, 259
血栓溶解療法　63
血痰　16, 34, 42
血中CEA（がん胎児性抗原）測定　150
結腸がん　149
血糖降下薬　443
血便　91
血友病　239
ケトチフェンフマル酸塩　386
解熱鎮痛薬　21
解熱薬　22
ゲファルナート　105
ゲフィチニブ　44
ゲムシタビン　200, 201, 465, 532
ゲムシタビン単剤療法　200, 201
下痢　91

下痢止め薬　92, 93, 128, 129, 133
ケルニッヒ徴候　263, 320
原発性アルドステロン症　379

こ

抗SS-A抗体　414
抗SS-B抗体　414
抗TNF-α抗体　142
高LDLコレステロール血症　350
高圧浣腸　166
降圧目標　51
降圧薬　51, 53, 82
抗アルドステロン薬　75, 180
抗アレルギー薬　3, 386, 394, 403, 496
抗アンドロゲン薬　469
抗ウイルス薬　21
抗うつ薬　133, 134, 260, 285, 286, 302
抗がん剤　91, 113, 127, 210, 223, 436, 465, 524
交感神経作動薬　481
交感神経遮断薬　59
抗凝固薬　35, 63, 255, 259, 448, 449, 461
抗凝固療法　244, 251
抗狭心症薬　58
抗胸腺細胞グロブリン（ATG）療法　211
抗菌薬　21, 88, 91, 93, 128, 180, 181, 195, 460
高血圧症　50
高血圧治療ガイドライン2009年版　50
抗血小板薬　58, 63, 64, 250, 255, 259, 264, 269, 448, 449, 460, 461, 461
抗血小板療法　251, 259
抗血栓薬　68, 255
抗甲状腺薬　357, 368
抗コリンエステラーゼ薬　309
抗コリン薬　8, 69, 109, 120, 160, 301
甲状腺機能亢進症　355
甲状腺機能低下症　361
甲状腺ホルモン製剤　362, 501
抗精神病薬　280, 287
抗精神病薬の副作用　279
合成鉱質コルチコイド製剤　376
抗生物質　21, 91, 321, 324, 436, 497
高張グリセオフルビンロール　264
抗てんかん薬　210, 273, 274
高トリグリセライド血症　350
抗トロンビン薬　244, 250, 264
高尿酸血症　344, 345
抗認知症薬　259, 260, 293
広汎子宮全摘出術　524, 525
抗ヒスタミン薬　21, 403, 493
抗不安薬　82, 133, 134
項部硬直　263
抗不整脈薬　63, 64, 68
抗プラスミン薬　255

545

索　引

抗リウマチ薬　448
呼吸機能検査　2, 7
呼吸困難　2, 34, 38
呼吸リハビリテーション　9
コーチゾン　376
骨折　513
骨折の合併症　515
骨折予防　501
骨粗しょう症　370, 500, 518
ゴットロン徴候　424
骨盤内臓全摘出術　524
コデイン　86
コリンエステラーゼ阻害薬　259, 293, 309
コールドウェル・ルック法　497
コルヒチン　345, 428
コルポスコピー　527
コルホルシンダロパート　74
コレスチミド　352
コレスチラミン　352
コロナウイルス　20
コン症候群　379
根治的前立腺摘出術　469
根治的膀胱摘出術　465

さ

サイアザイド系利尿薬　474
再灌流療法　63
再生不良性貧血　210
在宅酸素療法　9
サイトカイン　457
再発性アフタ性潰瘍　427
酢酸リンゲル液　195
サケカルシトニン　501
鎖骨骨折　515
嗄声　42, 96
サーバリックス水性懸濁注射液　525
サラゾスルファピリジン　138, 142, 408
サルブタモール　3, 8
サルポグレラート塩酸塩　250
サルメテロール　3, 8
サルメテロールキシナホ酸塩・フルチカゾンプロピオン酸エステル配合ディスカス　3
Ⅲ型アレルギー　384, 385
酸化マグネシウム　87, 88, 105, 181
三環系抗うつ薬　285, 286, 302
酸素療法　13
散瞳　485
酸分泌抑制薬　109, 120, 138

し

ジアゼパム　259, 265, 273, 493
シェーグレン症候群　412
痔核　169

弛緩性便秘　86
ジギタリス　67, 68, 91, 127
ジギタリス製剤　69, 75, 76
ジギタリス中毒　70
子宮がん　522
子宮頸がん　523
子宮頸がんと子宮体がんの比較　522
子宮頸がんの高リスクファクター　526
子宮頸がんの予防　525
子宮体がん　524
シクレソニド　3
シクロスポリン　13, 211, 421, 428, 448, 449
ジクロフェナクナトリウム　21, 195, 408, 417
ジクロフェナクナトリウム坐薬　510, 515
シクロホスファミド　13, 215, 324, 417, 421, 425, 428, 448, 449, 461, 524, 531, 532
刺激性下剤　87
ジゴキシン　69, 75
自己免疫学的機序　408
自己免疫疾患　416
自己免疫性溶血性貧血　214, 384
脂質異常症　349
脂質異常症治療薬　58, 63, 64
ジスキネジア　279
ジスチグミン　309
ジストニア　279
シスプラチン（CDDP）　44, 97, 113, 185, 324, 465, 491, 523, 524
シスプラチン水和物　98
姿勢反射障害　301
ジソピラミド　69
シタグリプチンリン酸塩水和物　338
シチコリン　255, 259
市中肺炎　27
疾患修飾性抗リウマチ薬（DMARDs）　407, 408
湿性咳嗽　2
シデフェロン　207
シナカルセト塩酸塩　443
ジヒドロピリジン　58
ジヒドロピリジン系 Ca^{2+} チャネル遮断薬　53, 57
ジピリダモール　448, 460, 461
ジフェニドール塩酸塩　491, 493
ジフェンヒドラミン　386, 390, 394
ジフルカン®　539
ジフルコルトロン吉草酸エステル・リドカイン痔疾用軟膏　170
シプロフロキサシン　195
シプロヘプタジン塩酸塩　21, 285
シベンゾリン　69
シメチジン　109, 120
ジメンヒドリナート　493

社会技能訓練　280
ジャクソンけいれん　273
瀉下薬　92
視野検査　481
シャーマーテスト　413
シャルコ3徴　189
習慣性便秘　86
周期性四肢麻痺　382
重症筋無力症　308
重症薬疹　386
修正型電気けいれん療法　288
重積発作　4
重曹　474
重層扁平上皮　98
重炭酸ナトリウム　443
十二指腸潰瘍　119
縮瞳薬　481
シュニッツラー転移　113
腫瘍マーカー　43, 113, 324, 468
腫瘍免疫　384
準広汎子宮全摘出術　525
潤腸湯　87
消炎鎮痛薬　21, 22
障害者総合支援法　123
消化管運動亢進薬　105
消化管運動調節薬　134
上顎洞穿刺　497
消化性潰瘍薬　302
小細胞がん　42
硝酸イソソルビド　57, 58, 74, 181
硝酸薬　57, 58, 74, 76, 82
静注胆囊造影法（DIC）　190
小腸刺激性下剤　87
上皮性悪性腫瘍　149
小発作　272
上腕骨顆上骨折　517
食道がん　96
食道静脈瘤　100
食道造影　96
食道離断術　101
女性ホルモン剤　469
除痛療法　510
徐放性ニフェジピン　421
シラスタチン　195
ジラゼプ塩酸塩　461
自立支援医療（育成医療）　123
自律神経遮断薬　59
ジルチアゼム塩酸塩　52, 58, 69, 255, 265, 269
シルデナフィル　58
シルニジピン　52
シロスタゾール　250, 255, 259
腎盂腎炎　452
心筋壊死　62
心筋梗塞　62
進行胃がんの肉眼型分類　112
人工血管置換術　82

546

索　引

人工股関節置換術　506
進行性筋ジストロフィー　312
人工ペースメーカー　70
人工レンズ挿入手術　485
腎細胞がん　456
心室細動　67
新生児マス・スクリーニング　361
振戦　301
心タンポナーデ　79, 82
心電図　62, 64
浸透圧利尿薬　265
シンバスタチン　58, 352
心不全　62, 73
腎不全　443, 449
心房細動　67
心房性ナトリウム利尿ペプチド（ANP）
　　製剤　74
心膜穿刺　80
じん麻疹　384, 389

す

髄液検査　264, 320
髄液シャント術　302
膵がん　199
膵体尾部がん　200
膵頭部がん　200
髄膜炎　320
髄膜炎の鑑別診断　320
髄膜刺激症状　263
スクラッチテスト　393
スクラルファート　105
巣状分節性糸球体硬化症　449
スタチン製薬　443, 448, 449
頭痛薬　22
ステロイド性抗アンドロゲン薬　469
ステロイド性抗炎症薬　170
ステロイドパルス療法　417, 425, 449,
　　460, 461
ステロイド薬　13, 138, 142, 309, 321,
　　449, 506
ステント挿入術　251
ストーマ　154, 465
ストレプトマイシン　31
スニチニブリンゴ酸塩　457
スパーリングテスト　510
スピペロン　302
スピロノラクトン　52, 53, 75, 91, 180,
　　380, 382
スプラタストトシル酸塩　3
スプーン状爪　206
スメアテスト　527
スルトプリド塩酸塩　302
スルピリド　280, 287, 300, 302
スルファサラジン　428
スルホニル尿素薬　338

せ

生活技能訓練　280
生菌整腸薬　92, 128, 129
性行為感染症　539
静坐不能　279
制酸剤　87
制酸薬　105, 109, 120, 138
成人T細胞白血病　223
精神安定薬　493
整腸剤　88, 92, 128, 129
制吐薬　265, 302, 491
整復　514, 516, 517
生物学的製剤　408
生理食塩水　223
脊髄造影　510
セチプチリンマレイン酸塩　302
セツキシマブ　150, 153
接触皮膚炎　384, 402
セトラキサート　105
セビメリン塩酸塩水和物　413
セファロスポリン系抗菌薬　92, 128
セフェム系抗菌薬　26, 27, 146, 495
セベラマー塩酸塩　443
セレギリン塩酸塩　301
ゼローダ　152
セロトニン遮断薬　285
セロトニン受容体作動薬　133
セロトニン症候群　285
セロトニン・ドパミン・アンタゴニスト
　　280
セロトニン・ドパミン遮断薬　302
セロトニン・ノルアドレナリン再取込み
　　阻害薬　286, 302
腺がん　42, 112, 154
ゼングスターケン・ブレイクモア・チュ
　　ーブ　101
腺腫摘出術　371
全身化学療法　153
全身性エリテマトーデス（SLE）　416
全身性硬化症　420
選択的β₁受容体遮断薬　58
選択的DPP-4阻害薬　338
選択的アルドステロン阻害薬　380
選択的エストロゲン受容体調整薬　501
選択的セロトニン再取込み阻害薬
　　（SSRI）　260, 285, 286, 302
蠕動運動抑制薬　128
蠕動亢進薬　160
前頭側頭型認知症　291
センナ　87
センノシド　87
前立腺がん　468

そ

双極性障害　284, 287

双極性障害の治療薬　287
総合感冒薬　21, 22
総胆管結石　190
躁病　284
側頭葉てんかん　273
ソタロール　69
速効型インスリン分泌促進薬　338
ゾテピン　302
ゾニサミド　301
ソファルコン　105
ソマトスタチン　101
ソマトスタチンアナログ　160
ソラフェニブトシル酸塩　457
ソルダクトン注　180

た

第2世代抗精神病薬　280
体位ドレナージ　17
ダイオウ　87
大黄甘草湯　87
体外衝撃波結石破砕術（ESWL）　190
大球性正色素性貧血　218
大建中湯　160
第三世代セフェム系抗菌薬　27, 321
耐性乳酸菌製剤　92, 128, 129
大腿骨頚部骨折　518
大腸がん　149
大腸刺激性下剤　87, 88
大動脈解離　82
大動脈内バルーンパンピング　74, 76
第四世代セフェム系抗菌薬　27, 321
大量ステロイド療法　425
ダウン症候群　305
ダカルバジン　231
タキサン系薬剤　523, 524, 532
タクロリムス水和物　309, 398
多元受容体作用精神病薬　280
多剤併用療法　97, 113, 223
脱水症状　128
ダナパロイド　244
多発性筋炎　424
多発性骨髄腫　234
ダビガトランエテキシラートメタンスル
　　ホン酸塩　259
タービュヘイラー　3
タモキシフェン　532
タリペキソール塩酸塩　301
胆管細胞がん　186
炭酸カルシウム製剤　438
炭酸水素ナトリウム　87, 438, 491
炭酸ランタン水和物　443
炭酸リチウム　287
単純子宮全摘出術　523, 525
胆石症　189
ダントロレンナトリウム水和物　259,
　　260, 279

547

索引

タンニン酸アルブミン　92, 129, 133
胆嚢結石　190
タンパク同化ホルモン療法　211
タンパク分解酵素阻害薬　195, 244
ダンピング症候群　115

ち

チアジド　53
チアジド系利尿薬　52, 75
チアゾリジン薬　338
チアノーゼ　7
チアプリド塩酸塩　259, 297, 302
チアマゾール　357
チエナム　195
チオトロピウム　8
蓄膿症　495
チクロピジン塩酸塩　255, 259, 264
チザニジン　259
腟炎　538
チニダゾール　539
チペピジン　21
チミペロン　302
中間型インスリンリスプロ　337
注射用リュープロレリン酢酸塩　532
虫垂炎　145
虫垂切除術　146
中枢性コリンエステラーゼ阻害薬　292
超音波内視鏡検査　96, 113
腸管運動抑制薬　133
蝶形紅斑　416
腸重積症　166
腸閉塞　159
直接監視下短期化学療法　31
直腸がん　149
直腸指診　150, 169, 468
猪苓湯　474
鎮咳薬　21, 22
鎮痙薬　160, 260, 474
沈降B型肝炎ワクチン　175
沈降炭酸カルシウム　443
鎮痛薬　82, 195, 474

つ

椎間板切除術　510
椎間板ヘルニア　509
痛風　344
痛風結節　344
ツベルクリン・アネルギー　31
ツベルクリン反応　384
ツロブテロール塩酸塩貼付剤　8

て

低HDLコレステロール血症　350
ティーエスワン　200, 201

ティーエスワン療法　200, 201
定型抗精神病薬　280
低分子デキストラン　255
テオフィリン　3, 8
テガフール　114, 150
テガフール・ギメラシル・オテラシルカリウム配合剤（TS-1）　113, 114
デキサメタゾン　236, 376
デキサメタゾン抑制試験　371
デキサメタゾンリン酸エステルナトリウム　324
デキストラン硫酸ナトリウム　352
デキストロメトルファン　21
デジャヴュ　273
デスモプレシン　240
鉄欠乏性貧血　206
鉄剤　207, 443
鉄剤の副作用　207
テトラサイクリン系抗菌薬　26, 92, 128
デノパミン　75
テプレノン　105, 506, 510
テモゾロミド　324
デュシェンヌ型　312
デュロキセチン塩酸塩　286
テラプレビル　175
テリパラチド製剤　501
テリパラチド皮下注キット　502
転移性肝がん　186
電解質輸液　491
てんかん　272
点眼薬　488
電気けいれん療法　280
電気的除細動　63, 68
テンシロンテスト　308
点頭てんかん　272, 273
点鼻用血管収縮薬　21

と

統合失調症　277
統合失調症治療薬　302
橈骨下端骨折　518
糖質コルチコイド　376
透析　236
糖尿病　334
糖尿病性ケトアシドーシス　335
糖尿病性昏睡　335
糖尿病性神経障害　336
糖尿病性腎症　335
糖尿病性網膜症　335
糖尿病の臨床診断のフローチャート　336
洞不全症候群　67
ドキサゾシン　52
ドキシフルリジン　150
ドキソルビシン　97, 231, 236, 324, 524, 531

ドキソルビシン塩酸塩　98, 185
特定疾患治療研究　137
トシリズマブ　408
ドスレピン塩酸塩　302
ドセタキセル　113, 523, 524, 532
ドネペジル塩酸塩　259, 260, 293, 297
ドパミン　74
ドパミンアゴニスト　301
ドパミン作動薬　279
ドパミン受容体部分アゴニスト　280
ドパミン遊離促進薬　301
トピラマート　273
ドブタミン　74
トポイソメラーゼⅡ阻害剤　324
トラスツズマブ　531, 532
トラゾドン塩酸塩　287, 302
トラニラスト　386, 394
トラネキサム酸　255
トリアムシノロンアセトニド　398
トリアムテレン　52, 380
トリクロルメチアジド　52, 75
トリコモナス症　539
トリコモナス腟炎　538
トリフロペラジン　302
トリヘキシフェニジル塩酸塩　301
トリベノシド／リドカイン坐剤　170
トリメブチン　105, 133
トリロスタン　372
トルペリゾン　259
ドロキシドパ　301
トロンボキサンA_2合成阻害薬　3, 386
ドンペリドン　105, 302

な

内視鏡検査　96, 105, 113
内視鏡治療　98
内視鏡的逆行性胆管膵管造影法（ERCP）　190
内視鏡的逆行性胆管ドレナージ法　200
内視鏡的経鼻胆道ドレナージ（ENBD）　186
内視鏡的切除　154
内視鏡的乳頭括約筋切開術（EST）　190
内視鏡的乳頭バルーン拡張術（EPD）　190
内視鏡的ポリペクトミー　154
内臓脂肪　331
内分泌療法　469, 532
ナテグリニド　338
ナドロール　101
ナファゾリン　21
ナファモスタットメシル酸塩　195
ナプロキセン　345
生ワクチン　526

索　引

に

II型アレルギー　214, 384, 385
ニカルジピン塩酸塩　265, 269
ニコチン酸誘導体　352
ニコモール　352
ニコランジル　57, 58
二次性高血圧　50
ニセリトロール　352
ニセルゴリン　255, 259, 297
二相性プロタミン結晶性インスリンアナログ水性懸濁　337
ニゾフェノンフマル酸塩　259, 264
ニトラゼパム　273
ニトログリセリン　57, 58, 59, 63, 74
ニフェカラント　69
ニフェジピン　52, 53, 58, 460
ニボー像　160
日本動脈硬化学会ガイドライン2007年版　350
ニムスチン塩酸塩　324
乳がん　530
乳がん患者のQOL　533
乳酸菌製剤　129
乳酸リンゲル液　195
乳房温存療法　533
乳房切除術　533
ニューキノロン系抗菌薬　27, 128, 195
尿管の生理的狭窄部　473
尿酸生成抑制薬　346, 474
尿酸排泄促進薬　345, 346
尿路感染症　452
尿路結石　473
妊娠糖尿病　334, 338
認知行動療法　288
認知症スケール　297

ね

ネオスチグミン　160, 309
ネブライザー　495
ネフローゼ症候群　447
ネモナプリド　302
粘血便　166
粘膜被覆薬　109, 120, 138
粘膜保護薬　109, 120

の

脳虚血改善薬　259
濃グリセリン　255, 259, 265, 265, 269
脳血管拡張薬　491, 493
脳血管障害　257
脳血管性認知症　292, 296
脳血管造影　264
脳血栓症　254
脳梗塞　254, 258

脳梗塞治療薬　259
脳室-腹腔（V-P）シャント　264
脳出血　258, 268
脳出血の好発部位と眼症状　269
脳腫瘍　323
脳循環改善・代謝賦活薬　255
脳障害後遺症改善薬　259
脳塞栓症　254
脳卒中　257
脳代謝改善薬　259, 264
脳浮腫治療薬　255, 259
脳保護薬　255, 259
ノルアドレナリン作動性・特異的セロトニン作動性抗うつ薬　286
ノルトリプチリン塩酸塩　286, 302

は

肺炎　25
肺炎球菌性肺炎　25
肺炎球菌ワクチン　27
バイオマーカー　13
肺がん　42
肺気腫　7
肺結核　30
肺血栓塞栓症　34
肺性心　7
ハイシジン®　539
廃用萎縮　518
ハウスダスト　394
パーキンソニズム　279
パーキンソン病（症候群）　300
白金製剤　44, 152, 324, 523
白内障　484
パクリタキセル　113, 523, 524, 531, 532
バクロフェン　259
橋本病　361
バージャー病　249
播種性血管内凝固症候群（DIC）　243
バセドウ病　355
バゼドキシフェン酢酸塩　501
ハーセプチン療法　531, 532
バソプレシン　101
ばち状指　7, 12, 16, 44
白血病　222
パニツムマブ　153
バリウム　113, 166
バリウム注腸造影　163
パリペリドン　280, 302
バルサルタン　52, 75, 443, 448, 449, 461
バルプロ酸ナトリウム　259, 273, 274, 287, 372
パロキセチン塩酸塩水和物　260, 286, 302
ハロペリドール　280, 300, 302
パンアト　196
半月体形成性糸球体腎炎　460

パンコースト症候群　42
バンコマイシン　27, 321
パントテン酸製剤　160

ひ

ヒアルロン酸製剤　506
ヒアルロン酸ナトリウム点眼液　413
鼻炎薬　22
ピオグリタゾン塩酸塩　338
ビカルタミド　469
鼻鏡検査　496
ビグアナイド薬　338
肥厚性幽門狭窄症　123
ピコスルファートナトリウム　87
ビサコジル　87
鼻汁好酸球検査　393
微小管阻害薬　324
微小変化型ネフローゼ症候群　448
ヒスタミン　2
ヒスタミンH_1受容体拮抗薬　285, 386, 390, 394
非ステロイド性抗アンドロゲン薬　469
非ステロイド性抗炎症薬（NSAIDs）　21, 91, 127, 195, 345, 368, 407, 408, 417, 506, 510, 515, 518
ビスホスホネート製剤　223, 501
非選択的β受容体遮断薬　58
非選択的βブロッカー　101
ビソプロロール　52, 69
ピタバスタチンカルシウム　352
ビタミンB_{12}製剤　219
ビタミンK_2製剤　501
ピック病　291
非定型抗精神病薬　279, 280
人血清アルブミン　180
人免疫グロブリン製剤　175
ヒドララジン　52, 53
ヒドロキシジン　265
ヒドロキソコバラミン　219
ヒドロクロロチアジド　52, 75
ヒドロコルチゾン　170, 376, 432
皮内反応　393
ピパンペロン塩酸塩　302
ビフィズス菌製剤　92, 128, 129
皮膚筋炎　424
ヒプスアリスミア　273
ビペリデン　301
ヒマシ油　87
非麻薬性鎮痛薬　196, 474
びまん性汎細気管支炎　16
慢性副鼻腔炎　16
ピモジド　302
ピモベンダン　74, 75
ヒュー・ジョーンズの分類　7
ピラジナミド　31
ピリドスチグミン　309

549

索　引

ヒルシュスプルング病　163
ビルダグリプチン　338
ピルフェニドン　13
ピルメノール　69
ピレンゼピン　109, 120
ピロカルピン塩酸塩　413
ピロヘプチン塩酸塩　301
ビンアルカロイド　324
ビンクリスチン硫酸塩　236, 324
貧血　206, 210, 214
ビンブラスチン　231, 465

ふ

ファイバースコープ手術　497
ファスジル塩酸塩水和物　264, 265
ファモチジン　109, 120
風船療法　251
フェニトイン　259, 273, 274, 491
フェノフィブラート　346, 352
フェロジピン　52
フォルクマン拘縮　518
フォンダパリヌクスナトリウム　35
フォンタン分類　250
不活化ワクチン　526
不均衡症候群　444
腹腔鏡下胆嚢摘出術（LAP-C）　190
腹腔鏡下副腎摘出術　380
副交感神経作動薬　481
副交感神経遮断薬　59
副腎皮質ステロイド　215, 273, 368, 398, 407, 408, 413, 417, 421, 425, 428, 432, 448
副腎皮質ステロイド合成抑制薬　372, 372
副腎皮質ステロイド剤のパルス療法　386
副腎皮質ホルモン　372
腹水　178
副鼻腔炎　495
副鼻腔の構造　495
腹部肥満　330
ブクラデシン　74
ブコローム　346
フサン　195
浮腫改善薬　259
不整脈　62, 63, 67
ブチルスコポラミン臭化物　105, 109, 120, 474
ブデソニド・ホルモテロールフマル酸塩水和物　3
ブドウ膜炎　427
フドステイン　8
ブトロピウム　105
ブナゾシン　52
ブプレノルフィン　196
ブホルミン塩酸塩　338

フラジール®　539
プラゾシン塩酸塩　52, 421
プラノプロフェン　345
プラバスタチンナトリウム　58, 352
プラミペキソール塩酸塩水和物　301
プランマー・ビンソン症候群　206
プランルカスト水和物　3, 386
フルオシノロンアセトニド　398
フルオロウラシル（5-FU）　97, 98, 113, 150, 151, 531, 532
フルコナゾール　539
フルタミド　469
フルチカゾンプロピオン酸エステル　3
フルドロコルチゾン酢酸エステル　265, 376
フルニトラゼパム　265
フルバスタチンナトリウム　352
フルフェナジン　302
フルボキサミンマレイン酸塩　286, 302
ブルンベルグ徴候　145
ブレオマイシン塩酸塩　231, 324
フレカイニド　69
プレドニゾロン　215, 236, 368, 408, 413, 417, 421, 425, 448, 460
プロカインアミド　69
プロカテロール　3, 8
プロカルバジン塩酸塩　324
プログラフ　309
プロクロルペラジン　302
プロゲステロン製剤　527
プロスタグランジン F2α　160
プロスタグランジン製剤　421
フロセミド　52, 53, 74, 75, 91, 180, 443, 448, 460
プロトンポンプ阻害薬（PPI）　91, 105, 109, 120
ブロナンセリン　280, 302
プロパフェノン　69
プロピルチオウラシル　357, 363
プロフェナミン　301
プロブコール　352
プロプラノロール　52, 53, 58, 69, 101, 181, 357
プロベネシド　345
プロペリシアジン　302
ブロムヘキシン　8, 21
ブロムペリドール　280, 302
ブロモクリプチンメシル酸塩　279, 301, 372
フロリード®　539
分化誘導療法　223
分岐鎖アミノ酸製剤　180, 181
分子標的治療薬　44, 457

へ

閉塞性血栓性血管炎　249

閉塞性動脈硬化症　249
閉塞性動脈硬化症（ASO）の重症度分類　250
ペグインターフェロン　175, 176
ベクティビックス　153
ベクロメタゾンプロピオン酸エステル　3
ベザフィブラート　352
ベタネコール塩化物　160
ベタヒスチンメシル酸塩　491, 493
ベタメタゾン吉草酸エステル　398
ベーチェット病　427
ベナゼプリル塩酸塩　443, 448, 449, 461
ペニシラミン　408
ペニシリン系抗菌薬　27, 92, 128, 460
ベバシズマブ　44, 153
ヘパリン　35, 63, 68, 244, 251, 255
ヘパリンナトリウム　259
ヘパン ED　181
ベプリジル　69
ベマシズマブ　150
ペメトレキセドナトリウム水和物　44
ヘモグロビン A1c　336
ベラパミル　58, 69
ベラプロストナトリウム　250, 421
ヘリオトロープ疹　424
ヘリコバクター・ピロリ　119
ヘリコバクター・ピロリの3剤併用除菌療法　109, 120
ペルゴリドメシル酸塩　301
ペルフェナジン　280, 302, 493
ベルベリン　92, 128, 129, 133
ペロスピロン塩酸塩水和物　280, 302
変形性股関節症　505
ベンズブロマロン　345
ベンゼン　210
便潜血検査　150
ペンタゾシン　82, 196, 265, 474
便秘　86
便秘治療薬　88
扁平上皮がん　42, 154

ほ

蜂窩肺　12
膀胱炎　452
膀胱がん　464
房室ブロック　68
放射性ヨードナトリウム　357
放射線治療　98, 524, 525, 533
放射線療法　154, 231, 465, 469
膨張性下剤　87
補液　195
ホクナリン貼付薬　3
ボグリボース　338
ホスホジエステラーゼ-5 阻害薬　58
ホスホジエステラーゼⅢ（PDEⅢ）阻

索　引

害薬　74
ホスホマイシン　128
保存的療法　506
ポリカルボフィルカルシウム　133
ポリスチレンスルホン酸 Ca　437
ポリスチレンスルホン酸 Na　437, 443
ホリナートカルシウム　151, 152
ホリナート・テガフール・ウラシル療法　150
ボルタレン　195
ボールマン分類　112
ホルモテロール　8
本態性高血圧　50

ま

マイコプラズマ肺炎　25
マイトマイシン C　150, 185, 465
麻黄湯　22
麻黄附子細辛湯　22
膜性腎症　448
膜性増殖性糸球体腎炎　449
マグネシウム製剤　88, 91, 127
マクロライド系抗菌薬　26, 27, 92, 128, 496
マザチコール塩酸塩　301
まだら認知症　296
マックバーネ点　145
マプロチリン塩酸塩　287, 302
麻薬性鎮痛薬　82, 86, 196
満月様顔貌　370
慢性肝炎　173
慢性気管支炎　7, 16
慢性骨髄性白血病　223
慢性腎不全　442
慢性腎不全/末期腎不全患者の合併症と薬物治療　443
慢性閉塞性肺疾患（COPD）　7
慢性リンパ球性白血病　224
マンニトール　264, 325
マンモグラフィー　530

み

ミアンセリン塩酸塩　287, 302
ミオクローヌス発作　272, 273
ミグリトール　338
ミコナゾール　539
ミゾリビン　417, 448, 449, 461
ミチグリニドカルシウム水和物　338
ミトタン　372
ミノマイシン　26
耳の構造　490
ミラクリッド　195
ミルタザピン　286, 302
ミルナシプラン塩酸塩　286, 302
ミルリノン　74

む

無水リン酸二水素ナトリウム　87
無動　301

め

メアマゾール　363
メイロン　437
メキシレチン　69
メクロフェノキサート塩酸塩　255, 259
メコバラミン　219
メサコリン　2
メサラジン　138, 142, 428
メスチノン　309
メスナ注射剤　524
メタボリックシンドローム　330
メチキセン塩酸塩　301
メチシリン耐性黄色ブドウ球菌　27
メチルジゴキシン　69, 75
メチルプレドニゾロン　417, 425, 449, 460
メディエーター遊離抑制薬　3, 386, 394
メテノロン　211
メトクロプラミド　105, 265, 302, 493
メトトレキサート　408, 417, 425, 465
メトプロロール　52, 58, 69
メトホルミン塩酸塩　338
メトロニダゾール　109, 539
メナテトレノン　501, 502
メニエール病　493
メフェナム酸　21
メペンゾラート　133
めまい　490
メマンチン塩酸塩　259, 260, 292, 293
メルゼブルクの3主徴　355, 356
メルファラン　236
メロキシカム　506, 510
メロペネム　195, 321
免疫調整薬　142, 408
免疫抑制薬　13, 215, 398, 421, 425, 428, 448, 449, 449, 460, 461
免疫抑制療法　211

も

モサプラミン塩酸塩　302
モサプリド　88, 105, 133
モニラック　181
モノアミン酸化酵素（MAO-I）阻害薬　301
モルヒネ　63, 82, 86
モンテプラーゼ　35, 63
モンテルカストナトリウム　3, 386

や

薬剤性パーキンソン症候群　300
薬剤の副作用　31

ゆ

輸液　164, 195, 321
輸血　236
輸血の副作用　384

よ

幼牛血液抽出物　259
葉酸製剤　152
葉酸代謝酵素阻害薬　44
溶連菌感染後急性糸球体腎炎　460
Ⅳ型アレルギー　384, 385
四環系抗うつ薬　285, 287, 302

ら

ライノウイルス　20
酪酸菌製剤　92
ラクツロース　180, 181
ラクトミン製剤　92, 128
ラシックス　180
ラセーグ徴候　510
ラニチジン塩酸塩　109, 120, 302
ラニムスチン　324
ラベタロール　52
ラベプラゾール　105
ラムステット法　124
ラモセトロン　133
ラモトリギン　273, 287
ラロキシフェン塩酸塩　501, 502
卵巣機能抑制療法　532
卵巣摘除術　532
ランソプラゾール　105, 109, 120
ランツ点　145

り

リオチロニンナトリウム（T_3）　362
リオチロニンナトリウム（T_4）　363
理学療法　506
リシノプリル　52, 75
リスペリドン　280, 287, 297, 302
リセドロン酸ナトリウム　501
リセドロン酸ナトリウム水和物錠　502
リゾチーム　21
リドカイン　63, 69
リドカイン・アミノ安息香酸エチル・次没食子酸ビスマス坐剤　170
リナグリプチン　338
利尿薬　51, 52, 53, 74, 75, 76, 91, 180, 437, 448, 449, 493

551

索引

リーバクト顆粒　181
リバスチグミン　259, 293
リハビリテーション　255, 269
リバビリン　175
リファンピシン　27, 31
リマプロスト・アルファデクス　250
リミプラミンマレイン酸塩　302
流行性角結膜炎　488
硫酸アトロピン　124
硫酸アルミニウムカリウム水和物・タンニン酸注射液　170
硫酸鉄　207
硫酸マグネシウム　87
流涎　279
リュープロレリン酢酸塩　469
緑内障　480
リラグルチド　338
リルゾール　317
臨床的肝機能による分類　178
リンパ節転移　530

る

ルビプロストン　87
ループ利尿薬　52, 74, 75, 180, 223, 437, 449, 460, 491

れ

レイノー症状　214, 416, 420, 423, 424
レジオネラ肺炎　25
レジメン　97, 153, 523, 524, 531
レセルピン　53, 302
レトロゾール錠　532
レパグリニド　338
レバミピド　105, 515
レベチラセタム　273
レボチロキシンナトリウム（T_3）　363
レボチロキシンナトリウム（T_4）　362
レボドパ　279, 300, 301
レボフロキサシン水和物　27
レボホリナートカルシウム　150, 151
レボホリナート・フルオロウラシル療法　150
レボメプロマジン　280, 302
レルミット徴候　510
レントゲン　496

ろ

ロイコトリエン受容体拮抗薬　3, 386
ロイコボリン　150, 151, 152
労作性狭心症　57
老人性腟炎　538
ロキソプロフェンナトリウム水和物　408, 417, 506
ロサルタンカリウム　52, 75, 181
ロスバスタチンカルシウム　352
肋骨骨折　516
ロピニロール塩酸塩　301
ロフェプラミン塩酸塩　302
ロペラミド　92, 128, 129, 133, 134

わ

ワクチン　175, 526
ワゴスチグミン　309
ワーファリン　448, 449
ワルファリンカリウム　35, 68, 259

編者略歴

小野寺憲治
1980年　東北薬科大学大学院薬学研究科博士課程修了
東北大学歯学部講師，岡山大学歯学部准教授を経て，
横浜薬科大学薬学部教授
現　在　てんかん専門病院ベーテル薬剤科長，疾病薬学研究所・所長
　　　　薬学博士

イラストでみる 疾病の成り立ちと薬物療法

定価はカバーに表示

| 2013年9月13日 | 第1版第1刷発行 |
| 2015年4月10日 | 第1版第2刷発行 |

編　者　小野寺憲治

発　行　株式会社 医学評論社
〒169-0073
東京都新宿区百人町1-22-23 新宿ノモスビル2F
TEL：03-5330-2441(代)　FAX：03-5389-6452
http://www.igakuhyoronsha.co.jp/

印刷・製本：大日本法令印刷　／　装丁：安孫子正浩

ISBN 978-4-86399-212-2　C3047